中等职业教育护理专业"双元"新形态教材

丛书总主编　陈嘉

妇产科护理

湖南省医学教育科技学会护理教育专业委员会 组织编写

主编 ⊙ 廖红伍　唐桂丹

中南大学出版社
www.csupress.com.cn
·长沙·

图书在版编目（CIP）数据

妇产科护理／廖红伍，唐桂丹主编. —长沙：中南
大学出版社，2024.8
ISBN 978-7-5487-5799-3

Ⅰ. ①妇… Ⅱ. ①廖… ②唐… Ⅲ. ①妇产科学－
护理学－中等专业学校－教材 Ⅳ. ①R473.71

中国国家版本馆 CIP 数据核字（2024）第 083270 号

妇产科护理
FUCHANKE HULI

廖红伍　唐桂丹　主编

□出 版 人	林绵优
□责任编辑	陈　娜　王雁芳
□责任印制	李月腾
□出版发行	中南大学出版社

社址：长沙市麓山南路　　　　邮编：410083
发行科电话：0731-88876770　　传真：0731-88710482

□印　　装　长沙雅鑫印务有限公司

□开　　本　787 mm×1092 mm　1/16　□印张 24.5　□字数 608 千字
□互联网+图书 二维码内容　字数 85 千字　视频 2 小时 5 分钟
□版　　次　2024 年 8 月第 1 版　　□印次 2024 年 8 月第 1 次印刷
□书　　号　ISBN 978-7-5487-5799-3
□定　　价　68.00 元

中等职业教育护理专业"双元"新形态教材

丛 书 编 审 委 员 会

◇ **主任委员**

陈　嘉

◇ **副主任委员**（按姓氏拼音排序）

何咏梅　黄　辉　黄文杰　雷芬芳

李春艳　廖红伍　席明霞　曾谷清

◇ **秘　书**

肖雪玲

本 书 编 委 会

◇ **主　编**

　　廖红伍　唐桂丹

◇ **副主编**

　　黄丽春　曲晓玲　吴江萍　施华芳

◇ **编　委**(按姓氏笔画排序)

　　曲晓玲(首都医科大学附属北京康复医院)

　　刘小波(南华大学附属南华医院)

　　许馨月(核工业卫生学校)

　　李澳雪(南华大学)

　　吴江萍(郴州市第四人民医院)

　　谷勤燕(南华大学)

　　施华芳(中南大学湘雅二医院)

　　桂周莉(南华大学)

　　唐桂丹(核工业卫生学校)

　　唐雯颖(核工业卫生学校)(兼秘书)

　　黄一琴(南华大学附属南华医院)

　　黄丽春(南华大学附属南华医院)

　　覃愈琳(中南大学湘雅医院)

　　廖红伍(中南大学湘雅二医院/核工业卫生学校)

　　熊婧云(南华大学附属第一医院)

总序

在当今健康事业蓬勃发展的时代，医疗服务正在向老年、社区、居家等领域拓展，国家卫生健康委和国家中医药管理局聚焦人民群众日益增长的多元化护理服务需求，要求临床基础护理不断加强，护理质量明显提高，护理服务持续改善，护理内涵更加丰富，护理领域拓展延伸，服务模式日益创新，覆盖全人群全生命周期的护理服务更加优质、高效、便捷。基层护理人员作为卫生领域的关键支撑，其重要性日益凸显，培养高素质、技能精湛的基层护理专业人才，是满足社会对优质医疗服务需求的迫切任务。

湖南省医学教育科技学会护理教育专业委员会，专注于护理教育、护理科技以及两者交叉领域，为优化中等职业教育护理专业教学内容，创新教学模式，优化提升教学质量，以岗位需求为导向、以岗位胜任力为核心，组织学校与医疗机构深度合作编写本套"双元"教材。为学生构建了一个完整、系统且高效的学习体系。

本套中等职业教育护理专业"双元"新形态教材，范围涵盖护理专业的基础课程和核心课程，包括但不限于《生理学基础》《病理学》《护理药理》《护理学基础》《内科护理》《外科护理》《妇产科护理》《儿科护理》《健康评估》《急救护理》《老年护理》《社区护理》《护士人文修养》等。

教材编写适应中等职业教育改革和发展的要求，坚持"三基五性"，特色鲜明。

校企"双元"，共同开发　教材由学校与医疗机构紧密合作，共同确定教材内容、结构和编写要求，确保教材内容的实用性和针对性。编写人员主要是国家级重点中等职业学校护理专业的骨干教师，以及三甲医院临床一线的护理专家，教师们拥有丰富的教学经验，能够准确把握教学重点和难点；而临床专家则带来了最新的临床实践经验和行业动态，确保教材内容与实际工作紧密衔接。

书证融通，案例教学　一方面，注重理论知识的系统性和科学性。从人体的生理结构到疾病的发生机制，从基础护理的原理到专科护理的要点，每一个知识点都经过精心梳理和编排，力求准确、清晰地传达给学生，为他们奠定坚实的专业理论基础。另一方面，实践导向是本套教材的鲜明特色。我们深知，护理是一门实践性极强的学科，只有通过大量的实践操作和临床体验，学生才能真正掌握护理技能。因此，我们将护士执业资格考试的知识、技能和素养要求通过教材融入到课堂教学中，使教材体系既满足学历教育的要求，又涵盖护士职业技能等级证书的考核要点。通过丰富的实践案例和操作指导，引导学生完成学习任务，提高学生的实践能力和综合素质，建立"教、学、做"一体化的教学模式。

数字融合，配套丰富　新形态的呈现方式为教材注入了新的活力。随着信息技术的飞速发展，数字化教学资源成为教育领域的新趋势。本套教材不仅有传统的纸质版本，还配备了丰富的数字资源，如电子课件、微课视频等，支持线上线下混合式教学，方便学生随时随地进行学习和巩固。

活页设计，便于更新　全套教材除不适用于活页式装帧的《内科护理》《外科护理》，其余均采用活页式设计，便于根据行业发展和技术进步及时更新教材内容，保持教材的先进性和时效性；便于师生根据自己的需要，分类、整理和添加学习材料，有助于复习和巩固知识点。

本套教材适合各类卫生中职学校护理、助产等专业的学生使用，也可供临床护理人员参考。我们希望通过系统的理论和实践训练，使学生掌握扎实的护理基本理论和基本技能，成为实用型护理人才；通过培养职业道德、职业情感和人文关怀能力，使学生成为具有高度责任感和使命感的护理人才。

中等职业教育护理专业"双元"新形态教材是校企合作的结晶，是护理专业教育改革与创新的成果。在未来的日子里，我们也将持续关注护理领域的发展动态，不断更新和完善教材内容，使其始终保持先进性和适应性，以适应不断变化的社会需求和行业要求。我们相信，在广大师生的共同努力下，这套教材必将为培养更多高素质、技能型的护理人才发挥重要作用。同时，我们也期待更多的学校和医院加入到这一行列中来，共同推动护理专业教育的繁荣发展。

祝愿每一位使用本套教材的学子都能在护理专业的学习道路上取得优异的成绩，成为一名优秀的护理工作者，为健康中国的建设贡献自己的力量。

　　妇产科护理学是研究女性一生中不同时期生殖系统生理和病理变化，并提供相应身体护理和心理护理的一门学科，是临床护理的核心课程之一。其内容包括孕产妇的护理、妇科疾病病人的护理、计划生育指导和妇女保健，确保妇女在生命全周期的不同生理阶段健康、安全和幸福，保证胎儿、新生儿的生存及健康成长。在教材的编写上，我们充分考虑中等职业教育学生学习和临床工作的需要；在内容设计上，按照护理程序，进行护理评估、护理诊断，设定护理目标、制定护理措施，并强调健康教育，便于学生全面地理解和掌握护理知识。通过对教材结构、教材内容、教材形式等方面的改革，体现了中等职业教育多元化教学的需求，充分利用信息化资源，将纸质教材与信息化资源有机融合，开发电子教材、教学配套资源(PPT、操作视频、图片等)、题库系统、数字化教学服务(在线教学、在线作业、在线考试)结合妇产科护理的前沿知识，注重临床实践。为中职护理专业提供更高效，针对性更强的教学内容。引导学生树立正确的人生观、价值观、职业观。体现了注重实践教学与个性化教学的理念，使学生在专业学习中提升综合素养。

目录

CONTENTS

第三篇　妇科护理

第四篇　优生优育

第五篇　护理技能

第一篇

基础知识

第一章
绪 论

学习目标

知识目标：

1. 妇产科护理的范畴及妇产科护士的素质要求。

2. 妇产科护理的学习目的与方法。

能力目标：

1. 了解妇产科护理的发展。

2. 学会"以家庭为中心"的产科护理内涵。

素质目标： 具有高尚的道德情操、高度责任感和良好的心理素质，热爱妇产科护理事业。

案例导入与工作任务

案例

王女士，35 岁，初产妇。因妊娠 40 周临产入院。初入陌生环境，王女士精神略显紧张，同时因宫缩疼痛而呻吟。护士亲切的态度、细致的照护与指导，增强了王女士对分娩的信心并积极配合，最终顺利自然分娩。

工作任务

1. "以家庭为中心"的产科护理内涵是什么？

2. 护士如何通过"以家庭为中心"的产科护理，帮助王女士缓解焦虑与不适？

一、妇产科护理的范畴

妇产科护理是诊断并处理女性现存和潜在的健康问题、为妇女健康提供服务的一门临床护理学科，也是现代护理学的重要组成部分。妇产科护理的服务对象包括处于生命各阶段不同健康状况的女性及其相关的家庭和社会成员。妇产科护理的内容包括妇产科护理基础知识、孕产妇护理、围生儿护理、妇科疾病及手术病人的护理、计划生育与妇女保健，确保女性在整个生命周期不同阶段的健康、安全和幸福，保证胎儿、新生儿的生命安全及健康成长。

二、妇产科护理的学习目的与方法

通过妇产科护理课程的学习，掌握妇产科护理的基本理论、基本知识和基本技能，能够针对服务对象提供个体化整体护理，帮助护理对象缓解痛苦、促进康复并尽快获得生活自理能力，为女性提供疾病预防和自我保健知识并维持健康状态。

学习妇产科护理，除了应具备医学基础学科和社会人文学科知识，还需具有基础护理、内科护理、外科护理及儿科护理等临床护理学科的专业知识。

妇产科护理是一门实践性很强的学科，强调理论与实践相结合，知识结构与岗位需求相适应，注重综合素质、实践能力、创新能力和职业行为规范的培养。通过在校学习，掌握妇产科护理的基本理论、基本知识与基本技能；通过临床实习，进一步强化护理岗位技能，学会运用护理程序科学管理孕产妇及病人，并提供全方位的护理服务。

妇产科护理实践可能涉及护理对象的隐私，因此，应注重加强人文关怀并保护其隐私。随着妇产科护理工作内容和范畴不断有新的内涵和扩展，对专科护士的文化基础知识、专业实践能力、责任心及职业道德等方面提出了更高的要求，只有具备崇高的职业道德水准和熟练的实践技能才能成为合格的护理人才。

【知识链接】

最美奋斗者林巧稚

林巧稚(1901—1983)是我国著名的临床医学家和医学教育家。她献身医学事业，为新中国妇产科学的创建和发展倾注了大量心血。她筹建北京妇产医院，亲手接生了 5 万多个孩子，被尊称为"万婴之母"。她带头主编科普读物，为我国妇产科学界培养了一代又一代优秀接班人，造福亿万妇女儿童。她医术高明，医德、医风、奉献精神有口皆碑。她用自己的行动和成就完美地阐释了她一生的理想信念，做人民的好医生，用一生践行医者仁心。

三、妇产科护理的发展

妇产科护理最早起源于产科护理。自有人类以来，对妇女生育过程的照护，就是早期的产科及产科护理雏形。公元前 1300 年至公元前 1200 年，在以甲骨文撰写的卜辞中就有王妃分娩时染疾的记载，是我国关于妇产科疾病的最早记录。2000 多年前中医巨著《黄帝内经·素问》中就有关于女子生长发育、月经疾患、妊娠诊断及相关疾病治疗的认识和解释。汉代杰出医学家华佗曾以针刺成功地为死胎孕妇实施引产。公元 3 世纪，张仲景著《金匮要略》书，专门讨论妊娠、呕吐、腹痛、带下及产后虚脱等。至唐代，孙思邈(公元581—682)著有《千金要方》及《千金翼方》，对妊娠、养胎、临产注意事项、产后护理及崩漏诸症有较详尽的分析和论述。唐朝大中初年(公元 8 世纪中叶)昝殷所著《经效产宝》是我国现存最早的一部中医妇产科专著，产科与内科从此分立。至宋朝嘉祐五年(公元1060 年)，产科正式确立为独立学科。从宋朝到清朝大约 1000 年间，中医妇产科有较快发展，其中宋代陈子明的《妇人大全良方》及清代乾隆御纂的《医宗金鉴·妇科心法要诀》，系统、详尽地描述反映了当时妇产科学的水平。随着妇产科学的发展，妇产科护理也逐渐发展成有其独立性和特异性的体系。

中华人民共和国成立后，党和政府一贯重视妇女健康，颁布了《中华人民共和国母婴保健法》，建立和健全了各级妇幼保健机构，妇产科护理的发展更为迅速。产科学由以母亲为中心的母体医学转向以母胎同等重要的母胎医学，并由此衍生出围生医学和胎儿医学。产前筛查与产前诊断的开展，为预防出生缺陷及降低出生缺陷儿发生率发挥了重大作用。1988年，我国首例"试管婴儿"诞生，标志着我国辅助生殖技术进入了世界先进行列。计划生育方面，各种新型国产避孕药和宫内节育器的研发及应用，使我国在这一领域长期居世界先进水平。腹腔镜和宫腔镜等微创技术在妇产科诊疗中的应用带来了突破性的进步。结合我国国情，妇产科护理进行着多种形式的改革和尝试，开展了"爱婴医院""温馨待产""母婴同室"等爱母爱婴行动，并逐渐与国际妇产科护理接轨。

随着医学发展和社会进步，人们对生育、健康、疾病及保健的需求也发生着变化，我国妇产科护理的发展有以下趋势：①注重"以人为核心"的整体护理。重视孕产妇和病人的生理、心理、社会、文化、精神等多方面的需求，特别是在高龄孕产妇的孕产期保健、产后护理等方面，应注意其心理变化及家庭调适，给予悉心指导和帮助。②以循证护理和价值医学为指导，为孕产妇和病人制订有效的护理计划。以孕产妇和病人的利益为导向，体现价值医学的内涵。③开展"以家庭为中心"的产科护理。通过确定并针对个案、家庭、新生儿在生理、心理、社会等方面的需要及调适，向他们提供具有安全性和高质量的健康照顾，尤其强调提供促进家庭成员间凝聚力和维护身体安全的母婴照顾，鼓励家庭成员积极参与孕妇的生育过程，为产妇设立新颖的分娩环境，建立类似家庭环境的待产、分娩单位，改变分娩的医疗护理模式，调整待产期间的活动限制与分娩时的固定体位，提倡产妇早期出院计划，减轻家庭成员间的"分离性焦虑"。④加强健康教育与妇女保健。预防或早期发现妇产科常见疾病或肿瘤，如预防艾滋病等性传播疾病的健康教育及宫颈癌的筛查等。

四、妇产科护士的素质要求

妇产科护士必须具有高尚的职业道德，树立爱岗敬业的精神，具有高度的责任心和无私的奉献精神，坚持"以人的健康为中心"的理念，全心全意为孕产妇及病人服务。

掌握妇产科护理的基本理论、基本知识与基本技能，具有精湛的护理技能、敏锐的观察能力和判断能力以及发现问题和解决问题的能力，能够正确运用妇产科护理的基本知识和技能，针对服务对象提供个体化整体护理。

注重职业修养，诚实守信、善于与人合作共事，情绪稳定振作，言谈举止文明，有较强的人际交往能力和协调能力，具有较好的语言和文字表达能力。要以优良的道德品质、健康的身心状态、广博的知识、端庄的仪表以及亲切的态度影响孕产妇及病人，使其获得安全感、亲切感和信任感。要自觉学习相关法律知识，具有良好的法律意识，增强自我保护意识，维护自身及孕产妇与病人的合法权利，为确保母婴的身体健康做出应有的贡献。

（刘小波）

第二章
女性生殖系统解剖与生理

学习目标

知识目标：

1. 掌握女性内、外生殖器的构成及解剖特点，月经的临床表现，卵巢的功能及周期性变化，子宫内膜的周期性变化特点。

2. 熟悉女性生殖系统的邻近器官及其临床意义，骨盆及骨盆底的解剖特点及其临床意义，月经周期的调节。

3. 了解女性生殖系统的血管、淋巴及神经分布，女性一生各时期的生理特点。

能力目标：

1. 能够结合所学知识识别女性生殖系统解剖与生理异常。

2. 能够识别骨性标志。

素质目标：

1. 增强女性生殖系统与机体其他各器官、系统密不可分的整体意识。

2. 树立生命全周期护理的观念。

女性生殖系统包括内、外生殖器及相关组织。外生殖器显露于体表，内生殖器位于真骨盆内，骨盆的结构与形态和分娩密切相关。

第一节　女性生殖系统解剖

案例导入与工作任务

案例

李女士，28岁，初产妇，妊娠38周，因自觉胎儿偏大，担心骨盆狭窄不能顺产而时常焦虑，也担心产后会导致漏尿等问题，于是在丈夫的陪同下来门诊咨询。

工作任务

1. 对这对夫妇介绍骨盆的结构及骨盆平面的特点。

2.向李女士介绍骨盆底的结构和作用。

一、外生殖器

女性外生殖器又称外阴(vulva),位于两股之间,是女性生殖器官的外露部分,前为耻骨联合,后为会阴,包括阴阜、大阴唇、小阴唇、阴蒂和阴道前庭(图2-1)。

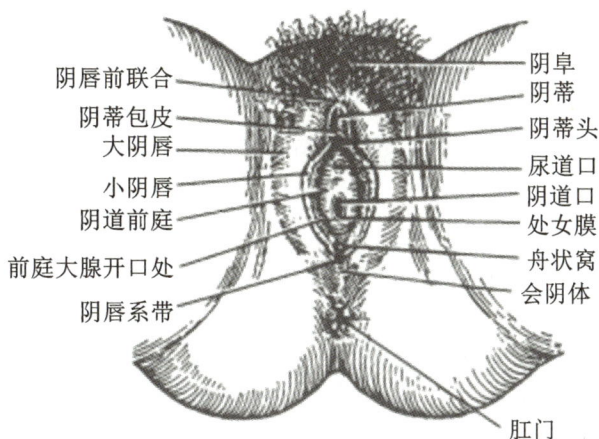

图 2-1　女性外生殖器

(一)阴阜
阴阜(mons pubis)为耻骨联合前面隆起的脂肪垫。青春期该部皮肤开始生长阴毛,分布呈倒置的三角形,其疏密、色泽存在种族和个体差异。为女性第二性征之一。

(二)大阴唇
大阴唇(labium majus)为靠近两股内侧的一对隆起的皮肤皱襞,起自阴阜,止于会阴。大阴唇外侧面为皮肤,青春期后有色素沉着和阴毛,皮层内有皮脂腺和汗腺;内侧面皮肤湿润似黏膜。大阴唇皮下为疏松结缔组织和脂肪组织,含丰富的血管、淋巴管和神经,当局部受伤时,易发生出血,形成血肿。

(三)小阴唇
小阴唇(labium minus)为位于大阴唇内侧的一对薄皮肤皱襞。小阴唇表面湿润,无阴毛,富含神经末梢。

(四)阴蒂
阴蒂(clitoris)位于两侧小阴唇顶端下方,由海绵体构成,具有勃起性。阴蒂头显露于外阴,富含神经末梢,极敏感。

(五)阴道前庭
阴道前庭(vaginal vestibule)为两侧小阴唇之间的菱形区域,前为阴蒂,后为阴唇系带。阴道口与阴唇系带之间有一浅窝,称舟状窝,又称阴道前庭窝,经产妇于分娩后此窝消失。在此区内有以下结构:

1. 尿道外口(external orifice of urethral) 位于阴蒂头后下方,圆形,边缘折叠而合拢。尿道外口后壁有一对尿道旁腺,开口小,常有细菌潜伏。

2. 阴道口（vaginal orifice）及处女膜（hymen） 阴道口位于尿道外口后方，前庭的后部。其周缘覆盖一层较薄的黏膜，称为处女膜。膜中央有一小孔，月经血由此排出。处女膜可因性交撕裂或其他损伤破裂，受阴道分娩影响而进一步破损，仅留有处女膜痕。

3. 前庭大腺又称巴氏腺（Bartholin gland） 位于大阴唇后部，大小如黄豆，左右各一。腺管细长（1~2 cm），开口于前庭后方小阴唇与处女膜之间的沟内。在性刺激下，腺体分泌黏液，起滑润作用。正常情况下不能触及此腺，若腺管开口闭塞，可形成囊肿；若伴感染，可形成脓肿。

二、内生殖器

女性内生殖器（internal genitalia）包括阴道、子宫、输卵管及卵巢，后两者合称为子宫附件（uterine adnexa）（图2-2）。

（一）阴道

阴道（vagina）为性交器官，也是月经血排出和胎儿娩出的通道。

1. 位置和形态 阴道位于真骨盆下部中央，为一上宽下窄的管道，前壁长7~9 cm，与膀胱和尿道相邻；后壁长10~12 cm，与直肠贴近。上端包绕子宫颈，下端开口于阴道前庭后部。子宫颈与阴道间的圆周状隐窝称为阴道穹隆（vaginal fornix），按其位置分为前、后、

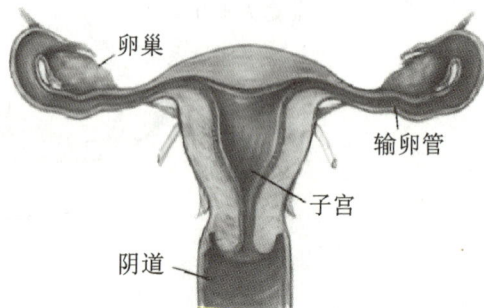

图2-2 女性内生殖器后面观

左、右4部分，其中后穹隆最深，与盆腔最低的子宫直肠陷凹紧密相邻，临床上可经此处进行穿刺或引流。

2. 组织结构 阴道壁由黏膜、肌层和纤维组织构成。阴道黏膜为复层鳞状上皮，无腺体，其上端1/3在性激素的作用下发生周期性变化，临床上阴道涂片检测女性卵巢或胎盘功能时在此采集标本。肌层由内环、外纵两层平滑肌构成，外覆纤维组织膜，其弹力纤维成分多于平滑肌纤维，使阴道壁具有较大伸展性。阴道壁富有静脉丛，损伤后易出血或形成血肿。

（二）子宫

子宫（uterus）是产生月经、孕育胚胎及胎儿的器官，也是精子达到输卵管的通道，分娩时子宫收缩促使胎儿及附属物娩出。

1. 位置和形态 子宫位于骨盆腔中央，是有腔壁厚的肌性器官，呈倒置的梨形。成人的子宫重50~70 g，长7~8 cm，宽4~5 cm，厚2~3 cm；容量约5 mL。分为子宫体和子宫颈两部分。子宫上部较宽，称子宫体，简称宫体，其上端隆突部分，称子宫底。子宫底两侧为子宫角，与输卵管相通。子宫的下部较窄，呈圆柱状，称子宫颈，简称宫颈。子宫体与子宫颈的比例因年龄和卵巢功能而异，青春期前为1∶2，生育期为2∶1，绝经后为1∶1。

子宫体与子宫颈之间形成的最狭窄部分，称子宫峡部（isthmus uteri）。其上端因解剖上较狭窄，称为解剖学内口；下端

考点：解剖学内口

子宫内膜转变为宫颈黏膜，称为组织学内口。子宫峡部在非孕期长约 1 cm，妊娠末期被逐渐拉长至 7~10 cm，形成子宫下段。宫颈下端伸入阴道内 的部分称宫颈阴道部，在阴道以上的部分称宫颈阴道上部(图 2-3)。

2. 组织结构

(1)子宫体：由内向外分为子宫内膜层、肌层和浆膜层。子宫内膜与肌层直接相贴，其间无内膜下层组织。内膜可分为致密层、海绵层和基底层。子宫内膜表面 2/3 为致密层和海绵层，从青春期开始受卵巢激素影响下发生周期性变化，统称功能层。基底层紧贴肌层，不受卵巢性激素影响，无周期性变化。功能层脱落由基底层增生修复。子宫肌层较厚，

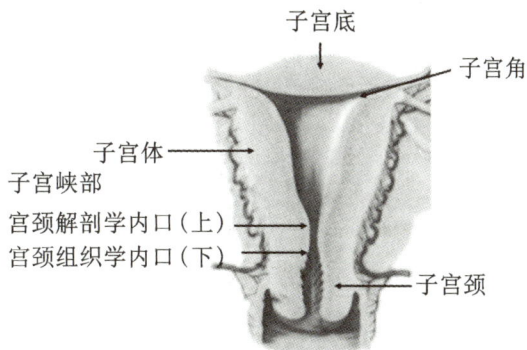

图 2-3　子宫解剖结构

非孕期厚约 0.8 cm，由大量平滑肌组织、少量弹力纤维与胶原纤维组成，分为 3 层，外层纵行、内层环行、中层交叉排列，肌纤维收缩可压迫血管，有利于止血。浆膜层为覆盖在子宫底及子宫前后面的盆腔腹膜，与肌层紧贴。在子宫后面，浆膜层向下延伸，覆盖宫颈后方及阴道后穹隆再折向直肠，形成直肠子宫陷凹，亦称道格拉斯陷凹。

(2)子宫颈：主要由结缔组织构成，含少量平滑肌纤维、血管及弹力纤维。子宫颈内腔呈梭形，称子宫颈管，成年未生育女性长 2.5~3 cm，其下端称为子宫颈外口，开口于阴道。未经阴道分娩的女性子宫颈外口呈圆形(图 2-4)；经阴道分娩的女性子宫颈外口受分娩的影响形成横裂(图 2-5)，分为前唇和后唇。子宫颈管内黏膜为单层高柱状上皮，黏膜内腺体可分泌碱性黏液，形成黏液栓堵塞子宫颈管。黏液栓成分及性状受性激素影响发生周期性变化。子宫颈阴道部被覆复层鳞状上皮。子宫颈外口柱状上皮与鳞状上皮交界处是子宫颈癌的好发部位。

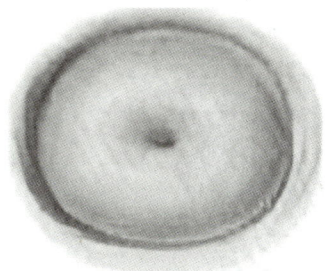

图 2-4　未产型宫颈

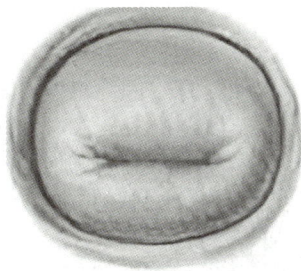

图 2-5　已产型宫颈

> 考点：宫颈癌的好发部位

3. 子宫韧带　共有 4 对(图 2-6)，以维持子宫的正常位置。

(1)阔韧带：为一对翼形的腹膜皱襞，由子宫两侧至骨盆壁，将骨盆分为前、后两部分，维持子宫在盆腔的正中位置。子宫动、静脉和输尿管均从阔韧带基底部穿过。

(2)圆韧带：呈圆索状，起自两侧子宫角前面，行于阔韧带与腹股沟内，止于大阴唇前

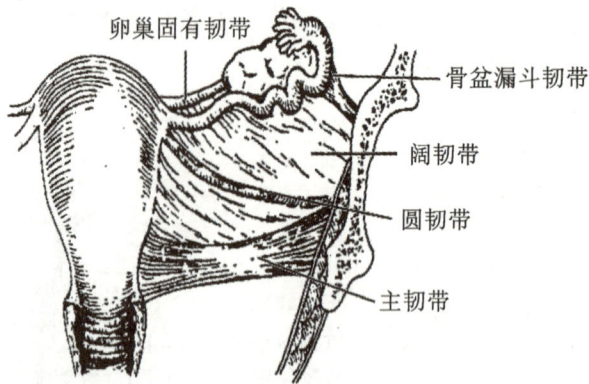

图 2-6 子宫各韧带

端，维持子宫前倾位置。

（3）主韧带：又称子宫颈横韧带，位于阔韧带下部，横行于子宫颈阴道上部与子宫体下部两侧和骨盆侧壁之间，与子宫颈紧密相连，固定子宫颈正常位置。

考点：子宫韧带的作用

（4）宫骶韧带：起自子宫体和子宫颈交界处后面的上侧方，向两侧绕过直肠到达第 2、3 骶椎前面的筋膜，向后、向上牵引子宫颈，间接保持子宫前倾位置。

【护考真题链接】2022 专业实务题

固定子宫颈以维持子宫正常前倾位置的韧带是（ ）

A. 主韧带　　　B. 阔韧带　　　C. 圆韧带　　　D. 骶结节韧带

分析：圆韧带能维持子宫呈前倾的位置。

（三）输卵管

输卵管为卵子与精子的结合场所，也是运送受精卵的管道（图 2-7）。

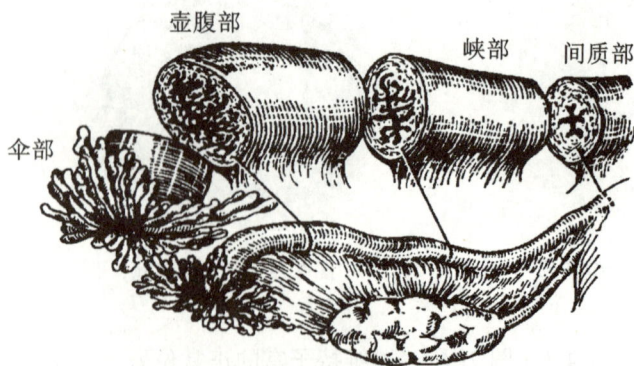

图 2-7 输卵管各部及横断面

1. 位置和形态　为一对细长而弯曲的肌性管道，内侧与子宫角相连通，外端游离，开口于腹腔，全长8~14 cm。根据输卵管的形态由内向外可分为4部分：间质部、峡部、壶腹部、伞部。壶腹部与峡部连接处是受精卵部位，伞部有"拾卵"作用。

2.组织结构　输卵管壁分3层：外层为浆膜层，是腹膜的一部分；中层为平滑肌层，可有节奏收缩而引起输卵管由远端向近端蠕动；内层为黏膜层，由单层高柱状上皮覆盖，黏膜层上皮细胞的纤毛向宫腔方向摆动，与平滑肌层收缩共同输送孕卵达到子宫腔，同时还能防止经血逆流和宫腔感染向腹腔扩散的作用。

（四）卵巢

卵巢是产生与排出卵子，并分泌甾体激素的性器官。

1.位置和形态　为一对扁椭圆形腺体，位于输卵管的后下方。其大小、形态随年龄大小而有差异。生育期女性卵巢大小约为4 cm×3 cm×1 cm，质量为5~6 g，呈灰白色，青春期开始排卵后，卵巢表面逐渐变得凹凸不平；绝经后，卵巢萎缩，变小、变硬。

2.组织结构　卵巢表面无腹膜，表层由单层立方上皮覆盖，其下为致密纤维组织，称卵巢白膜。白膜下的卵巢实质分为皮质与髓质两部分，皮质在外侧，其中含数以万计的原始卵泡和发育程度不同的卵泡及间质组织；髓质位于卵巢的中心，内无卵泡，含有疏松的结缔组织及丰富的血管、神经、淋巴管及少量的平滑肌纤维（图2-8）。

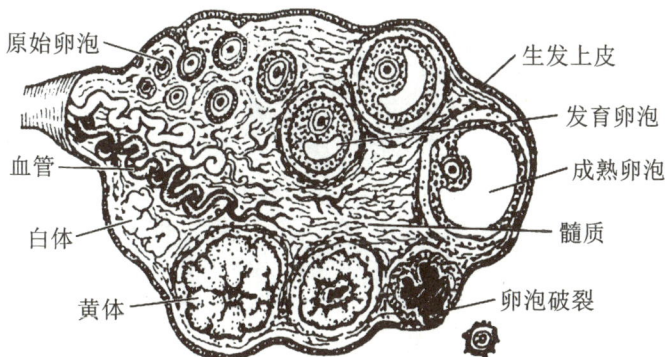

图2-8　卵巢的组织结构模式图（切面）

三、血管、淋巴及神经

（一）血管

女性内外生殖器官的血液供应，主要来自卵巢动脉、子宫动脉、阴道动脉及阴部内动脉。除卵巢动脉由腹主动脉分支外（左侧卵巢动脉可来自左肾动脉），其他均来自髂内动脉。各部位的静脉均与同名动脉伴行，但在数量上较动脉多，并在相应器官及其周围形成静脉丛，且互相吻合，故盆腔感染易于蔓延。

（二）淋巴

女性生殖器官和盆腔组织有丰富的淋巴系统，通常伴随相应的血管排列，分为外生殖器淋巴和盆腔淋巴两组。当内、外生殖器发生感染或肿瘤时，往往沿各部回流的淋巴管扩散或转移，导致相应的淋巴结肿大。

（三）神经

支配外生殖器的神经主要为阴部神经，由第Ⅱ、Ⅲ、Ⅳ骶神经分支组成，含感觉和运动神经纤维，走行与阴部内动脉途径相同。内生殖器主要由交感神经和副交感神经支配，交感神经纤维自腹主动脉前神经丛分出，下行入盆腔分为卵巢神经丛及骶前神经丛，其分支分布于卵巢、输卵管、子宫、膀胱等部。子宫平滑肌有自主节律活动，完全切除其神经后仍能有节律收缩，还能完成分娩活动。临床上可见低位截瘫的产妇仍能自然分娩。

四、骨盆

骨盆是支持躯干和保护盆腔脏器的重要器官，也是胎儿娩出的通道，其大小、形状对分娩有直接影响。

(一)骨盆的组成

1.骨盆的骨骼　骨盆由左右2块髋骨、1块骶骨和1块尾骨组成。每块髋骨又由髂骨、坐骨和耻骨融合而成；耻骨两降支前部相连构成耻骨弓，所形成的角度正常为90°~100°；骶骨由5~6块骶椎融合而成，形似三角，其上缘向前突出，称为骶岬，是妇科腹腔镜手术的重要标志之一，也是产科骨盆内测量对角径的指示点。尾骨由4~5块尾椎组成(图2-9)。

> 考点：骨盆的组成

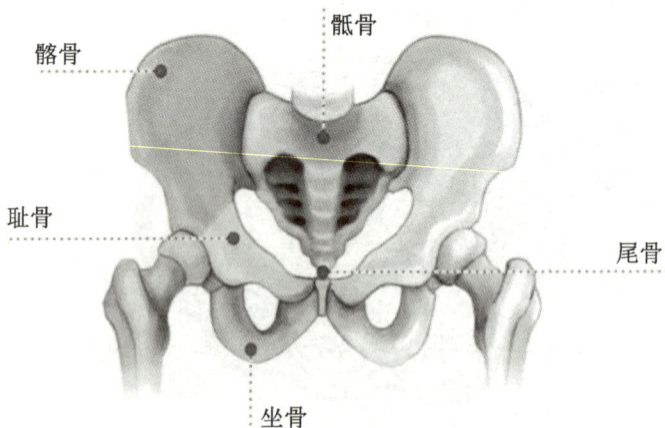

图2-9　正常女性骨盆(前上观)

2.骨盆的关节与韧带　骨与骨之间的关节有耻骨联合、骶髂关节及骶尾关节。以上关节和耻骨联合周围均有韧带附着，以骶、尾骨与坐骨结节之间的骶结节韧带和骶、尾骨与坐骨棘之间的骶棘韧带(骶棘韧带)较为重要，它的宽度是判断中骨盆是否狭窄的重要标志(图2-10)。妊娠期受性激素的影响，韧带松弛，各关节的活动度略有增加，尤其是骶尾关节，分娩时下降的抬头可使尾骨后翘，有利于分娩。

【护考真题链接】2021年实践能力题

骨盆的组成包括(　　　)

A.髋骨和尾骨　　　　B.骶骨、尾骨及髋骨　　　C.髂骨、坐骨及耻骨

D.髂骨、骶骨和尾骨　　E.耻骨、髂骨和尾骨

分析：骨盆由左右2块髋骨、1块骶骨和1块尾骨组成。

(二)骨盆的分界

以耻骨联合上缘、两侧髂耻缘、骶岬上缘的连线为界，将骨盆分为假骨盆和真骨盆两部分。分界线以上部分为假骨盆，又称大骨盆，为腹腔的一部分，与分娩无直接关系；分界线以下部分为真骨盆，又称小骨盆。真骨盆是胎儿娩出的骨产道，可分为骨盆入口、骨盆腔及骨盆出口3部分。骨盆腔前壁为耻骨联合和耻骨支，两侧壁为坐骨、坐骨棘与骶棘韧带，后壁为骶骨和尾骨。

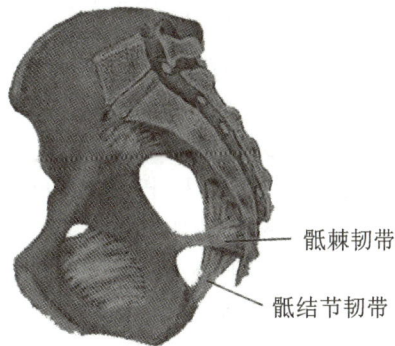

骶棘韧带
骶结节韧带

图 2-10　骨盆的韧带

(三)骨盆的平面及其径线

真骨盆是胎儿娩出的通道，其大小及形态与分娩密切相关。骨盆腔分为三个假想平面，即通常所称的骨盆平面。

1.骨盆入口平面　即真假骨盆的分界面，呈横椭圆形。其前方为耻骨联合上缘，两侧为髂耻缘，后方为骶岬上缘。此平面有3条径线(图 2-11)。

> 考点：子宫各平面径线的重要值

(1)入口前后径：称真结合径，耻骨联合上缘中点至骶岬前缘中点的距离，正常值平均为 11 cm，与胎先露的衔接关系密切。

(2)入口横径：左右髂耻缘间的最大距离，正常值平均为 13 cm。

(3)入口斜径：左右各一，左骶髂关节至右髂耻隆突间的距离为左斜径，右骶髂关节至左髂耻隆突间的距离为右斜径，正常值平均为 12.75 cm。

2.中骨盆平面　为骨盆最小平面，是骨盆腔最狭窄部分，呈纵椭圆形。其前方为耻骨联合下缘，两侧为坐骨棘，后方为骶骨下端。中骨盆平面有 2 条径线(图 2-12)。

(1)中骨盆前后径：耻骨联合下缘中点通过两侧坐骨棘连线的中点至骶骨下端之间的距离，正常值平均为 11.5 cm。

(2)中骨盆横径：又称坐骨棘间径，指两坐骨棘之间的距离，正常值平均为 10 cm，与胎先露内旋转关系密切。

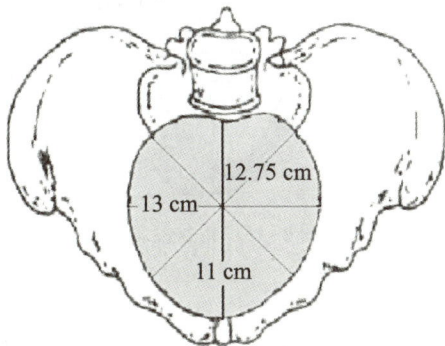

前后径 11 cm；横径 13 cm；斜径 12.75 cm。

图 2-11　骨盆入口平面各径线

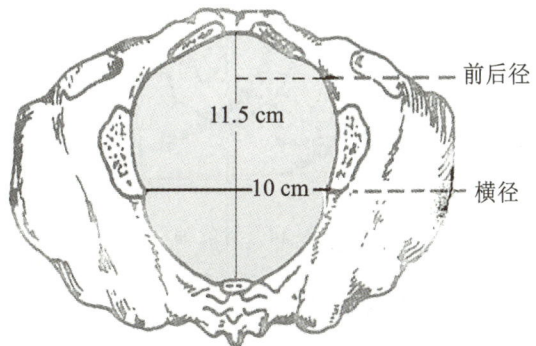

前后径 11.5 cm；横径 10 cm。

图 2-12　中骨盆平面各径线

3.骨盆出口平面　由两个不同平面、以坐骨结节间径为共同底边的三角形组成。前三角平面顶端为耻骨联合下缘，两侧为左右耻骨降支；后三角平面顶端为骶尾关节，两侧为左右骶结节韧带。骨盆出口平面有4条径线（图2-13）。

（1）出口前后径：耻骨联合下缘至骶尾关节的距离，正常值平均为11.5 cm。

（2）出口横径：又称坐骨结节间径，指两侧坐骨结节内侧缘的距离，正常值平均为9 cm，出口横径是胎先露通过骨盆出口的径线，与分娩关系密切。

（3）出口前矢状径：耻骨联合下缘中点至坐骨结节间径中点间的距离，正常值平均为6 cm。

（4）出口后矢状径：骶尾关节至坐骨结节间径中点间的距离，正常值平均为8.5 cm。若出口横径较短，但出口横径与出口后矢状径之和大于15 cm时，正常大小的胎头可通过后三角区经阴道娩出。

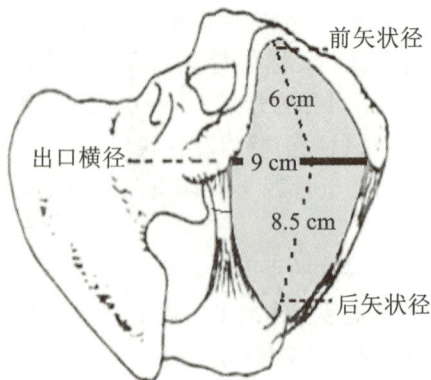

图2-13　骨盆出口平面及径线

（四）骨盆轴与骨盆倾斜度

1.骨盆轴　骨盆轴为连接骨盆各假想平面中点的曲线（图2-14）。骨盆轴上段向下向后，中段向下，下段向下向前。分娩及助产时，胎儿沿此轴方向娩出，故又称产轴。

2.骨盆倾斜度　女性站立时，骨盆入口平面与地平面所形成的角度，一般为60°（图2-15）。若倾斜度过大，影响胎头的衔接。改变体位可改变骨盆倾斜度。

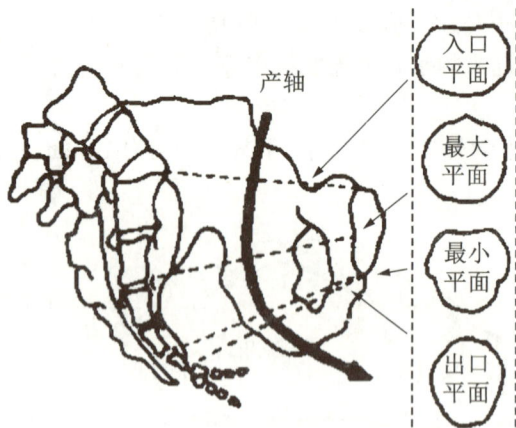

图2-14　骨盆轴

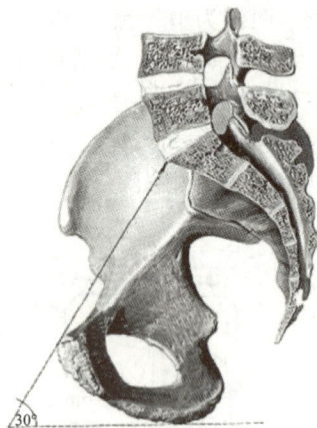

图2-15　骨盆倾斜度

（五）骨盆类型

根据骨盆形状的不同，理论上可以分为骨盆分女型、扁平型、类人猿型、男型四种类型（图2-16）。其中女型最常见，骨盆入口平面呈横椭圆形，坐骨棘间径≥10 cm，耻骨弓较宽，盆腔浅，盆壁薄且平滑，有利于胎儿娩出，为女性正常骨盆，占52%～58.9%。但临床所见多为混合型骨盆。

女型　　　　男型　　　　类人猿型　　　　扁平型

图 2-16　骨盆的四种基本类型及各部比较

五、骨盆底

骨盆底由多层肌肉和筋膜组成，封闭骨盆出口，承载和支持盆腔脏器，使之保持正常的位置(图 2-17)。骨盆底的前方为耻骨联合和耻骨弓，后方为尾骨尖，两侧为耻骨降支、坐骨升支及坐骨结节。骨盆底由外向内分为 3 层。

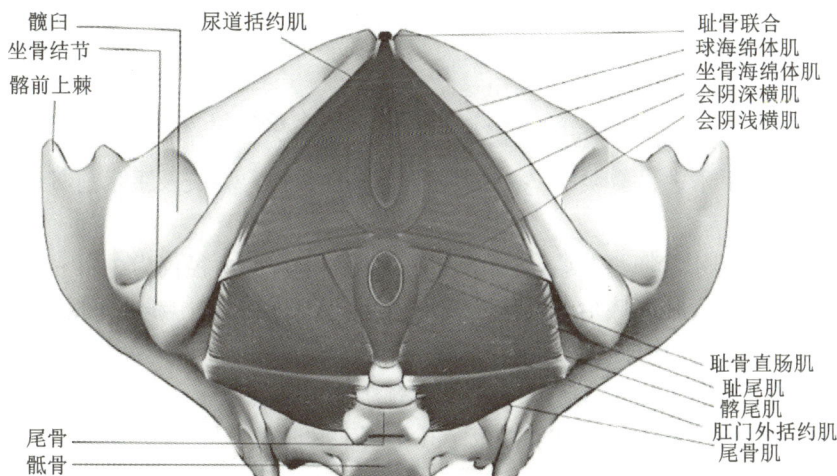

图 2-17　骨盆底

1. 外层　位于外生殖器、会阴皮肤及皮下组织的下面，由会阴浅筋膜及其深部的球海绵体肌(阴道括约肌)、坐骨海绵体肌及会阴浅横肌和肛门外括约肌组成。此层肌肉的肌腱汇合于阴道外口与肛门之间，形成中心腱。

2. 中层　为泌尿生殖膈。位于骨盆出口前三角，由上、下两层坚韧的筋膜及其间的一对会阴深横及尿道括约肌组成。

3. **内层** 为盆膈是骨盆底的最内层，由肛提肌及其筋膜组成，自前向后依次有尿道、阴道及直肠穿过。肛提肌对盆腔内脏器具有重要支持作用，其中一部分纤维在阴道及直肠周围交织，能够加强阴道括约肌与肛门的作用。

4. **会阴** 有广义与狭义之分。广义的会阴指封闭骨盆出口的所有软组织，前起自耻骨联合下缘，后至尾骨尖，两侧为耻骨降支、坐骨升支、坐骨结节和骶结节韧带。狭义的会阴又称会阴体，指阴道口与肛门之间的楔形软组织，厚3~4 cm，由表及里分别为皮肤、皮下脂肪、筋膜、部分肛提肌和会阴中心腱。妊娠后期会阴组织变软，伸展性增大，有利于分娩。分娩时要注意保护，以免造成会阴裂伤。

六、邻近器官

女性生殖器官与尿道、膀胱、输尿管、直肠(图2-18)及阑尾相邻。当生殖器官出现创伤、感染、肿瘤等病变时，易累及邻近器官；反之亦然。

> **考点：女性生殖道的邻近器官**

(一)尿道

尿道为一肌性管道，始于膀胱三角尖端，穿过泌尿生殖膈，止于阴道前庭部的尿道外口。女性尿道长4~5 cm，短而直，邻近阴道与肛门，易发生泌尿系统感染。肛提肌与盆筋膜对尿道有支持作用，若发生损伤可出现张力性尿失禁。

(二)膀胱

膀胱为一囊状肌性器官，位于子宫与耻骨联合之间。因覆盖膀胱顶的腹膜与子宫体浆膜层相连，充盈的膀胱可影响子宫的位置，在手术中易遭误伤，并妨碍盆腔检查，故妇科检查及手术前必须排空膀胱。

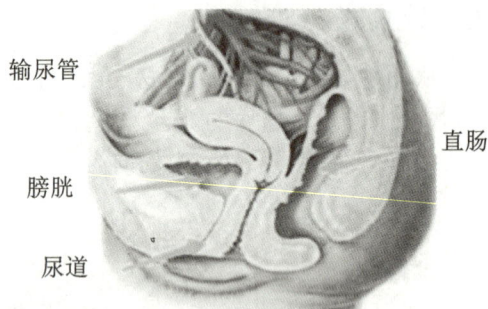

图2-18 邻近器官

(三)输尿管

输尿管为一对圆索状肌性长管，长约30 cm，最细部分的内径仅为3~4 mm，最粗部分可为7~8 mm。输尿管在腹膜后，从肾盂开始，沿腰大肌前面偏中线侧下降，在骶髂关节处，经过髂外动脉起点的前方进入骨盆腔继续下行，至阔韧带底部向前内方行，于子宫颈外侧约2 cm处，从子宫动脉下方穿过，经子宫颈阴道上部外侧1.5~2 cm处斜向前内穿越输尿管隧道进入膀胱。在施行附件切除或结扎子宫动脉时，应避免损伤输尿管。

(四)直肠

直肠上接乙状结肠，下接肛管，前为子宫及阴道，后为骶骨，全长10~14 cm。直肠前面与阴道后壁相连，盆底肌肉与筋膜受损伤，常与阴道后壁一并膨出。肛管长2~3 cm，借会阴体与阴道下段分开，阴道分娩时应保护会阴，避免损伤肛管。

(五)阑尾

阑尾上连接盲肠，常位于右髂窝内，下端有时可达右侧输卵管及卵巢部位，因此，女性患阑尾炎时可能累及右侧附件及子宫。妊娠时阑尾的位置可随妊娠月份增加而逐渐向上外方移位。

第二节　女性生殖系统生理

案例导入与工作任务

案例

14 岁女孩，因"阴道流血 4 小时，伴下腹轻微疼痛"就诊，十分紧张与不安，担心自己身体出现了问题。

工作任务

1. 介绍青春期相关生理知识。

2. 进行月经经期健康教育。

一、妇女一生各时期的生理特点

(一) 胎儿期

从受精卵形成至胎儿娩出称胎儿期。受精卵是由父系和母系来源的 23 对(46 条)染色体组成的新个体，其中 1 对染色体在性发育中起决定作用，称性染色体。性染色体 X 与 Y 决定胎儿的性别，即 XY 合子发育为男性，XX 合子发育为女性。

(二) 新生儿期

出生后 4 周内称新生儿期。女性胎儿在子宫内受到胎盘和母体卵巢产生的女性激素影响，外阴较丰满；乳房稍肿大，甚至分泌少量乳汁。出生后数日，由于女性激素水平下降，阴道可有少量血性分泌物排出(假月经)。这些都是正常生理现象，短期内会自行消失。

(三) 儿童期

从出生 4 周至 12 岁左右称儿童期。此期儿童体格生长发育很快，但生殖器官发育仍不成熟。儿童早期(8 岁以前)下丘脑-垂体-卵巢轴功能处于抑制状态，生殖器为幼稚型，子宫、卵巢及输卵管均位于腹腔内；儿童后期(约 8 岁之后)，下丘脑促性腺激素释放激素抑制状态解除，卵巢有少量卵泡发育，但不成熟也不排卵；子宫、卵巢及输卵管降至盆腔；乳房开始发育增大，脂肪分布开始出现女性特征。

(四) 青春期

青春期是由儿童期向性成熟期过渡的一段快速生长时期，是女性生殖、内分泌、体格逐渐发育成熟的过程。世界卫生组织(WHO)提出青春期为 10～19 岁。青春期发动通常始于 8～10 岁，发动时间主要取决于遗传因素，也与所处地理环境、个人体质、营养状况及心理因素有关。女性青春期第一性征的发育表现为生殖器官的发育。除生殖器官外，女性其他特有的性征即第二性征，包括音调变高、乳房发育、阴毛及腋毛分布、骨盆横径发育大于前后径，以及胸、肩部皮下脂肪增多等，变化呈现女性特征。乳房萌发是女性第二性征的最初特征。月经初潮女性第一次月经来潮称月经初潮，为青春期的重要标志。此外，青春期女性心理变化较明显，出现性意识，情绪和智力发生明显变化，易激动，想象力和判断力明显增强。

> 考点：第二性征、青春期的标志

(五)性成熟期

性成熟期又称生育期,指卵巢功能成熟并有周期性性激素分泌及排卵的时期,约从18岁开始,历时约30年。此期,生殖器官及乳房在性激素作用下发生周期性变化,女性生育能力最旺盛。

(六)绝经过渡期

绝经过渡期是女性卵巢功能逐渐衰退,从开始出现绝经趋势至最后一次月经的时期。可始于40岁,历时短至1~2年,长至10~20年。此期卵巢逐渐失去周期性排卵的能力,同时出现月经不规律,直至绝经;卵巢内分泌功能逐渐减退,生殖器官也逐渐萎缩。我国女性平均绝经年龄为49.5岁,80%在44~54岁。WHO将卵巢功能开始衰退直至绝经后1年内的时期称围绝经期。由于雌激素水平降低,可出现血管舒缩障碍和神经精神症状,表现为潮热、出汗、情绪不稳定、抑郁或烦躁、失眠等,称为绝经综合征。

(七)绝经后期

绝经后期指绝经后的生命时期。女性60岁以后进入老年期。此阶段卵巢功能完全衰退、生殖器官进一步萎缩退化,主要表现为雌激素水平低落,不能维持女性第二性征,生殖器官进一步萎缩老化,骨代谢异常而引起骨质疏松等。心血管及其他器官也易发生疾病。

> **【护考真题链接】2013 专业实务题**
> 青春期女孩的第二性征表现不包括( )
> A.智齿萌出　　B.月经初潮　　C.骨盆变宽　　D.脂肪丰满　　E.出现阴毛
> 分析:智齿于20岁左右时开始萌出。

二、月经及其临床表现及健康教育

(一)月经及正常月经的临床表现

1. 月经　月经是指伴随卵巢周期性变化而出现的子宫内膜周期性脱落及出血。规律月经的建立是生殖功能成熟的重要标志。月经初潮年龄多在13~14岁,可早至11岁或迟至16岁。若16岁以后月经尚未来潮,应及时就医。月经初潮年龄受遗传、营养、气候、环境等因素影响。近年来,月经初潮年龄有提前趋势。

2. 月经血的特征　月经血呈暗红色,除血液外,尚含有子宫内膜碎片、宫颈黏液及脱落的阴道上皮细胞。剥脱的子宫内膜中含有前列腺素及来自子宫内膜的大量纤维蛋白溶酶,可溶解纤维蛋白,以致月经血不凝,若出血速度过快,也可出现血凝块。

3. 正常月经的临床表现　正常月经具有周期性。出血第1天为月经周期的开始,两次月经第1天的间隔时间,称月经周期。一般为21~35天,平均28天。每次月经的持续时间,称经期,一般为2~8天,平均4~6天。每次月经的总失血量,称经量,正常为20~60 mL,超过80 mL为月经过多。月经属生理现象,多数女性无特殊不适,但由于盆腔充血及前列腺素的作用,部分女性可出现下腹及腰骶部下坠不适或子宫收缩痛,并可出现恶心、呕吐、腹泻等胃肠功能紊乱症状。少数女性可伴有头痛、乳房胀痛及轻度神经系统不稳定症状(失眠、精神忧郁、易于激动等),但一般不影响正常学习、工作和生活。

> 考点:月经正常量

(二)月经期健康教育

月经是一种生理现象,应解除不必要的思想顾虑,保持平和心态。经期盆腔充血、子宫颈口松弛,生殖器官抵抗力下降容易感染,应注意经期卫生,保持外阴清洁,禁止阴道冲洗、盆浴、游泳及性生活等。注意防寒保暖,避免淋雨、冷水浴。劳逸结合,避免剧烈运动和重体力劳动。加强营养,忌食辛辣等刺激性食物。

> **【护考真题链接】2012 专业实务题**
>
> 13 岁女孩,因月经初潮来门诊咨询。该女孩自述对月经初潮来临很紧张,害怕身体出现疾病,近期情绪难以控制,心神不宁,烦躁不安,常与他人争吵。护士针对其进行保健指导,以下不正确的是(　　　)
>
> A. 告知其月经是女性的正常生理现象
>
> B. 嘱其月经期以卧床休息为主
>
> C. 讲授有关青春期生理知识、性教育
>
> D. 鼓励其多与他人交流,多参加文娱活动
>
> E. 月经期注意保暖,最好不游泳
>
> 分析:月经期避免参加文娱活动。

三、生殖器官及乳房的周期性变化

(一)卵泡周期性变化及性激素功能

卵巢具有产生卵子并排卵的生殖功能和产生女性激素的内分泌功能。

1. 卵巢的周期性变化

(1)卵泡的发育和成熟:从青春期开始到绝经前,卵巢在形态和功能上发生周期性变化,称卵巢周期。新生儿出生时卵巢内约有 200 万个卵泡,至青春期只剩下约 30 万个;女性一生中仅有 400~500 个卵泡发育成熟并排卵,其余卵泡发育到一定程度即通过细胞凋亡机制自行退化,称卵泡闭锁。

进入青春期后,卵泡由自主发育推进至发育成熟的过程依赖于促性腺激素的刺激。生育期每一个月经周期一般有 3~11 个卵泡发育,经过募集、选择,一般只有 1 个优势卵泡达到完全成熟,称成熟卵泡或格拉夫卵泡,直径为 18~23 mm。卵泡分泌雌激素。

(2)排卵:随着卵泡的发育成熟,其逐渐向卵巢表面移行并向外突出,当接近卵巢表面时,该处表面细胞变薄,最后破裂,出现排卵。排卵多发生在两次月经中间,一般在下次月经来潮之前 14 天左右,卵子可由两侧卵巢轮流排出,也可由一侧卵巢连续排出。

(3)黄体形成和退化:排卵后卵泡液流出,卵泡腔内压力下降,卵泡壁塌陷,形成许多皱襞,卵泡壁的卵泡颗粒细胞和卵泡内膜细胞向内侵入,周围由卵泡外膜包围,共同形成黄体,分泌孕激素和少量雌激素。排卵后 7~8 天(相当于月经周期的 22 天)黄体体积和功能达到高峰。若排出的卵子受精,则黄体在胚胎滋养细胞分泌的人绒毛膜促性腺激素作用下增大,转变为妊娠黄体,至妊娠 3 个月末退化。若卵子未受精,排卵后 9~10 天黄体开始萎缩变小,功能逐渐衰退,周围的结缔组织及成纤维细胞侵入黄体,逐渐由结缔组织所代替,组织纤维化,外观色白,称白体。排卵日至月经来潮为黄体期,一般为 14 天,黄体功能衰退后月经来潮,此时卵巢中又有新的卵泡发育,开始新的周期。

(二) 卵巢分泌的性激素功能

雌激素和孕激素是卵巢合成并分泌的主要性激素，此外，还有少量雄激素，均为甾体激素。雌激素和孕激素的生理功能(表2-1)。

1. **雌激素**　卵巢主要合成雌二醇(E2)及雌酮(E1)。E2是女性体内生物活性最强的雌激素。在卵泡早期，雌激素分泌量很少，随卵泡的发育，分泌量逐渐增高，至排卵前达到高峰；排卵后由于卵泡液中雌激素释放至腹腔使循环中雌激素暂时下降。约在排卵后1~2天，黄体开始分泌雌激素，使循环中雌激素又逐渐增加。排卵后7~8天黄体成熟时，循环中雌激素形成又一高峰。此后，黄体萎缩，雌激素水平急剧下降，于月经期达最低水平。

2. **孕激素**　卵泡期卵泡不分泌孕酮；排卵前，成熟卵泡分泌少量孕酮；排卵后，卵巢黄体分泌孕酮，随着黄体的发育其分泌量显著增加，排卵后7~8天黄体成熟时孕酮分泌量达高峰；以后逐渐下降，到月经来潮时达最低水平。

3. **雄激素(androgen)**　女性雄激素主要来自肾上腺，卵巢分泌少量雄激素，包括睾酮、雄烯二酮和脱氢表雄酮。雄激素的主要生理功能有：

(1)对生殖系统的作用：促使阴蒂、阴唇和阴阜的发育，促进阴毛、腋毛的生长。

(2)代谢作用：促进蛋白合成和肌肉生长，刺激骨髓中红细胞的增生；在性成熟期，促使长骨骨基质生长和钙的沉积；性成熟后可导致骨髓的关闭，使生长停止；可促使肾远曲小管对水、钠的重吸收并保留钙。

表 2-1　雌激素、孕激素生理功能

部位	雌激素	孕激素
子宫	增加子宫敏感性；内膜增生；宫颈黏液增加稀薄	降低子宫兴奋性；促分泌期内膜；宫颈黏液减少变稠
输卵管	促进发育，增强输卵管收缩的振幅	抑制输卵管收缩
卵巢	促卵泡发育	
阴道	促上皮细胞增生和角化，角化、糖原合成增加，维持阴道酸性环境	促上皮细胞脱落
对第二性征	促乳腺管增生；促其他第二性征的发育	促乳腺泡发育
代谢作用	促水钠潴留	促水钠排泄
其他作用	对下丘脑和垂体的正负反馈调节；促进肝脏高密度脂蛋白合成和抑制低密度脂蛋白合成，降低胆固醇；维持和促进骨基质代谢	对下丘脑和垂体的负反馈调节。使排卵后基础体温升高 0.3~0.5 ℃

(三)子宫内膜的周期性变化

卵巢激素的周期性变化，导致生殖器官发生相应的变化，其中子宫内膜的变化最为明显(图2-19)。

现以一个正常月经周期28天为例，将子宫内膜的连续性变化分期说明如下。

1. **增殖期**　月经周期的第5~14天，与卵巢周期中的卵泡期相对应。在雌激素影响

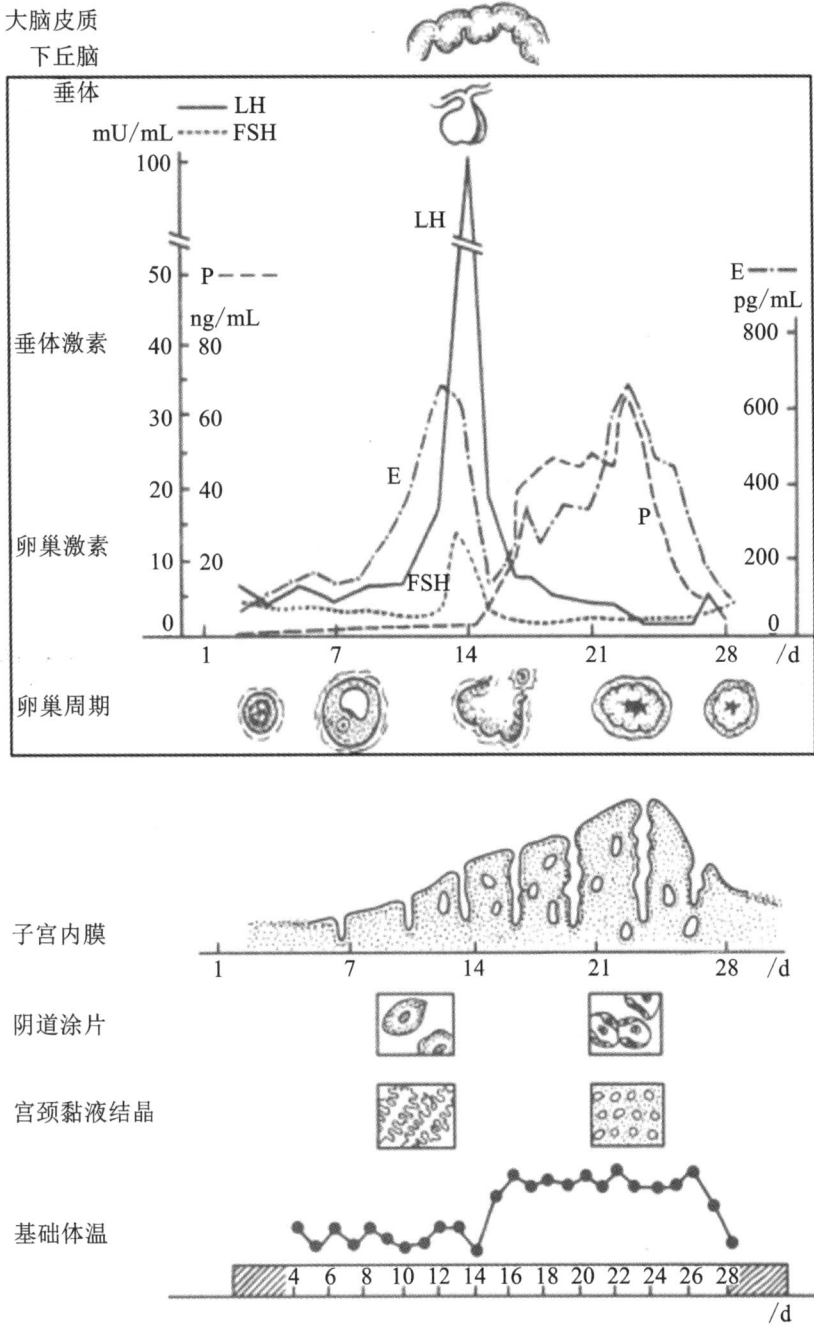

图2-19　月经周期中激素、卵巢、子宫内膜、阴道涂片、宫颈黏液及基础体温的周期性变化

下，内膜上皮、腺体、间质及血管增殖，内膜逐渐生长变厚，由0.5 mm增生至3~5 mm。

2. 分泌期　月经周期的第15~28天，与卵巢周期中的黄体期对应。排卵后，卵巢内形成黄体，分泌雌激素与孕激素，使子宫内膜在增殖期的基础上继续增厚，并呈分泌期反应，血管迅速增加，更加弯曲，间质疏松，水肿，腺体增大，腺体内的分泌上皮细胞分泌糖原，内膜可厚达10 mm，呈海绵状，为孕卵着床做准备。

3. 月经期　月经周期的第 1~4 天。由于卵子未受精，黄体功能衰退，雌、孕激素水平骤然下降。子宫内膜螺旋小动脉开始节律性和阵发性收缩、痉挛，血管远端的管壁及所供应的组织缺血、缺氧，继而发生缺血性局灶性坏死，坏死的子宫内膜功能层从基底层崩解剥落，与血液一起排出，表现为月经来潮。月经来潮既是子宫内膜周期性变化的结束，又是新周期的开始。

（四）其他生殖器官及乳房的周期性变化

1. 阴道黏膜　在月经周期中阴道黏膜呈现周期性变化。排卵前在雌激素作用下，阴道上皮细胞增生角化糖原增多，经阴道乳酸杆菌分解为乳酸，使阴道保持酸性环境，有利于阴道乳杆菌的生长，抑制其他病原体生长。排卵后在孕激素作用下，表层细胞脱落。借助阴道脱落细胞的变化可了解体内雌激素水平和排卵情况。

2. 宫颈黏液　排卵前(卵泡期)，随雌激素水平升高，宫颈黏液分泌增加，稀薄透明，排卵期拉丝可达 10 cm，涂片可见典型羊齿植物叶状结晶。排卵后(黄体期)，随孕激素升高，黏液分泌量减少，质黏稠混浊，拉丝易断裂，涂片结晶逐渐消失(周期第 22 天完全消失)，出现排列成行的椭圆体。

3. 输卵管　在雌孕激素协同作用下产生周期性变化，保证了卵子受精和受精卵的运行。

4. 乳房　雌激素促进乳腺管增生，孕激素促进乳腺小叶及腺泡生长。有些女性在经前有乳房胀痛感，可能与乳腺管扩张、充血及间质水肿有关。月经来潮后上述症状可消失。

四、月经周期的调节

月经是女性生殖系统周期性变化的重要标志。月经周期的调节主要涉及下丘脑、垂体和卵巢，三者之间相互调节、相互影响，形成一个完整而协调的神经内分泌系统，称为下丘脑-垂体-卵巢轴(hypothalamus-pituitary-ovarian axis，HPO)(图 2-20)。

（1）青春期开始，下丘脑神经细胞分泌促性腺激素释放激素(gonadotropin - releasing hormone，GnRH)，通过垂体门脉系统进入腺垂体，调节垂体促性腺激素，即卵泡刺激素(follicle - stimulating hormone，FSH)和黄体生成素(luteinizing hormone，LH)的合成和释放。FSH 又称促卵泡素，与 LH 协同促进卵泡的发育成熟、排卵及黄体形成。其分泌特征是脉冲式释放。

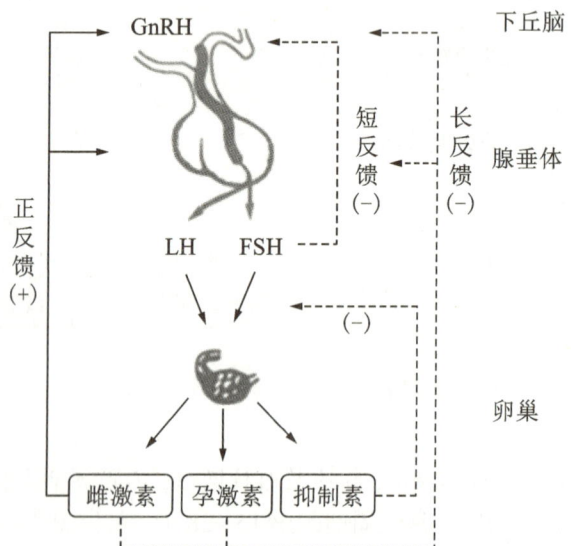

图 2-20　下丘脑-垂体-卵巢轴

（2）垂体分泌的调节激素及其功能：腺垂体分泌的直接与生殖有关的激素有促性腺激素和催乳素。

1)促性腺激素：腺垂体的促性腺激素细胞分泌卵泡刺激素(FSH)和黄体生成素(LH)。

FSH 和 LH 均为糖蛋白激素，共同促进卵泡发育及成熟、促进排卵并形成黄体。

2）催乳素：是由腺垂体的催乳细胞分泌的多肽激素，具有促进乳汁合成的功能。

（3）月经周期的调节是一个复杂的过程。在一次月经周期的黄体萎缩后，雌、孕激素水平降至最低，月经来潮，同时对下丘脑和垂体的抑制解除，下丘脑分泌 GnRH，使垂体分泌 FSH 增加，促使卵泡发育，分泌雌激素，子宫内膜发生增殖期变化。随着卵泡发育、雌激素水平增高，对下丘脑的负反馈作用增强，抑制下丘脑分泌 GnRH，垂体分泌 FSH 减少。卵泡接近成熟时分泌的雌激素达第一次高峰（200 pg/mL），持续 48 小时，对下丘脑和垂体产生正反馈，使 FSH、LH 释放并形成排卵前高峰，促使成熟卵泡排卵。

排卵后在 LH 和少量 FSH 的作用下，黄体形成并分泌孕激素和雌激素，孕激素使子宫内膜发生分泌期变化。黄体发育成熟，雌、孕激素分泌达高峰，对下丘脑和垂体产生负反馈，使 FSH 和 LH 分泌减少，黄体萎缩，雌、孕激素分泌减少。一方面，子宫内膜失去雌、孕激素支持，发生剥脱而月经来潮；另一方面，雌、孕激素减少也解除了对下丘脑的抑制，GnRH 又开始分泌，FSH 分泌增加，卵泡开始发育，下一个新的周期开始，如此周而复始。

HPO 轴的生理活动受大脑皮层神经中枢的影响，如外界环境、精神因素均可影响月经周期。大脑皮层、下丘脑、垂体、卵巢任何一个环节发生障碍，都会导致月经失调。

（许馨月）

第二篇

产科护理

第三章
正常妊娠期妇女的护理

学习目标

知识目标：

1. 掌握妊娠诊断、正常妊娠期孕妇的护理评估和护理措施。

2. 熟悉胎儿附属物的组成与功能、胎儿发育特征及妊娠期女性的身心变化。

3. 了解受精与着床。

能力目标： 学会推算预产期、腹部四步触诊、胎心音听诊及骨盆外测量的方法。

素质目标：

1. 具有优生优育、母胎同等重要的观念。

2. 做孕期检查时动作轻柔，指导孕妇心理调适时具备同理心，树立以人为本的职业理念。

妊娠是女性一生中可能经历的一段特殊生理时期。整个妊娠期，孕妇的生理和心理随着胚胎和胎儿的发育而发生变化，良好的身心护理能够帮助孕妇顺利度过妊娠期，迎来满意的妊娠结局。

第一节　妊娠生理

案例导入与工作任务

案例

李女士，28岁，已婚，因停经6周来院就诊。近日自觉乏力、食欲差、厌油，今晨自测尿妊娠试验阳性。

工作任务

李女士宣教胎儿发育特征。

妊娠（pregnancy）是胚胎和胎儿在母体内发育成长的过程。妊娠的开始是成熟卵子受精，妊娠的终止是胎儿及其附属物由母体排出。临床上以末次月经的第1天作为妊娠的开始计算孕周，通常比受精时间提前2周，妊娠全过程约280天，即40周。

一、受精与着床

(一) 受精

精液被射入阴道后，精子离开精液经宫颈管、子宫腔进入输卵管的过程中，其头部顶体膜受生殖道分泌物中淀粉酶作用，稳定性降低，此时精子具有穿透卵子外围的能力，称为精子获能，约需要7小时。

成熟卵子(次级卵母细胞)由卵巢排出经输卵管伞端的"拾卵"作用进入输卵管内，与获能精子相遇发生顶体反应。精子头部与卵子表面接触，引起透明带反应。穿过透明带的精子进入卵子内，卵子快速完成二次减数分裂形成卵原核，精原核与卵原核融合，核膜消失，染色体相互混合，形成二倍体的受精卵，完成受精过程。精子与卵子结合形成受精卵的过程称为受精。通常受精发生在排卵后12小时内，整个过程约需24小时。

(二) 受精卵的输送与发育

受精卵进行有丝分裂(即卵裂)的同时，借助输卵管蠕动和上皮纤毛摆动向宫腔方向移动，约在受精后第3天分裂成16个细胞的实心细胞团，称桑葚胚，随后早期囊胚形成。受精后第4天，早期囊胚进入宫腔。受精后第5~6天，早期囊胚的透明带消失，在子宫腔内继续分裂发育形成晚期囊胚。

(三) 受精卵着床

晚期囊胚侵入子宫内膜的过程称着床或植入(图3-1)。在受精后第6~7天开始，10~12天结束。着床须经过定位、黏附和侵入三个阶段。完成着床的条件是：①透明带消失；②囊胚滋养层分化出合体滋养层细胞；③囊胚和子宫内膜同步发育并功能协调；④孕妇体内有足够量的雌激素和孕酮，子宫有一个极短的窗口期允许受精卵着床。着床部位多在子宫腔上部的前壁、后壁及侧壁，以后壁多见。

> 考点：受精与着床

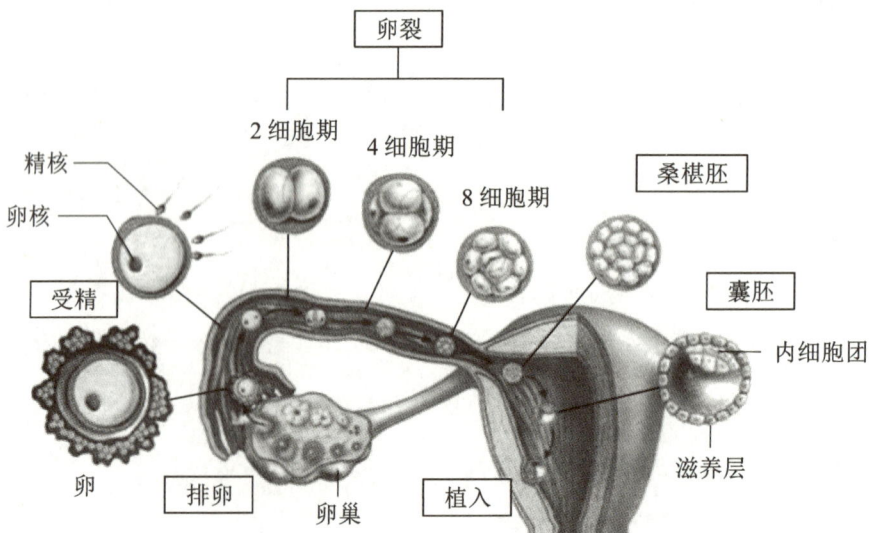

图 3-1 受精及受精卵发育、输送及着床

二、胎儿附属物

> 考点：胎儿附属物的形成与功能

胎儿附属物是指胎儿以外的组织，包括胎盘、胎膜、脐带和羊水，对维持胎儿生命和生长发育起着重要作用。

(一)胎盘

妊娠足月时的胎盘为中间厚、边缘薄的圆形或椭圆形状，质量为 450~650 g，直径为 16~20 cm，厚 1~3 cm。

1. 胎盘(placenta)的结构　胎盘由羊膜、叶状绒毛膜和底蜕膜构成，从妊娠 6~7 周开始至妊娠 12 周末形成。胎盘分为胎儿面和母体面，胎儿面光滑，呈灰白色，表面为羊膜，中央或稍偏处有脐带附着；母体面粗糙，呈暗红色，由约 20 个胎盘小叶组成。胎盘是母体与胎儿进行物质交换的重要器官(图 3-2)。

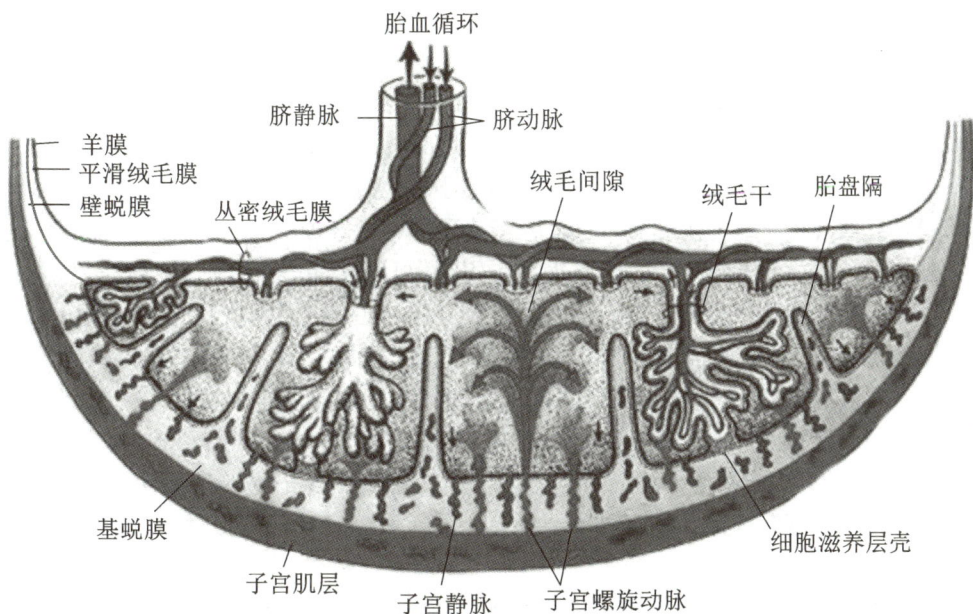

图 3-2　胎盘结构模式图

(1)羊膜：是胎盘的最内层，附着在胎盘胎儿面的半透明薄膜。光滑，无血管、神经及淋巴，有一定弹性，厚度 0.02~0.05 mm，参与羊水的交换。

(2)叶状绒毛膜：是胎盘的主要部分。晚期囊胚着床后，滋养层表面长出许多毛状突起，称绒毛。与底蜕膜接触的绒毛营养丰富发育良好，反复分支呈树枝状称叶状绒毛膜，参与胎盘的构成。与包蜕膜接触的绒毛，因血供匮乏而逐渐萎缩退化称为平滑绒毛膜，参与胎膜的构成。

（3）底蜕膜：胎盘的母体面，来自胎盘附着部位的子宫内膜，占胎盘很小部分。

2. 胎盘的血液循环　胎盘有母体和胎儿两套血液循环，胎儿血与母体血通过胎盘的绒毛血管和绒毛间隙进行物质交换，两者之间有绒毛毛细血管壁、绒毛间质及绒毛滋养细胞层相隔，构成母胎界面，有胎盘屏障作用，胎儿血与母体血不相通。

3. 胎盘的功能　胎盘主要功能包括气体交换、营养物质供应、排出胎儿代谢产物、防御、合成及免疫。

（1）气体交换：母体子宫动脉血氧分压高，胎儿脐动脉血的二氧化碳分压高。母体和胎儿之间的 O_2 及 CO_2 以简单扩散的方式进行交换，替代胎儿的呼吸系统功能。母体供血不足、血氧含量降低或胎盘循环受阻，易发生胎儿生长受限或胎儿窘迫甚至死亡。

（2）营养物质供应：替代胎儿的消化系统功能。胎儿生长发育所必需的营养物质，如葡萄糖、氨基酸、脂肪酸、维生素、水、电解质等，均由母体经胎盘输送至胎儿体内。

（3）排出胎儿代谢产物：替代胎儿的泌尿系统功能。胎儿的代谢产物（如尿酸、尿素、肌酐、肌酸等）经胎盘进入母血，由母体排出体外。

（4）防御：胎盘的屏障功能很有限。风疹病毒、流感病毒、巨细胞病毒等易通过胎盘侵袭胎儿；细菌、弓形虫、衣原体、支原体、螺旋体等虽不能通过胎盘，但可在胎盘形成病灶，通过破坏绒毛结构后进入，感染胚胎或胎儿；分子量小、对胎儿有害的药物亦可通过胎盘，导致胎儿畸形甚至死亡，故妊娠期用药应慎重。母血中的免疫物质，如 IgG 可以通过胎盘，使胎儿得到抗体，发挥一定的防御作用。

（5）合成：胎盘能合成数种激素、酶等，以维持正常妊娠。

1）人绒毛膜促性腺激素（human chorionic gonadotropin，hCG）：受精卵着床后，合体滋养细胞即开始分泌 hCG，受精后 10 天左右可自母体血清中测出，是诊断早孕最敏感的方法。至妊娠第 8~10 周时分泌达高峰，以后迅速下降，至妊娠中晚期血清浓度仅为峰值的 10%，分娩后 2 周内消失。hCG 的主要生理作用为促月经黄体转化为妊娠黄体，维持早期妊娠；促进雌激素和孕激素的生成；避免胚胎滋养层被母体淋巴细胞攻击；刺激胎儿睾丸分泌睾酮，促进男性胎儿的性分化以及刺激母体甲状腺活性等。临床上测定血、尿 hCG，可用于早孕、滋养细胞疾病及早期异位妊娠的诊断。

2）人胎盘生乳素（human placental lactogen，hPL）：由合体滋养层细胞分泌，妊娠 5~6 周开始分泌，随妊娠进展，分泌量持续增加，产后 hPL 迅速下降约产后 7 小时即不能测出。hPL 是通过母体促进胎儿发育的重要"代谢调节因子"，并能够促进乳腺腺泡发育，为产后泌乳做准备。

3）雌激素和孕激素：妊娠早期由卵巢妊娠黄体产生，妊娠 8~10 周后，由胎盘合成。雌、孕激素共同参与妊娠期母体各系统的生理变化。

4）胎盘能合成多种酶包括催产素酶和耐热性碱性磷酸酶，随着妊娠进展而增多。催产素酶能使催产素分子灭活，起到维持妊娠的作用。

（6）免疫：正常妊娠母体不排斥胎儿，可能与胎盘的免疫功能有关。

（二）胎膜

胎膜（fetal membrane）由绒毛膜和羊膜组成。绒毛膜在外层，羊膜为内层，并与覆盖胎盘、脐带的羊膜层相连接。胎膜保持羊膜腔的完整性，具有保护胎儿，预防宫腔感染的作用，并参与维持羊水平衡和分娩发动。

(三)脐带

脐带(umbilical cord)是由胚胎发育过程中的体蒂发展而来，胚胎及胎儿借助于脐带悬浮于羊水中。脐带一端连接胎儿腹壁脐轮，另一端附着于胎盘的胎儿面。足月胎儿的脐带长 30~100 cm，平均约 55 cm，直径 0.8~2.0 cm，脐带表面由羊膜覆盖，内有一条管腔大的脐静脉和两条管腔小的脐动脉，血管周围是保护脐血管的胶样组织，称华通胶。因脐带较长，常呈弯曲状。胎儿通过脐带血液循环与母体进行物质交换。若脐带受压可致胎儿窘迫，甚至死亡。

【护考真题链接】2018 年专业实务题

孕妇，27 岁，妊娠 36 周。护士在查房时为护生讲解正常的脐带结构，正确的是（　　）

A.脐静脉较粗、壁厚　　　B.脐动脉较细、壁薄　　　C.一条动脉，一条静脉
D.一条动脉，两条静脉　　　　　　　　　　　　　　E.两条动脉，一条静脉

分析：脐带表面由羊膜覆盖，内有一条管腔大的脐静脉和两条管腔小的脐动脉。

(四)羊水

羊水(amniotic fluid)为充满羊膜腔内的液体。

1.羊水的来源和吸收　妊娠早期的羊水是母体血清经胎膜进入羊膜腔的透析液，妊娠中期以后，胎儿尿液成为羊水的重要来源。妊娠晚期每天大约 350 mL 液体从胎儿肺泡分泌至羊膜腔。羊水吸收 50% 由胎膜完成，另外可通过胎儿吞咽以及脐带和皮肤吸收。羊水在羊膜腔内不断进行液体交换，保持羊水量相对平衡。

2.羊水的量、性状和成分　随着胚胎的发育，羊水量逐渐增加，妊娠 38 周达高峰，可达 1000 mL，此后羊水量逐渐减少，正常足月妊娠羊水量约 800 mL。妊娠早期羊水为无色澄清液体，足月妊娠时羊水略混浊、不透明，内含有胎脂、上皮细胞、大量激素和酶等，比重为 1.007~1.025，呈中性或弱碱性，pH 为 7.20。穿刺抽取羊水，进行染色体检查，可早期诊断某些先天性畸形。

3.羊水的功能

(1)保护胎儿：保持羊膜腔内恒温；胎儿在羊水中能自由活动；防止胎体粘连及胎儿受外力直接挤压；避免子宫壁或胎儿直接压迫脐带造成胎儿窘迫；有利于胎儿体液平衡。

(2)保护母体：减少胎动给母体带来的不适感；临产时羊水直接受宫缩压力作用，能使压力均匀分布，避免胎儿局部受压；临产后前羊水囊扩张子宫颈口及阴道，破膜后羊水冲洗和润滑阴道可减少感染的发生机会。

三、胚胎、胎儿发育特征

受精后 8 周(妊娠 10 周)内的人胚称为胚胎，是主要器官结构分化与形成时期；从受精第 9 周(妊娠 11 周)起称为胎儿，是器官进一步发育成熟的时期。以 4 周为 1 孕龄单位描述胚胎及胎儿发育的特征(表 3-1)。

考点：胎儿发育及生理特点

表 3-1　胚胎、胎儿发育特征

孕龄	外形特征	身长/cm	体重/g
4 周末	可辨认出胚盘与体蒂		
8 周末	胚胎初具人形，头约占整个胎体的一半。可辨认眼、耳、口、鼻，四肢已具雏形，超声可见早期心脏已形成且有搏动		
12 周末	外生殖器已发育，部分可辨性别，四肢可活动	9	20
16 周末	从外生殖器可确定性别，头皮已长毛发，开始有呼吸运动。部分孕妇自觉胎动	16	110
20 周末	全身覆有胎脂和毳毛，皮肤暗红，出现排尿及吞咽运动，听诊仪可听到胎心音	25	320
24 周末	各脏器均已发育，皮下脂肪开始沉积，但皮肤仍呈皱缩状，细小支气管和肺泡已发育，出生后可有呼吸，但生存力极差	30	630
28 周末	皮下脂肪沉积不多，眼睛半张开，因为肺泡Ⅱ型细胞中表面活性物质含量低，此孕周出生者易患特发性呼吸窘迫综合征，若加强护理，可存活	35	1000
32 周末	皮肤深红，面部毳毛已脱落，生活力尚可，若注意护理，此孕周出生者可存活	40	1700
36 周末	皮下脂肪较多，面部褶皱消失，毳毛明显减少，指(趾)甲已达或超过指(趾)端，出生后能啼哭及吸吮，生活力良好	45	2500
40 周末	发育成熟，身体外观圆润，皮肤粉红色，男性睾丸已下降至阴囊内，女性大小阴唇发育良好。出生后哭声响亮，吸吮力强，能很好存活	50	3400

临床常用胎儿身长作为判断妊娠月份的依据。妊娠前 5 个月：胎儿身长(cm)=(妊娠月数)^2；妊娠后 5 个月，胎儿身长(cm)=妊娠月数×5。如妊娠 4 个月，胎儿身长(cm)=4^2=16 cm；如妊娠 7 个月，胎儿身长(cm)=7×5=35 cm。

【护考真题链接】2016 年实践能力题

产妇，27 岁。7 天前引产 1 男婴，身长 30 cm，体重 700 g，各脏器均已发育。其妊娠时间约为(　　)

A. 16 周　　　　B. 20 周　　　　C. 24 周　　　　D. 28 周　　　　E. 32 周

分析：根据表 3-1 描述胚胎、胎儿发育特征得出妊娠 24 周胎儿各脏器均已发育。

第二节　妊娠期母体变化

案例导入与工作任务

案例

王女士，28 岁，已婚，第 1 胎，妊娠 8 周，晨起恶心、呕吐。该孕妇非常紧张，担心会影响胎儿健康。

工作任务

向王女士告知妊娠期身体的变化。

一、生理变化

妊娠期母体在胎盘产生的激素作用下，各系统发生了一系列适应性的解剖和生理变化，并调整其功能，以满足胎儿生长发育和分娩的需要为产后哺乳做好准备。

> 考点：妊娠期母体的生理变化

（一）生殖系统

1.子宫　子宫是妊娠期及分娩后变化最大的器官。

（1）子宫体：随着胚胎、胎儿及其附属物的形成与发育子宫明显增大变软。妊娠 12 周时，子宫均匀增大，在耻骨联合上方可触及；妊娠晚期的子宫多呈轻度右旋，与盆腔左侧有乙状结肠占据有关。宫腔容积由非妊娠时约 5 mL 增加至妊娠足月时约 5000 mL 子宫大小由非妊娠时的 7 cm×5 cm×3 cm 增大至妊娠足月时的 35 cm×25 cm×2 cm，重量增加近 20 倍，约 1100 g。子宫增大主要是肌细胞肥大和延长，胞质内充满具有收缩功能的肌动蛋白和肌球蛋白，为临产后子宫收缩提供物质基础。

自妊娠 12~14 周起，子宫可出现稀发、不规则、不对称的无痛性收缩（Braxton Hicks 收缩），腹部可以触及。因宫缩时宫腔内压力低（5~25 mmHg），持续时间短（不足 30 秒），不伴有宫口扩张，故无疼痛感觉。

（2）子宫峡部：非妊娠期长约 1 cm，随着妊娠的进展，峡部逐渐被拉长变薄，形成子宫下段，临产时长 7~10 cm，成为软产道的一部分。剖宫产多选择子宫下段横切口。

（3）子宫颈：充血、水肿，变软，呈紫蓝色；腺体增生、肥大。宫颈黏液增多，形成黏液栓，保护宫腔免受外来感染侵袭。

（4）子宫内膜/蜕膜：受精卵着床后，子宫内膜在雌激素、孕激素的作用下，腺体增大，腺上皮细胞内糖原增加，结缔组织细胞肥大，血管充血，此时的子宫内膜称为蜕膜。按照蜕膜与囊胚的位置关系，将蜕膜分为三部分。①底蜕膜：与囊胚及叶状绒毛膜接触的蜕膜，将来发育成胎盘的母体部分。②包蜕膜：覆盖在囊胚表面的蜕膜。随着囊胚的发育逐渐凸向宫腔，在妊娠 14~16 周与真蜕膜贴近并逐渐融合，子宫腔消失。③真蜕膜：除底蜕膜、包蜕膜以外，覆盖子宫腔表面的蜕膜。

2.输卵管　伸长，充血；黏膜有时呈蜕膜样改变。

3.卵巢　略增大，停止排卵及新卵泡发育。妊娠黄体分泌雌、孕激素以维持妊娠。妊娠 10 周后,黄体功能由胎盘取代,黄体开始萎缩。

4. 阴道　阴道黏膜水肿、充血呈紫蓝色,黏膜增厚、皱襞增多,结缔组织变松软,伸展性增加,有利于分娩时胎儿的通过。阴道分泌物增多呈白色糊状。阴道上皮细胞内糖原增加,乳酸含量增加,使阴道的 pH 降低,不利于致病菌生长。

5. 外阴　外阴部皮肤增厚,色素沉着,结缔组织变松软,伸展性增加。

(二)乳房

妊娠早期,乳房增大、充血明显,孕妇自觉乳房发胀。乳头增大、变黑,易勃起,乳晕着色,外围皮脂腺肥大形成散在的小隆起,称为蒙氏结节。妊娠期乳腺充分发育为泌乳做准备,但无乳汁分泌,可能与大量雌、孕激素抑制乳汁生成有关。在妊娠晚期挤压乳房时,可有少量稀薄黄色液体溢出,称为初乳。产后,随着胎盘娩出,雌、孕激素水平迅速下降,新生儿吸吮乳头时,乳汁开始分泌。

(三)血液循环系统

1. 血容量　妊娠 6~8 周开始增加,至妊娠 32~34 周时达高峰,增加 40%~45%,平均增加 1450 mL。血浆的增加多于红细胞的增加,血浆约增加 1000 mL,红细胞约增加 450 mL,使血液稀释,出现生理性贫血。

2. 血液成分

(1)红细胞:妊娠期骨髓不断产生红细胞,网织红细胞增加。因血液稀释,血红蛋白值约为 110 g/L。为适应红细胞生成的需要,妊娠中晚期应适当补充铁剂,以防缺铁性贫血。

(2)白细胞:妊娠期白细胞稍增加,为 $(5~12)×10^9/L$。主要为中性粒细胞增加。

(3)血小板与凝血因子:妊娠期血小板可减少。凝血因子 Ⅱ、Ⅴ、Ⅶ、Ⅷ、Ⅸ、Ⅹ 均增加,血液处于高凝状态,有利于预防产后出血,但血管栓塞性疾病的风险增加。产后 2 周凝血因子水平降至正常。

(4)血浆蛋白:因血液稀释,血浆蛋白降低,主要是白蛋白减少为主,以后维持此水平至分娩。

3. 心脏　妊娠期增大的子宫使膈肌升高,心脏向左、向上、向前移位,多数孕妇的心尖区可闻及柔和的吹风样收缩期杂音,产后逐渐消失。心脏容量至妊娠末期约增加 10%。心排血量约自妊娠 10 周即开始逐渐增加,至妊娠 32~34 周达高峰,持续至分娩。妊娠晚期孕妇休息时每分钟增加 10~15 次。

4. 血压　妊娠早、中期血压偏低,妊娠晚期血压轻度升高。脉压略增大,主要是外周血管扩张、血液稀释以及胎盘形成动静脉短路而使舒张压轻度降低所致。孕妇血压受体位影响,坐位时血压略高于仰卧位。若孕妇长时间仰卧位,子宫压迫下腔静脉,回心血量减少,心排血量降低,血压下降,称仰卧位低血压综合征(supine hypotensive syndrome),侧卧位可以解除。

5. 静脉压　增大子宫压迫下腔静脉使血液回流受阻,导致下肢、外阴及直肠静脉压增高,孕妇易发生痔、外阴及下肢静脉曲张。

(四)泌尿系统

由于孕妇及胎儿代谢产物增多,肾脏负担加重,妊娠期肾脏略增大。肾血浆流量及肾小球滤过率增加,肾小管对葡萄糖再吸收能力未相应增加,约15%的孕妇餐后可出现妊娠期生理性糖尿。受体位影响，孕妇仰卧位时尿量增加，夜尿量多于日尿量。

妊娠早期因增大的子宫压迫膀胱，引起尿频，妊娠 12 周后子宫体超出盆腔，压迫膀胱的症状消失。妊娠晚期，由于胎先露进入盆腔，孕妇再次出现尿频。受孕激素影响，输尿管蠕动减弱，尿流缓慢，孕妇易发生肾盂肾炎，以右侧多见。可用左侧卧位预防。

(五) 呼吸系统

孕妇肺通气量增加大于耗氧量，孕妇有过度通气现象，有利于提供孕妇和胎儿所需的氧气。妊娠晚期以胸式呼吸为主。妊娠期孕妇的呼吸次数变化不大，每分钟不超过 20 次，但呼吸较深。呼吸道黏膜充血、水肿，易发生上呼吸道感染。

(六) 消化系统

妊娠早期(停经 6 周左右)，约有半数妇女出现不同程度的恶心、呕吐、食欲不振等早孕反应。受孕激素影响，胃肠平滑肌张力下降，使蠕动减少、减弱，胃排空时间延长，易有上腹部饱胀感、肠胀气和便秘。由于雌激素影响，牙龈充血、水肿、增生，晨间刷牙时易有牙龈出血。

(七) 内分泌系统

妊娠期脑垂体、肾上腺、甲状腺等均有不同程度的增大，激素分泌量增加，但无明显功能亢进的表现。随妊娠进展，催乳素逐渐增加，为产后泌乳做准备。

(八) 其他

1. 基础代谢率(basal metabolism rate，BMR)　BMR 于妊娠中期逐渐增高，妊娠晚期增高 15%～20%。

2. 体重　妊娠 12 周前体重无明显变化，此后平均每周增加 350 g，正常不应超过 500 g，至妊娠足月时，体重平均增加 12.5 kg。

3. 碳水化合物、蛋白质、脂肪代谢　增加。

4. 矿物质代谢　胎儿生长发育需要大量的钙、磷、铁等矿物质，大部分于妊娠最后 3 个月内积累，故妊娠中晚期应加强饮食中钙、铁的摄入，必要时补充钙剂和铁剂。

5. 骨骼、关节及韧带　部分孕妇自觉腰骶部及肢体疼痛或不适，可能与胎盘分泌的松弛素使韧带及关节松弛有关。妊娠晚期，孕妇身体重心前移，为保持身体平衡，孕妇腰部向前挺出，头和肩部向后仰，形成孕妇特有的姿势。

6. 皮肤　妊娠期垂体分泌促黑素细胞刺激激素增加，加之大量雌、孕激素对黑色素细胞的刺激效应，黑色素明显增多，使孕妇面颊、乳头、乳晕、腹白线、外阴等处出现色素沉着。面颊呈蝶形分布的褐色斑，称妊娠黄褐斑，于产后自行消退。随着妊娠子宫增大，孕妇腹壁皮肤弹力纤维过度伸展而断裂，出现紫色或淡红色不规则、平行且略凹陷的裂纹，称为妊娠纹，多见于初产妇。产后变为银白色，持久不退。

二、心理反应及调适

妊娠是一种生理现象，但它会改变孕妇及家庭成员原有的生活状态，孕妇会有不同的心理反应，甚至出现焦虑、抑郁、恐惧等心理问题或精神障碍。良好的心理适应，有助于产后亲子关系的建立和母亲角色的完善。

(一) 常见的心理反应

妊娠期常见的心理反应有惊讶和震惊、矛盾心理、接受、情绪波动、内省。

(二)孕期的心理调适

美国妇产科护理专家鲁宾提出:孕妇为迎接新生命的诞生,维持个人及家庭功能完整与和谐,必须完成4项孕期母性心理发展任务。

(1)确保安全顺利度过妊娠期、分娩期。

(2)促使家庭重要成员接受新生儿。

(3)学习对孩子贡献自己。

(4)情绪上与胎儿连成一体。

> **【护考真题链接】2011年专业实务题**
>
> 孕妇在妊娠期不宜长期采取的卧位是( )
>
> A.仰卧位 　　　 B.半坐卧位 　　　 C.左侧卧位 　　　 D.端坐位 　　　 E.抬高下肢
>
> 分析:若孕妇长时间仰卧位,子宫压迫下腔静脉,回心血量减少,心排血量降低,血压下降,称仰卧位低血压综合征。

第三节　妊娠诊断

案例导入与工作任务

案例

王女士,28岁,已婚。平素月经规律,月经周期28~30天,现因停经42天,自测尿hCG(+)就诊;主诉有疲乏、食欲不佳、轻微恶心感。

工作任务

1.为确诊怀孕,应做什么辅助检查?

2.孕妇想知道什么时候能听到胎心和自觉胎动,请进行解释。

妊娠全过程分为三个时期:妊娠13周末(13^{+6}周)以前称为早期妊娠,妊娠14~27^{+6}周称为中期妊娠;妊娠28周及其后称为晚期妊娠。

> 考点:早期、中晚期妊娠诊断

一、早期妊娠诊断

(一)临床表现

1.停经　月经周期正常的育龄期妇女,有性生活史,一旦月经过期10天以上,应首先考虑妊娠。停经是妊娠最早和最主要的症状,但不是妊娠的特有症状,服用避孕药物、精神或环境因素也可引起月经过期,甚至很长时间无月经来潮,应予鉴别。哺乳期妇女的月经虽未恢复,但也可能妊娠。

2.早孕反应　妇女在停经6周左右出现晨起恶心、呕吐、食欲减退、嗜睡、乏力、流涎、喜食酸物或偏食等症状,称为早孕反应。可能与体内hCG增多、胃酸分泌减少及胃排空时间延长有关。一般于妊娠12周左右自然消失。

3. 尿频 尿频是妊娠早期增大的子宫压迫膀胱所致，至 12 周左右，增大的子宫进入腹腔，尿频症状自然消失。

4. 乳房变化 乳房增大、发胀，静脉显露；乳头、乳晕着色，出现蒙氏结节。

5. 妇科检查 妊娠 6~8 周时，阴道黏膜及子宫颈充血，呈紫蓝色，宫颈黏液量少、黏稠，拉丝度差，涂片干燥后光镜下仅见排列成行的椭圆体；子宫随停经月份而逐渐增大变软，子宫峡部极软，了宫休与子宫颈似不相连，称黑加征。妊娠至 8 周，子宫约为非妊娠子宫的 2 倍；妊娠 12 周时，子宫约为非妊娠子宫的 3 倍，在耻骨联合上方可以触及。

(二) 辅助检查

1. 妊娠试验 是确诊妊娠的主要指标。受精后 10 天，即可用放免法测出受检者血中 hCG 升高。临床多用早早孕试纸法检测受检者尿液，结果阳性结合临床表现可诊断为妊娠。阴性者 1 周后复查。

2. 超声检查 B 超显像法是确诊早孕快速、准确的方法。停经 9~14 周，B 超检查可排除严重的胎儿畸形。

3. 基础体温(BBT)测定 已婚妇女双相型体温高温相持续 18 日不下降，早孕可能性大。高温相持续超过 3 周，早期妊娠的可能性更大。

4. 黄体酮试验 利用孕激素在体内突然撤退能引起子宫出血的原理，对可疑早孕妇女，每日肌内注射黄体酮 20 mg，连用 3~5 天，若停药后超过 7 天仍未出现阴道流血，称黄体酮试验阴性，则早期妊娠的可能性很大。

二、中、晚期妊娠的诊断

(一) 临床表现

1. 子宫增大 妊娠 12 周后，腹部检查触及子宫底，随妊娠月份增加宫底逐渐升高。正常情况下，妊娠 36 周时子宫高度最高，至妊娠足月时，因胎先露入盆而有所下降。手测子宫底高度或尺测耻上子宫高度，可以判断子宫大小与妊娠周数是否相符(表 3-2)。子宫高度增长过速或过缓均可能为异常。

宫底高度和腹围测量技术、四部触诊、胎心音听诊技术(视频)

表 3-2 不同妊娠周数的子宫底高度及子宫长度

妊娠周数	手测子宫底高度	尺测耻上子宫长度/cm
12 周末	耻骨联合上 2~3 横指	
16 周末	脐耻之间	
20 周末	脐下 1 横指	18(15.3~21.4)
24 周末	脐上 1 横指	24(22.0~25.1)
28 周末	脐上 3 横指	26(22.4~29.0)
32 周末	脐与剑突之间	29(25.3~32.0)
36 周末	剑突下 2 横指	32(29.8~34.5)
40 周末	脐与剑突之间或略高	33(30.0~35.3)

2. 胎动　胎儿的躯体活动。孕妇于妊娠 18~20 周时开始自觉有胎动，每小时 3~5 次，经产妇自觉胎动的时间要早于初产妇。胎动随妊娠进展逐渐增强至妊娠 32~34 周达高峰，妊娠 38 周后因胎头衔接逐渐减少。妊娠 28 周后，胎动次数≥10 次/2 h。

3. 胎心音　妊娠 12 周，用多普勒胎心听诊仪经孕妇腹壁能探测到胎心音；妊娠 18~20 周，用普通听诊仪经孕妇腹壁也能听到胎心音。胎心音呈双音，第一音与第二音相接近，如钟表的"滴答"声，速度较快，正常时为 110~160 次/min。注意与子宫杂音、腹主动脉音及脐带杂音相鉴别。

4. 胎体　妊娠 20 周，经腹壁即可触及子宫内的胎体；妊娠 24 周，运用四步触诊法可以区分胎头、胎臀、胎背及胎儿四肢，初步判断胎产式、胎先露和胎方位。

(二)辅助检查

1. 超声检查　能显示胎儿数目、胎方位、胎心搏动、胎盘位置、羊水量，还能测定胎头双顶径、头围、腹围、股骨长等多条径线，评估胎儿体重，了解胎儿生长发育情况。妊娠 20~24 周，采用超声进行胎儿系统检查，可筛查胎儿有无结构畸形。

2. 彩色多普勒超声　可检测子宫动脉、脐动脉和胎儿动脉的血流速度和波形。

【知识链接】

妊娠期 B 超检查的临床意义

妊娠早期 B 超检查可确定宫内妊娠、胎儿数目、胎龄及发育情况。妊娠 11~13^{+6} 周测量胎儿头臀长度，能较为准确地估计孕周；测量胎儿颈项透明层(nuchal translucency, NT)厚度，作为妊娠早期染色体疾病筛查的指标。妊娠 14 周后，测量双顶径、头围、腹围和股骨长度，了解胎儿生长发情况。妊娠 20~24 周采用超声进行胎儿系统检查，筛查胎儿有无结构畸形。妊娠 37~41 周超声检查评估胎儿大小、羊水量及胎盘成熟度等。

三、胎产式、胎先露、胎方位

(一)胎产式

胎儿身体纵轴与母体身体纵轴之间的关系称为胎产式。两轴平行者称为纵产式，占妊娠足月分娩总数的 99.75%；两轴垂直者称为横产式，仅占妊娠足月分娩总数的 0.25%；两轴交叉者称为斜产式，属暂时性，在分娩过程中多转为纵产式，偶有转为横产式(图 3-3)。

> 考点：胎产式、胎先露、胎方位

(二)胎先露

最先进入骨盆入口的胎儿部分称为胎先露。纵产式有头先露、臀先露，横产式为肩先露。头先露可因胎头屈伸程度不同分为枕先露、前囟先露、额先露、面先露(图 3-4)。臀先露可因入盆先露部分不同分为单臀先露、完全臀先露和不完全臀先露，不完全臀先露可分为单足先露、双足先露(图 3-5)。偶见头先露或臀先露与胎手或胎足同时入盆，称为复合先露。

纵产式—头先露　　　　　纵产式—臀先露　　　　　横产式—肩先露

图 3-3　胎产式及胎先露

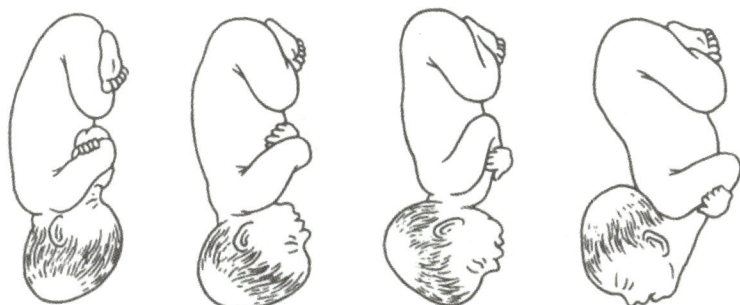

枕先露　　　　　前囟先露　　　　　额先露　　　　　面先露

图 3-4　头先露的种类

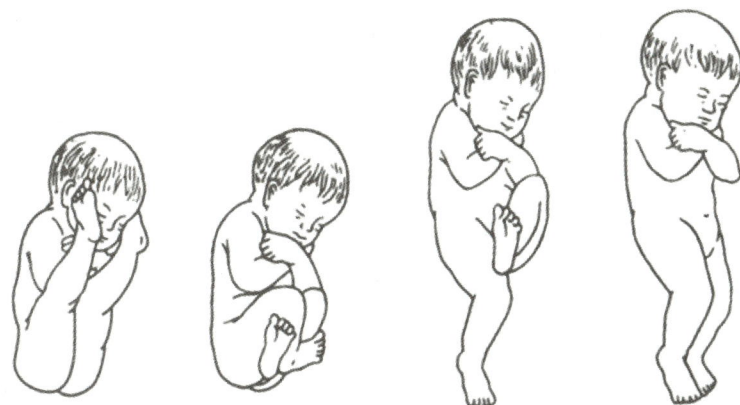

单臀先露　　　　　完全臀先露　　　　　单足先露　　　　　双足先露

图 3-5　臀先露的种类

（三）胎方位

胎儿先露部指示点与母体骨盆的关系称为胎方位，简称胎位。枕先露以枕骨、面先露以颏骨、臀先露以骶骨、肩先露以肩胛骨为指示点。根据指示点与母体骨盆左、右、前、后、横的关系而有不同的胎位（表3-3）。

表 3-3　胎产式、胎先露和胎方位的关系及种类

胎产式	胎先露		胎方位
纵产式 （99.75%）	头先露 （95.75%~ 97.75%）	枕先露 （95.55%~97.55%）	枕左前（LOA）、枕左横（LOT）、枕左后（LOP）
			枕右前（ROA）、枕右横（ROT）、枕右后（ROP）
		面先露 （0.2%）	颏左前（LMA）、颏左横（LMT）、颏左后（LMP）
			颏右前（RMA）、颏右横（RMT）、颏右后（RMP）
	臀先露 （2%~4%）		骶左前（LSA）、骶左横（LST）、骶左后（LSP）
			骶右前（RSA）、骶右横（RST）、骶右后（RSP）
横产式 （0.25%）	肩先露 （0.25%）		肩左前（LScA）、肩左后（LScP）
			肩右前（RScA）、肩右后（RScP）

【护考真题链接】2018 年实践能力题

下图所示的胎方位是（　　　　）

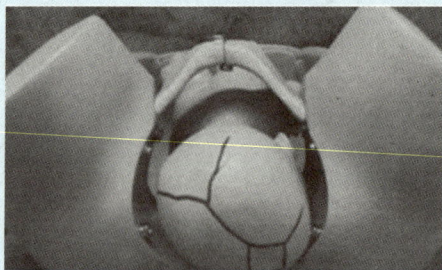

A.枕左前　　　B.枕右前　　　C.枕左后　　　D.枕右后　　　E.骶左前

分析：胎方位指胎儿先露部指示点与母体骨盆的关系。枕先露以枕骨为指示点，枕前就是胎儿的后脑勺朝前，胎儿和母亲是面对面的，右就是在子宫的右侧，根据图片所示该胎儿的先露部为枕部在母亲骨盆的右前方，即胎方位为枕右前。

第四节　妊娠期护理管理

案例导入与工作任务

案例

王女士，28 岁，G_1P_0。妊娠 30 周。自述近日双下肢水肿，白天明显，晨醒时减轻。有时夜间睡眠时下肢痉挛抽搐，按摩后缓解。

工作任务

对王女士进行护理评估并协助产前检查。

妊娠期管理的目的是降低围产期孕产妇和围产儿并发症的发生率及病死率、保障母儿

生命安全、减少出生缺陷。围产期是指产前、产时和产后的一段时间，我国围产期是指从妊娠达到及超过 28 周至产后 1 周。围产期的胎儿与新生儿称为围产儿。

一、产前检查

产前检查的主要目的是确定孕妇和胎儿健康状况，核对孕期或胎龄，制订产前检查计划。首次产前检查时间从确诊早孕开始。我国《孕前和孕期保健指南（2018 年）》推荐的产前检查孕周和次数为：妊娠 $6 \sim 13^{+6}$ 周、$14 \sim 19^{+6}$ 周、$20 \sim 24$ 周、$25 \sim 28$ 周、$29 \sim 32$ 周、$33 \sim 36$ 周各 1 次，妊娠 $37 \sim 41$ 周每周检查 1 次。高危妊娠者应酌情增加产前检查次数。

（一）产前检查的内容

产前检查主要包括询问健康史、身体评估、心理和社会评估、辅助检查和健康指导。

1. 健康史　重点评估孕妇是否存在高危因素：年龄<18 岁或≥35 岁，遗传性疾病史，既往流产、异位妊娠、早产、死产、死胎、难产、畸胎史、妊娠合并症或并发症等。

（1）个人资料：<18 岁或≥35 岁妊娠为高危因素，≥35 岁妊娠者为高龄产妇，容易并发妊娠期高血压疾病。从事存在胎儿致畸风险职业者，如接触放射线或铅、汞、苯及有机磷农药等有毒物质，应在计划妊娠前或妊娠后调换工作岗位。

（2）月经婚育史：询问月经初潮年龄、月经周期及末次月经；既往妊娠、分娩次数，分娩方式，有无流产、早产、死胎、难产及产后出血史。丈夫有无烟酒嗜好及遗传性疾病等。

（3）既往史及家族史：孕妇有无严重全身性疾病及传染病史，有无手术及药物过敏史。家族有无遗传病史和精神病史。

（4）本次妊娠经过：了解早孕反应的时间、程度，胎动开始时间，有无病毒感染、毒物接触及用药，有无阴道流血、头痛、头晕、腹痛及下肢水肿等表现。

（5）预产期（expected date of confinement，EDC）推算：按末次月经（last menstrual period，LMP）第 1 天算起，月份减 3 或加 9，日期加 7（农历日数加 15）。实际分娩日期与推算的预产期可以相差 $1 \sim 2$ 周。末次月经不清楚或月经周期不规则者，根据早孕

> 考点：产前检查的病史、身体评估

反应时间、胎动开始时间、子宫底高度及 B 超检查胎囊大小、头臀长度、胎头双顶径及股骨长度值重新核对孕周并推算预产期。

2. 全身检查　观察发育、营养、精神状况、身高及步态。身材矮小者（<145 cm）常伴有骨盆狭窄。测量血压和体重，计算体重指数，妊娠晚期孕妇体重每周增加不能超过 500 g；正常孕妇血压不应超过 140/90 mmHg。检查眼睑有无苍白、心肺有无异常、乳房发育、乳头大小、有无乳头凹陷、脊柱及下肢有无畸形。

3. 产科检查　包括腹部检查、骨盆测量、阴道检查和辅助检查。

（1）腹部检查：排尿后，孕妇仰卧于检查床上，头部稍抬高，双腿略屈曲分开，露出腹部，放松腹肌。检查者站在孕妇右侧。

1）视诊：观察腹形及大小、有无妊娠纹、手术瘢痕和水肿。腹部过大者，应考虑羊水过多、双胎、巨大儿的可能；腹部过小者，应考虑胎儿生长受限或孕周推算有误等，若腹部向下悬垂（悬垂腹）考虑有骨盆狭窄的可能。

2）触诊：注意腹壁肌肉的紧张度及子宫肌的敏感度。用手测宫底高度，软尺测耻骨上子宫底的弧形长度，腹围值即平脐绕腹一周（腹部最膨隆处）。妊娠中晚期，采用四步触诊

法(图 3-6)检查子宫大小、胎产式、胎先露、胎方位及先露是否衔接。做前 3 步检查时，检查者面向孕妇头部，做第 4 步检查时，检查者面向孕妇足端。

第一步　　　　　　第二步　　　　　　第三步　　　　　　第四步

图 3-6　产科四步触诊法

第一步：检查者双手置于子宫底部，了解子宫外形并摸清子宫底高度，评估胎儿大小与妊娠周数是否相符。然后以双手指腹相对轻推，判断子宫底部的胎儿部分，若为胎头，则硬而圆，且有浮球感；若为胎臀，则软而宽，且形状略不规则。

第二步：检查者两手分别置于腹部左右两侧，一手固定，另一手轻轻深按检查，两手交替，分辨胎背及胎儿四肢的位置。平坦饱满者为胎背，确定胎背是向前、侧方或向后，可变形的高低不平部分是胎儿的肢体，有时可以感觉到胎儿肢体活动。

第三步：检查者右手置于耻骨联合上方，拇指与其余 4 指分开，握住胎先露部，进一步查清是胎头或胎臀，并左右推动以确定是否衔接。若先露部仍高浮，表示尚未入盆；若已衔接，则胎先露部不能被推动。

第四步：检查者两手分别置于胎先露部的两侧，朝骨盆入口方向向下深压，再次判断先露部的诊断是否正确，并确定先露部入盆的程度。

3）听诊：胎心音听诊最清楚的位置是在孕妇腹壁上靠近胎背一侧上方处。枕先露时，胎心音在脐下方右或左侧；臀先露时，胎心音在脐上方右或左侧；肩先露时，胎心音在脐部下方最清楚(图 3-7)。

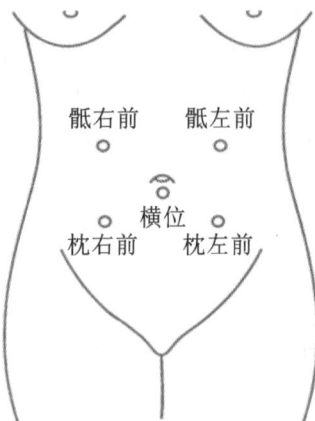

（2）骨盆测量：了解骨产道情况，以判断胎儿能否经阴道分娩。分为骨盆外测量和骨盆内测量。

1）骨盆外测量：常测量下列几项径线。

髂棘间径：孕妇取伸腿仰卧位，测量两侧髂前上棘外缘的距离(图 3-8)，正常值为 23～26 cm，可间接推测骨盆入口横径的长度。

图 3-7　不同胎位胎心音听诊位置

髂嵴间径：孕妇取伸腿仰卧位，测量两侧髂嵴外缘最宽的距离(图 3-9)，正常值为 25～28 cm，可间接推测骨盆入口横径的长度。

骶耻外径：孕妇取左侧卧位，右腿伸直，左腿屈曲，测量第 5 腰椎棘突下凹陷处(相当于腰骶部米氏菱形窝的上角)至耻骨联合上缘中点的距离(图 3-10)。正常值为 18～20 cm，此径线可间接推测骨盆入口前后径长度，是骨盆外测量中最重要的径线。

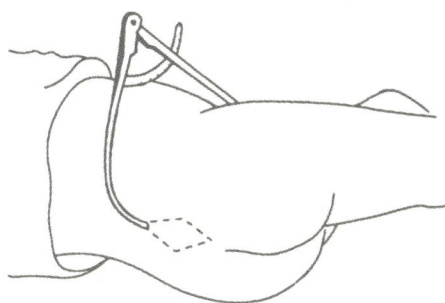

图3-8 测量髂棘间径

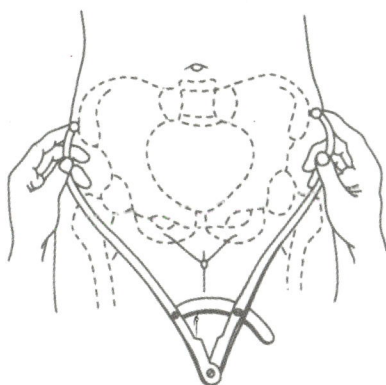

图3-9 测量髂嵴间径

骨盆外测量(视频)

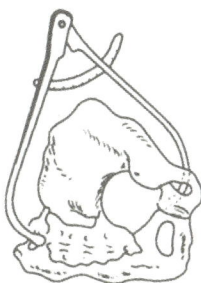

图3-10 测量骶耻外径

坐骨结节间径：又称出口横径。孕妇取仰卧位，两腿屈曲，双手抱膝。测量两侧坐骨结节内侧缘之间的距离（图3-11），正常值为8.5~9.5 cm。若小于8 cm，应加测出口后矢状径，正常值为9 cm。出口横径与后矢状径之和大于15 cm者，足月胎儿可经后三角娩出。

耻骨弓角度：用两拇指尖斜着对拢，放于耻骨联合下缘，左右两拇指平放在耻骨降支的上面，测量两拇指之间的角度即为耻骨弓角度，正常为90°，小于80°为异常。

对角径：即骶耻内径。自耻骨联合下缘至骶岬上缘中点的距离。检查者一手示、中指伸入阴道，用中指尖触骶岬上缘中点，示指上缘紧贴耻骨联合下缘，并标记示指与耻骨联合下缘的接触点。中指尖至该接触点的距离，即对角径（图3-12）。正常值为12.5~13 cm，此值减去1.5~2.0 cm，即为真结合径值，代表骨盆入口前后径长度。

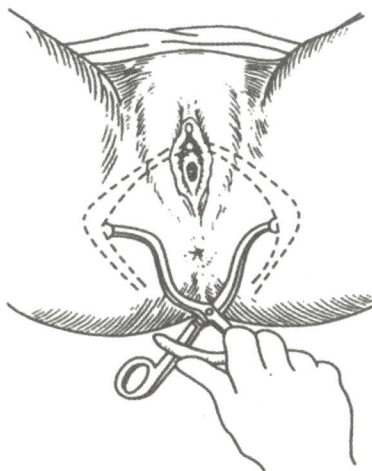

图3-11 测量坐骨结节间径

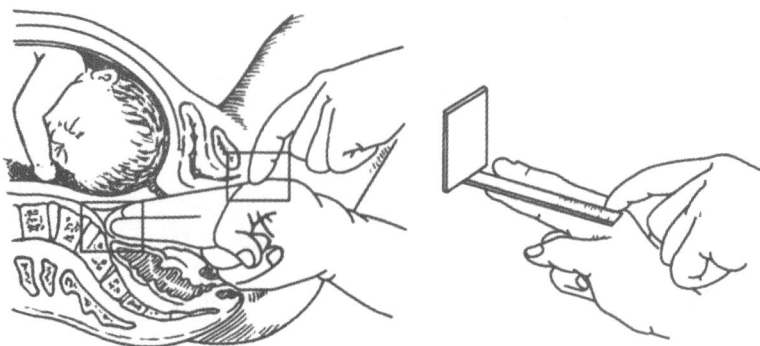

图 3-12　测量对角径

2）骨盆内测量：适用于骨盆外测量狭窄者，妊娠 24~36 周阴道松软时进行。孕妇取膀胱截石位，外阴消毒，检查者戴无菌手套并涂以润滑油。

坐骨棘间径：测量两侧坐骨棘间的距离。检查者一手的示指、中指伸入阴道内，分别触及两侧坐骨棘，估计其间的距离（图 3-13），正常值约 10 cm。

坐骨切迹宽度：为坐骨棘与骶骨下部间的距离，即骶棘韧带的宽度。检查者将伸入阴道内的示指、中指并排置于韧带上，若能容纳 3 横指则为正常（图 3-14）。

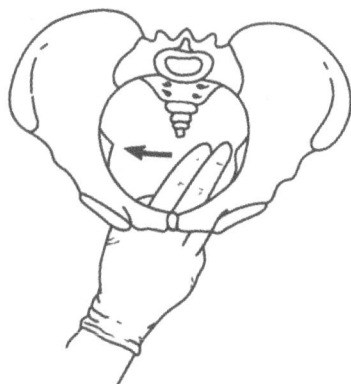

图 3-13　测量坐骨棘间径

（3）阴道检查：妊娠期可行阴道检查，特别是有阴道流血或阴道分泌物异常者。但妊娠期应避免不必要的阴道检查。若确实需要，则需外阴消毒及戴消毒手套，以防感染。

（4）肛查：可了解胎先露、骶骨弯曲度、坐骨棘、坐骨切迹宽度及骶尾关节的活动度。

（5）绘制妊娠图：将产前检查结果如血压、体重、宫高、腹围、胎位、胎心率等填于妊娠图中，绘成曲线图。观察其动态变化，以及早发现并处理孕妇或胎儿的异常情况。

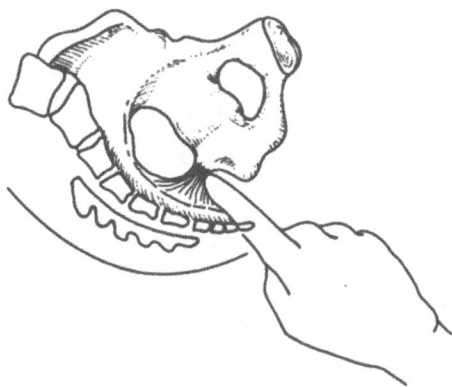

图 3-14　测量坐骨切迹宽度

4.心理-社会评估　妊娠早期主要评估孕妇对妊娠的态度及其影响因素、对妊娠的接受程度及心理反应、有无心理压力、家庭及社会支持程度等。妊娠中晚期，主要评估孕妇对妊娠有无不良情绪反应、准妈妈角色的心理及社会适应情况、对即将为人母和分娩有无焦虑或恐惧心理、产后家庭支持程度等。

5.辅助检查

（1）必查项目：适应于所有孕妇，每次产前检查需结合孕周进行选择。如血常规、尿常规、血型、空腹血糖、肝肾功能、乙肝五项、梅毒螺旋体和 HIV 筛查、妊娠期糖尿病筛查、B 超检查及电子胎心监护等。

（2）备查项目：有条件的医院或有指征时可开展备查项目。应结合孕妇与胎儿具体情况选择，如 hCG 和孕酮测定、甲状腺功能检查、唐氏筛查等。

【护考真题链接】2018 年实践能力题

初孕妇，32 岁。妊娠 38 周，腹部触诊，宫底部可触及圆而硬的胎儿部分，腹部右侧凹凸不平，左侧相对平坦，胎心音在脐上左侧听得最清楚，该孕妇的胎儿最可能的胎方位是（　　）

A.枕左前位　　B.枕右前位　　C.骶左前位　　D.骶右前位　　E.肩右前位

分析：该孕妇宫底部可触及圆而硬胎儿部分，为胎头，腹部右侧凹凸不平，左侧相对平坦，为胎儿背部，胎心音在脐上左侧听得最清楚，因此为骶左前位。

二、妊娠期营养和用药指导

（一）营养指导

孕期营养与胎儿生长发育密切相关。孕妇膳食应以高热量、高蛋白质、适量脂肪与糖类、足够微量元素和维生素，饮食多样化为原则。叶酸缺乏可增加胎儿神经管畸形及早产的风险，孕妇应每日补充 400~800 μg 叶酸，并持续整个孕期。帮助孕妇制订合理的饮食计划，满足孕妇和胎儿的双重需要，并为分娩和哺乳做准备，同时注意避免营养过剩引起巨大胎儿。监测与控制孕妇体重变化，有利于母儿健康。

【知识链接】

孕期妇女膳食指南

中国营养学会《中国孕期妇女膳食指南（2016）》建议孕期妇女膳食应在一般人群的膳食基础上补充以下 5 项内容：①补充叶酸，常吃含铁丰富的食物，选用碘盐。②孕吐严重者，可少量多餐，保证摄入含必要量碳水化合物的食物。进食少或孕吐严重者需寻求医生帮助。③孕中晚期适量增加奶、鱼、禽、蛋、瘦肉的摄入。④适量身体活动，维持孕期适宜增重。⑤禁烟酒，适当进行户外活动和运动，积极准备母乳喂养。

（二）妊娠期药物的使用

许多药物可能通过胎盘进入胎体，影响胚胎分化和发育，导致胎儿畸形和功能障碍，尤其是囊胚着床后至妊娠 12 周内（受精后 3~8 周）是致畸高度敏感期，易受药物影响。妊娠 12 周后药物致畸作用减弱，但对生殖系统、神经系统的影响还会存在，必须用药时应在医生指导下选择。分娩期与哺乳期用药，也应考虑对围生儿的影响。

孕期用药应遵循以下原则：①应告知孕妇切勿随意用药，妊娠期没有特殊原因不要用药。②若必须用药，也要遵医嘱，坚持合理用药的原则。③严格掌握用药指征。④遵医嘱选用疗效肯定且对胎儿相对安全的药物。⑤选用一种药，避免联合用药。⑥严格掌握用药剂量和用药持续时间，注意及时停药。若病情允许，尽可能推迟到妊娠中晚期用药。

三、孕妇体重和胎动自我监测

（一）孕妇体重监测

孕妇体重增长过多或增长不足均影响母儿的身体健康，甚至增加妊娠期合并症及难产的风险。指导孕妇监测体重增长情况十分必要。妊娠早期，孕妇体重变化不大，可每月测量 1 次，妊娠中晚期应每周测量 1 次体重。妊娠期间，孕前低体重者[体重指数（body mass index，BMI）<18.5 kg/m²]宜增加的体重范围是 12.5~18 kg；孕前体重正常者（BMI 18.5~24.9 kg/m²）宜增加的体重范围是 5~16 kg；孕前体重超重者（BMI 25~29.9 kg/m²）宜增加的体重范围是 7~11.51 kg；孕前肥胖者（BMI≥30 kg/m²）宜增加的体重范围是 5~9 kg。

（二）胎动监测

胎动计数是孕妇自我监护胎儿宫内健康的最简便有效的方法。胎动在夜间和下午较活跃，在胎儿睡眠周期（持续 20~40 分钟）停止。妊娠 28 周以后，胎动计数≥10 次/2 h 为正常；胎动计数<10 次/2 h 或减少 50% 者，考虑子宫胎盘功能不足、胎儿有宫内缺氧的可能，应指导孕妇左侧卧位，并及时就医。

四、妊娠期常见症状的护理

1. 恶心、呕吐　约半数孕妇在妊娠 6 周左右出现早孕反应，多于妊娠 12 周左右消失。此期间应避免长时间空腹，饮食宜清淡，少量多餐，两餐间进食液体。必要时遵医嘱给予维生素 B_1、维生素 B_6 等。恶心、呕吐频繁者，考虑妊娠剧吐可能，须输液纠正脱水、电解质紊乱和酸中毒。

2. 尿频、尿急　常发生在妊娠最初和最末的 3 个月。多因增大子宫或胎先露入盆压迫膀胱有关。指导孕妇及时排尿，避免憋尿诱发泌尿系统感染，无须减少饮水及用药治疗。

3. 白带增多　与妊娠期性激素水平升高有关，但应排除假丝酵母菌、滴虫等生殖道感染。保持外阴清洁，穿棉质内裤，严禁行阴道冲洗。

4. 下肢水肿　妊娠晚期孕妇易发生下肢水肿，休息后可消退属正常。避免长时间站或坐，可适当减少孕妇对盐的摄入。若下肢明显凹陷性水肿或经休息后不消退者，应及时就医，警惕妊娠期高血压疾病或肾脏疾病的发生。

5. 下肢、外阴静脉曲张　避免长时间站立或行走，指导孕妇穿弹力裤或弹力袜，左侧卧位睡眠，适当抬高下肢，以利静脉回流。

6. 便秘与痔疮　嘱孕妇养成每日定时排便的习惯，多吃水果、蔬菜等含纤维素多的食物，同时增加每日饮水量，注意适当的活动。未经医生允许，不可随意用药。

7. 腰背痛　与妊娠期关节韧带松弛及重心改变有关。指导孕妇穿平底鞋，睡硬板床，尽量避免弯腰动作，休息时腰背部垫枕头缓解疼痛。必要时卧床休息、局部热敷。

8. 下肢肌肉痉挛　多见于妊娠晚期，常在夜间发作。发作时嘱孕妇将腿伸直、背屈肢体或局部按摩或热敷，多能迅速缓解。妊娠 4 个月开始，增加钙和维生素 D 的摄入。

9. 仰卧位低血压综合征　嘱孕妇左侧卧位，起床时宜缓慢，不必紧张。

10. 睡眠障碍　嘱孕妇每日坚持一定的户内外活动。睡前避免剧烈活动或大量饮水，梳头、温水洗脚或喝杯热牛奶等均有助于入眠。

11. 贫血 适当增加含铁食物的摄入，如动物肝脏、瘦肉、蛋黄、豆类等。在医生指导下于妊娠 16 周开始可适量补充铁剂。宜在餐后 20 分钟服用铁剂，可用温水或水果汁送服以促进铁的吸收。服用铁剂后粪便可能会变黑，或可能导致便秘或轻度腹泻，告知孕妇不必担心。

五、健康教育与指导

1. 异常症状的识别 孕妇出现下列症状应立即就诊：阴道流血或流液，妊娠 12 周后仍持续呕吐、寒战、发热、腹部疼痛、头痛、眼花、胸闷、心悸、气短，胎动计数突然减少 50% 等。临近预产期的孕妇若阴道突然流出大量液体，应取平卧位，立即由家属送医院就诊，以防脐带脱垂而危及胎儿生命。

2. 保持清洁和舒适 养成良好的卫生习惯，要勤淋浴和更换内衣；餐后用软毛牙刷刷牙，衣服应宽松、柔软、舒适，不宜穿紧身衣，以免影响乳房发育和胎儿活动。宜穿轻便舒适、低跟的鞋子，避免穿高跟鞋，以防腰背痛及身体失平衡。

3. 适当活动与休息 一般孕妇可正常工作至妊娠 28 周，妊娠 28 周后适当减轻工作量，避免长时间站立或重体力劳动。每日应有 8 小时睡眠，午休 1~2 小时，休息时宜取左侧卧位，以增加胎盘血供。散步是孕妇最适宜的运动，活动时注意身体平衡。避免穿高跟鞋，以防身体失衡和腰背痛。

4. 建立亲子关系 妊娠期间，孕妇应积极主动与胎儿建立良好的情感交流。妊娠早期，孕妇可表达对妊娠与期盼孩子到来的喜悦之情。妊娠中晚期，孕妇可经常抚摸腹部，跟胎儿说话或为其轻声朗读精彩的文章或为胎儿播放舒缓、轻松、美妙的音乐。

5. 性生活指导 妊娠后的前 3 个月及妊娠后的末 3 个月，均应避免性生活，以防流产、早产及感染。

6. 乳房护理 妊娠 24 周后每天用温水清洗乳头，除去污垢，并涂油脂，以防产后哺乳发生乳头皲裂。乳头平坦或内陷者，用拇指与示指压住乳头根部，将乳头反复向外牵拉，避免产后新生儿吸吮困难影响哺乳。

六、分娩的准备

（一）识别先兆临产

临近预产期，出现不规则宫缩或阴道少量血性分泌物，提示即将临产。若宫缩间歇 5~6 分钟，持续 30 秒，则为规律宫缩，提示临产，应尽快入院就诊。如突然阴道大量流液，考虑胎膜早破，应平卧并抬高臀部，防止脐带脱垂，并立即送往医院。

（二）分娩准备

1. 物品准备 指导产妇准备足够的消毒卫生巾、合适的内衣，为新生儿准备柔软的衣物、被子和尿布。

2. 心理准备 指导孕妇做产前运动，讲解应对分娩不适的技巧，帮助其增强自信，减轻心理压力，促进顺产。

3. 新生儿保健指导 采用产前宣教等形式，向孕妇讲解新生儿喂养及护理知识，帮助其学习新生儿沐浴及换尿布的方法等。

（唐桂丹 曲晓玲）

第四章
正常分娩期妇女的护理

学习目标

知识目标：

1. 掌握分娩概念，影响分娩的因素，分娩的先兆症状、临产的诊断和产程分期，产程表现及护理措施，新生儿 Apgar 评分标准及方法。

2. 熟悉各产程的护理诊断、护理评价、子宫收缩的特点及骨盆各平面的重要径线。

3. 了解枕左前位的分娩机制。

能力目标： 能分析影响分娩的因素、能观察产程、制定护理措施、可演示分娩机制。

素质目标：

1. 在分娩过程中具有高度的责任心，对分娩期疼痛妇女具有同理心。

2. 做检查时动作轻柔，注重保护孕妇隐私，树立以人为本的职业理念。

第一节　影响分娩的因素

案例导入与工作任务

案例

李女士，28 岁，G_1P_0，妊娠 39^{+4} 周，规律宫缩 2 小时，临产入院。妊娠期按时产前检查。

工作任务

接诊产妇，告知该女士分娩的影响因素，指导其做好分娩准备，取得相应的配合。

分娩（delivery）是指妊娠达到及超过 28 周（196 天），胎儿及附属物从临产开始至全部从母体娩出的全过程。

早产（premature delivery）是指妊娠 28 周至 36^{+6} 周（196～258 天）期间分娩。

足月产（term delivery）是指妊娠 37 周至 41^{+6} 周（259～293 天）期间分娩。

过期产（postterm delivery）妊娠超过 42 周（2294 天）期间分娩。

　　分娩能否顺利完成取决于产力、产道、胎儿及精神心理因素。若诸因素均正常且能相互适应，则胎儿可经阴道自然分娩，即正常分娩。

【产力】

　　将胎儿及其附属物从子宫内逼出的力量称为产力。产力包括子宫收缩力(简称宫缩)、腹壁肌及膈肌收缩力(统称腹压)和肛提肌收缩力。

(一)子宫收缩力

　　1.节律性　子宫节律性收缩是临产的重要标志。正常宫缩是有规律的阵发性收缩，每次宫缩都是由弱渐强(进行期)，维持一定时间(极期)，随后由强渐弱(退行期)，直至消失进入间歇期(图4-1)，如此反复出现，直至分娩结束。临产后，子宫体部发生不随意、有节律的阵发性收缩。每次宫缩由弱变强，持续一定时间后由强变弱，直至消失，子宫肌肉恢复松弛，间歇一段时间后下一次宫缩开始，此为子宫收缩的节律性。随着产程的进展，宫缩的强度由弱变强，持续的时间由短变长，间歇时间由长变短。临产开始时，宫缩时宫腔内压力为 $3.3 \sim 4.0\ kPa$（$25 \sim 30\ mmHg$），持续 30 秒，间歇 $5 \sim 6$ 分钟。在第二产程期间，宫缩时宫内压力可为 $13.3 \sim 20.0\ kPa$（$100 \sim 150\ mmHg$），持续 60 秒，间歇时间缩短至 $1 \sim 2$ 分钟，间歇时的宫腔内压力仅为 $0.8 \sim 1.6\ kPa$（$6 \sim 12\ mmHg$）。宫缩时，子宫肌壁及胎盘的血管受压，血流受阻，子宫血流量减少；间歇期子宫的血流量又恢复到原来的水平。

> 考点：子宫收缩力特性

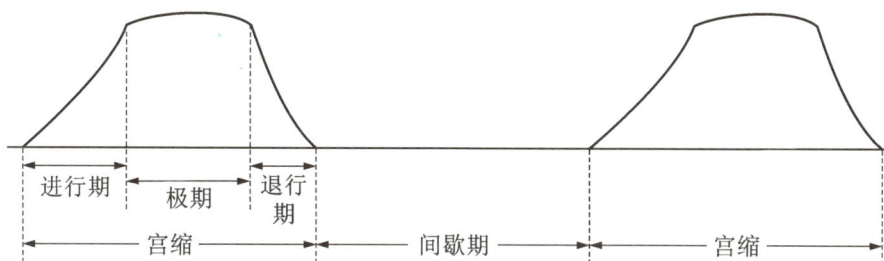

图4-1　临产后正常宫缩节律性示意图

　　2.对称性和极性　正常宫缩起自两侧子宫角，以微波形式迅速向子宫底中线集中，左右对称，然后向子宫下段扩散，均匀协调地遍及整个子宫，此为子宫收缩的对称性；宫缩以子宫底部最强、最持久，向下逐渐减弱，此为子宫收缩的极性。对称性和极性保证子宫收缩力的方向指向宫颈口(图4-2)。

　　3.缩复作用　宫缩时，子宫体部肌纤维缩短变粗，收缩之后肌纤维虽又重新松弛，但不能完全恢复到原来的长度，经过反复收缩，肌纤维越来越短，此为子宫肌的缩复作用。通过缩复作用使宫腔内容积逐渐变小，迫使头先露下降，宫颈管逐渐缩短至消失。

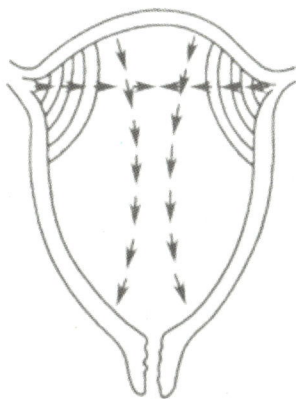

图4-2　子宫收缩力的对称性示意图

(二)膈肌及腹肌收缩力

腹壁肌及膈肌收缩力(简称腹压)是第二产程时娩出胎儿的重要辅助力量。宫口开全后,胎先露部已下至阴道,每次宫缩时胎先露压迫盆底组织和直肠,反射性引起排便动作,产妇主动向下用力屏气,腹壁肌及膈肌收缩使腹压增高,促使胎儿娩出。宫缩时运用腹压最有效。第三产程中腹压可促使已剥离的胎盘娩出。但过早运用腹压容易导致产妇疲劳和宫颈水肿,导致产程延长。

考点:第二产程娩出胎儿的重要辅助力量

(三)肛提肌收缩力

帮助胎先露进行内旋转、仰伸、促进胎盘和胎儿娩出。

【产道】

胎儿娩出的通道,分为骨产道与软产道两部分。

(一)骨产道

骨产道指真骨盆,是产道的重要组成部分。详见本书第二章第一节。

(二)软产道

软产道是由子宫下段、宫颈、阴道及骨盆底软组织构成的弯曲管道。

1. 子宫下段　由非妊娠时约 1 cm 的子宫峡部伸展形成,临产后规律宫缩进一步使其拉长至 7~10 cm。由于子宫体肌纤维的缩复作用,子宫上段肌壁越来越厚,子宫下段肌壁被动牵拉越来越薄,在子宫上下段交界处形成环状隆起,称生理缩复环(physiologic retraction ring)(图 4-3),正常情况下此环在腹部观察不到。

2. 宫颈的变化　初产妇多是先宫颈管缩短消失,后宫口扩张;经产妇多是宫颈管消失与宫口扩张同时进行(图 4-4)。

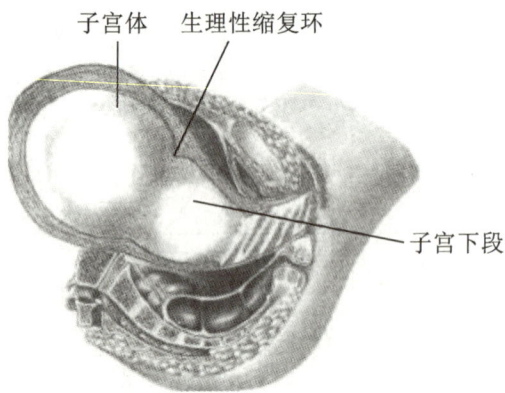

图 4-3　生理性缩复环

(1)宫颈管消失(effacement of cervix):临产前宫颈管长 2~3 cm,临产后受规律宫缩牵拉及胎先露、前羊膜囊的直接压迫,宫颈内口向上、向外扩张,使宫颈管形成漏斗状,随后宫颈管逐渐变短,直至消失。

(2)宫口扩张(dilatation of cervix):临产前,初产妇的宫颈外口仅容一指尖,经产妇能容一指。临产后,子宫收缩及缩复向上牵拉使宫口扩张。宫缩使胎先露部衔接,前羊水不能回流,而子宫下段由于蜕膜发育不良,胎膜容易与该处蜕膜分离而向宫颈管突出,形成前羊膜囊,协助扩张宫口。宫口近开全时,胎膜多自然破裂,破膜后胎先露部直接压迫宫颈,使宫口扩张明显加快,当宫口开全(10 cm)时,足月妊娠的胎头方能通过。

考点:宫颈的变化

(1)非妊娠子宫；(2)足月妊娠子宫；(3)分娩第一产程妊娠子宫；(4)分娩第二产程妊娠子宫。

图 4-4 宫颈管消失与宫口扩张

3.骨盆底组织、阴道及会阴的变化 阴道具有较好的伸展性，临产后前羊水囊及胎先露扩张阴道上部，破膜后胎先露部直接压迫骨盆底，使软产道下段形成一个向前向上弯曲的筒状通道，阴道黏膜皱襞展平，阴道扩张变宽。肛提肌向下及两侧扩展，肌纤维拉长，会阴体厚度由 5 cm 变成 2~4 mm，以利于胎儿通过。分娩时，会阴体能承受一定压力，但若处理不当，仍可能造成裂伤。

【胎儿】

(一)胎儿大小

1.胎头颅骨 胎头由两块顶骨、额骨、颞骨及一块枕骨构成。颅骨间膜状缝隙称颅缝，两顶骨间为矢状缝，顶骨与额骨间为冠状缝，枕骨与顶骨间为人字缝，颞骨与顶骨间为颞缝，两额骨间为额缝。颅缝交界空隙较大处称为囟门。位于胎前方的菱形囟门为大囟门，又称前囟。位于胎头后方的三角形囟门是小囟门，又称后囟。囟门是确定胎方位的重要标志(图 4-5)。在分娩过程中，颅缝和囟门使颅骨有一定的活动余地，胎头通过产道时受压，颅缝轻度重叠，胎头变小，有利于胎头娩出。但若胎儿过度成熟，颅骨较硬，胎头不易变形，容易导致难产。

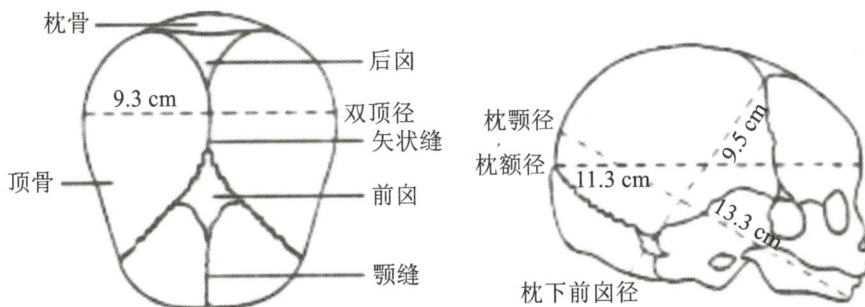

图 4-5 胎头颅骨、颅缝、囟门及径线

2.胎头径线 胎头主要有 4 条径线。

(1)双顶径(biparietal diameter，BPD)：两顶骨隆突间的距离，足月时平均 9.3 cm，为胎头最大横径，超声以此径判断胎儿大小。

> 考点：胎头的四条径线

（2）枕额径（occipito frontal diameter）：鼻根上方至枕骨隆突间的距离，足月时平均11.3 cm，胎头以此径线衔接。

（3）枕下前囟径（suboccipito-bregmatic diameter）：又称小斜径，前囟中央至枕骨隆突下方的距离，足月时平均9.5 cm，胎头以此径通过产道。

（4）枕颏径（occipito mental diameter）：又称大斜径，颏骨下方中央至后囟门顶部的距离，足月时平均13.3 cm（图4-5）。

（二）胎位

产道为一纵行管道，因此，胎产式为纵产式时，胎体纵轴与骨盆轴一致，胎儿容易通过产道。头先露时胎头先通过产道，经颅骨重叠，胎头变形、周径变小，利于胎头娩出。而臀先露时，胎臀先娩出，胎臀较胎头周径小且软，软产道未经充分扩张，易致胎头娩出困难。肩先露时，胎体纵轴与骨盆轴垂直，妊娠足月活胎不能通过产道。矢状缝和囟门是确定胎方位的重要标志。

> 考点：确定胎方位的标志

（三）胎儿畸形

胎儿某一部分发育异常使胎头或胎体过大，通过产道困难。

【精神心理状态】

分娩对于产妇是一种压力源，会产生一系列特征性的心理情绪反应。常见的情绪反应是焦虑和恐惧，可促使机体产生一系列变化并影响分娩的顺利进展。

【护考真题链接】2011年专业实务题

分娩的主要动力是（   ）

A. 产妇向下屏气力量　　B. 膈肌收缩力　　C. 腹肌收缩力　　D. 子宫收缩力

E. 肛提肌收缩力

分析：产力是指将胎儿及其附属物从子宫内娩出的力量，包括子宫收缩力（简称宫缩）、腹肌及膈肌收缩力（统称腹压）和肛提肌收缩力。子宫收缩力是分娩时子宫肌肉产生规律性收缩，称宫缩，是临产后的主要动力；宫缩能使宫颈管缩短直至消失、子宫颈口扩张、胎先露下降及胎盘娩出。临产后正常的子宫收缩具有节律性、对称性和极性、缩复作用3个特点。腹肌及膈肌收缩力（腹压）是第二产程时娩出胎儿的主要辅助力量；腹压在第三产程中可促使胎盘娩出；肛提肌收缩力在第二产程宫缩时可协助胎先露在骨盆腔内完成内旋转及仰伸等作用，并且在第三产程协助胎盘娩出。

第二节　枕先露的分娩机制

✦ 案例导入与工作任务

案例

王女士，28岁，G_1P_0，妊娠39^{+4}周，规律宫缩2小时，临产入院。入院检查：胎方位为枕左前位，先露已衔接，胎膜未破，胎心音 150 次/min，宫缩持续 20 秒，间歇 15~25 分钟，产妇精神状态良好。

工作任务

接诊产妇，告知产妇分娩机制各个动作，使其在生产过程给予配合。

分娩机制（mechanism of labor）是指胎儿先露部在通过产道时，为适应骨盆各平面的不同形态，被动地进行一连串的适应性转动，以其最小径线通过产道的全过程，包括衔接、下降、俯屈、内旋转、仰伸、复位及外旋转（图 4-6）。临床上枕先露占 95% 以上，且以枕左前位为最多见，故以枕左前位分娩机制为例介绍分娩过程。

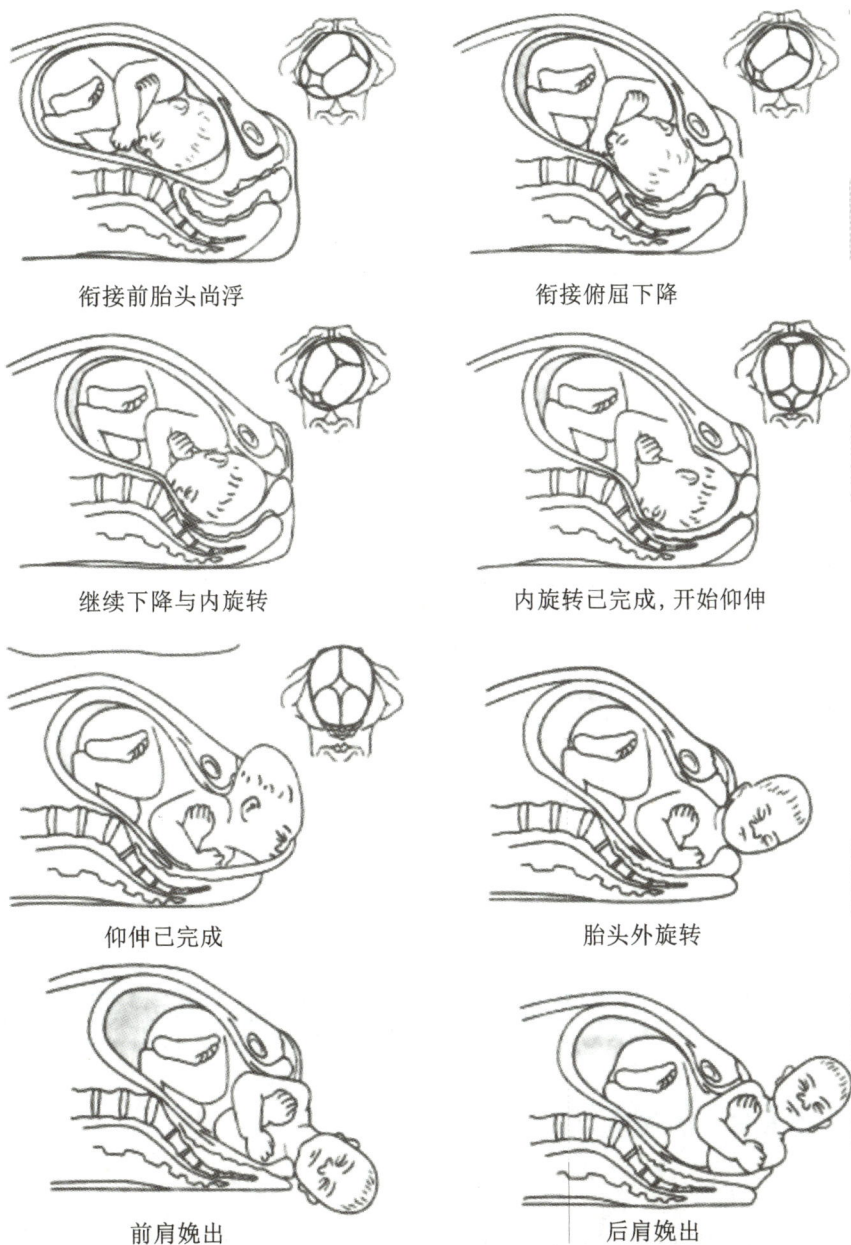

衔接前胎头尚浮　　　　　　衔接俯屈下降

继续下降与内旋转　　　　　内旋转已完成，开始仰伸

仰伸已完成　　　　　　　　胎头外旋转

前肩娩出　　　　　　　　　后肩娩出

图 4-6　枕左前位分娩机制示意图

1. 衔接（engagement） 胎头双顶径进入骨盆入口平面，颅骨最低点接近或达到坐骨棘水平。胎头取半俯屈状态以枕额径进入骨盆入口，由于枕额径大于骨盆入口前后径，胎头矢状缝坐落在骨盆入口右斜径上，胎头枕骨在骨盆左前方。经产妇多在临产后胎头衔接，部分初产妇可在预产期前 1~2 周内胎头衔接。若初产妇已临产而胎头仍未衔接，应警惕头盆不称。

考点：衔接

2. 下降（descent） 胎头沿骨盆轴前进的动作称为下降，是胎儿娩出的首要条件。下降动作贯穿于分娩全过程。下降动作呈间歇性，宫缩时胎头下降，间歇时胎头又稍回缩。促使胎头下降的因素有：①宫缩时通过羊水传导，压力经胎轴传至胎头；②宫缩时宫底直接压迫胎臀；③宫缩时胎体伸直伸长；④腹肌收缩使腹压增加。临床上将胎头下降程度作为判断产程进展的重要标志。

考点：判断产程的标志

3. 俯屈（flexion） 当胎头以枕额径下降至骨盆底时，半俯屈的胎头遇肛提肌阻力，借杠杆作用进一步俯屈，使下颏接近胸部，使胎头衔接时的枕额径改变为枕下前囟径，以适应产道形态，利于胎头继续下降。

4. 内旋转（internal rotation） 胎头围绕骨盆纵轴向前旋转，使矢状缝与中骨盆及骨盆出口前后相一致的动作。内旋转从中骨平面开始至骨盆出口平面完成，以适应中骨盆及骨盆出口前后径大于横径的特点，利于胎头下降。枕先露时，胎头枕部到达骨盆底最低位置，肛提肌收缩力将胎头枕部推向阻力小、部位宽的前方，枕左前位的胎头枕部向母体中线方向旋转 45°，后囟转至耻骨弓下。胎头内旋转于第一产程末完成。

5. 仰伸（extention） 完成内旋转后，完全俯屈的胎头下降达阴道外口时，宫缩和腹压继续迫使胎头下降，而肛提肌收缩力又将胎头向前推进，两者的合力作用使胎头沿骨盆轴下段由向下向前方向转为向前向上方向，胎头枕骨下部达耻骨联合下缘时，以耻骨弓为支点，胎头逐渐仰伸，胎头的顶、额、鼻、口、颏依次由会阴前缘娩出。此时，胎儿双肩径沿左斜径进入骨盆入口。

6. 复位（restitution）及外旋转（external rotation） 胎头娩出时，胎儿双肩径沿骨盆入口左斜径下降。胎头娩出后，为使胎头与胎肩恢复正常关系，胎头枕部向母体左侧旋转 45°，为复位。胎肩在盆腔内继续下降，前（右）肩向前向中线旋转 45°，胎儿双肩径转成与骨盆出口前后径相一致的方向，而胎头枕部需在外继续向母体左侧旋转 45°，以保持胎头与胎肩的垂直关系，为外旋转。

7. 胎肩及胎儿娩出 胎头完成外旋转后，胎儿前（右）肩在耻骨弓下先娩出，随即后（左）肩从会阴前缘娩出。胎儿双肩娩出后，胎体及下肢随之娩出，胎儿娩出过程全部完成。

第三节　先兆临产、临产诊断与产程分期

✦ 案例导入与工作任务

案例

王女士，28 岁，G_1P_0，妊娠 39^{+4} 周，规律宫缩 2 小时，临产入院。入院检查：胎方位

枕左前，先露已衔接，胎膜未破，胎心音 150 次/min，宫缩持续 20 秒，间歇 15~25 分钟，产妇精神状态良好

工作任务

1. 接诊孕妇，告知其先兆临产表现及临产表现，缓解其紧张情绪。

2. 协助产科腹部检查及阴道检查。

【先兆临产】

分娩发动之前，孕妇常出现一些预示孕妇不久将临产的症状，称先兆临产

1. 不规律的子宫收缩　也称为假临产，分娩前 1~2 周，子宫出现不规律的收缩，常在夜里出现，收缩持续<30 秒，间隔 10~20 分钟，收缩强度不进行性加强，间隔时间不一，孕妇自觉轻微腰酸、下腹轻微酸胀。

2. 胎儿下降感　临产前胎先露下降进入骨盆入口使宫底下降。

3. 见红　分娩前兆，正式临产前 1~2 天，阴道内流出少量血性黏液或血性白带，称为见红，是即将临产比较可靠的征象。

【临产诊断】

临产(in labor)的标志为有规律且逐渐增强的子宫收缩，持续时间 30 秒或以上，间歇时间 5~6 分钟，同时伴随进行性子宫颈管消失、宫颈口扩张和胎先露部进行性下降。该宫缩使用强镇静药也不能抑制。

> 考点：临产诊断

【产程分期】

总产程(total stage of labor)即分娩全过程，指从开始出现规律宫缩至胎儿胎盘完全娩出的全过程。分为三个产程：

1. 第一产程(first stage of labor)　又称宫口扩张期。从临产开始至宫口开全(10 cm)，分为潜伏期和活跃期。潜伏期(latent phase)是从规律宫缩至宫口扩张达 6 cm，为宫口扩张的缓慢阶段。初产妇不超过 20 小时，经产妇不超过 14 小时。活跃期(active phase)是宫口扩张 6 cm 至宫口开全，为宫口扩张的加速阶段，部分产妇在宫口开至 4~5 cm 即进入活跃期，此期宫口扩张速度≥0.5 cm/h。

> 考点：产程分期

2. 第二产程(second stage of labor)　又称胎儿娩出期。从宫口开全至胎儿娩出。未实施硬膜外麻醉者，初产妇不应超过 3 小时；经产妇不应超过 2 小时。实施硬膜外麻醉者，可在此基础上延长 1 小时，即初产妇不应超过 4 小时；经产妇不应超过 3 小时。

3. 第三产程(third stage of labor)　又称胎盘娩出期。从胎儿娩出后至胎盘胎膜娩出，需 5~15 分钟，不应超过 30 分钟。

🔊 **【护考真题链接】2011 年专业实务题**

进入第二产程的标志是(　　　)

A. 宫口全开　　B. 胎头拨露　　C. 胎头着冠　　D. 胎膜已破　　E. 外阴膨隆

分析：分娩的全过程是从规律性宫缩开始至胎儿胎盘娩出，临床上根据不同阶段的特点又分为3个产程。第一产程(宫口扩张期)：①规律宫缩；②宫口扩张；③胎头下降程度是决定能否经阴道分娩的重要观察项目；④胎膜破裂。第二产程(胎儿娩出期)：①宫口开全是进入第二产程的标志，产妇有排便感，宫缩时不由自主地向下屏气用力，体力消耗很大；②会阴逐渐膨隆和变薄，肛门松弛；③胎头于宫缩时暴露于阴道口，当宫缩间歇时又缩回阴道内，称为胎头拨露。若在宫缩间歇时，胎头也不再回缩，称为胎头着冠。第三产程(胎盘娩出期)：是从胎儿娩出到胎盘娩出，需5~15分钟，一般不超过30分钟。

第四节 正常分娩期妇女的护理

✦ 案例导入与工作任务

案例

王女士，28岁，G_1P_0，妊娠 39^{+4} 周，规律宫缩2小时，临产入院。入院检查：胎方位枕左前，先露已衔接，胎膜未破，胎心音150次/min，宫缩持续20秒，间歇15~25分钟，产妇精神状态良好，阵发性腹痛6小时入院。血压120/80 mmHg。产科检查：宫底剑突下3横指，头先露，宫缩30 s/4~5 min，胎心140次/min；宫口开大2 cm，头先露+1，胎膜未破。

工作任务

1. 接诊产妇，对产妇进行护理评估。
2. 对王女士进行正确的产程护理。

一、第一产程护理

第一产程是宫口扩张期，也是产程的开始。在规律宫缩的作用下，宫口扩张、先露下降。在第一产程可发生各种异常，需严密观察与评估，及早识别存在的健康问题，为产妇提供支持和照护，确保第一产程进展顺利。

【护理评估】

(一)健康史

入院时进行健康史评估。评估产妇的年龄、身高、体重等一般情况，回顾产前检查记录，核对预产期和孕周，了解本次妊娠的经过，有无合并症；评估既往妊娠史，妊娠次数和分娩次数，既往分娩方式及并发症史，有无瘢痕子宫、会阴撕裂史等；询问孕期是否定期产前检查，目前有无宫缩，若有宫缩，询问宫缩开始的时间、强度及频率；是否有阴道流血或流液；若有，应评估流血、流液的时间、量及伴随症状。询问既往病史及家族史。此外，还应评估孕期各项检验检查结果，如血型、肝肾功能、凝血功能检查、感染性疾病筛查、B超检查等。

（二）身体状况

1.一般状况评估　临产后应定时测量生命体征，子宫收缩会导致血压升高5～10 mmHg，产程中每4～6小时测量1次血压。对胎膜已破的产妇，每2小时测量体温。此外，还应评估休息与睡眠、饮食与大小便情况等。

2.疼痛评估　临产后根据宫缩情况评估产妇对疼痛的主诉，尊重产妇自己的评估报告，观察孕妇面部表情。可选择数字评分法或文字描述评定法进行疼痛程度的评估，对不能用语言准确表述的产妇可采用Wong-Backer面部表情量表进行疼痛评估。

3.胎心　正常胎心率为110～160次/min，平均135次/min。胎心率是产程中极为重要的观察指标。潜伏期每小时听诊1次，活跃期每30分钟听诊1次，在宫缩后进行听诊并计数1分钟，监测胎心的频率、规律性和宫缩后胎心有无变异，注意与孕妇的脉搏区分。

4.子宫收缩　产程开始后，出现伴有疼痛的阵发性子宫收缩，称为"阵痛"。开始时宫缩持续时间较短（30～40秒）且弱，间歇期较长（5～6分钟）。随着产程进展，宫缩持续时间渐长（50～60秒）且强度增加，间歇期缩短（2～3分钟）。在第一产程末宫口近开全时，宫缩持续时间为1分钟或以上，间歇期仅1～2分钟。产程中需定时观察并记录子宫收缩持续时间、间歇时间及强度，每次至少观察3～5次宫缩，每1～2小时观察一次。临床上常用触诊法观察宫缩，该法简单有效，观察者将手掌放于孕妇腹壁的宫体近宫底处，宫缩时宫体部隆起变硬，间歇期松弛变软。必要时亦可采用电子胎儿监护仪描述宫缩曲线，持续观察宫缩强度、频率和持续时间。10分钟内出现3～5次宫缩即视为有效产力，超过5次表明宫缩过频。

5.宫口扩张及胎头下降

（1）宫口扩张：是观察产程的重要指标。临产后在规律宫缩作用下，宫颈管逐渐缩短直至消失，宫口逐渐扩张，宫口于潜伏期扩张速度较慢，进入活跃期后扩张加快，宫口近开全时，宫颈边缘消失，子宫下段及阴道形成宽大筒腔，利于胎儿通过。通过阴道检查可了解宫颈管位置、长度、软硬度、容受度，判断宫口扩张程度及宫颈是否有水肿。初产妇潜伏期每4小时检查1次，进入活跃期后每1～2小时检查1次。若出现会阴膨隆、阴道血性分泌物增多、排便感等，应立即行阴道检查，明确是否宫口快速扩张。

（2）胎头下降：胎儿能否顺利下降是决定胎儿能否经阴道分娩的重要观察指标。随着宫缩加强，胎儿先露部逐渐下降，亦可通过阴道检查了解胎头下降程度及胎方位、胎头与骨盆的适应度、是否存在脐带先露或脱垂、胎膜的完整性等。潜伏期胎头下降不明显，活跃期下降加快，平均每小时下降0.86 cm，可作为评估分娩难易的指标。胎头下降情况可采用两种方法进行评估：①胎儿颅骨最低点与坐骨棘平面的关系：以坐骨棘平面作为判断胎头高低的标志。胎头颅骨最低点平坐骨棘平面时，以"0"表示；在坐骨棘平面上1 cm时，以"-1"表示；在坐骨棘平面下1 cm时，以"+1"表示，其余以此类推（图4-7）。一般在宫口开大4～5 cm时，胎头最低点达到坐骨棘水

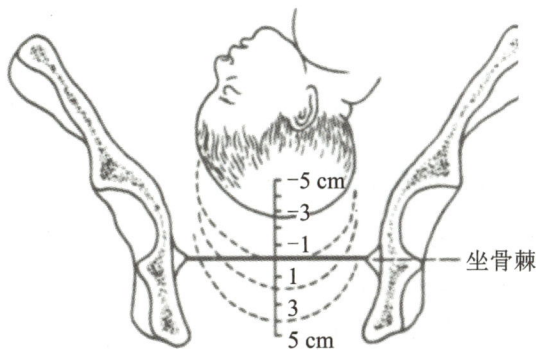

图4-7　胎先露下降

平。②国际五分法：腹部触诊时双手掌置于胎头两侧，触及骨盆入口平面时，双手指尖在胎头下方彼此触及为剩余5/5；双手指尖在胎头两侧有汇聚但不能彼此触及为剩余4/5；双手掌在胎头两侧平行为剩余3/5；双手掌在胎头两侧呈外展为剩余2/5；双手掌在胎头两侧呈外展且手腕可彼此触及为剩余1/5。具体见图4-8。

（3）产程图：临床多采用产程图（partogram）来描记和反映宫口扩张及胎头下降的情况，以此来评估产程进展。产程图以阶梯状第95百分位数线取代了直线型处理线（图4-8）。

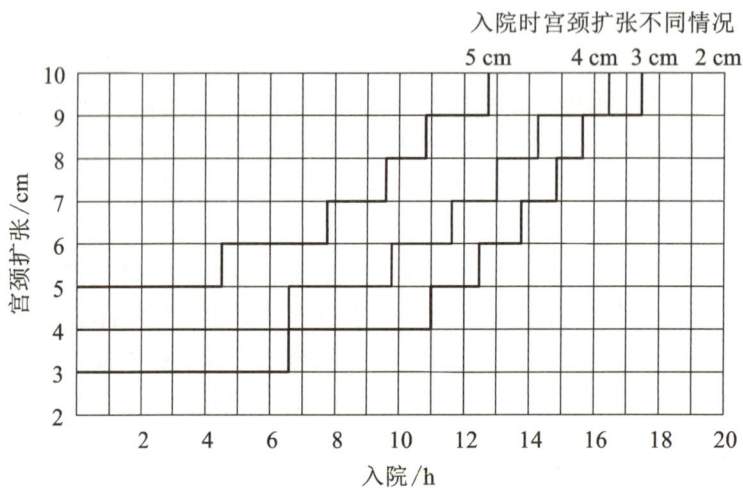

图4-8 新型产程图

（4）胎膜破裂：胎膜破裂（rupture of membranes）简称破膜，胎儿先露部衔接后，将羊水阻断为前后两部，位于胎先露前面的羊水，称为前羊水，约100 mL，有助于扩张宫口。当羊膜腔内压力增加到一定程度时，胎膜自然破裂。正常破膜多发生在第一产程末期宫口近开全时，亦有部分产妇胎膜在临产前或第二产程破裂。观察阴道血性分泌物、流血或流液的量及形状，评估胎膜是否破裂。若未破，阴道检查时可触及有弹性的水囊。若已破，则推动先露部可见羊水流出。也可用pH试纸检测，pH≥7.0时破膜的可能性大。

（三）心理-社会状况

由于分娩疼痛增强、陌生的产房环境、对自身及胎儿的担心、对产程的未知等，孕妇会表现出紧张不安、焦虑甚至恐惧的情绪。观察宫缩时孕妇的面部表情、呼吸、呻吟等，询问睡眠及饮食情况有无改变，评估分娩阵痛对其影响；也可与孕妇交谈，或采用心理评估工具，如状态-特质焦虑量表，评估孕妇的心理状态。

【常见护理诊断/问题】

（1）疼痛 与逐渐增强的子宫收缩有关。

（2）舒适度改变 与子宫收缩、膀胱充盈、胎膜破裂等有关。

（3）焦虑 与缺乏分娩知识和担心能否顺利分娩有关。

【护理目标】

(1)孕妇能恰当应对分娩疼痛。

(2)孕妇主动参与分娩过程,采取措施提高舒适度。

(3)孕妇情绪稳定,对分娩有信心。

【护理措施】

(一)一般护理

1.提供良好的环境　确保待产环境安静舒适,保持空气清新,温湿度适宜,有条件的应提供独立待产室和分娩室,并鼓励家属陪伴。

2.鼓励孕妇主动参与分娩　理解产妇分娩过程中的焦虑、恐惧心理,态度温和专业,承认孕妇在分娩过程中的主动地位与作用,增强自然分娩的信心。

3.补充液体和热量　宫缩间歇期少量多次地进食高热量、易消化、清淡食物,补充足够水分,以保证产妇体力。

4.活动与休息　临产后,指导孕妇采取舒适体位,不限制其活动或体位,不建议长时间仰卧在床上。宫缩不强且未破膜,可鼓励孕妇离床活动,更利于产程的进展。但有下列情况之一者,应卧床休息:①胎膜已破,胎头高浮或臀位;②合并重度先兆子痫;③异常出血;④妊娠合并心脏病。

5.排尿与排便　临产后,鼓励孕妇每2~4小时排尿1次,以免膀胱充盈影响宫缩及胎先露下降。因胎先露压迫引起排尿困难者,应警惕头盆不称,必要时给予导尿。孕妇主诉有便意时,应先检查宫口扩张程度,如厕需专人陪同,指导产妇不要长时间屏气用力排便。

6.保持清洁　临产后宫缩频繁导致出汗较多,且外阴部有较多分泌物,应协助孕妇做好生活护理,及时擦汗、更衣及保持床单位清洁。破膜后保持外阴清洁,必要时给予会阴擦洗,预防感染。

(二)专科护理

1.促进宫缩　若产程中出现宫缩乏力,可改变体位,刺激乳头,保障能量供给和良好的休息。在评估无禁忌证时,可遵医嘱以小剂量催产素静脉滴注以促进宫缩。若出现宫缩过强,应立即通知医生进行处理。

2.人工破膜　对产程进展顺利者,不建议宫口开全之前常规行人工破膜术,若需人工破膜,应先判断胎先露入盆情况,一旦胎膜破裂,应立即听胎心,并观察羊水性状和流出量、有无宫缩,记录破膜时间。若羊水粪染,胎心监测正常,宫口开全或近开全,可继续观察,等待胎儿娩出。破膜后注意外阴清洁,铺消毒垫,并监测体温。若破膜超过12小时未分娩,应遵医嘱给予抗生素预防感染。对B族溶血性链球菌筛查阳性的孕妇,在临产或破膜后遵医嘱给予抗生素。

3.分娩疼痛护理

(1)呼吸训练(breath techniques):指导产妇在分娩过程中采取各种呼吸技术,达到转移注意力、放松肌肉、减少紧张和恐惧,提高产妇的自我控制感,有效减轻分娩疼痛的目的。第一产程呼吸技术可增强腹部肌肉,增加腹腔容量,减少子宫和腹壁的摩擦及

人工破膜及观察技术(视频)

不适感，第二产程呼吸技术则能增加腹腔压力，有助于胎儿娩出。

（2）水中分娩（water birth）：是指分娩时用温水淋浴，或在充满温水的分娩池中利用水的浮力和适宜的温度完成自然分娩的过程。水中分娩通过温热的水和水流的按摩缓解产妇焦虑紧张的情绪；水的浮力支撑作用使身体及腿部肌肉放松，增加会阴部和软产道的弹性；加上水的向上托力减轻胎儿对会阴部的压迫；适宜的水温还可以阻断或减少疼痛信号向大脑传递；在温水中还便于孕妇休息和翻身，减少孕妇在分娩过程中的阵痛。水中分娩既有其优点，但也存在着一定的风险，因此，需要严格掌握适应证，遵守操作流程，遵循无菌操作的原则，在整个分娩过程中实施系统化管理。

【护理评价】

（1）通过治疗和护理，孕妇是否能积极应对分娩疼痛，疼痛感减轻。

（2）通过治疗和护理，孕妇是否表示不适感减轻，能保持适当的休息与活动。

分娩球使用技术（视频）　拉玛泽呼吸指导技术（视频）

（3）通过治疗和护理，在分娩过程中孕妇是否情绪稳定，能积极配合，对分娩有信心。

【知识链接】

药物性分娩镇痛

1. 药物性分娩镇痛原则　①对产程影响小；②安全，对产妇及胎儿不良作用小；③药物起效快，作用可靠，给药方法简便；④产妇自愿；⑤有创镇痛由麻醉医生实施并全程监护。

2. 常用的方法　①椎管内阻滞，包括硬膜外阻滞和腰麻-硬膜外联合阻滞，是目前最有效且对母婴影响较小的分娩镇痛方式，美国妇产医师协会、美国麻醉医师协会及中华医学会麻醉学分会均推荐将其作为分娩镇痛的首选。常用药物布比卡因、罗哌卡因、左旋布比卡因。给药方式包括微量泵持续硬膜外输注和用药者自控式镇痛两种，与单纯微量泵持续硬膜外输注相比，两者结合效果更好。②全身性药物镇痛，包括吸入法镇痛和静脉给药镇痛，吸入法起效快，苏醒快，但用时需防止产妇缺氧或过度通气。常用的药物有氧化亚氮、氟烷、安氟烷等。静脉用镇痛药包括芬太尼和瑞芬太尼，可以作为硬膜外分娩镇痛禁忌时的替代方法。

3. 注意事项　注意观察药物的不良反应，如恶心、呕吐、呼吸抑制等；严密观察是否有硬膜外麻醉的并发症，如硬膜外感染、硬膜外血肿、神经根损伤、下肢感觉异常等，一旦发现异常，应立即终止镇痛，对症治疗。

二、第二产程护理

第二产程是胎儿娩出期，该产程中宫缩达到最强，间隔时间最短，开始出现屏气用力。该产程的正确评估和处理对母儿结局至关重要，第二产程处理不应只考虑时限长短，初产妇超过1小时应密切关注产程进展，超过2小时应对母胎情况进行全面评估，重点关注胎心、宫缩、胎头下降、有无头盆不称及产妇一般情况等，既要避免试产不充分，又要避免盲目延长第二产程导致母儿并发症风险增加。

【护理评估】

（一）健康史

回顾第一产程的经过与处理。

（二）身体状况

1. 一般状况　观察生命体征，每小时测量血压、脉搏，评估膀胱充盈程度等。

2. 子宫收缩和胎心　进入第二产程后，宫缩的频率和强度达到高峰，宫缩持续约1分钟或以上，宫缩间歇期仅1~2分钟。宫缩会影响胎盘血流，易造成胎儿窘迫。因此，应每5~10分钟监测和记录宫缩及胎心情况，警惕病理性缩复环及强直性宫缩。在宫缩间歇进行胎心听诊30~60秒，有条件者建议采取连续电子胎心监护，并评估胎心率与宫缩的关系。

3. 破膜及排便感　宫口开全后，胎膜多已自然破裂。若宫口开全、胎膜仍未破裂，会影响胎头下降，应行人工破膜，破膜后评估胎心和宫缩。此外，询问孕妇有无便意感，评估会阴部情况，判断是否需要行会阴切开术。

4. 胎儿下降及娩出　当胎头降至骨盆出口、压迫骨盆底组织时，孕妇有排便感，会不自主地向下用力屏气，会阴逐渐膨隆和变薄，肛门括约肌松弛。随着产程进展，宫缩时胎头露出阴道口，露出部分不断增大，宫缩间歇时胎头又缩回阴道内，称胎头拨露（head visible on vulval gapping）。当胎头双顶径越过骨盆出口，宫缩间歇时胎头也不再回缩，称胎头着冠（crowning of head）（图4-9）。此时会阴极度扩张，产程继续进展，胎头枕骨于耻骨弓下露出，出现仰伸动作，胎儿额、鼻、口、颏部相继娩出，接着出现胎头复位及外旋转，前肩和后肩相继娩出，后羊水随之涌出。

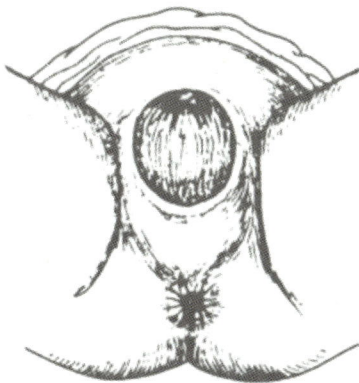

图4-9　胎头着冠

（三）心理-社会状况

第二产程精力和体力消耗大，应评估产妇自主用力情况及精神心理状态。

【常见护理诊断/问题】

（1）分娩疼痛　与逐渐加强的子宫收缩有关。

（2）知识缺乏：缺乏正确运用腹压的相关知识。

（3）有受伤的危险　与产妇软产道损伤、新生儿产伤有关。

【护理目标】

（1）产妇情绪平稳，有信心正常分娩。

（2）产妇能正确使用腹压，积极参与分娩过程。

（3）产妇未发生严重的软产道裂伤，新生儿未发生产伤。

【护理措施】

（一）一般照护与支持

助产士应陪伴在旁，给予安慰、支持和鼓励，缓解其紧张和恐惧。宫缩间歇应鼓励摄入流质、半流质食物或液体。及时排空膀胱，必要时给予导尿。有条件的鼓励家属持续陪伴。

（二）专科护理

1. 指导分娩体位　一般不限制分娩体位，可提供支持性工具，提高舒适度。其中，屈膝半卧位是最常用的分娩体位，该体位方便观察产程进展、监测宫缩与胎心，接产时可充分暴露会阴，利于保护会阴及控制产妇使用腹压，也便于助产手术操作及新生儿处理。

2. 指导产妇屏气用力　正确使用腹压是缩短第二产程的关键。在胎儿监护正常、孕妇状态良好的情况下，推荐产妇在有向下屏气用力的感觉后再指导用力，初产妇宫口开全5～30分钟内，若未出现自主屏气感，不需要鼓励产妇屏气用力。指导产妇休息或变换体位，再指导产妇自主用力。对使用椎管内镇痛的初产妇在第二产程开始时可在助产士指导下用力。指导产妇双足蹬在产床上，两手握住产床把手，如解大便样向下用力。每次宫缩时，先吸气后屏气，然后紧闭双唇和声门向下用力，持续5～7秒，反复3～4次，宫缩间歇产妇自由呼吸，全身放松，安静休息，下次宫缩再行屏气，以加速产程进展。

3. 接产准备　初产妇宫口开全、经产妇宫口开大6 cm，准备进入产房接产。指导产妇仰卧位于产床上，两腿屈曲分开，露出外阴部，用温水清洁外阴部，并用聚维酮碘溶液进行消毒，顺序依次是大阴唇、小阴唇、阴阜、大腿内1/3、会阴及肛门周围。

> 考点：进入产房的时间

4. 接产

（1）评估是否需行会阴切开术：不建议常规会阴切开，仅当会阴过紧或胎儿过大、估计分娩时会阴撕裂不可避免或母儿有病理情况急需结束分娩者，可行会阴切开术；在胎头着冠时切开，以减少出血。

产前会阴消毒操作技术(视频)

（2）保护会阴，协助娩出胎头：传统保护会阴的方法是当胎头拨露使阴唇后联合紧张时，开始保护会阴。在会阴部盖消毒巾，接产者右肘支在产床上，右手拇指与其余四指分开，利用手掌大鱼际肌顶住会阴部。若宫缩时会阴后联合紧张，可给予向内上方轻轻支持的力量，同时左手轻轻下压胎头枕部，协助胎头俯屈。宫缩间歇保护会阴的右手稍放松，以免压迫过久引起会阴水肿。

（3）协助娩出胎体：胎头娩出后，不要急于娩出胎肩，耐心等待下一次宫缩，不要外力腹部加压。此时应以左手自新生儿鼻根向下颏挤压，挤出口鼻内的黏液和羊水。协助胎头复位及外旋转，使胎儿双肩径与骨盆出口前后径相一致。接产者左手向下轻压胎儿颈部，使前肩从耻骨弓下先娩出，再托胎颈向上，使后肩从会阴前缘缓慢娩出。双肩娩出后，双手协助胎体及下肢相继以侧位娩出，记录胎儿娩出时间。若有产后出血史或易发生宫缩乏力的产妇，可在胎儿前肩娩出时静脉注射催产素10～20 U，也可在胎儿前肩娩出后立即肌内注射催产素10 U，均能促使胎盘迅速剥离以减少出血。

【护理评价】

(1)通过治疗和护理,产妇焦虑是否缓解,与医护或助产士是否可以积极沟通;是否正确运用腹压配合宫缩。

(2)通过治疗和护理,新生儿娩出过程是否顺利;是否发生头颅血肿、锁骨骨折等产伤。

三、第三产程妇女的护理

第三产程是胎盘娩出期,正确处理已娩出的新生儿、确保胎盘胎膜完整娩出、检查软产道有无损伤、预防产后出血等是该期的主要内容。

【护理评估】

(一)健康史

回顾第一、第二产程的经过及其处理。

(二)身体状况

1.一般状况　观察产妇有无面色苍白、出冷汗、寒战、打哈欠、烦躁不安等,询问产妇有无头晕、心慌、乏力、肛门坠胀感等。测量血压、脉搏,评估胎儿娩出对产妇心脏功能的影响。

2.子宫收缩及阴道流血　胎儿娩出后,宫底降至平脐,产妇感到轻松,宫缩暂停数分钟后再现,应注意评估子宫收缩及阴道流血情况。

3.胎盘剥离征象　胎儿娩出后,由于宫腔容积突然明显缩小,胎盘不能相应缩小,胎盘附着面与子宫壁发生错位而剥离。剥离面出血形成胎盘后血肿,子宫继续收缩,增大剥离的面积,直至胎盘完全剥离而排出。胎盘剥离的征象有:①子宫底变硬呈球形,胎盘剥离后降至子宫下段,下段被动扩张,子宫体呈狭长形被推向上,宫底升高达脐上;②剥离的胎盘降至子宫下段,阴道口外露的一段脐带自行延长;③阴道少量流血;④用手掌尺侧在产妇耻骨联合上方轻压子宫下段时,宫体上升而外露的脐带不再回缩。

> 考点:胎盘剥离征象

4.胎盘排出方式　①胎儿面娩出式(schultz mechanism):胎盘胎儿面先排出。胎盘从中央开始剥离,而后向周围剥离,其特点是胎盘先排出,随后见少量阴道流血,这种娩出方式多见。②母体面娩出式(duncan mechanism):胎盘母体面先排出。胎盘边缘先开始剥离,血液沿剥离面流出,其特点是先有较多阴道流血,然后胎盘娩出,这种娩出方式少见。

5.胎盘、胎膜完整性　胎盘娩出后,评估胎盘、胎膜是否完整,有无胎盘小叶或胎膜残留,胎盘周边有无断裂的血管残端,判断是否有副胎盘。

6.会阴伤口　仔细检查软产道,注意有无宫颈裂伤、阴道裂伤及会阴裂伤。

(三)心理-社会状况

评估精神心理状态,询问产妇是否疲倦、对新生儿性别及外形等是否满意等,评估家人对产妇的关心和照护程度。

(四)新生儿评估

1.一般状况　测量新生儿身长、体重并记录,检查体表有无畸形、产伤等。

2. Apgar 评分　用于判断有无新生儿窒息及窒息的严重程度。以出生后 1 分钟内的心率、呼吸、肌张力、喉反射及皮肤颜色 5 项体征为依据，每项为 0~2 分，满分为 10 分（表 4-1）。若评分为 8~10 分，属正常新生儿；4~7 分属轻度窒息，0~3 分属重度窒息。对缺氧严重的新生儿，应在出生后 5 分钟、10 分钟时再次评分，直至连续两次评分均≥8 分。1 分钟评分反映胎儿在宫内的情况；5 分钟及以后评分反映复苏效果，与预后关系密切。新生儿 Apgar 评分以呼吸为基础，皮肤颜色最灵敏，心率是最终消失的指标。临床新生儿预后差的顺序为皮肤颜色→呼吸→肌张力→反射→心率。复苏有效顺序为心率→反射→皮肤颜色→呼吸→肌张力。肌张力恢复越快，预后越好。我国新生儿窒息标准：1 分钟或 5 分钟的 Apgar 评分≤7 分，仍未建立有效呼吸；脐动脉血气 pH<7.15；排除其他引起低 Apgar 评分的病因；产前具有可能导致窒息的高危因素。前三项是必要条件。脐动脉血气分析代表新生儿在产程中血气变化的结局，提示有无缺氧、酸中毒及严重程度，比 Apgar 评分更准确。

> 考点：新生儿 Apgar 评分法

表 4-1　新生儿 Apgar 评分法

体征	评分标准		
	0 分	1 分	2 分
心率	0	<100 次/min	≥100 次/min
呼吸	0	浅慢，且不规则	佳，哭声响
肌张力	松弛	四肢稍屈曲	四肢屈曲，活动好
喉反射	无反射	有些动作	咳嗽、恶心
及皮肤颜色	全身苍白	身体红，四肢青紫	全身粉红

【常见护理诊断/问题】

（1）组织灌注量不足　与产后出血有关。

（2）有亲子依恋改变的危险　与产后疲倦、会阴伤口疼痛以及新生儿性别不符合期望有关。

【护理目标】

（1）住院期间未发生产后出血及新生儿窒息。

（2）产妇接受新生儿并开始亲子间互动。

【护理措施】

（一）产妇护理

1. 协助胎盘娩出　正确处理胎盘娩出，可减少产后出血的发生。接产者切忌在胎盘尚未完全剥离时用手按揉、下压宫底或牵拉脐带，以免引起胎盘部分剥离而出血或拉断脐带。当确认胎盘已完全剥离时，于宫缩时以左手握住宫底（拇指置于子宫前壁，其余四指放于子宫后壁）并按压，同时右手轻拉脐带，协助胎盘娩出。当胎盘娩出至阴道口时，接产者用双手接住胎盘，向一个方向旋转并缓慢向外牵拉，协助胎盘胎膜完整娩出。若在胎盘娩出过程中，发现胎膜有部分断裂，可用血管钳夹住断裂上端的胎膜，再继续向原方向旋转，直至胎膜完全娩出。胎盘胎膜娩出后，按摩子宫以刺激子宫收缩、减少出血，同时注意观察并测量出血量。若胎盘未完全剥离而出血多，或胎儿已娩出 30 分钟而胎盘仍未排出，应行人工剥离胎盘术。

2. 检查胎盘、胎膜　将胎盘铺平，先检查胎盘母体面胎盘小叶有无缺损。然后将胎盘提起，检查胎膜是否完整，再检查胎盘胎儿面边缘有无血管断裂，及时发现副胎盘。若有副胎盘、部分胎盘残留或大部分胎膜残留时，应在无菌操作下伸手入宫腔取出残留组织。若确认仅有少量胎膜残留，可给予子宫收缩剂待其自然排出。

3. 检查软产道　胎盘娩出后，应仔细检查会阴、小阴唇内侧、尿道口周围、阴道及宫颈有无裂伤。若有裂伤，应立即缝合。

4. 产后 2 小时护理

（1）一般护理：产后立即测量血压和脉搏，之后每 30 分钟测量 1 次呼吸、脉搏、血压，注意保暖，为产妇擦汗更衣，及时更换床单及会阴垫，提供清淡、易消化流质食物。

（2）评估阴道出血量并预防产后出血：每 30 分钟观察子宫收缩情况、阴道流血量，会阴及阴道有无血肿，膀胱是否充盈，必要时导尿，防止尿潴留。可采用称重法、容积法或休克指数法评估产后出血量，当出血量超过 300 mL 时，应按照产后出血处理。

（3）促进亲子互动：保持母婴皮肤接触至少 90 分钟，并协助完成第一次母乳喂养，帮助建立母子情感。

（二）新生儿护理

1. 擦干保暖　新生儿娩出后立即置于母亲腹部，用预热的毛巾擦干全身，5 秒内启动，30 秒内完成。然后将新生儿俯卧位，头偏向一侧，盖上干毛巾，行母婴皮肤接触。

2. 清理呼吸道　不建议常规使用吸球或吸痰管清理呼吸道。若咽部及鼻腔分泌物较多，可用吸球吸引，以免发生吸入性肺炎。当确认呼吸道通畅而仍未啼哭时，可用手轻拍新生儿足底。新生儿大声啼哭后即可处理脐带。

3. 处理脐带　新生儿娩出后，若母儿健康，可采取延迟断脐，可在新生儿出生后 30~60 秒或脐带血管停止搏动后再结扎脐带。目前临床多用脐带夹处理脐带，助产士更换手套，用两把无菌止血钳分别在距离脐带根部 2 cm 和 5 cm 处夹住脐带，在距离脐带根部 2 cm 处一次断脐，应避免二次断脐。此外，也可以采用无菌棉线在脐根 0.5 cm 处结扎第一道，在结扎线外 0.5 cm 处结扎第二道，

新生儿脐带处理技术(视频)

在第二道结扎线外 0.5 cm 处剪断脐带。若为早产儿，视母儿具体情况延迟 30~45 秒断脐，若新生儿发生窒息或产妇有大出血风险，应立即断脐对新生儿及产妇进行紧急处理。

4. 新生儿检查与记录　与产妇一同核对新生儿性别，进行体格检查，擦净新生儿足底胎脂，打足印及拇指印于新生儿病历上，系以标明母亲姓名、床号和住院号、新生儿性别、体重和出生时间的手腕带及脚腕带。

【护理评价】

（1）通过治疗和护理，产妇与新生儿是否有互动。

（2）通过治疗和护理，产妇出血量是否<500 mL。

（3）通过治疗和护理，新生儿 Apgar 评分是否>7分。

新生儿听力筛查技术(视频)

新生儿经皮胆红素测定技术(视频)

【护考真题链接】2019 年专业实务题

正常情况下，产妇顺产后需继续留在产房观察的时间是（　　　）

A. 1 小时　　　B. 2 小时　　　C. 3 小时　　　D. 4 小时　　　E. 5 小时

分析：正常情况下，产妇分娩后应继续在产房内观察 2 小时。

（曲晓玲）

第五章

正常产褥期妇女的护理

知识目标：

1.掌握产褥期妇女的护理及正常新生儿的日常护理。

2.熟悉产褥期相关概念，产褥期妇女的生理与心理变化、临床表现，正常新生儿身体评估的内容。

能力目标： 能运用所学知识为产褥期妇女提供家庭访视，并针对产褥期常见问题提供护理与母乳喂养指导。

素质目标： 增强保护隐私的意识，理解产妇和新生儿的特点，尊重其需求，提供耐心细致的护理；熟悉沟通技巧，善于与产妇及家属沟通和交流。

第一节　产褥期妇女的身心变化

✦ **案例导入与工作任务**

案例

谢女士，28 岁，G_1P_1，妊娠 39 周臀位入院，剖宫产一活男婴，出生体重 3500 g。现产后第 1 天，产妇自述腹部伤口疼痛，子宫收缩疼痛且哺乳时加重，自感恐惧、焦虑，拒绝哺乳。查体：体温 37.5 ℃，脉搏 96 次/min，呼吸 20 次/min，血压 118/74 mmHg；子宫底平脐，阴道流出暗红色分泌物。

工作任务

1.该产妇的心理特点是什么，如何进行心理调适？

2.如何对该产妇进行母乳喂养指导？

产褥期是指产妇从胎盘娩出至全身各器官（除乳腺外）恢复至正常未孕状态所需要的一段时期，一般为 6 周。

> **考点：产褥期时间**

一、生理变化

（一）生殖系统

1. 子宫复旧　子宫是变化最大的器官。子宫复旧是胎盘娩出后子宫逐渐恢复到未孕状态的全过程，一般为6周，表现为子宫体肌纤维缩复、子宫内膜再生、子宫血管变化及子宫颈和子宫下段的复原。

（1）子宫体肌纤维缩复：子宫复旧的机制是子宫体肌纤维缩复，即子宫平滑肌肌浆中蛋白质分解经肾脏排出到体外，使平滑肌细胞质减少，肌细胞缩小，而不是平滑肌细胞数目的减少。随着肌纤维缩复，子宫的体积和重量逐渐变小。产后第1天子宫底平脐，以后每日下降1~2 cm；产后10天，子宫降至骨盆腔内，在腹部摸不到子宫底；产后6周子宫恢复至妊娠前正常大小。

> 考点：子宫复旧时间

（2）子宫内膜再生：胎盘胎膜娩出后，遗留在宫腔内的表层蜕膜逐渐变性、坏死、脱落，形成恶露的一部分自阴道排出；接近肌层的子宫内膜基底层再生出新的功能层，将子宫内膜修复。胎盘附着部位的子宫内膜修复约需6周，其余部位的子宫内膜需要到产后3周左右修复。

（3）子宫血管变化：胎盘娩出后，子宫的胎盘附着面缩小为原来的一半。随着子宫收缩，螺旋动脉和静脉窦压缩变窄并栓塞，出血量逐渐减少直到停止，最终被机化吸收。在新生的内膜修复期，若胎盘附着面因复旧不良出现血栓脱落，可引起晚期产后出血。

（4）子宫下段变化及子宫颈复原：由于产后肌纤维缩复，子宫下段逐渐恢复至未孕时的子宫峡部。胎盘娩出后子宫颈外口呈环状如袖口。产后1周，宫颈内口关闭，宫颈管复原；产后4周子宫颈完全恢复至未孕时形态。由于分娩时子宫颈外口发生轻度裂伤（多在3点、9点处），使初产妇子宫颈外口由产前的圆形（未产型）变为产后的"一"字形横裂（已产型）。

2. 阴道及外阴　分娩时，由于胎头下降，阴道腔扩大，阴道黏膜及周围组织水肿，黏膜皱襞减少甚至消失，导致阴道壁松弛、肌张力低下。产后阴道壁肌张力逐渐恢复，阴道腔逐渐缩小，阴道黏膜皱襞逐渐呈现（在产后3周重新呈现）。

产后外阴常有轻度水肿，一般于产后2~3天消退。由于会阴部血液循环丰富，轻度会阴撕裂或会阴后-侧切开缝合伤口，一般在产后3~4天愈合。

3. 盆底组织　分娩过程中，由于胎先露长时间压迫，盆底组织过度伸展导致弹性降低，且常伴有盆底肌纤维部分撕裂，因此，为了促进盆底组织的恢复，产褥期应避免过早进行较强的体力劳动。若盆底肌及其筋膜发生严重的断裂、产褥期过早参加重体力劳动或剧烈运动、分娩次数过多且间隔时间短等造成盆底组织松弛，可导致阴道壁脱垂、子宫脱垂等，因此，产褥期应坚持做产后康复锻炼，有利于盆底肌的恢复。

（二）乳房

乳房的主要功能是泌乳。产后7天内分泌的乳汁称初乳，浑浊淡黄色，含丰富的蛋白质、胡萝卜素、矿物质及分泌型IgA，脂肪及糖类较少，极易消化，是新生儿早期理想的天然食物。产后7~14天分泌的乳汁为过渡乳，蛋白含量逐渐减少，脂肪和乳糖逐渐增多。产后14天以后分泌的乳汁为成熟乳。母乳中含有大量免疫球蛋白、矿物质、维生素和各种酶，对新生儿抵抗疾病侵袭及生长发育非常重要。多数药物可经母亲血液循环进入乳汁，哺乳期用药应考虑对婴儿的不良影响。

(三) 血液循环系统

产后 3 天内，子宫胎盘血液循环终止和子宫缩复，大量血液从子宫涌入体循环，同时妊娠期潴留的组织间液回吸收，产妇循环血量增加 15%~25%，应注意预防心力衰竭。循环血量于产后 2~3 周恢复到未孕状态。产褥早期血液处于高凝状态，有利于胎盘剥离创面形成血栓，减少产后出血量。纤维蛋白原、凝血酶、凝血酶原于产后 2~4 周内降到正常。血红蛋白水平于产后 1 周左右回升；白细胞总数于产褥早期较高，可为 $(15~30)×10^9/L$；一般于产后 1~2 周恢复至正常水平；红细胞沉降率于产后 3~4 周降至正常。

(四) 消化系统

妊娠期胃肠道肌张力及蠕动力均减弱，胃液中盐酸分泌量减少，产后 1~2 周逐渐恢复。分娩时，因能量消耗及体液流失，产后 1~2 天常感口渴，喜进流质饮食或半流质饮食。产妇容易发生便秘和肠胀气，应注意观察。多数产妇在产后 1~2 天不排大便，可能与产后卧床时间长和进食较少有关。

(五) 泌尿系统

因妊娠期体内潴留的大量液体在产褥早期主要由肾脏排出，故产后 1 周内尿量增多。分娩过程中由于膀胱受压，导致黏膜水肿、充血及肌张力降低，加之产后会阴伤口疼痛、不习惯卧床排尿、器械助产和区域阻滞麻醉等，均可导致产妇出现产后尿潴留，应注意评估膀胱充盈程度。

> 考点：产后易出现尿潴留

(六) 内分泌系统

产后雌激素、孕激素水平急剧下降，产后 1 周降至未孕时水平。胎盘生乳素于产后 6 小时已测不出。催乳素水平受哺乳的影响；若产妇哺乳，催乳素水平于产后下降，但仍高于未孕时水平；若产妇不哺乳，催乳素于产后 2 周降至未孕时水平。月经复潮及排卵恢复时间受哺乳影响，不哺乳产妇一般在产后 6~10 周月经复潮，产后 10 周左右恢复排卵；哺乳期产妇月经复潮延迟，平均在产后 4~6 个月恢复排卵。产后月经复潮较晚者，复潮前多有排卵，故哺乳期妇女虽无月经来潮，仍有受孕的可能。

(七) 腹壁

产后腹部皮肤受妊娠子宫增大影响，部分弹力纤维断裂，腹直肌呈不同程度分离，使产后腹壁明显松弛，腹壁紧张度需产后 6~8 周恢复。妊娠期出现的下腹正中线色素沉着，在产褥期逐渐消退。初产妇腹部紫红色妊娠纹变为银白色。

【护考真题链接】2022 年专业实务题

产妇，足月顺产，产后 4 小时主诉腹胀、腹痛。查体膀胱区隆起，叩诊耻骨联合上呈实音。护士为病人制定护理计划，主要的健康问题是(　　)
A.产后宫缩痛　　B.体液过多　　C.排尿异常　　D.尿潴留　　E.尿路感染
分析：发生尿潴留时，叩诊耻骨联合上呈实音。

二、心理调适

产褥期是产妇在生理及心理上变化较大的阶段。产妇需要从妊娠和分娩期的不适、疼痛、焦虑中恢复，接纳家庭新成员，这一过程称为心理调适。此期由于躯体的不适和社会及家庭角色的转换，产妇的心理处于脆弱和不稳定状态，面临潜意识内在冲突以及初为人母的情绪调整等问题。新生儿的健康状况、丈夫或亲友的关爱和照顾、社会及家庭的支持程度、经济来源、休养的环境条件、产妇的年龄及文化程度等均不同程度地影响产妇的心理变化。因此产褥期心理调适的指导和支持十分重要。

产褥期妇女的心理调适主要表现在两方面，即确立家长与孩子的关系和承担母亲角色的责任。一般经历 3 个时期。

1. 依赖期　产后 3 天内。表现为产妇的很多需要是通过别人来满足，如对孩子的关心、喂奶、沐浴等。较好的妊娠和分娩经历、充足的产后休息、丰富的营养、丈夫及家人的关心、医护人员的悉心指导和帮助对顺利度过此期极为重要。

2. 依赖—独立期　产后 3~14 天。产妇表现出较为独立的行动，开始注意周围的人际关系，主动参与活动，学习护理孩子。此期因身体内分泌系统的急剧变化，产妇容易产生压抑，甚至出现产后抑郁。及时指导和帮助产妇纠正压抑情绪，提供婴儿喂养和护理知识，要求家人参与照顾及护理，鼓励产妇表达自己的情绪并与他人交流等，提高产妇自信心和自尊感，促其接纳自己和孩子，平稳应对压抑状态。

3. 独立期　产后 2 周至 1 个月。此期产妇、家人和婴儿已成为一个完整的系统，形成新的家庭运作模式，开始新的生活形态。产妇及其丈夫会承受更多的压力，如工作与家庭的矛盾、哺育孩子、承担家务及维持夫妻关系中各种角色的矛盾。社会支持系统及医护人员应继续提供指导和必要的帮助。

第二节　产褥期妇女的护理管理

【护理评估】

(一)健康史

了解产妇本次妊娠及分娩经过、有无妊娠并发症及合并症、分娩方式、是否难产、有无产后出血及既往健康状况等。

(二)身体状况

1. 生命体征　产后 24 小时内体温略升高，一般不超过 38 ℃。产后 3~4 天，因乳房血管、淋巴管极度充盈，乳房胀大，可出现 37.8~39 ℃的体温升高，称为泌乳热，一般持续 4~16 小时即降至正常，不属病态。脉搏略慢，60~70 次/min；呼吸深慢，14~16 次/min，由妊娠期的胸式呼吸变为胸腹式呼吸；血压平稳。

> 考点：泌乳热时间

2. 子宫复旧　胎盘娩出后，子宫圆而硬，宫底脐下 1 横指。产后第 1 天因盆底肌收缩宫底稍上升平脐，以后每日下降 1~2 cm，产后 10 天子宫降入骨盆腔，腹部扪不到宫底。产后 6 周子宫恢复至未孕时大小。

3. 恶露　产后随子宫蜕膜的脱落，血液、坏死蜕膜等组织经阴道排出，称为恶露，恶露有血腥味，但无臭味，持续 4~6 周，

> 考点：恶露的特点

总量 250~500 mL。根据颜色、内容物及持续时间不同，依次分为血性恶露、浆液性恶露、白色恶露(表5-1)。

表 5-1　正常恶露的特点

类型	出现时间与持续时间	颜色	成分
血性恶露	产后 3~4 天内	红色	大量红细胞、坏死蜕膜及少量胎膜
浆液恶露	产后 3~4 天出现，持续 10 天	淡红色	较多坏死蜕膜组织、宫腔渗出液、宫颈黏液，少量红细胞、白细胞和细菌
白色恶露	产后 14 天左右出现，持续 3 周	白色	大量白细胞、坏死蜕膜组织、表皮细胞及细菌

4.产后宫缩痛　产褥早期，宫缩引起下腹部阵发性疼痛称产后宫缩痛，于产后 1~2 天出现，持续 2~3 天自然消失。哺乳时加重，多见于经产妇，不需用药。

5.褥汗　产后 1 周内，产妇皮肤排泄功能旺盛，排出大量汗液，以夜间睡眠与初醒时明显，称为褥汗，不属于病态。

6.乳房

(1)乳汁的质和量：产后 3 天，每次哺乳可吸出淡黄色质稠初乳 2~20 mL。过渡乳和成熟乳呈白色。乳汁量能否满足婴儿需要，主要评估指标是两次哺乳间婴儿满足、安静，婴儿尿布 24 小时湿 6 次以上，大便 2~4 次，体重增长理想等。

(2)影响母乳喂养的因素　①生理因素，包括产妇全身性疾病、伤口疼痛、服用药物、乳头皲裂或乳腺炎等。②心理因素，包括不良妊娠或分娩体验、产后疲劳、抑郁等。③社会因素，包括缺乏家人关心和支持、缺乏母乳喂养知识与技能、工作负担过重等。

(3)乳房胀痛及乳头疼痛：产后最初几日，因淋巴和静脉充盈，乳腺管不畅，乳房内乳汁淤积导致乳房胀痛，乳房有坚硬感及明显触痛，可有轻度发热，一般于产后 1 周乳腺管畅通后消失。另外，哺乳方法不当、孕期乳房护理不良、使用肥皂清洗乳头等因素，可导致乳头皲裂及疼痛。

7.排泄　注意产妇第一次排尿时间和量，若产后 4 小时未排尿或第一次排尿量少，应警惕尿潴留甚至影响宫缩导致产后出血。产后 1~2 天多不排大便，可能与卧床时间长、进食少有关，但应预防产后便秘。

> 【护考真题链接】2022 年实践能力题
>
> 产妇于 3 天前顺产一名男婴，因体质虚弱尚未开奶，现体温升高达 38.3 ℃，产妇可能出现了哪种情况(　　　)
>
> A.产后感染　　B.泌乳热　　C.急性乳腺炎　　D.褥汗　　E.恶露
>
> 分析：未开奶导致乳汁淤积，可出现泌乳热。

(三)心理-社会状况

初为人母的产妇可表现出兴奋和喜悦，产后最初数日产妇情绪波动较大，如新生儿性别是否理想、健康状况是否良好、新生儿哭闹造成产妇睡眠不足以及丈夫及其亲属关心程度，对产妇精神状态、身体恢复、母乳喂养都有很大的影响。

（四）辅助检查

必要时行血、尿常规检查，B超检查等。

（五）治疗要点

为产妇和家属提供支持和帮助，促进舒适，预防并发症。

【常见护理诊断/问题】

(1)母乳喂养无效　与母乳供给不足或母亲喂养技能不熟悉有关。

(2)舒适的改变　与产后宫缩痛、伤口疼痛、褥汗及分娩疲劳等有关。

(3)潜在并发症：产后出血、产褥感染、尿潴留。

【护理目标】

(1)产妇学会母乳喂养知识和技能，母乳喂养成功。

(2)产妇舒适度增加，能正确应对疼痛、疲劳等不适。

(3)未发生产后出血等并发症或得到及时有效的处理。

【护理措施】

（一）一般护理

1.饮食　产后1小时产妇进流食或清淡半流食，以后进食富含蛋白质、维生素及铁剂等的多汤汁饮食，保证充足营养。建议补充铁剂3个月。

2.清洁卫生　产妇因出汗多，可用温水擦浴，勤换内衣、被褥，坚持每天洗漱，饭前、便后、哺乳前洗手。

3.休息与活动　产后24小时内充分休息，睡眠以侧卧(会阴有伤口的产妇应健侧卧位)、高枕为宜。经阴道分娩者6~12小时内即可下床轻微活动，产后第2天可在室内随意走动。会阴切开或剖宫产者可适当推迟下床活动时间，鼓励产妇床上活动，预防下肢静脉血栓形成。产褥期应避免腹压高、过久下蹲及重体力劳动，预防子宫脱垂。

4.排尿与排便　产后4小时内鼓励产妇排尿，避免尿潴留。若排尿困难，可协助产妇采取蹲式、暗示(听流水声诱导)、温开水冲洗外阴及尿道外口、热敷及按摩下腹部、针灸等方法促其排尿，必要时遵医嘱肌内注射新斯的明或导尿。鼓励产妇早日下床活动，多饮水，多吃蔬菜和高纤维素食物，保持大便通畅。若发生便秘，必要时遵医嘱口服缓泻剂。

（二）预防并发症

1.预防产后出血　产后2小时易发生产后出血，应严密观察产妇血压、脉搏、阴道流血量、子宫收缩情况、宫底高度及膀胱充盈度等。协助产妇30分钟内母婴接触及首次哺乳，可促进宫缩。

2.预防产褥感染

(1)观察生命体征：测体温、脉搏、呼吸，每日2次。若体温超过37.5 ℃，应每隔4小时测1次，直至正常；若脉搏加快，应注意有无出血、感染；正常产妇每日测血压1次。

(2)观察子宫复旧及恶露：每日应在同一时间、产妇排尿并按摩子宫后，手测其宫底高度，了解子宫复旧情况。每日观察恶露量、颜色及气味。若恶露量增多、颜色鲜红、持续时间延长、有臭味，且子宫有压痛，应遵医嘱给予宫缩剂或抗生素控制感染。

（3）会阴护理：保持外阴清洁干燥，0.05%聚维酮碘溶液擦洗外阴，每日2次；会阴水肿者用50%硫酸镁湿热敷；会阴伤口红肿者产24小时以后可用红外线照射；会阴有缝线者，每日检查伤口周围有无渗血、红肿、硬结及分泌物，嘱产妇向会阴伤口对侧（健侧）卧位，丝线缝合者产后3~5天拆线，可吸收线缝合无须拆线。若伤口感染，应提前拆线引流，并定时换药。

> 考点：会阴水肿的处理

（三）母乳喂养指导

世界卫生组织已将帮助母亲在产后1小时内开始哺乳、实施24小时母婴同室，坚持纯母乳喂养6个月，提倡母乳喂养2年以上等纳入促进母乳喂养成功的措施中。

母乳喂养指导技术（视频）

1. 母乳喂养的优点　母乳喂养可以满足新生儿营养的需要、提高新生儿的免疫力、增进母子感情、促进产妇子宫复旧、经济、方便、安全等。

2. 哺乳方法指导　产妇选择舒适体位（坐位或卧位），新生儿吸吮时含接乳头及大部分乳晕，吸完一侧再吸另一侧。

3. 哺乳时间和次数　遵循按需哺乳的原则，产后半小时内开始哺乳。产后1周内是母体泌乳的过程，哺乳次数应频繁，每1~3小时哺乳1次；吸吮时间从每次3~5分钟开始逐渐延长，一般为15~20分钟，以免乳头皲裂或养成婴儿含乳头睡觉的习惯。

4. 哺乳异常的护理

（1）平坦及凹陷乳头：指导产妇乳头伸展与乳头牵拉练习，每日2次。

（2）乳房胀痛：①清淡饮食，尽早哺乳，哺乳时先吸吮胀痛严重的一侧。②外敷乳房，哺乳前热敷，两次哺乳间冷敷。③从乳房边缘向乳头中心按摩乳房。④穿戴乳罩，扶托乳房，减轻沉重感。⑤口服维生素B_6或散结通乳的中药，常用方剂为柴胡（炒）、当归、王不留行、木通、漏芦各15 g，水煎服。

（3）乳腺炎：轻度乳腺炎时在哺乳前湿热敷乳房3~5分钟，并按摩乳房，轻轻拍打和抖动乳房，哺乳时先喂患侧，每次哺乳应吸空乳汁，同时增加哺乳次数，每次哺乳至少20分钟。若持续发热，应暂停哺乳，遵医嘱使用抗生素，定时吸出乳汁，热敷乳房，促进炎症消散。哺乳后充分休息，饮食要清淡。

（4）乳头皲裂：多见于初产妇，主要原因是婴儿含接姿势不良。应指导产妇采取正确的哺乳姿势，新生儿吸吮时含住乳头和大部分乳晕。轻者可继续哺乳，哺乳前湿热敷乳房3~5分钟，挤出少许乳汁使乳晕变软，让乳头和大部分乳晕含吮在婴儿口中，哺乳后挤出少许乳汁涂在乳头、乳晕上，有抑菌和修复表皮的作用。哺乳时先吸吮健侧，再喂患侧乳房。

> 考点：乳头皲裂的原因

（5）催乳：指导正确哺乳，按需哺乳，夜间哺乳，调节饮食。

（6）退乳：停止哺乳，不排空乳房，少进汤汁。生麦芽60~90 g水煎服，每日1剂，连服3~5天；芒硝250 g分装于两个布袋内，敷于两侧乳房并包扎固定，湿硬后及时更换，直至乳房不胀为止；维生素B_6 200 mg口服，每日3次，共5~7天。

《0~6月龄婴儿母乳喂养指南》六项准则

1. 母乳是婴儿最理想的食物，坚持6月龄内纯母乳喂养。坚持让婴儿直接吸吮母乳，只要母婴不分开，就不用奶瓶喂哺人工挤出的母乳。

2. 生后1小时内开奶，重视尽早吸吮。分娩后母婴即刻开始不间断的肌肤接触，观察新生儿觅食表现，帮助开始母乳喂养，特别是让婴儿吸吮乳头和乳晕，刺激母乳分泌。婴儿吸吮前不需过分擦拭或消毒乳房。通过精神鼓励、专业指导、温馨环境、愉悦心情等辅助开奶。

3. 回应式喂养，建立良好的生活规律。

4. 适当补充维生素D，母乳喂养不需补钙。

5. 任何动摇母乳喂养的想法和举动，都必须咨询医生或其他专业人员，并由他们帮助作出决定。

6. 定期监测体格指标，保持健康生长。

【护考真题链接】2021年专业实务题

某产妇，28岁。剖宫产术后42天。今天返院复查，自述产后纯母乳喂养，现经查体，产后恢复良好。护士应指导其产后坚持纯母乳喂养的时间是（　　）

A.2个月　　　　B.4个月　　　　C.6个月　　　　D.8个月　　　　E.10个月

分析：根据《0~6个月龄婴儿母乳喂养指南》六项准则，建议产后纯母乳喂养的时间是6个月。

（四）促进产后心理调适

1. 依赖期　产后3天内，让产妇充分休息，鼓励家人参与，协助完成产妇及新生儿的日常护理，给予产妇自我护理指导及常见问题的应对方法。

2. 依赖—独立期　关心产妇，指导并鼓励产妇参与照护新生儿，培养母子感情，鼓励产妇表达自己的情绪并与他人交流等，提高产妇自信心和自尊感，促其接纳自己和孩子，平稳应对压抑状态。

新生儿抚触（视频）　　新生儿沐浴（视频）

3. 独立期　指导产妇及丈夫正确应对各种压力，包括家庭运作模式的转变、哺育孩子、工作与家庭的矛盾、承担家务等，培养新的家庭观念。

（五）健康指导

1. 产后修复操　产后修复操可促进产妇腹壁、盆底肌张力的恢复，预防尿失禁、膀胱直肠膨出及子宫脱垂。一般在产后第2天开始，每1~2天增加1节，每节重复8~16次。指导产妇出院后坚持做产后保健操，运动量由小到大、由弱到强，循序渐进练习，直至产后6周。

2. 计划生育指导　产褥期内禁止性生活。产后42天开始采取避孕

产后修复操（视频）

措施,哺乳者以工具避孕为宜,不哺乳者可选用药物避孕。

3. 产后检查　产后检查包括产后访视和产后健康检查。产后访视至少 3 次,分别为产妇出院后 3 天内、产后 14 天、28 天;了解产妇饮食、大小便、恶露、哺乳及新生儿健康状况,检查乳房、会阴伤口、剖宫产腹部伤口等。产后 6 周携新生儿到医院进行产后健康检查,了解产妇全身各系统及生殖器官的恢复情况,乳房泌乳及新生儿喂养和生长发育情况,发现异常,给予指导和及时处理。

【护理评价】

(1)通过治疗和护理,产妇母乳喂养是否成功。

(2)通过治疗和护理,产妇舒适度是否增加,能否正确应对疼痛、疲劳等不适。

(3)通过治疗和护理,产妇是否发生产后出血等并发症或得到及时有效的处理。

(许馨月)

第六章

高危妊娠管理

学习目标

知识目标：

1. 掌握胎儿窘迫、新生儿窒息的护理评估与护理措施。

2. 熟悉胎儿窘迫、新生儿窒息的护理诊断。

3. 了解高危妊娠的范畴。

能力目标：

1. 具有与高危妊娠孕妇进行沟通、交流以及提供救助的能力。

2. 学会胎儿健康状况的评估方法；新生儿窒息复苏操作步骤及护理配合。

素质目标：

1. 具有良好的临床护理思维，关心病人。

2. 为高危孕产妇进行充分的健康宣教，获得家属的信任和配合，保护母亲和胎儿的生命健康。

高危妊娠管理是围产期孕妇保健的重点，早期筛查和监测高危孕妇给予适当的干预，进行系统的管理，是降低围产期妊娠合并症以及并发症发病率，保障母儿生命健康的关键。

第一节　高危妊娠监护

案例导入与工作任务

案例

李女士，41岁，G_4P_0，已婚，孕27周，因"头晕、乏力，双下肢水肿3天"到急诊就诊。查体：身高157 cm，体重82 kg，血压162/110 mmHg，双下肢水肿（+++）。曾人工流产1次，自然流产2次。

工作任务

针对病人的高危因素给出相应的护理措施。

高危妊娠(high risk pregnancy)是指在妊娠期有个人或社会不良因素及存在某种并发症或合并症,可能危害孕妇、胎儿、新生儿或导致难产。具有高危因素的孕妇,称为高危孕妇。

一、高危妊娠范畴

(一)社会经济因素及个人条件

孕妇年龄<18 岁或者≥35 岁、身高<145 cm、孕前体重过轻或超重、先天发育异常、营养不良、未婚或独居、精神异常、家族中有遗传性疾病等。孕妇有吸烟、饮酒、吸毒等不良嗜好。孕妇及其丈夫收入低下、职业不稳定、未定期产前检查、居住条件差,交通不便等。

(二)疾病因素

1.有异常孕产史　如自然流产、早产、死胎、死产、异位妊娠、新生儿死亡、难产、新生儿先天畸形、先天缺陷或遗传性疾病等。

> 考点:高危妊娠的风险因素

2.有妊娠期并发症　如前置胎盘、胎盘早剥、妊娠期高血压疾病、羊水量异常、过期妊娠等。

3.有妊娠合并症　如心脏病、糖尿病、病毒性肝炎、血液病等。

4.可能发生分娩异常　如骨盆异常、胎位异常、巨大儿等。

5.其他　如妊娠早期病毒感染,接触大量放射线、化学毒物或服用过对胎儿有影响的药物等。

(三)心理因素

孕妇有焦虑、抑郁、恐惧等。

二、胎儿健康状况评估

(一)胎儿宫内情况监测

1.确定孕龄　根据末次月经、B 超检查等方法推算孕周。妊娠早期测量胎儿头臀长(crown-rump length,CRL),能较为准确地估计孕周。

2.宫高和腹围　判断胎儿大小与孕周是否相符,间接了解胎儿发育情况。将每次产前检查测量的宫高和腹围,绘制在妊娠图上,观察其动态变化。

3.胎动计数　胎动监测是孕妇自我监测胎儿宫内安危最简单、有效的方法。孕妇可取卧位或坐位监测胎动。胎动计数时应避开胎儿的睡眠周期。

4.B 超检查

(1)评估胎儿大小,检查胎方位、胎心率、羊水量、胎盘位置以及胎儿有无畸形等。

(2)妊娠 22 周开始,胎头双顶径(BPD)每周约增加 0.22 cm,BPD≥8.5 cm 提示胎儿成熟。足月胎头双顶径平均 9.3 cm。

5.胎心音听诊　通过腹壁听诊胎心,了解胎儿宫内情况。正常胎心率为 110～160 次/min,如胎心<110 次/min 或>160 次/min 提示胎儿宫内缺氧,应及时处理。

6.电子胎心监护　能够连续观察和记录胎心率的动态变化,同时记录子宫收缩和胎动,观察胎动、宫缩对胎心率的影响,客观监测胎心率和预测胎儿宫内储备能力。

> 考点:胎心的正常值和意义

胎心监护技术(视频)

(1)胎心率基线:正常胎心率基线为 110~160 次/min。

(2)基线变异:正常变异的振幅波动为 6~25 次/min。胎心率基线的变异是评估胎儿心脏功能的重要指标。

(3)加速:指宫缩时胎心率增加≥15 次/min,持续时间≥15 秒,说明胎儿情况良好。

(4)减速:胎心率减速可以根据出现的时间与宫缩关系如下。

1)早期减速:早期减速是指妊娠期间随宫缩出现的暂时性胎心率减慢,胎心率曲线下降与宫缩曲线上升同时开始,曲线最低点与宫缩曲线高峰相一致,下降幅度小于 50 次/min,持续时间短,恢复快,宫缩后迅速恢复正常。宫缩时胎头受压可能是引起早期减速的主要原因。

2)晚期减速:胎心率减速多在宫缩高峰后出现,下降幅度<50 次/min,胎心率恢复需时较长。是胎盘功能不良、胎儿缺氧表现。如过期妊娠且羊水减少时,出现胎儿缺氧的表现,胎心监护可出现晚期减速。子宫胎盘循环功能不良是晚期减速的主要原因。

3)变异减速:胎心率减速与宫缩无特定关系,下降迅速且下降幅度>70 次/min,恢复迅速。脐带受压是变异减速的主要原因。

7. 预测胎儿宫内储备能力

(1)无应激试验(non-stress test, NST):妊娠期无规律宫缩及其他刺激时,观察胎心基线的变异及胎动后胎心率的情况。正常情况下,20 分钟内至少有 3 次胎动时胎心率加速≥15 次/min,持续时间≥15 秒称 NST 有反应型,提示胎儿在宫内目前比较安全。若加速少于 3 次或胎心率加速不足 15 次/min 称 NST 无反应性,应延长试验时间至 40 分钟,若仍无反应,提示胎儿胎盘储备功能差。

> 考点:NST 的判读

(2)催产素激惹试验(oxytocin challenge test, OCT):用催产素诱导宫缩并用电子胎心监护仪记录宫缩时胎心率的变化。常用于产前监护及引产时胎盘功能的评价。

(二)胎盘功能检测

1. 孕妇尿雌三醇(E3)测定 妊娠晚期孕妇 24 小时尿 E3<10 mg,或测定值突然减少达 50% 以上,提示胎盘功能减退。

2. 雌激素与肌酐比值(E/C)测定 取任意尿测 E/C,若 E/C>15 为正常值,E/C 10~15 为警戒值,E/C≤10 为危险值。

3. 孕妇血清胎盘生乳素及妊娠特异性 β1 糖蛋白测定 有助于胎盘功能监测。

4. 脐动脉血流 S/D 比值和分娩发动 S/D 值逐渐下降,表明胎儿循环系统逐渐趋向成熟。

(三)胎儿成熟度监测

1. B 超检查 胎头双顶径值≥8.5 cm,提示胎儿已成熟。双顶径>10 cm 者,可能为巨大胎儿。

2. 胎龄与胎儿体重估计 胎龄<37 周为早产儿,胎儿体重(g)= 宫高(cm)×腹围(cm)+200。

> 考点:胎肺成熟指征

3. 胎肺成熟度的监测

(1)孕周:妊娠满 34 周(经妊娠早期超声核对)胎儿肺发育基本成熟。

（2）磷脂酰胆碱/鞘磷脂（L/S）比值：羊水磷脂酰胆碱/鞘磷脂比值（L/S）≥2，提示胎儿肺成熟。

（3）磷脂酰甘油（PG）：PG 阳性提示胎肺成熟。

（四）胎儿结构畸形及遗传性疾病的产前诊断

1.B 超检查　临床上通常选择妊娠 18~24 周进行 B 超检查，筛查胎儿结构畸形。

2.羊膜腔内胎儿造影　可诊断胎儿体表畸形、泌尿系统及消化系统畸形。

3.胎儿镜检查　直接观察诊断有明显外形改变的先天性胎儿畸形

4.绒毛细胞染色体检查　检查胎儿的染色体是否存在异常。

5.羊水检查　诊断胎儿是否正常或患有某些遗传病。

【护考真题链接】2017 年专业实务题

胎儿在子宫内急性缺氧初期，主要表现为胎动（　　　）

A.减弱　　　B.消失　　　C.增强　　　D.频繁　　　E.次数减少

分析：正常宫内胎儿的胎心是 110~160 次/min，早期胎动表现为频繁、剧烈，后期逐渐胎动减少、消失，最终胎儿死亡。

三、高危妊娠妇女的护理

（一）生命体征的观察与护理

1.血压异常

（1）血压增高（血压≥140/90 mmHg）：最常见于妊娠期高血压疾病，包括妊娠期高血压、子痫前期、慢性高血压并发子痫前期及妊娠合并慢性高血压。

处理原则：镇静、解痉、利尿。

（2）血压过低（血压≤90/60 mmHg）：常见于产后出血、直立性低血压、心脏疾病等。

处理原则：产后出血造成的血压下降，迅速止血补充血容量，对症处理，防止出现失血性休克，预防感染；直立性低血压采取左侧卧位。

（3）血压不对称（双侧血压差>10 mmHg）：主要由大血管病变和呼吸系统疾病引起。大血管病变包括主动脉夹层、多发性大动脉炎、先天性动脉畸形等。呼吸系统疾病包括呼吸道阻塞、肺淤血、肺栓塞、肺水肿等。

处理原则：血管硬化狭窄造成的血压不对称，通常口服抗血小板聚集或者是软化血管的药物进行治疗，促进血液循环，从而改善不适。

2.体温异常　体温过高（腋温>37 ℃或口温>37.5 ℃）常见于产褥感染、泌尿系统感染、上呼吸道感染等。体温过低（口温<35 ℃）常见于大出血、休克等重症疾病。

3.呼吸异常　呼吸困难常见于硫酸镁中毒和急性羊水过多。呼吸过缓常见于麻醉或镇静药物中毒、硫酸镁中毒。呼吸过速常见于感染性疾病导致的发热。

4.脉搏异常　脉搏增快见于甲亢、发热，脉搏减慢见于休克晚期，脉搏短绌见于房颤、频发室性早搏。

（二）心电监护观察

心电监护能实时监测高危孕产妇的心律、心率、血压、呼吸、血氧饱和度等生命体征，反映病人实时的病情变化。

1. **心率异常** 窦性心动过速常见于贫血、发热，窦性心动过缓见于麻醉或者镇静药物。

2. **血氧饱和度下降** 常见于发绀型先天性心脏病、心力衰竭、感染性休克、出血性休克、严重贫血、羊水栓塞、血栓等。

(三)产科专科症状观察

1. 胎心异常

（1）胎心率持续增快（>160次/min）：胎儿因素包括心脏畸形或传导异常、脐带脱垂或受压、胎盘功能不全等；孕妇因素包括发热、贫血、甲亢、过度紧张焦虑、宫内感染等。

（2）胎心率减慢（<110次/min）：胎儿因素包括脐带脱垂、胎儿先心病或传导异常、过期妊娠；孕妇因素包括子宫收缩过强、低体温、低血压、抽搐等。

（3）各类减速：早期减速常见于胎头受压；变异减速常见于早产或硫酸镁、镇静药、麻醉药等药物因素；晚期减速常见于胎儿宫内缺氧和脐带受压。

2. **胎动异常** 胎动在夜间和下午较为活跃，监测胎动时应避开胎儿睡眠周期，胎儿睡眠周期持续20~40分钟。孕妇应在每日同一时间计数胎动，判断记录胎动增加或减少情况，正常胎动每小时3~5次，若12小时的胎动≤10次或低于自我测胎动规律的50%，在排除药物的作用后应考虑胎儿缺氧，胎儿严重缺氧时，胎动减弱或消失，一般胎动消失12~24小时后胎心音消失。

（1）胎动增多：胎儿轻度缺氧或外力撞击、胎盘早剥等。胎动计数明显增加后出现胎动明显减少，甚至消失，提示胎儿有宫内窘迫。

（2）胎动减少：胎儿严重或长时间缺氧如脐带绕颈、胎盘功能障碍等。低血糖、使用镇静药也会导致胎动减少。

3. **阴道流血** 妊娠28周前可见于先兆流产、难免流产；妊娠28~37周可见于早产、先兆早产；妊娠37周后可见于临产、先兆临产；阴道流血可能与前置胎盘、胎盘早剥有关。

4. **阴道流液** 常见于胎膜早破或阴道炎。可用羊水试纸对两者进行鉴别。若明确诊断，可按胎膜早破或阴道炎处理。

5. **肛门坠胀感** 可考虑便秘、胎儿先露下降压迫直肠、会阴缝合不当。

(四)其他症状

1. **意识障碍** 可见于药物中毒，如硫酸镁中毒；严重的肝肾疾病，如妊娠期肝内胆汁淤积、尿毒症等。

2. **视物模糊** 可见于妊娠期高血压疾病、妊娠期糖尿病、头部神经损伤等。

3. **惊厥抽搐** 可见于子痫、颅内感染、神经系统疾病等。

4. **头痛** 妊娠期高血压疾病、脑血栓等。

5. **皮肤瘙痒** 可见于妊娠期糖尿病、妊娠期肝内胆汁淤积等。

6. **水肿** 可见于妊娠期高血压疾病、心力衰竭、妊娠期糖尿病、急慢性肾炎等。

四、高危妊娠管理

高危妊娠对孕产妇及胎儿有较高危险性，评估孕妇妊娠风险后进行分级管理。

1. **绿色等级** 妊娠风险低，按照《孕产期保健工作规范》以及相关诊疗指南和技术规范，规范提供孕产期保健服务。

2.黄色等级　妊娠有一定风险，建议其在二级以上医疗机构接受孕产期保健和住院分娩。出现异常及时转诊到三级医疗机构。

3.橙色/红色/紫色等级　妊娠风险高，医疗机构应当将其作为重点人群纳入高危孕产妇专案管理，合理调配资源，保证专人专案、全程管理、动态监管、集中救治，确保做到"发现一例、登记一例、报告一例、管理一例、救治一例"。对分级为"橙色"和"红色"者，要及时向辖区妇幼保健机构报送相关信息，并尽快与上级危重孕产妇救治中心共同研究制订个性化管理方案、诊疗方案和应急预案。

（1）橙色等级：建议其在县级及以上危重孕产妇救治中心接受孕产期保健服务，有条件的原则上应当在三级医疗机构住院分娩。

（2）红色等级：建议其尽快到三级医疗机构接受评估以明确是否适宜继续妊娠。如适宜继续妊娠，应当建议其在县级及以上危重孕产妇救治中心接受孕产期保健服务，原则上应当在三级医疗机构住院分娩。对于患有可能危及生命的疾病而不宜继续妊娠的孕妇，应当由副主任医师以上任职资格的医生进行评估和确诊，告知本人继续妊娠风险，提出科学严谨的医学建议。

（3）紫色等级：应按照传染病防治相关要求进行管理，并落实预防艾滋病、梅毒和乙肝母婴传播综合干预措施。

【护理评估】

（一）健康史

了解孕妇年龄、既往史、手术史、月经史、孕产史，本次妊娠有无接触过对胎儿有害的物质、放射线及病毒感染等。

（二）身体状况

（1）全身体格检查：了解孕妇的体重、身高、血压、心脏功能、有无水肿等。

（2）产科检查：了解胎儿大小、胎方位、胎先露等，评估胎儿大小与孕周是否相符，进行胎心听诊，了解胎动情况，以早期发现胎儿缺氧。

（3）妊娠合并症及并发症评估。

（三）心理-社会状况

高危妊娠的孕妇及家属因担心孕妇和胎儿的健康，常存在焦虑、紧张、无助、失落等情绪，注意评估孕妇及家属的心理变化、社会支持系统和应对策略。

【常见护理诊断/问题】

（1）知识缺乏：缺乏对定期产前检查重要性和高危妊娠对母儿影响相关知识。

（2）焦虑　与担心自身及胎儿安危有关。

（3）潜在并发症：胎儿生长受限、胎儿窘迫。

【护理措施】

（一）一般护理

加强营养，合理饮食，注意补充维生素、钙和铁。指导孕妇左侧卧位。

（二）病情观察

酌情增加产前检查次数，注意有无阴道流血、水肿等症状和体征，加强胎儿监护。

（三）治疗配合

提高胎儿对缺氧的耐受能力；吸氧，每日 2~3 次，每次 30~60 分钟；适时终止妊娠。

（四）心理护理

引导孕妇积极应对健康相关问题。

> 考点：胎儿窘迫的主要临床表现为胎心音改变

（五）健康指导

指导孕妇加强自我监护及管理能力。

第二节　高危儿护理

✦ 案例导入与工作任务

案例

王女士，28 岁。因妊娠 42 周临产、急性胎儿窘迫行剖宫产术。新生儿出生后面色苍白，呼吸、心跳微弱，肌张力松弛，Apgar 评分 3 分。产妇及家属焦虑不安。

工作任务

1. 做好新生儿窒息抢救准备，稳定产妇情绪。

2. 配合医生进行新生儿窒息的复苏抢救。

一、胎儿窘迫

胎儿窘迫指胎儿在子宫内因急性或慢性缺氧危及其健康和生命的综合症状，发生率为 2.7%~38.5%。急性胎儿窘迫多发生在分娩期。慢性胎儿窘迫常发生在妊娠晚期，临产后常表现为急性胎儿窘迫。

【护理评估】

（一）健康史

1. 母体因素　孕妇合并高血压、慢性肾炎或严重心肺功能不全、高热或创伤、妊娠期高血压疾病、重度贫血、产前出血性疾病、胎膜早破等；急产或子宫不协调性收缩；镇静药、麻醉药使用不当等。

2. 胎儿因素　胎儿严重的心血管疾病、胎儿畸形、母儿血型不合引起的胎儿溶血、胎儿宫内感染及颅脑损伤等。

3. 脐带、胎盘因素　脐带异常，如脐带缠绕、打结、扭转、脱垂、过长过短或帆状附着；胎盘因素如前置胎盘、胎盘早剥、胎盘功能减退等。

> 考点：急性胎儿窘迫主要发生在分娩期，慢性胎儿窘迫主要发生在妊娠晚期

（二）身体状况

1. 急性胎儿窘迫　主要发生在分娩期。多因脐带异常、胎盘早剥、宫缩过强、产程延长等引起。

（1）胎心率异常：产时胎心率变化是急性胎儿窘迫的重要征象。缺氧初期通常表现为胎心率加快；长时间或严重缺氧时，胎心率减慢，若胎心率<100次/min，提示胎儿缺氧严重。

（2）羊水胎粪污染：依据胎粪污染的程度不同，羊水污染分3度：Ⅰ度，浅绿色；Ⅱ度，黄绿色、浑浊；Ⅲ度，棕黄色、稠厚。

> 考点：胎儿窘迫的基本病理生理变化是缺血、缺氧

（3）胎动异常：缺氧初期为胎动频繁，继而减弱及次数减少，进而消失。

2. 慢性胎儿窘迫　主要发生于妊娠晚期，常延续至临产并加重。多为妊娠期高血压疾病、慢性肾炎、糖尿病等所致。

（1）胎动减少或消失：胎动减少为胎儿缺氧的重要表现，应予警惕。临床常见胎动消失24小时后胎心消失。若胎动计数<10次/12 h或突然减少50%，提示胎儿缺氧可能。

（2）常伴有胎儿生长受限。

（三）辅助检查

1. 电子胎心监护　急性胎儿窘迫时出现反复的晚期减速或变异减速。慢性胎儿窘迫时，NST基线变异缺失，OCT出现反复晚期减速。

2. 胎儿头皮血血气分析

（四）心理-社会状况

胎儿缺氧，孕产妇及家人因担心胎儿安全而紧张、焦虑，对需要手术分娩产生犹豫及无助感。

（五）治疗要点

1. 急性胎儿窘迫　立即改善胎儿缺氧状态。

（1）一般处理：立即采取左侧卧位、吸氧、停止使用催产素、抑制宫缩等措施，迅速查找病因。

（2）病因治疗：若为不协调性子宫收缩过强，或因催产素使用不当引起宫缩过频过强，应给予β受体激动药抑制宫缩。

（3）尽快终止妊娠：根据产程进展情况，决定分娩方式。

2. 慢性胎儿窘迫　根据孕周、胎儿成熟度及缺氧程度决定处理方案。

（1）一般处理：左侧卧位，低流量吸氧，积极治疗妊娠合并症及并发症，加强胎儿监护，注意胎动变化。

（2）期待疗法：孕周小，估计胎儿娩出后存活可能性小，尽量保守治疗延长胎龄，同时促胎肺成熟，争取胎儿成熟后终止妊娠。

（3）终止妊娠：妊娠近足月或胎儿已成熟，应行剖宫产术终止妊娠。

【常见护理诊断/问题】

（1）气体交换受损　与胎盘功能减退或血流改变（脐带受压）有关。

（2）焦虑　与担心胎儿安全有关。

【护理措施】

(一)一般护理

卧床休息,左侧卧位吸氧,停用催产素。

(二)严密监测胎儿情况

密切观察胎心、胎动及产程进展情况。

(三)治疗配合

经以上处理未见好转者,做好阴道助产及剖宫产术前准备,迅速结束分娩。做好新生儿窒息抢救准备。

(四)心理护理

向孕产妇提供相关信息,解释胎儿情况、产程进展、治疗措施及预期结果,以减轻其焦虑并积极配合处理。

(五)健康指导

指导孕妇休息时采取左侧卧位,改善胎盘血供;教会孕妇妊娠 28 周以后开始计数胎动,发现异常及时就诊;加强产前检查,高危孕妇酌情提前入院待产。

> **【护考真题链接】2015 年实践能力题**
>
> 急性胎儿窘迫最早出现的症状是(　　　　)
>
> A.胎动减少　　　　B.胎动消失　　　　C.胎心率加快　　　　D.胎儿生长受限
>
> E.胎盘功能减退
>
> 分析:胎儿窘迫是指胎儿在宫内有缺氧征象,危及胎儿健康和生命者,胎儿窘迫是一种综合症状,主要发生在临产过程,也可发生在妊娠后期,其临床表现可分为急性胎儿窘迫和慢性胎儿窘迫,急性胎儿窘迫最早出现的表现就是胎心音的改变,当胎心监测发现胎儿胎心音加快时,必须尽快采取措施,避免胎儿发生宫内缺氧、窒息。

二、新生儿窒息

新生儿窒息是指新生儿出生后 1 分钟,仅有心跳而无呼吸或未建立规律呼吸的缺氧状态,是围生期新生儿死亡和致残的主要原因之一。正确复苏是降低新生儿窒息病死率和伤残率的主要手段。

【护理评估】

(一)健康史

评估是否有下列原因存在。①胎儿窘迫。②呼吸中枢受抑制或损伤:急产、产程延长、宫缩过强或因产钳助产等原因,导致胎儿脑部长时间缺氧及颅内出血。③分娩过程中不恰当使用麻醉药、镇静药。④胎儿在分娩过程中吸入羊水、胎粪、黏液等致呼吸道阻塞,造成气体交换受阻。⑤其他:早产、肺发育不良、呼吸道畸形等。

(二)身体状况

根据 Apgar 评分将新生儿窒息分为轻度窒息和重度窒息。

1. 轻度窒息　又称青紫窒息，Apgar 评分 4~7 分。新生儿全身皮肤青紫；呼吸表浅或不规则；心跳规则而有力，心率多减慢（80~120 次/min）；对外界刺激有反应；喉反射存在；肌张力较好，四肢稍屈。

2. 重度窒息　又称苍白窒息，Apgar 评分 0~3 分。新生儿口唇青紫，皮肤苍白；呼吸微弱或无呼吸；心跳不规则，弱而慢（心率<80 次/min）；对外界刺激无反应；喉反射消失；肌张力松弛。

（三）心理-社会状况

产妇担心新生儿的安危而出现焦虑、恐惧、悲伤心理。

（四）治疗要点

以预防为主，做好新生儿窒息复苏准备。按流程实施 ABCDE 步骤进行复苏：A——清理呼吸道（是根本）；B——建立呼吸，增加通气（是关键）；C——维持正常循环；D——药物治疗；E——评价。以降低新生儿病死率，预防远期后遗症。

【常见护理诊断/问题】

(1) 自主呼吸障碍　与羊水、胎粪、黏液等阻塞呼吸道，造成气体交换受阻有关。

(2) 有受伤的危险（新生儿）　与未建立自主呼吸导致脑缺氧有关。

【护理措施】

（一）复苏前的准备工作

(1) 检查物品：准备复苏所需要的所有仪器和材料，确保齐全且功能良好。

(2) 检查复苏常用药物。

(3) 组成团队。

（二）配合医生进行新生儿复苏

1. 快速评估　新生儿出生后立即快速评估 4 项指标：足月吗？羊水清吗？有呼吸或哭声吗？肌张力好吗？如以上任何一项为"否"则进行初步复苏。

新生儿复苏技术（视频）

2. 初步复苏步骤（30 秒内完成）

(1) 保暖：产房温度设置为 24~26 ℃，复苏台温度设置为 30~32 ℃，用预热毛巾包裹新生儿放在复苏台上。

(2) 体位：置新生儿头轻度仰伸位（鼻吸气位）。

(3) 保持呼吸道通畅：吸去呼吸道黏液及羊水，先口咽后鼻。

(4) 羊水胎粪污染时的处理。

(5) 擦干和刺激。

(6) 评估心率。

3. 正压通气　新生儿复苏成功的关键是建立充分的通气。若新生儿出现呼吸暂停或喘息样呼吸，心率<100 次/min，实施有效的正压通气。压力 20~25 cmH₂O，频率 40~60 次/min。调整头位为鼻吸气位，清理分泌物，使新生儿口张开，面罩的放置应使其覆盖

新生儿口鼻，检查面罩和面部之间的密闭性。经 30 秒有效正压通气后，如有自主呼吸且心率≥100 次/min，可逐步减少并停止正压通气，根据脉搏血氧饱和度值决定是否常压给氧；如心率<60 次/min，应予以气管插管正压通气并开始胸外按压。

4. 胸外心脏按压

（1）如有效正压通气 30 秒后心率<60 次/min，在正压通气同时需进行胸外按压。

（2）用双拇指或中示指按压胸骨下 1/3，避开剑突。

（3）胸外心脏按压和正压通气的比例为 3∶1，即胸外按压 90 次/min，正压通气 30 次/min。

5. 药物治疗

（1）肾上腺素：30 秒有效的正压通气（胸廓有起伏）和 60 秒胸外按压配合 100% 浓度的氧正压通气后，新生儿心率仍<60 次/min，给予肾上腺素。首选脐静脉给药。

（2）碳酸氢钠：严重代谢性酸中毒时可考虑。

6. 复苏后监护及护理　复苏后的新生儿可能有多器官损害的危险，应继续监护，包括体温管理、生命体征监测、早期发现并发症等。复苏后加强新生儿护理，保持呼吸道通畅，密切观察面色、呼吸、心率、体温，预防感染，做好记录。患儿暂时不宜沐浴，延迟哺乳，减少刺激。

（三）心理护理

提供情感支持，抢救紧张有序，避免大声喧哗，以免加重产妇焦虑；抢救无效新生儿死亡时，选择合适的语言和时机告知产妇，使产妇能接受现实。

（四）健康指导

指导产妇及家属学会观察新生儿的面色、呼吸、哭声、精神状态，发现异常及时就诊；选择适宜的时间向家长耐心讲解本病预后，对有后遗症的患儿应指导家长学会康复护理的方法。

【护考真题链接】2016 年实践能力题

患儿，女，足月儿，因脐带绕颈，出生后 1 分钟 Apgar 评分为 1 分。经窒息复苏后，目前患儿仍嗜睡、反应差、呕吐。此时对该患儿不恰当的护理是（　　）

A. 头罩吸氧　　　B. 监测生命体征　　　C. 立即开奶　　　D. 配合亚低温治疗

E. 注意保暖

分析：以下情况不宜尽早开奶：新生儿曾有过宫内窘迫和窒息；新生儿呼吸困难；新生儿正在使用呼吸机；动脉导管未闭；使用吲哚美辛时；患有败血症时；脐动脉插管及换血术后 24 小时内都应该控制喂奶。

（覃愈琳）

第七章
异常妊娠期妇女的护理

学习目标

知识目标：

1. 掌握自然流产、异位妊娠、前置胎盘、胎盘早剥、妊娠期高血压疾病、早产、过期妊娠、多胎妊娠和羊水量异常的定义、临床表现及护理措施。

2. 熟悉自然流产、异位妊娠、前置胎盘、胎盘早剥、妊娠期高血压疾病、早产、过期妊娠、多胎妊娠和羊水量异常的病因及治疗原则。

3. 了解自然流产、异位妊娠、前置胎盘、胎盘早剥、妊娠期高血压疾病、早产、过期妊娠、多胎妊娠和羊水量异常的病理生理学和辅助检查。

能力目标：

1. 应用护理程序为异常妊娠期妇女进行护理评估、提出常见护理诊断/问题、制订护理计划并进行护理评价。

2. 分析异常妊娠期妇女的健康需求，针对性地提供健康教育。

3. 具备筛查常见孕妇危险因素的能力。

4. 能够根据临床表现，作出正确的临床判断。

素质目标：

1. 在为异常妊娠期妇女提供护理措施的过程中，做到耐心细致，体现人文关怀。

2. 具有较好的临床思维和责任心，积极为异常妊娠期妇女进行健康宣教，获得其与家属的配合，维护母婴安全。

妊娠是一个既极其复杂又十分协调的生理过程，妊娠期间各种内在因素与外界因素的综合作用影响着母体和胎儿的健康。若不利因素占优势，妊娠时会发生流产、异位妊娠、妊娠期高血压疾病等。常见胎儿异常包括双胎妊娠、胎儿窘迫及新生儿窒息，常见的胎儿附属物异常包括胎盘早剥、前置胎盘、羊水量异常及胎膜早破。

第一节 自然流产

案例导入与工作任务

案例

病人，女，28岁，已婚，停经50天，阴道流血伴下腹隐痛1天，出血量少于月经量。查体：阴道有少量出血，宫口未开，子宫软，如妊娠50天大小。辅助检查：妊娠试验（+）。诊断为先兆流产，收入院，给予保胎治疗。

工作任务

1. 列出该病人的主要护理诊断/问题。

2. 描述护士应采取的主要护理措施。

凡妊娠不足28周、胎儿体重不足1000 g而终止者，称为流产（abortion）。流产发生于妊娠12周以前者称早期流产，发生在妊娠12周至不足28周者称晚期流产。流产又分为自然流产（spontaneous abortion）和人工流产（artificial abortion），本节内容仅阐述自然流产。胚胎着床后31%发生自然流产，其中80%为早期流产。

【病因】

导致流产的原因很多，主要包括胚胎因素、母体因素、胎盘因素和环境因素。

（一）胚胎因素

染色体异常是自然流产最常见的原因。在早期自然流产中有50%～60%的妊娠产物存在染色体的异常。染色体异常多为数目异常，如 X 单体、某条染色体出现3条，或者三倍体、多倍体等；其次为结构异常，如染色体断裂、缺失或易位。染色体异常的胚胎多数发生流产，极少数继续发育成胎儿，但出生后也会发生某些功能异常或合并畸形。若已流产，妊娠产物有时仅为一空泡或已经退化了的胚胎。

> 考点：流产的主要原因

（二）母体因素

1. 全身性疾病 妊娠期高热可引起子宫收缩而发生流产；细菌毒素或病毒通过胎盘进入胎儿血液循环，导致胎儿死亡而发生流产。孕妇患严重贫血或心力衰竭可致胎儿缺氧，也可能引起流产。此外，内分泌功能失调、身体或精神的创伤也可导致流产。

2. 免疫因素 母体妊娠后母儿双方免疫不适应，导致母体排斥胎儿发生流产；母体内有抗精子抗体也常导致早期流产。

3. 生殖器官异常 子宫发育不良、子宫畸形、子宫肌瘤、宫腔粘连等可影响胎儿的生长发育而导致流产。子宫颈重度裂伤，宫颈内口松弛，易由胎膜早破引起晚期流产。

4. 其他 如母儿血型不合（如 Rh 或 ABO 血型系统等）可能引起晚期流产。另外，妊娠期特别是妊娠早期行腹部手术，劳动过度、频繁性交、过量吸烟、酗酒、吸毒等不良习惯等诱因，均可刺激子宫收缩而引起流产。

(三)胎盘因素

滋养细胞的发育和功能不全是胚胎早期死亡的重要原因。此外，胎盘内巨大梗死、前置胎盘、胎盘早期剥离而致胎盘血液循环障碍，胎儿死亡等可致流产。

(四)环境因素

过多接触有害的化学物质(如镉、铅、有机汞等)和物理因素(如放射性物质、噪声及高温等)可直接或间接对胚胎或胎儿造成损害，引起流产。

【病理】

流产过程是妊娠物逐渐从子宫壁剥离，然后排出子宫。在妊娠早期，胎盘绒毛发育尚不成熟，与子宫蜕膜联系尚不牢固，因此在妊娠8周以内发生的流产，妊娠产物多数可以完整地从子宫壁分离而排出，出血不多。妊娠8~12周时，胎盘绒毛发育茂盛，与底蜕膜联系较牢固，此时若发生流产，妊娠产物往往不易完整分离排出，致使出血较多，且经久不止。妊娠12周后，胎盘已完全形成，流产时往往先有腹痛，然后排出胎儿、胎盘。

【临床表现】

停经、腹痛及阴道出血是流产的主要临床症状。在流产发展的各个阶段，其症状发生的时间、程度也不同。

一般流产的发展过程如下。

1. 先兆流产(threatened abortion)　表现为停经后先出现少量阴道流血，量比月经量少，有时伴有轻微下腹痛、腰痛、腰坠。妇科检查：子宫大小与停经周数相符，宫颈口未开，胎膜未破，妊娠产物未排出。经休息及治疗后，若流血停止或腹痛消失，妊娠可继续进行；若流血增多或腹痛加剧，则可能发展为难免流产。

> 考点：各种流产的特点

2. 难免流产(inevitable abortion)　由先兆流产发展而来，流产已不可避免。表现为阴道流血量增多，阵发性腹痛加重。妇科检查：子宫大小与停经周数相符或略小，宫颈口已扩张，但组织尚未排出；晚期难免流产还可有羊水流出或见胚胎组织或胎囊堵于宫口。

3. 不全流产(incomplete abortion)　由难免流产发展而来，妊娠产物已部分排出体外，尚有部分残留于宫内，从而影响子宫收缩，致使阴道出血持续不止，严重时可引起出血性休克，下腹痛减轻。妇科检查：一般子宫小于停经周数，宫颈口已扩张，不断有血液自宫颈口内流出，有时尚可见胎盘组织堵塞于宫颈口或部分妊娠产物已排出于阴道内，而部分仍留在宫腔内，有时宫颈口已关闭。

4. 完全流产(complete abortion)　妊娠产物已完全排出，阴道出血逐渐停止，腹痛随之消失。妇科检查：子宫接近正常大小或略大，宫颈口已关闭。

5. 稽留流产(missed abortion)　又称过期流产，是指胚胎或胎儿已死亡滞留在宫腔内尚未自然排出者。胚胎或胎儿死亡后，子宫不再增大反而缩小，早孕反应消失，若已至妊娠中期，孕妇未感腹部增大，胎动消失。妇科检查子宫小于妊娠周数，宫颈口关闭。听诊不能闻及胎心。

6. 复发性流产(recurrent spontaneous abortion，RSA)　RSA指同一性伴侣连续发生3次及3次以上的自然流产。复发性流产大多数为早期流产，少数为晚期流产。

【护考真题链接】2018 年专业实务题
下列各种流产的临床特点，正确的是( )

A. 完全流产：腹痛，宫口松

B. 先兆流产：宫口未开，阴道出血量少于经量

C. 难免流产：阴道出血少，未破水

D. 不全流产：宫口闭，阴道出血减少

E. 稽留流产：胚胎或胎儿在宫内已死亡超过 10 周

分析：考察各种流产的临床特点，先兆流产表现为停经后少量阴道流血，量比月经少，有时伴有轻微下腹痛和腰痛，子宫大小与停经周数相符，宫颈口未开，胎膜未破，妊娠产物未排出。

【护理评估】

(一)健康史

停经、腹痛和阴道流血是流产孕妇的主要症状。护士应详细询问孕妇的停经史、早孕反应情况；阴道流血的持续时间与阴道流血量；有无腹痛，腹痛的部位、性质及程度。此外，还应了解阴道有无水样排液，排液的色、量，有无臭味，以及有无妊娠产物排出等。对于既往病史，应全面了解孕妇在妊娠期间有无全身性疾病、生殖器官疾病、内分泌功能失调及有无接触有害物质等，以识别发生流产的诱因。

(二)身体状况

1. 一般状况　流产孕妇可因出血过多而出现休克，或因出血时间过长、宫腔内有残留组织而发生感染，因此护士应全面评估孕妇的各项生命体征，判断流产类型，尤其注意与贫血及感染相关的征象。

2. 妇科检查　在消毒条件下进行妇科检查，进一步了解宫颈口是否扩张，羊膜是否破裂，有无妊娠产物堵塞于宫颈口内；子宫大小与停经周数是否相符，有无压痛等，并应检查双侧附件有无肿块、增厚及压痛等。

(三)心理-社会状况

孕妇面对阴道流血往往会不知所措，甚至将其过度严重化，同时胎儿的健康也直接影响孕妇的情绪反应，孕妇可能会表现为伤心、郁闷、烦躁不安等。

(四)诊断要点

1. 实验室检查　连续测定血 β-hCG、胎盘生乳素(HPL)、孕激素等动态变化，有助于妊娠诊断和预后判断。

2. B 超检查　可显示有无胎囊、胎动、胎心等，从而可诊断并鉴别流产及其类型，指导正确处理。

(五)治疗要点

不同类型的流产其相应的处理原则亦不同。

1. 先兆流产　卧床休息，禁止性生活；减少刺激；必要时给予对胎儿危害小的镇静药。

2. 黄体功能不足　按医嘱每日肌内注射黄体酮 20 mg，以利于保胎；并注意及时进行超声检查，了解胚胎发育情况，避免盲目保胎。

3.难免流产 应尽早使胚胎及胎盘组织完全排出，以防止出血和感染。

4.不全流产 一经确诊，应行吸宫术或钳刮术以清除宫腔内残留组织。

5.完全流产 若无感染征象，一般不需特殊处理。

6.稽留流产 及时促使胎儿和胎盘排出，以防死亡胎儿及胎盘组织在宫腔内稽留太久发生严重的凝血功能障碍及弥散性血管内凝血(disseminated intravascular coagulation, DIC)。处理前应做凝血功能检查。

7.复发性流产 在明确病因学诊断后有针对性地给予个性化治疗，并重视对保胎治疗成功的病人进行胎儿宫内发育监测以及对所生的婴儿进行出生缺陷筛查。

8.流产合并感染 治疗原则为控制感染的同时尽快清除宫内残留物。

【常见护理诊断/问题】

(1)有感染的危险 与阴道流血时间过长、宫腔内有残留组织等因素有关。

(2)焦虑 与担心胎儿健康等因素有关。

【护理目标】

(1)出院时，护理对象无感染征象。

(2)先兆流产孕妇焦虑缓解，能积极配合保胎措施，继续妊娠。

【护理措施】

对于不同类型的流产孕妇，处理原则不同，其护理措施亦有差异。护士在全面评估孕妇身心状况的基础上，综合病史及诊断检查，明确处理原则，认真执行医嘱，积极配合医生为流产孕妇进行诊治，并为之提供相应的护理措施。

(一)先兆流产孕妇的护理

先兆流产孕妇需卧床休息，禁止性生活、禁灌肠等，以减少各种刺激。护士除了为其提供生活护理外，通常遵医嘱给孕妇适量镇静药、孕激素等。随时评估孕妇的病情变化，如是否腹痛加重、阴道流血量增多等。此外，由于孕妇的情绪状态也会影响其保胎效果，因此，护士还应注意观察孕妇的情绪反应，加强心理护理，从而稳定孕妇情绪，增强保胎信心。护士需向孕妇及家属讲明以上保胎措施的必要性，以取得孕妇及家属的理解和配合。

(二)妊娠不能继续者的护理

护士应积极采取措施，及时做好终止妊娠的准备，协助医生完成手术过程，使妊娠产物完全排出，同时开放静脉，做好输液、输血准备。并严密监测孕妇的体温、血压及脉搏，观察其面色、腹痛、阴道流血及与休克有关征象。有凝血功能障碍者应予以纠正，然后再行引产或手术。

(三)预防感染

护士应监测病人的体温、血象及阴道流血、分泌物的性质、颜色、气味等，并严格执行无菌操作规程，加强会阴部护理。指导孕妇使用消毒会阴垫，保持会阴部清洁，维持良好的卫生习惯。当护士发现感染征象后应及时报告医生，并按医嘱进行抗感染处理。此外，护士还应嘱病人流产后1个月返院复查，确定无禁忌证后，方可开始性生活。

(四)健康教育

妇女由于失去胎儿，往往会出现伤心、悲哀等情绪反应。护士应给予同情和理解，帮助病人及家属接受现实，顺利度过悲伤期。此外，护士还应与孕妇及家属共同讨论此次流产的原因，并向他们讲解流产的相关知识，帮助他们为再次妊娠做好准备。有复发性流产史的孕妇在下一次妊娠确诊后应卧床休息，加强营养，禁止性生活，补充维生素 C、维生素 B、维生素 E 等，治疗期必须超过以往发生流产的妊娠月份。病因明确者，应积极接受对因治疗。如黄体功能不足者，按医嘱正确使用黄体酮治疗以预防流产；子宫畸形者需在妊娠前先行矫治手术，例如宫颈内口松弛者应在未妊娠前做宫颈内口松弛修补术，如已妊娠，则可在妊娠 12~16 周行子宫内口环扎术。

【护理评价】

(1)通过治疗和护理，病人出院时体温是否正常，血红蛋白及白细胞数是否正常，有无出血、感染征象。

(2)通过治疗和护理，对于先兆流产，病人是否表示愿意配合保胎治疗，继续妊娠。

第二节　异位妊娠

✦ 案例导入与工作任务

案例

病人，女，28 岁，已婚，停经 40 天，右下腹撕裂样剧痛伴晕厥 1 小时入院，2 天前出现阴道少量流血，色暗红。查体：体温 36.8 ℃，脉搏 111 次/min，呼吸 24 次/min，血压 80/40 mmHg；面色苍白，烦躁不安；心肺无异常；轻度腹肌紧张，右下腹明显压痛，移动性浊音阳性。妇科检查：阴道少量出血、暗红色；后穹隆饱满、触痛；宫颈举痛明显；右侧附件可触及一质软、不活动包块，有压痛。诊断为异位妊娠。

工作任务

1. 列出该病人的主要护理诊断/问题。
2. 描述护士应采取的主要护理措施。

正常妊娠时，受精卵着床于子宫体腔内膜。受精卵在子宫体腔外着床发育时，称为异位妊娠(ectopic pregnancy)，习称宫外孕(extrauterine pregnancy)。异位妊娠和宫外孕的含义稍有区别。异位妊娠包括输卵管妊娠、卵巢妊娠、腹腔妊娠、宫颈妊娠及阔韧带妊娠等；宫外孕仅指子宫以外的妊娠，宫颈妊娠不包括在内。在异位妊娠中，输卵管妊娠最为常见，占异位妊娠的 95% 左右。本节主要阐述输卵管妊娠。

输卵管妊娠是妇产科常见急腹症之一，当输卵管妊娠流产或破裂时，可引起腹腔内严重出血，如不及时诊断、处理，可危及生命。输卵管妊娠因其发生部位不同又可分为间质部、峡部、壶腹部和伞部妊娠(图 7-1)。以壶腹部妊娠多见，约占 78%，其次为峡部妊娠，伞部妊娠和间质部妊娠少见。

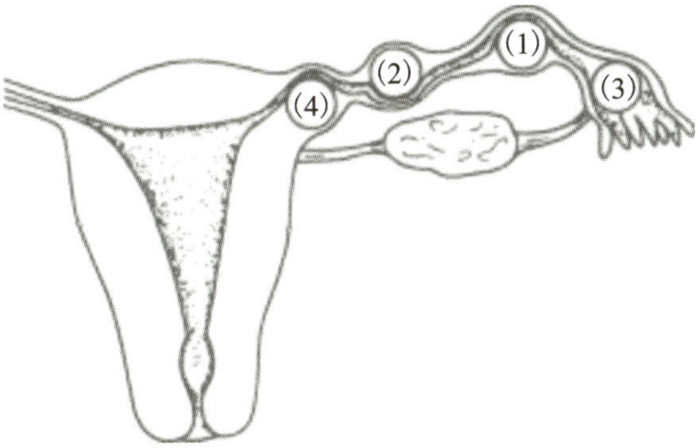

（1）壶腹部妊娠；（2）峡部妊娠；（3）伞部妊娠；（4）间质部妊娠。

图 7-1　输卵管妊娠的发生部位

【病因】

任何妨碍受精卵正常进入宫腔的因素均可造成输卵管妊娠。

考点：异位
妊娠的病因

（一）输卵管炎症

输卵管炎症包括输卵管黏膜炎和输卵管周围炎，这是引起输卵管妊娠的主要原因。慢性炎症可以使输卵管管腔黏膜粘连，管腔变窄；或纤毛缺损；或输卵管与周围粘连，输卵管扭曲，管腔狭窄，输卵管壁平滑肌蠕动减弱等，这些因素均妨碍了受精卵的顺利通过和运行。

（二）输卵管发育不良或功能异常

输卵管过长、肌层发育差、黏膜纤毛缺乏等发育不良，均可成为输卵管妊娠的原因。输卵管蠕动、纤毛活动以及上皮细胞的分泌功能异常，也可影响受精卵的正常运行。

（三）受精卵游走

卵子在一侧输卵管受精，受精卵经宫腔或腹腔进入对侧输卵管称受精卵游走。移行时间过长、受精卵发育增大，即可在对侧输卵管内着床形成输卵管妊娠。

（四）辅助生殖技术

近年由于辅助生育技术的应用，使输卵管妊娠发生率增加，既往少见的异位妊娠，如卵巢妊娠、宫颈妊娠、腹腔妊娠的发生率增加。

（五）其他

内分泌失调、神经精神功能紊乱、输卵管手术以及子宫内膜异位症等都可增加受精卵着床于输卵管的可能性。此外，放置宫内节育器与异位妊娠发生的关系已引起国内外重视。随着宫内节育器的广泛应用，异位妊娠发生率增高，其原因可能是使用宫内节育器后的输卵管炎所致。

🔊 **【护考真题链接】2020 年实践能力题**

异位妊娠的主要病因是（　　　）

A. 输卵管发育不良　　B. 内分泌失调　　C. 输卵管炎症

D. 输卵管功能异常　　E. 畸形

分析：异位妊娠中输卵管妊娠最常见，输卵管炎症是主要病因，慢性炎症妨碍了受精卵的通过和运行。

【病理】

输卵管妊娠时，由于输卵管管腔狭窄，管壁薄，蜕膜形成差，受精卵植入后，不能适应孕卵的生长发育，因此，当输卵管妊娠发展到一定程度，可出现以下结果。

(一)输卵管妊娠流产(tubal abortion)

多见于输卵管壶腹部妊娠，发病多在妊娠8~12周。由于输卵管妊娠时管壁形成的蜕膜不完整，发育中的囊胚常向管腔内突出生长，最终突破包膜而出血，导致囊胚与管壁分离(图7-2)。

(二)输卵管妊娠破裂(rupture of tubal pregnancy)

多见于输卵管峡部妊娠，发病多在妊娠6周左右。当囊胚生长时绒毛侵蚀管壁的肌层及浆膜，以致穿破浆膜，形成输卵管妊娠破裂(图7-3)。

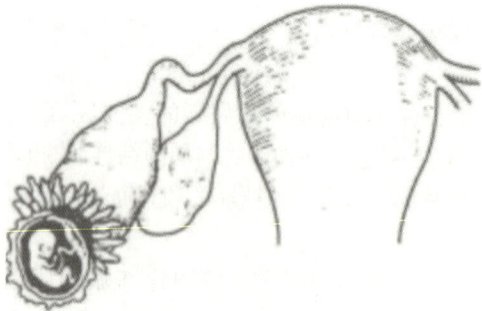

图 7-2　输卵管妊娠流产

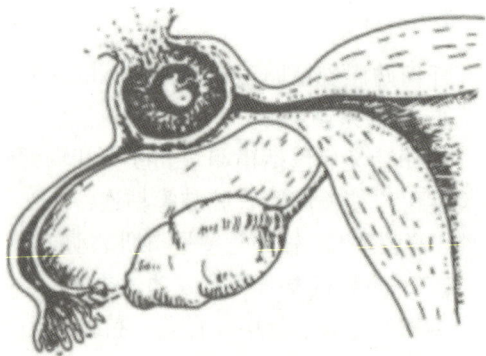

图 7-3　输卵管妊娠破裂

(三)持续性异位妊娠

近年来，对输卵管妊娠行保守性手术机会增多，若术中未完全清除妊娠物，或残留有存活滋养细胞而继续生长，致术后 β-hCG 不下降或反而上升，称为持续性异位妊娠。

【临床表现】

输卵管妊娠的临床表现与受精卵着床部位、有无流产或破裂以及出血量多少与时间长短等有关。

(一)停经

多数病人停经6~8周以后出现不规则阴道流血，但有 20%~30% 的病人无明显症状，或将异位妊娠时出现的不规则阴道流血误认为月经，可能无停经史主诉。

(二)腹痛

腹痛是输卵管妊娠病人就诊的主要症状。输卵管妊娠未发生流产或破裂前，常表现为一侧下腹隐痛或酸胀感。输卵管妊娠流产或破裂时，病人突感一侧下腹部撕裂样疼痛，常伴有恶心、呕吐。若血液局限于病变区，主要表现为下腹部疼痛，当血液积聚于直肠子宫陷凹处，可出现肛门坠胀感。随着血液由下腹部流向全腹，疼痛亦遍及全腹，血液刺激膈肌，可引起肩胛部放射性疼痛及胸部疼痛。腹痛可出现于阴道流血前或后，也可与阴道流血同时发生。

(三) 阴道流血

胚胎死亡后导致血 hCG 下降，卵巢黄体分泌的激素不能维持蜕膜生长而发生剥离出血，常有不规则阴道流血，色暗红或深褐，量少呈点滴状，一般不超过月经量。少数病人阴道流血量较多，类似月经。阴道流血可伴有蜕膜管型或蜕膜碎片排出，系子宫蜕膜剥离所致。阴道流血常在病灶除去后方能停止。

(四) 晕厥与休克

由于腹腔内急性出血及剧烈腹痛，轻者出现晕厥，严重者出现失血性休克。休克程度取决于内出血速度及出血量，出血量愈多，速度愈快，症状出现也愈严重，但与阴道流血量不成正比。

(五) 腹部包块

当输卵管妊娠流产或破裂后所形成的血肿时间过久，可因血液凝固，逐渐机化变硬并与周围器官(子宫、输卵管、卵巢、肠管等)发生粘连而形成包块。

【护理评估】

(一) 健康史

应仔细询问月经史，以准确推断停经时间。注意不要将不规则阴道流血误认为末次月经，或由于月经仅过期几天，不认为是停经。此外，对不孕、放置宫内节育器、绝育术、输卵管复通术、盆腔炎等与发病相关的高危因素予以高度重视。

(二) 身体状况

输卵管妊娠未发生流产或破裂前，症状及体征不明显。当病人腹腔内出血较多时呈贫血貌，严重者可出现面色苍白、四肢湿冷、脉快、弱、细、血压下降等休克症状。体温一般正常，出现休克时体温略低，腹腔内血液吸收时体温略升高，但不超过 38 ℃。

(三) 心理-社会情况

由于输卵管妊娠流产或破裂后，腹腔内急性大量出血及剧烈腹痛，以及妊娠终止的现实都将使孕妇出现较为激烈的情绪反应，可表现出哭泣、自责、无助、抑郁和恐惧等行为。

(四) 治疗要点

处理原则以手术治疗为主，其次是药物治疗。

1. 手术治疗　应在积极纠正休克的同时，进行手术抢救。根据情况行患侧输卵管切除术或保留患侧输卵管及其功能的保守性手术。

2. 药物治疗　化学药物治疗主要适用于早期异位妊娠，要求保留生育能力的年轻病人。全身用药常用甲氨蝶呤，治疗机制是抑制滋养细胞增生、破坏绒毛，使胚胎组织坏死、脱落、吸收。但在治疗中若有严重内出血征象，或疑似输卵管间质部妊娠或胚胎继续生长时仍应及时进行手术治疗。

【常见护理诊断/问题】

(1)有休克的危险　与出血有关。
(2)恐惧　与担心手术失败有关。

【护理目标】

(1)病人未发生休克或休克症状得以及时发现并缓解。

(2)病人正确认识手术，恐惧减轻，配合接受手术治疗。

【护理措施】

(一)接受手术治疗的病人的护理

1.积极做好术前准备　护士在严密监测病人生命体征的同时，配合医生积极纠正病人休克症状，做好术前准备。对于严重内出血并发现休克的病人，护士应立即开放静脉，交叉配血，做好输血输液的准备，以便配合医生积极纠正休克、补充血容量，并按急诊手术要求迅速做好术前准备。

2.提供心理支持　护士于术前简洁明了地向病人及家属讲明手术的必要性，并以亲切的态度和切实的行动赢得病人及家属的信任，保持周围环境安静、有序，减少和消除病人的紧张、恐惧心理，协助病人接受手术治疗方案。术后，护士应帮助病人以正常的心态接受此次妊娠失败的现实，向她们讲述异位妊娠的有关知识，一方面可以减少因害怕再次发生异位妊娠而抵触妊娠的不良情绪，另一方面，也可以增强病人的自我保健意识。

(二)接受非手术治疗方案的病人的护理

1.严密观察病情　护士需密切观察病人的一般情况、生命体征，并重视病人的主诉，尤应注意阴道流血量与腹腔内出血量不成比例，当阴道流血量不多时，不要误以为腹腔内出血量亦很少。护士应告诉病人病情发展的一些指征，如出血增多、腹痛加剧、肛门坠胀感明显等，以便当病人病情发展时，医患均能及时发现，给予相应处理。

2.加强化学药物治疗的护理　化疗一般采用全身用药，也可采用局部用药。在用药期间，应用 B 超和 β-hCG 进行严密监护，并注意病人的病情变化及药物不良反应。常用药物有甲氨蝶呤，不良反应较小，常表现为消化道反应，白细胞下降为主，有时可出现轻微肝功能异常，药物性皮疹、脱发等，大部分反应是可逆的。

3.指导病人休息与饮食　病人应卧床休息，避免腹部压力增大，从而减少异位妊娠破裂的机会。在病人卧床期间，护士需提供相应的生活护理。此外护士还应指导病人摄取足够的营养物质，尤其是富含铁蛋白的食物，如动物肝脏、鱼肉、豆类、绿叶蔬菜以及黑木耳等，以促进血红蛋白的增加，增强病人的抵抗力。

4.监测治疗效果　护士应协助正确留取血标本，以监测治疗效果。

(三)健康教育

输卵管妊娠的预后在于防止输卵管的损伤和感染，因此护士应做好妇女的健康指导工作，防止发生盆腔感染。教育病人保持良好的卫生习惯，勤洗浴、勤换衣，性伴侣稳定。发生盆腔炎后须立即彻底治疗，以免延误病情。另外，由于输卵管妊娠者中约有10%的再发生率和50%~60%的不孕率。因此，护士须告知病人，再次妊娠时要及时就医，并且不宜轻易终止妊娠。

【护理评价】

(1)通过治疗和护理，病人是否未发生休克或休克症状得以及时发现。

(2)通过治疗和护理，病人是否了解手术，愿意接受手术治疗并配合。

第三节 前置胎盘

案例导入与工作任务

案例

王女士，26 岁，G_2P_0，孕 33 周，阴道流血 4 小时入院。半个月前曾发生无诱因阴道流血 1 次。查体：血压 110/80 mmHg，脉搏 96 次/min，宫高 32 cm，腹围 88 cm，胎心率 146 次/min，头先露，未入盆。B 超提示前置胎盘。

工作任务

1. 列出该病人的主要护理诊断/问题？

2. 描述护士应采取的主要护理措施？

正常的胎盘附着于子宫体部的前壁、后壁或侧壁。妊娠 28 周后，若胎盘附着于子宫下段，其下缘达到或覆盖宫颈内口，位置低于胎儿先露部，称为前置胎盘（placenta previa）。前置胎盘是妊娠晚期阴道出血的最常见原因。

【病因】

(一)子宫内膜病变或损伤

多次流产、刮宫、分娩、剖宫产、产褥感染等可导致子宫内膜损伤或瘢痕，引起子宫内膜炎或萎缩性病变。再次妊娠时子宫蜕膜血管形成不良，造成胎盘血供不足，致使胎盘为摄取足够的营养而伸展到子宫下段，形成前置胎盘。

(二)胎盘异常

由于多胎妊娠或巨大儿而形成的大胎盘伸展至子宫下段或遮盖子宫颈内口；或有副胎盘延伸至子宫下段。

(三)受精卵滋养层发育迟缓

当受精卵到达宫腔时，因滋养层发育迟缓尚未达到植入条件而继续下移植入子宫下段，在该处发育成前置胎盘。

(四)宫腔形态异常

当子宫畸形或子宫肌瘤等原因使宫腔的形态改变，导致胎盘附着在子宫下段。

(五)其他因素

吸烟、吸毒者可引起胎盘血流减少，缺氧使胎盘代偿性增大，也可导致前置胎盘。

【分类】

> 考点：前置胎盘的分类

按胎盘下缘与宫颈内口的关系，前置胎盘可分为 4 种类型（图 7-4）。

1. **完全性前置胎盘**（complete placenta previa） 胎盘组织完全覆盖宫颈内口。

2. **部分性前置胎盘**（partial placenta previa） 胎盘组织部分覆盖宫颈内口。

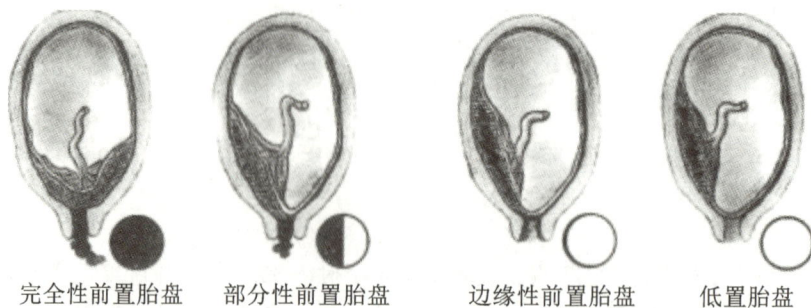

完全性前置胎盘　　部分性前置胎盘　　边缘性前置胎盘　　低置胎盘

图 7-4　前置胎盘的类型

3.边缘性前置胎盘(marginal placenta previa)　胎盘附着于子宫下段,下缘达到宫颈内口,但未超越。

4.低置胎盘(low lying placenta)　胎盘附着于子宫下段,边缘距宫颈内口 2 cm。

【临床表现】

妊娠晚期或临产时,突发无诱因、无痛性反复阴道流血是前置胎盘的典型症状。阴道流血发生的时间,反复发生次数以及出血量多少与前置胎盘类型有关。

> 考点:前置胎盘的临床表现

【护考真题链接】2014 年实践能力题

病人,女,29 岁。妊娠 32^{+3} 周,晨起醒来发现阴道流血,量较多。入院后查体:宫高 26 cm,腹围 83 cm,胎心率 154 次/min,未入盆。最可能的诊断是(　　)

　　A.早产　　　　B.流产　　　　C.前置胎盘　　　　D.胎盘早剥　　　　E.子宫破裂

分析:前置胎盘的主要症状无诱因、无痛性反复阴道流血,子宫软,无压痛,大小与孕周相符,根据该病人的临床表现,最可能的诊断是前置胎盘。

【护理评估】

(一)健康史

评估孕妇有无前置胎盘的高危因素;阴道流血的具体经过及产前检查记录等。

(二)身体状况

完全性前置胎盘初次出血时间多在妊娠 28 周左右,边缘性前置胎盘出血多发生在妊娠晚期或临产后,部分性前置胎盘的初次出血时间、出血量及反复出血次数介于两者之间。孕妇一般情况与出血量、出血速度有关。大量出血可出现贫血貌、面色苍白、脉搏增快、血压下降等休克表现。腹部检查:子宫软,无压痛,轮廓清楚,子宫大小符合妊娠周数。胎位清楚,胎先露高浮,常伴有胎位异常。

(三)心理-社会状况

孕妇及其家属可因突然阴道流血而感到恐惧或焦虑,既担心孕妇的健康,也担心胎儿的安危,显得恐慌、紧张、手足无措等。

（四）诊断要点

妊娠晚期或临产时，突发无诱因、无痛性反复阴道流血。常见的辅助检查如下。

1. B 超检查　可清楚显示子宫壁，胎盘、胎先露部及宫颈的位置，有助于确定前置胎盘类型。

2. 其他　电子胎心监护、血常规、凝血功能检查等。

（五）治疗要点

抑制宫缩、止血、纠正贫血和预防感为治疗原则。根据孕妇的出血量、全身情况、孕周、胎儿成熟度、产道条件及前置胎盘类型等综合分析，制订处理方案。

> 考点：前置胎盘的处理原则

1. 期待疗法　适用于妊娠<34 周、胎儿体重<2000 g、阴道流血量不多、全身情况好、胎儿存活者，在保证孕妇及胎儿安全的前提下采取期待疗法，使胎儿能达到或接近足月，提高围生儿存活率。

2. 终止妊娠　适用于入院时失血性休克者，或期待疗法中发生大出血或出血量虽少，但妊娠已接近足月或已临产者，或胎儿成熟度检查提示胎儿肺成熟者，或出现胎儿窘迫征象者，应及时终止妊娠。剖宫产术可迅速结束分娩，对母儿相对安全，是目前处理前置胎盘的主要手段。

【常见护理诊断和问题】

(1) 潜在并发症：出血性休克。

(2) 有感染的危险　与阴道流血、胎盘剥离面靠近子宫颈口有关。

(3) 舒适度减弱　与绝对卧床休息、活动无耐力有关。

【护理目标】

(1) 孕妇出血得到控制，未发生出血性休克。

(2) 产前和产后未发生感染。

(3) 协助孕妇进行生活自理。

【护理措施】

（一）饮食指导

建议孕妇多摄入高蛋白、高热量、富含维生素及铁元素的食物，纠正贫血，增加母体储备，保证母儿基本需要。多摄入粗纤维食物，保证大便通畅。注意饮食卫生，不吃过冷食物，以免腹泻，诱发宫缩。

（二）病情观察

严密观察并记录孕妇生命体征、阴道流血、胎心及胎动等，准确记录阴道出血量，注意识别病情危重的指征如休克表现、胎心/胎动异常等，发现异常及时报告医生并配合处理。

（三）协助治疗

遵医嘱建立静脉通道，采取相应的止血、输血、扩容等措施。根据病情和孕周，遵医嘱给予糖皮质激素促胎肺成熟。做好大出血的抢救准备。遵医嘱做好手术前准备。

(四)预防感染

保持室内空气流通,指导产妇注意个人卫生,及时更换会阴垫。为产妇进行会阴擦洗,每日2次,指导其大小便后保持会阴部清洁、干燥。严密观察产妇生命体征、恶露、子宫复旧、阴道流血、白细胞计数及分类等。

(五)协助自理

阴道流血期间孕妇应减少活动量,注意休息;禁止肛门检查和不必要的阴道检查。鼓励病人坚持自我照顾的行为。协助病人入浴、如厕、起居、穿衣及饮食等生活护理,将日常用品放于病人伸手可及处。

【护理评价】

(1)通过治疗和护理,孕产妇生命体征是否稳定。

(2)通过治疗和护理,孕产妇是否无感染征象。

(3)通过治疗和护理,孕产妇在护士的协助下是否能够生活自理。

第四节　胎盘早剥

✦⁺ 案例导入与工作任务

案例

李女士,27岁,G_2P_0,妊娠35周,因腹部受撞击后出现持续腹痛伴阴道流血1小时入院。查体:面色苍白,脉搏100次/min,呼吸22次/min,血压88/55 mmHg,宫高38 cm,腹围103 cm,子宫硬如板状,压痛明显,胎位触诊不清,胎心弱不规则。诊断为胎盘早剥收入院。

工作任务

1. 列出该病人的主要护理诊断/问题。

2. 描述护士应采取的主要护理措施。

妊娠20周后正常位置的胎盘在胎儿娩出前,部分或全部从子宫壁剥离,称为胎盘早剥(placental abruption)。发病率约为1%,是妊娠晚期的一种严重并发症。

【病因】

确切的发病机制不清,可能与下述因素有关。

(一)孕妇血管病变

孕妇患有严重的子痫前期、慢性高血压、慢性肾脏疾病或全身血管病变等,底蜕膜螺旋小动脉痉挛或硬化,引起远端毛细血管缺血坏死甚至破裂出血,血液流至底蜕膜层形成血肿,导致胎盘剥离。

(二)宫腔内压力骤减

多胎妊娠、羊水过多等发生胎膜早破;破膜时羊水流出过快;双胎妊娠的孕妇在分娩时，第一个胎儿娩出过快，均可使宫腔压力骤减而发生胎盘早剥。

(三)机械性因素

当孕妇腹部受撞击、挤压等均可造成血管破裂而发生胎盘早剥。此外，脐带过短或脐带绕颈时，分娩过程中胎儿下降牵拉脐带也可造成胎盘早剥。

(四)其他因素

高龄多产、胎盘早剥史、剖宫产史、吸烟、营养不良、吸毒、有血栓形成倾向及接受辅助生殖技术助孕等。

【病理】

主要为底蜕膜出血，形成血肿，使该处胎盘自子宫壁附着处剥离。临床分为两种类型（图7-5）。

1. **显性剥离** 剥离面小，出血停止，血液凝固，临床多无症状。若继续出血，血液冲开胎盘边缘及胎膜，经宫颈向外流出，称为显性剥离（revealed abruption）。

2. **隐性剥离** 若胎盘边缘或胎膜与子宫壁未剥离，或胎头进入骨盆入口压迫胎盘下缘，使血液不能向外流而积聚在胎盘与子宫壁之间，故无阴道流血，称为隐性剥离（concealed abruption）。

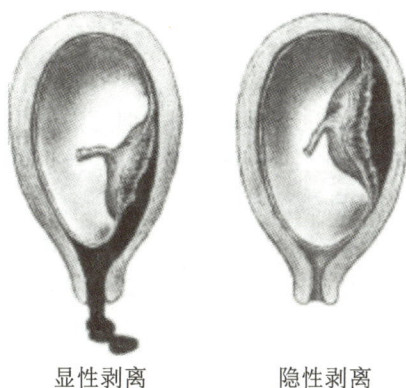

显性剥离　　　　隐性剥离

图7-5 胎盘早剥的类型

【临床表现】

阴道流血、腹痛，可伴有子宫张力增高和子宫压痛，尤其以胎盘剥离处最明显，是其典型临床表现。阴道流血特征为陈旧不凝血，而出血量可与疼痛、胎盘剥离程度不一定相一致，特别是后壁胎盘的隐性剥离。早期表现往往以胎心异常为最先出现，宫缩间歇期子宫为高张状态，胎位触诊不清。严重时子宫硬如板状，压痛明显，胎心异常或消失，可出现恶心、呕吐、面色苍白、脉搏细数及血压下降等休克症状。临床上推荐按照胎盘早剥的Page分级标准评估病情的严重程度（表7-1）。

表7-1 胎盘早剥的Page分级标准

分级	标准
0级	分娩后回顾性产后诊断
Ⅰ级	外出血，子宫软，无胎儿窘迫
Ⅱ级	胎儿宫内窘迫或胎死宫内
Ⅲ级	产妇出现休克症状，伴或不伴弥散性血管内凝血

【护考真题链接】2018 年实践能力题
病人，女，30 岁。妊娠 24 周。因车祸腹部受重力撞击，突发持续性腹痛，有少量阴道流血，腹部检查：子宫硬如板状，有压痛，子宫底位于脐与剑突之间。子宫处于高张状态，首先应考虑为（   ）

A.胎盘早剥　　B.前置胎盘　　C.先兆流产　　D.难免流产　　E.先兆子宫破裂

分析：胎盘早剥的临床特点是阴道流血、腹痛，可伴有子宫张力增高和子宫压痛；腹部检查可见子宫硬如板状，有压痛，子宫比妊娠周数大，子宫底随胎盘后血肿增大而增高；根据题干可知该孕妇在车祸后突然出现的腹痛、阴道流血和子宫硬如板状，有压痛等症状，符合胎盘早剥的临床特点，应首先考虑发生了胎盘早剥。

【护理评估】

（一）健康史
孕妇在妊娠晚期或临产时突然发生腹部剧痛，有急性贫血或休克现象，应引起高度重视。护士需全面评估孕妇既往史与产前检查记录。

（二）身体状况
触诊时子宫张力增大，宫底增高，子宫压痛，严重者可出现恶心、呕吐、面色苍白、出汗、脉搏细弱及血压下降等休克征象，子宫呈板状，压痛明显，胎位触诊不清。孕妇可无阴道流血或少量阴道流血及血性羊水。胎盘早剥对孕妇及胎儿/新生儿都产生很大的影响，可增加孕妇凝血功能障碍、羊水栓塞、急性肾衰竭、失血性休克等发生的风险，应评估孕妇有无相关临床表现。胎盘早剥还可能导致胎儿/新生儿出现胎儿窘迫、早产、新生儿窒息或死亡等，应评估胎儿/新生儿有无相关情况。

（三）心理-社会状况
胎盘早剥孕妇入院时情况危急，孕妇及其家属常常感到高度紧张和恐惧。

（四）诊断要点
根据健康史、具有阴道流血、腹痛，可伴有子宫张力增高和子宫压痛，尤其以胎盘剥离处最明显的典型临床表现和身体状况评估结果，结合辅助检查，以明确诊断。

1. 实验室检查　包括血常规、凝血功能、肝肾功能、电解质、血气分析及 DIC 筛选试验等。

2. B 超检查　可协助了解胎盘的部位及胎盘早剥的类型，明确胎儿大小及存活情况。

3. 胎心监护　可出现胎心基线变异消失、变异减速、晚期减速及胎心率缓慢等。

（五）治疗要点
早期识别、积极纠正休克、及时终止妊娠、控制 DIC 及减少并发症。分娩时机和方式应根据孕周、胎盘剥离的严重程度、有无并发症、宫口开大情况及胎儿宫内状况等决定。

【常见护理诊断/问题】

（1）有心脏组织灌注不足的危险　与胎盘剥离导致子宫-胎盘循环血量下降引起胎儿心脏组织灌注不足有关。

（2）潜在并发症：失血性休克。

（3）母乳喂养中断　与新生儿转至新生儿重症监护病房（NICU）治疗有关。

【护理目标】

（1）胎儿未出现宫内窘迫或出现后得到及时处理。

（2）孕妇血液循环维持在正常范围内。

（3）产妇在母婴分离时能保持正常泌乳。

【护理措施】

（一）纠正休克

迅速开放静脉通道，遵医嘱给予红细胞、血浆、血小板等积极补充血容量，改善血液循环。抢救中给予吸氧、保暖等。

（二）心理护理

向孕妇及家人提供相关信息，包括护理措施的目的及孕产妇需做的配合，说明积极配合治疗与护理的重要性，对他们的疑虑给予适当解释，帮助他们使用合理的压力应对技巧和方法。

（三）病情观察

密切监测孕妇生命体征、阴道流血、腹痛、贫血程度、凝血功能、肝肾功能及电解质等。监测胎儿宫内情况，及时发现异常，立即报告医生并配合处理。

（四）分娩期护理

密切观察产妇心率、血压、宫缩、阴道流血情况及监测胎心。做好抢救新生儿和急诊剖宫产的准备。胎儿娩出后，遵医嘱立即给予催产素，预防产后出血。

（五）产褥期护理

密切观察生命体征、宫缩、恶露、伤口愈合等情况。保持外阴清洁干燥，预防产褥感染。若发生母婴分离，为了保持泌乳功能，护士应检查产妇有无乳房肿块，并指导和协助产妇在产后 6 小时后进行挤奶，及时将母乳送至 NICU。

【护理评价】

（1）通过治疗和护理，胎儿宫内情况是否良好。

（2）通过治疗和护理，孕产妇是否发生失血性休克，维持正常泌乳功能。

第五节　妊娠期高血压疾病

✦ 案例导入与工作任务

案例

王女士，38 岁，第 2 胎，妊娠 35 周，头晕、头痛 1 个月，加重 7 日，视物不清 1 日入院。查体：血压 170/110 mmHg。子宫底在剑突下 2 横指，胎位右后，胎心率 150 次/min。实验室检查尿蛋白（++）。医生告知孕妇患了妊娠期高血压疾病，须立即住院。

工作任务

1. 列出该病人的主要护理诊断/问题。

2. 描述护士应采取的主要护理措施。

妊娠期高血压疾病(hypertensive disorders of pregnancy)是妊娠期特有的疾病,包括妊娠期高血压、子痫前期、子痫、慢性高血压并发子痫前期以及妊娠合并慢性高血压。其中妊娠期高血压、子痫前期和子痫以往统称为妊娠高血压综合征。本病命名强调生育年龄妇女发生高血压、蛋白尿症状与妊娠之间的因果关系。多数病例在妊娠期出现一过性高血压、蛋白尿症状,分娩后随即消失。该病严重影响母婴健康,是孕产妇及围生儿病率及病死率的主要原因之一。

> 考点:早期、中晚期妊娠诊断

【病因】

妊娠期高血压疾病的发病原因至今尚未阐明,但是,在临床工作中确实发现有些因素与妊娠期高血压疾病的发病密切相关,称为易发因素。其易发因素及主要病因学说如下。

(一)易发因素

依据流行病学调查发现,妊娠期高血压疾病可能与以下因素有关:①初产妇;②年轻孕产妇(年龄≤18岁)或高龄孕产妇(年龄≥35岁);③精神过度紧张或受刺激致使中枢神经系统功能紊乱者;④寒冷季节或气温变化过大;⑤有慢性高血压、慢性肾炎、糖尿病等病史的孕妇;⑥营养不良,如贫血、低蛋白血症者;⑦初次产检时 BMI≥28 kg/m^2 者;⑧子宫张力过高(如羊水过多、双胎妊娠、糖尿病巨大儿等)者;⑨家族中有高血压史,尤其是孕妇之母有重度妊娠期高血压史者。

(二)病因学说

①免疫学说;②子宫螺旋小动脉重铸不足;③血管内皮功能障碍;④营养缺乏及其他因素。

【病理生理】

本病的基本病理生理变化是全身小动脉痉挛。由于小动脉痉挛,造成管腔狭窄,周围阻力增大,内皮细胞损伤,通透性增加,体液和蛋白质渗漏,表现为血压上升、蛋白尿、水肿和血液浓缩等。

【护考真题链接】2016 年专业实务题

某孕妇,孕前基础血压为 120/80 mmHg。妊娠 30 周时出现下肢水肿、头痛、头晕,查体:血压 150/100 mmHg,尿蛋白(+),诊断为妊娠期高血压疾病。病人出现上述症状的病理生理变化基础是(   )

A. 底蜕膜出血   B. 全身小动脉痉挛   C. 水钠潴留

D. 内分泌功能失调   E. 肾小管重吸收功能下降

分析:妊娠期高血压基本的病理生理变化是全身小动脉痉挛,造成管腔狭窄,周围阻力增大,内皮细胞损伤,血管通透性增加,体液和蛋白质渗漏,表现为血压上升、蛋白质、水肿和血液浓缩等。

【临床表现及分类】

妊娠期高血压疾病有以下分类。

（一）妊娠期高血压

妊娠期20周后首次高血压，收缩压≥140 mmHg和（或）舒张压力≥90 mmHg，并于产后12周内恢复正常；尿蛋白（-）；病人可伴有上腹部不适或血小板减少。产后方可确诊。

考点：妊娠期高血压的临床特点

（二）子痫前期

1. 轻度　妊娠20周后出现BP≥140/90 mmHg；尿蛋白≥0.3 g/24 h或尿蛋白/肌酐比值≥0.3，或随机尿蛋白≥（+）；可伴有上腹部不适、头痛、视物模糊等症状。

2. 重度　BP≥160/110 mmHg；尿蛋白≥2.0 g/24 h或随机尿蛋白≥（+++）；血清肌酐>106 μmol/L，血小板<100×10⁹/L；出现微血管溶血（LDH升高）；血清ALT或AST升高；持续性头痛或其他脑神经或视觉障碍；持续性上腹不适等。

（三）子痫

在子痫前期的基础上出现抽搐发作，或伴昏迷，称为子痫。子痫多发生于妊娠晚期或临产前，称产前子痫；少数发生于分娩过程中，称产时子痫；个别发生在产后24小时内，称产后子痫。

子痫典型发作过程：先表现为眼球固定，瞳孔散大，头扭向一侧，牙关紧闭，继而口角及面部肌肉颤动，数秒后全身及四肢肌肉强直（背侧强于腹侧），双手紧握，双臂伸直，发生强烈的抽动。抽搐时呼吸暂停，面色青紫。持续1分钟左右，抽搐强度减弱，全身肌肉松弛，随即深长吸气而恢复呼吸。抽搐期间病人神志丧失。病情转轻时，抽搐次数减少，抽搐后很快苏醒，但有时抽搐频繁且持续时间较长，病人可陷入深昏迷状态。抽搐过程中易发生唇舌咬伤、摔伤甚至骨折等多种创伤，昏迷时呕吐可造成窒息或吸入性肺炎。

（四）慢性高血压并发子痫前期

高血压孕妇于妊娠20周以前无蛋白尿，若妊娠20周后出现尿蛋白≥0.3 g/24 h或随机尿蛋白≥（+）；或妊娠20周后突然出现尿蛋白增加、血压进一步升高，或血小板小于<100×10⁹/L。

（五）妊娠合并慢性高血压

妊娠前或妊娠20周前血压≥140/90 mmHg，但妊娠期无明显加重；或妊娠20周后首次诊断高血压并持续到产后12周以后。

【知识链接】

妊娠高血压疾病诊治的新观点

根据国内外的最新研究进展，参考美国、加拿大、英国、澳大利亚等国家和地区学术组织的最新相关指南并结合我国国情和临床实践经验，中华医学会妇产科学分会妊娠期高血压疾病学组在发表的《妊娠期高血压疾病诊治指南（2015版）》的基础上，更新发布《妊娠期高血压疾病诊治指南（2020）》版本。该指南遵循循证医学理念，对有关治疗方案给出证据评价（包括证据等级和推荐等级），以进一步规范我国妊娠期高血压疾病的临床诊治。在2020版指南中，明确强调了妊娠期高血压疾病发病的背景复杂，尤其子痫前期–子痫存在多因素–多机制–多通路致病的综合征发病性质。不仅孕妇高血压的临床表现程度和表现形式复杂，子痫前期的首发症状也存在多样性。于此基础上，指南在强调各种风险因素识别同时，提出应重视妊娠期的临床预警信息，强化产前检查，提高早期识别和早期诊断能力，并在降压和预防抽搐等对症处理的基础上，注意各种诱发病因的诊治。该指南旨在为妊娠期高血压及子痫前期的临床诊治提供指导，并扩展临床多方面诊治思路。

【护理评估】

(一)健康史

详细询问病人于孕前及妊娠20周前有无高血压、蛋白尿和(或)水肿及抽搐等征象；既往病史中有无原发性高血压、慢性肾炎及糖尿病等；有无家族史。此次妊娠经过，出现异常现象的时间及治疗经过。特别应注意有无头痛、视力改变、上腹不适等症状。

(二)身体状况

典型的病人表现为妊娠20周后出现高血压、水肿、蛋白尿。根据病变程度不同，不同临床类型的病人有相应的临床表现。护士除评估病人一般健康状况外，需重点评估病人的血压、尿蛋白、水肿、自觉症状以及抽搐、昏迷等情况。在评估过程中应注意以下内容。

(1)初测血压有升高者，需休息1小时后再测，方能正确反映血压情况。同时不要忽略测得血压与基础血压的比较。

(2)留取24小时尿进行尿蛋白检查，凡24小时尿蛋白定量≥0.3 g者为异常，护士应给予高度重视。

(3)妊娠后期水肿，但是水肿不明显者，也有可能迅速发展为子痫，应引起重视。此外，还应注意水肿不明显，但体重于一周内增加超过0.5 kg的隐性水肿。

(4)孕妇出现头痛、眼花、胸闷、恶心、呕吐等自觉症状时提示病情的进一步发展，即进入子痫前期阶段，护士应高度重视。

(5)抽搐与昏迷是最严重的表现，护士应特别注意发作状态、频率、持续时间、间隔时间，神志情况以及有无唇舌咬伤、摔伤甚至骨折、窒息或吸入性肺炎等。

(三)心理–社会状况

孕妇的心理状态与病情的轻重、病程的长短、孕妇对疾病的认识、自身的性格特点及社会支持系统的情况有关。孕妇及其家属误认为是高血压或肾病而没有对妊娠期高血压疾病给予足够的重视；有些孕妇对自身及胎儿预后过分担忧和恐惧而终日心神不宁；也有些孕妇则产生否认、愤怒、自责、悲观、失望等情绪。孕妇及家属均需要不同程度的心理疏导。

(四)诊断要点

1.尿常规检查　根据蛋白定量确定病情严重程度；根据镜检出现管型判断肾功能受损情况。

2.血液检查　包括测定血红蛋白、血细胞比容、血浆黏度、全血黏度以了解血液浓缩程度；重症病人应测定血小板计数、凝血时间，必要时测定凝血酶原时间、纤维蛋白原和鱼精蛋白副凝试验(3P试验)等，以了解有无凝血功能异常。测定血电解质及二氧化碳结合力，以及时了解有无电解质紊乱及酸中毒。

3. 肝、肾功能检查　如进行丙氨酸氨基转移酶、血尿素氮、肌酐及尿酸等测定。

4. 眼底检查　眼底视网膜小动脉变化是反映妊娠期高血压疾病严重程度的一项重要参考指标。

5. 其他检查　如心电图、超声心动图、胎盘功能、胎儿成熟度检查等，可视病情而定。

(五)治疗要点

妊娠期高血压疾病的基本处理原则是镇静、解痉、降压、利尿，适时终止妊娠以达到预防子痫发生，降低孕产妇及围生儿病率、病死率及严重后遗症的目的。

1. 轻症妊娠期高血压　加强孕期检查，密切观察病情变化，注意休息、调节饮食、采取左侧卧位，以防发展为重症。

2. 子痫前期　须住院治疗，积极处理，防止发生子痫及并发症。治疗原则为解痉、降压、镇静，合理扩容及利尿，适时终止妊娠。常用的药物有以下几种。①解痉药物：首选硫酸镁。硫酸镁有预防子痫和控制子痫发作的作用，适用于先兆子痫和子痫。②镇静药物：镇静药兼有镇静和抗惊厥作用，常用地西泮和冬眠合剂，可用于硫酸镁有禁忌或疗效不明显者，分娩期应慎用，以免药物通过胎盘导致对胎儿的神经系统产生抑制作用。③降压药物：不作为常规，仅用于血压过高，特别是收缩压 ≥160 mmHg 和(或)舒张压 ≥110 mmHg 的严重高血压必须降压治疗，以及原发性高血压妊娠前已用降血压药者。选用的药物以不影响心搏出量、肾血流量及子宫胎盘灌注量为宜。常用药物有肼屈嗪、卡托普利等。④扩容药物：一般不主张扩容治疗，仅用于低蛋白血症、贫血的病人。采用扩容治疗应严格掌握其适应证和禁忌证，并应严密观察病人的脉搏、呼吸、血压及尿量，防止肺水肿和心力衰竭的发生。常用的扩容剂有：人血白蛋白、全血、平衡液和低分子右旋糖酐。⑤利尿药物：一般不主张应用，仅用于全身性水肿、急性心力衰竭、肺水肿、脑水肿或血容量过多且伴有潜在性脑水肿者。用药过程中应严密监测病人的水和电解质平衡情况以及药物的不良反应。常用药物有呋塞米、甘露醇。适时终止妊娠：是彻底治疗妊娠期高血压疾病的重要手段。

适时终止妊娠：是彻底治疗妊娠期高血压疾病的重要手段。终止妊娠的时机包括：①妊娠期高血压、子痫前期病人可期待治疗至妊娠 37 周终止妊娠。②重度子痫前期病人，妊娠 24 周经治疗病情不稳定者建议终止妊娠；妊娠 24~28 周根据母儿情况及当地医疗条件和医疗水平决定是否期待治疗；妊娠 28~34 周，若病情不稳定，经积极治疗 24~48 小时病情仍加重，促胎肺成熟后应终止妊娠；若病情稳定，可考虑继续期待治疗，并建议提早转至早产儿救治能力较强的医疗机构；妊娠 ≥34 周病人应考虑终止妊娠。

3. 子痫病人的处理　子痫是本疾病最严重的阶段，直接关系到母儿安危，应积极处理。处理原则为：控制抽搐，纠正缺氧和酸中毒，在控制血压、抽搐的基础上终止妊娠。

【常见护理诊断/问题】

(1)体液过多　与下腔静脉受增大子宫压迫使血液回流受阻或营养不良性低蛋白血症有关。

(2)有受伤的危险　与子痫病人抽搐昏迷有关。

(3)潜在并发症：子痫、胎盘早期剥离。

【护理目标】

(1)孕妇出入量平衡,水肿程度减轻或不再增加。

(2)孕妇未发生相关潜在并发症或出现有关征象时及时发现并及时干预。

【护理措施】

(一)妊娠期高血压疾病的预防指导

1.加强孕期教育　护士应重视孕期健康教育工作,使孕妇及家属了解妊娠期高血压疾病的知识及其对母儿的危害,从而促使孕妇自觉于妊娠早期开始接受产前检查,并主动坚持定期检查,以便及时发现异常,及时得到治疗和指导。

2.进行休息及饮食指导　孕妇应采取左侧卧位休息以增加胎盘绒毛血供,同时保持心情愉快也有助于妊娠期高血压疾病的预防。护士应指导孕妇合理饮食,减少过量脂肪和盐的摄入,增加蛋白质、维生素以及富含铁、钙、锌的食物,对预防妊娠期高血压疾病有一定作用。可从妊娠 20 周开始,每天补充钙剂 1~2 g,可防止妊娠期高血压疾病的发生。

(二)一般护理

1.保证休息　轻度妊娠期高血压疾病的孕妇可住院也可在家休息,但建议子痫前期病人住院治疗。保证充分的睡眠,每日休息不少于 10 小时在休息和睡眠时,以左侧卧位为宜,改善子宫胎盘的血供。

2.调整饮食　轻度妊娠期高血压疾病的孕妇需摄入足够的蛋白质(100 g/d 以上)、蔬菜,补充维生素、铁和钙剂。食盐不必严格限制,因为长期低盐饮食可引起低钠血症,易发生产后血液循环衰竭,而且低盐饮食也会影响食欲,减少蛋白质的摄入,对母儿均不利。但全身水肿的孕妇应限制食盐摄入量。

3.密切监护母儿状态　护士应询问孕妇是否出现头痛、视力改变、上腹不适等症状。每日测体重及血压,每日或隔日复查尿蛋白。定期监测血压、胎儿发育状况和胎盘功能。

4.间断吸氧　可增加血氧含量,改善全身主要脏器和胎盘的氧供。

(三)用药护理

硫酸镁为目前治疗子痫前期和子痫的首选解痉药物,护士应明确硫酸镁的用药方法、不良反应以及注意事项。

1.用药方法　硫酸镁可采用肌内注射或静脉用药。

(1)肌内注射:25%硫酸镁溶液 20 mL+2%利多卡因 2 mL 深部肌内注射。通常于用药 2 小时后血药浓度达高峰,且体内浓度下降缓慢,作用时间长,但局部刺激性强,注射时应使用长针头行深部肌内注射,加利多卡因于硫酸镁溶液中,以缓解疼痛刺激,注射后用无菌棉球或创可贴覆盖针孔,防止注射部位感染,必要时可行局部按揉或热敷,促进肌肉组织对药物的吸收。

(2)静脉给药:静脉用药负荷剂量为 4~6 g,溶于 25%葡萄糖注射液 20 mL 静脉推注(15~20 分钟);或溶于 5%葡萄糖注射液 100 mL 快速静脉滴注(15~20 分钟),继而硫酸镁 1~2 g/h 静脉滴注维持。静脉用药后可使血中浓度迅速达到有效水平,用药后约 1 小时血药浓度可达高峰,停药后血药浓度下降较快,但可避免肌内注射引起的不适。基于不同用药途径的特点,临床多采用两种方式互补长短,以维持体内有效浓度。

2. 不良反应 硫酸镁的治疗浓度和中毒浓度相近,因此在进行硫酸镁治疗时应严密观察其毒性作用,并认真控制硫酸镁的入量。通常主张硫酸镁的滴注速度以 1 g/h 为宜,不超过 2 g/h。每天用量为 25~30 g。硫酸镁过量会使呼吸及心肌收缩功能受到抑制甚至危及生命。中毒现象首先表现为膝反射减弱或消失,随着血镁浓度的增加可出现全身肌张力减退及呼吸抑制,严重者心跳可突然停止。

3. 注意事项 护士在用药前及用药过程中均应监测孕妇血压,同时还应监测以下指标:①膝腱反射必须存在;②呼吸≥16 次/min;③24 小时尿量≥400 mL,或每小时尿量≥17 mL。尿少提示排泄功能受抑制,镁离子易积蓄而发生中毒。由于钙离子可与镁离子争夺神经细胞上的同一受体,阻止镁离子的继续结合,因此应随时备好 10%的葡萄糖酸钙注射液,以便出现不良反应时及时予以解毒。10%的葡萄糖酸钙注射液 10 mL 在静脉推注时宜在 3 分钟以上推完,必要时可每小时重复 1 次,直至呼吸、排尿和神经抑制恢复正常,但 24 小时内不超过 8 次。

(四) 子痫病人的护理

1. 协助医生控制抽搐 病人一旦发生抽搐,应尽快控制。硫酸镁为首选药物,必要时可加用强有力的镇静药物。

2. 专人护理,防止受伤 子痫发生后,首先应保持呼吸道通畅,并立即给氧,用开口器或于上、下磨牙间放置一缠好纱布的压舌板,用舌钳固定舌以防咬伤唇舌或致舌后坠的发生。病人取头低侧卧位,以防黏液吸入呼吸道或舌头阻塞呼吸道,也可避免发生低血压综合征。必要时,用吸引器吸出喉部黏液或呕吐物,以免窒息。在病人昏迷或未完全清醒时,禁止给予饮食和口服药,以防误入呼吸道而致吸入性肺炎。

3. 减少刺激,以免诱发抽搐 病人应安置于单人暗室,保持绝对安静,以避免声、光刺激;一切治疗活动和护理操作尽量轻柔且相对集中,避免干扰病人。

4. 严密监护 密切注意血压、脉搏、呼吸、体温及尿量、记出入量。及时进行必要的血、尿化验和特殊检查,及早发现脑出血、肺水肿、急性肾衰竭等并发症。

5. 为终止妊娠做好准备 子痫发作后多自然临产,应严密观察及时发现产兆,并做好母子抢救准备。如经治疗病情得以控制仍未临产者,应在孕妇清醒后 24~48 小时内引产,或子痫病人经药物控制后 6~12 小时,考虑终止妊娠。护士应做好终止妊娠的准备。

(五) 妊娠期高血压孕妇的产时及产后护理

妊娠期高血压孕妇的分娩方式应根据母子的情形而定。

1. 若决定经阴道分娩,需加强各产程护理 在第一产程中,应密切监测病人的血压、脉搏、尿量、胎心及子宫收缩情况以及有无自觉症状;血压升高时应及时与医生联系。在第二产程中,应尽量缩短产程,避免产妇用力,初产妇可行会阴侧切并用产钳或胎吸助产。在第三产程中,必须预防产后出血,在胎儿娩出前肩后立即静脉推注催产素,禁用麦角新碱,及时娩出胎盘并按摩宫底,观察血压变化,重视病人的主诉。

2. 开放静脉,测量血压 病情较重者于分娩开始即开放静脉。胎儿娩出后测血压,病情稳定后方可送回病房。在产褥期仍需继续监测血压,产后 48 小时内应至少每 4 小时观察 1 次血压。

3. 继续硫酸镁治疗,加强用药护理 重症病人产后应继续硫酸镁治疗 1~2 天,产后 24 小时至 5 天内仍有发生子痫的可能,故不可放松治疗及护理措施。此外,产前未发生抽搐的病人产后 48 小时亦有发生的可能，故产后 48 小时内仍应继续硫酸镁的治疗和护理。使用大量硫酸镁的孕妇，产后易发生子宫收缩乏力，恶露较常人多，因此应严密观察子宫复旧情况，严防产后出血。

(六)健康教育

对轻度妊娠期高血压疾病病人，应进行饮食指导并注意休息，以左侧卧位为主，加强胎儿监护，自数胎动，掌握自觉症状，加强产前检查，定期接受产前保护措施；对重度妊娠期高血压疾病病人，应使病人掌握识别不适症状及用药后的不适反应。还应掌握产后的自我护理方法，加强母乳喂养的指导。同时，注意家属的健康教育，使孕妇得到心理和生理的支持。

> 【护考真题链接】2013 年实践能力题
> 使用硫酸镁治疗妊娠高血压综合征时要注意(　　　)
> A.使用前应测体温、脉搏　　　　　B.24 小时尿量>360 mL，每小时尿量>15 mL
> C.呼吸 ≥16 次/min　　　　　　　　D.膝反射增强提示中毒
> E.严格控制滴注速度，以 2 g/h 为宜
> 分析：护士在用药前及用药过程中均应监测孕妇血压，同时还应监测以下指标：①膝腱反射必须存在；②呼吸 ≥16 次/min；③24 小时尿量 ≥400 mL，或每小时 ≥17 mL。

【护理评价】

(1)通过治疗和护理，病人出入量是否平衡，水肿程度是否缓解。
(2)通过治疗和护理，病人病情是否得以控制，没有出现并发症。

第六节　早产

✦ 案例导入与工作任务

案例

某女士，30 岁，G_2P_0，妊娠 29 周。阴道少量血性分泌物并伴有腹部隐痛 2 小时入院。入院前一日曾有性生活。入院检查：血压 110/70 mmHg，脉搏 90 次/min，呼吸 18 次/min。外阴少量血性分泌物，宫底高度 26 cm，枕左前位，头先露，宫缩不规律。胎心监护无异常。诊断为先兆早产，拟行保胎治疗。

工作任务

1.列出该病人的主要护理诊断/问题。
2.描述护士应采取的主要护理措施。

早产是指妊娠满 28 周至不满 37 周之间分娩者。此时娩出的新生儿称早产儿，出生体重多为 1000~2499 g，各器官发育尚不够成熟。据统计，早产儿中约有 15%于新生儿期死亡，而且，围生儿死亡中与早产有关者占 75%，防止早产是降低围生儿病死率的重要环节

之一。

【病因】

发生早产的常见原因有孕妇、胎儿和胎盘方面的因素。

(一)孕妇因素

孕妇如合并感染性疾病(尤其性传播疾病)、子宫畸形、子宫肌瘤,急、慢性疾病及妊娠并发症时易诱发早产,而且若孕妇有吸烟、酗酒不良行为或精神受到刺激以及承受巨大压力时也可发生早产。

(二)胎儿、胎盘因素

胎膜早破、绒毛膜羊膜炎最常见,30%～40%的早产与此有关。此外,下生殖道及泌尿道感染、妊娠合并症与并发症、子宫过度膨胀及胎盘因素如前置胎盘、胎盘早期剥离、羊水过多、多胎等,均可致早产。

> 🔊 **【护考真题链接】2020 年实践能力题**
> 导致早产最常见的因素(　　　)
> A. 宫内感染　　B. 双胎妊娠　　C. 胎膜早破　　D. 羊水过多　　E. 羊水过少
> 分析:胎膜早破、绒毛膜羊膜炎最常见,30%～40%早产与此相关。

【临床表现】

孕妇可有晚期流产、早产及产伤史,此次妊娠满 28 周后到 37 周前出现较规则宫缩,间隔时间 5～6 分钟,持续时间达 30 秒以上,肛门检查或阴道检查发现宫颈管消失、宫口扩张。部分病人可伴有少量阴道流血或阴道流液。

(一)先兆早产

凡妊娠满 28 周且不足 37 周,出现规则宫缩,伴有宫颈管的进行性缩短(经阴道超声测量宫颈长度不足 20 mm),但宫颈口尚未扩张。

(二)早产临产

凡妊娠满 28 周且不足 37 周,有规律性子宫收缩(20 分钟内超过 4 次或 60 分钟内超过 28 次),伴有子宫颈的进行性改变,宫颈缩短≥80%,宫颈口扩张,情况与足月妊娠临产相仿。

【护理评估】

(一)健康史

详细评估可致早产的高危因素,如孕妇以往有流产、早产史或本次妊娠期有阴道流血则发生早产的可能性大,应详细询问并记录病人既往出现的症状及接受治疗的情况。

(二)身体状况

妊娠满 28 周后至 37 周前出现有明显的规律宫缩(至少每 10 分钟出现一次)伴有宫颈管缩短,可诊断为先兆早产。如果为妊娠 28～37 周,出现规律宫缩(20 分钟内超过 4 次或 60 分钟内超过 8 次),伴有子宫颈的进行性改变,宫颈缩短≥80%,宫颈进行性扩张 1 cm 以上者,可诊断为早产临产。

（三）心理-社会状况

早产已不可避免时，孕妇常会把一些相关的事情与早产联系起来而产生自责感；由于怀孕结果的不可预知，恐惧、焦虑、猜疑也是早产孕妇常见的情绪反应。

（四）诊断要点

通过全身检查及产科检查，再次核实孕周，评估胎儿成熟度、胎方位等；观察产程进展，确定早产的进程。

（五）治疗要点

若胎儿存活，无胎儿窘迫、胎膜未破，通过休息和药物治疗控制宫缩，尽量维持妊娠至足月；若胎膜已破，早产已不可避免时，则应尽可能地预防新生儿合并症以提高早产儿的存活率。

【常见护理诊断/问题】

（1）有窒息的危险　与早产儿发育不成熟有关。

（2）焦虑　与担心早产儿预后有关。

【护理目标】

（1）早产儿未发生窒息或发生窒息及时发现并进行干预。

（2）病人接受早产事实，了解早产儿预后及相关治疗方式，焦虑缓解，积极接受治疗。

【护理措施】

（一）预防早产

孕妇良好的身心状况可减少早产的发生，突然的精神创伤亦可诱发早产，因此，应做好孕期保健工作、指导孕妇加强营养，保持平静的心情。避免诱发宫缩的活动，如抬举重物、性生活等。高危孕妇必须多卧床休息，以左侧卧位为宜，以增加子宫血液循环，改善胎儿供氧，慎做肛查和阴道检查等，积极治疗合并症，宫颈内口松弛者应于妊娠 12～16 周行子宫内口环扎术，防止早产的发生。

（二）药物治疗的护理

先兆早产的主要治疗为抑制宫缩，与此同时，还要积极控制感染、治疗合并症和并发症。护理人员应能明确具体药物的作用和用法，并能识别药物的不良反应，以避免毒性作用的发生，同时，应对病人做相应的健康教育。

常用抑制宫缩的药物有以下几类。

（1）β 肾上腺素受体激动药：其作用为激动子宫平滑肌 β 受体，从而抑制宫缩。此类药物的不良反应为心跳加快、血压下降、血糖增高、血钾降低、恶心、出汗、头痛等。常用药物有：利托君、沙丁胺醇等。

（2）硫酸镁：镁离子直接作用于肌细胞，使平滑肌松弛，抑制子宫收缩。用法：硫酸镁 4～5 g 静脉注射或快速滴注，随后 1～2 g/L 缓慢滴注 12 小时，一般用药不超过 48 小时。使用硫酸镁时，应密切观察病人有无中毒迹象。

（3）钙通道阻滞药：阻滞钙离子进入肌细胞而抑制宫缩。常口服硝苯地平，起始剂量为 20 mg，然后每次 10～20 mg，每日 3～4 次，根据宫缩情况调整。用药时必须密切注意孕妇心率及血压的变化，对已用硫酸镁者应慎用，以防血压急剧下降。

（4）前列腺素合成酶抑制药：前列腺素有刺激子宫收缩和软化宫颈的作用，其抑制药则有减少前列腺素合成的作用，从而抑制宫缩。常用药物有吲哚美辛及阿司匹林等。

（三）预防新生儿并发症的发生

在保胎过程中，应每日行胎心监护，教会病人自数胎动，有异常时及时采取应对措施。对妊娠 34 周前的早产者，在分娩前按医嘱给孕妇糖皮质激素如地塞米松、倍他米松等，可促胎肺成熟，明显降低新生儿呼吸窘迫综合征的发病率。

（四）为分娩做准备

若早产已不可避免，应尽早决定合理分娩的方式，如臀位、横位，估计胎儿成熟度低，而产程又需较长时间者，可选用剖宫产术结束分娩；经阴道分娩者，应考虑使用产钳和会阴切开术以缩短产程，从而减少分娩过程中对胎头的压迫。同时，充分做好早产儿保暖和复苏的准备，临产后慎用镇静药，避免发生新生儿呼吸抑制的情况；产程中应给孕妇吸氧；早产儿出生后适当延长 30~120 秒或脐带停止波动后断脐带，可减少新生儿输血的需要及 50% 的新生儿脑室内出血。

（五）为孕妇提供心理支持

护士可安排时间与孕妇进行开放式的讨论，让病人了解早产的发生并非她的过错，有时甚至是无缘由的，也要避免为减轻孕妇的负疚感而给予过于乐观的保证。由于早产是出乎意料的，孕妇多没有精神和物质准备，对产程中的孤独感、无助感尤为敏感，因此，丈夫、家人和护士在身旁提供支持较足月分娩更显重要，并能帮助孕妇重建自尊，以良好的心态承担早产儿母亲的角色。

【护理评价】

（1）通过治疗和护理，早产儿是否发生窒息，发生窒息时被及时发现并抢救。

（2）通过治疗和护理，产妇是否了解早产儿预后及相关治疗方式，焦虑症状是否缓解，是否积极接受治疗。

第七节　过期妊娠

案例导入与工作任务

案例

李女士，30 岁，G_2P_0。宫内妊娠 42 周就诊。腹部检查：宫高 34 cm，腹围 100 cm，枕左前位，跨耻征（+），无宫缩，胎心 150 次/min。骨盆外测量正常。拟定择期剖宫产。

工作任务

1. 列出该病人的主要护理诊断/问题。

2. 描述护士应采取的主要护理措施。

平时月经周期规则，妊娠达到或超过 42 周尚未分娩者，称为过期妊娠（postterm

pregnancy)。其发生率占妊娠总数的 3%～15%。近年来由于对妊娠超过 41 周孕妇的积极处理,过期妊娠的发生率明显下降。

【病因】

(一)胎盘

过期妊娠的胎盘病理有两种类型:一种是胎盘功能正常,除重量略有增加外,胎盘外观和镜检均与足月妊娠胎盘相似;另一种是胎盘功能减退。

(二)羊水

正常妊娠 38 周后,羊水量随妊娠推延逐渐减少,妊娠 42 周后羊水迅速减少,约 30% 减至 300 mL 以下;羊水粪染率明显增高,是足月妊娠的 2～3 倍,若同时伴有羊水过少,羊水粪染率达 71%。

(三)胎儿

过期妊娠胎儿生长模式与胎盘功能有关,可分以下 3 种。

1. 正常生长及巨大胎儿   胎盘功能正常者,能维持胎儿继续生长,约 25% 成为巨大胎儿,其中 5.4% 胎儿出生体重>4500 g。

2. 胎儿过熟综合征   过熟儿表现出过熟综合征的特征性外貌,与胎盘功能减退、胎盘血流灌注不足、胎儿缺氧及营养缺乏等有关。典型表现为皮肤干燥、松弛、起皱、脱皮,脱皮尤以手心和脚心明显;身体瘦长、胎脂消失、皮下脂肪减少,表现为消耗状;头发浓密,指(趾)甲长;新生儿睁眼、异常警觉和焦虑,容貌似“小老人”。因为羊水减少和胎粪排出,胎儿皮肤黄染,羊膜和脐带呈黄绿色。

3. 胎儿生长受限   小样儿可与过期妊娠共存,后者更增加胎儿的危险性,约 1/3 过期妊娠死产儿为生长受限小样儿。

【护理评估】

(一)健康史

询问平时月经周期是否规律,核实预产期,了解早孕反应及胎动出现的时间,进一步明确妊娠周数。了解家族史及孕产史。

(二)身体状况

(1)测量子宫底高度、腹围及体重,评估与妊娠周数是否相符。

(2)明确胎方位、先露衔接情况,听胎心,了解胎儿宫内情况。若检查子宫符合足月妊娠,体重不再增加或减轻,羊水渐减少,胎先露已衔接,可视为过期妊娠。

(三)心理-社会状况

超过预产期,孕妇担心胎儿安危,出现烦躁、焦虑等情绪。少数孕妇及家属对医生提出的引产建议不理解不配合,想尽快娩出胎儿又害怕引产,产生矛盾心理。

(四)对母儿影响

1. 对围生儿影响   胎儿窘迫、胎粪吸入综合征、新生儿窒息及巨大儿等围产儿发病率及病死率明显增高。

2. 对母体影响   产程延长和难产率增高,母体产伤明显增加。

(五)辅助检查

1. 核实预产期   明确过期妊娠。

2. B 超检查 确定孕周及了解胎盘成熟度、羊水及胎儿宫内情况。

3. 胎儿电子监护仪 判断胎儿有无宫内缺氧。

4. 胎动计数 了解胎儿是否缺氧。

(六)治疗原则

过期妊娠一旦确诊,及时终止妊娠。根据胎盘功能、胎儿大小及安危、宫颈成熟度综合分析,确定分娩方式。

【常见护理诊断/问题】

(1)知识缺乏:缺乏过期妊娠对母儿影响的知识。

(2)潜在并发症:胎儿窘迫、难产。

【护理目标】

(1)病人获得过期妊娠对母儿影响的知识,积极配合处理。

(2)并发症未发生或被及时处理。

【护理措施】

(一)基础护理

(1)嘱病人左侧卧位,自数胎动,吸氧。

(2)病情观察:临产后严密观察产程进展和胎心变化,发现胎心异常或羊水混浊及时报告并做好剖宫产终止妊娠及抢救新生儿窒息的准备。

(二)专科护理

胎盘功能减退或有产科指征者,做好剖宫术准备及护理。引产者,协助医生人工破膜,严密监护产程,遵医嘱静脉滴注催产素。做好抢救新生儿窒息的准备并协助医生抢救过期产新生儿按高危儿加强护理。

(三)心理护理

经确诊属过期妊娠者,向病人及家属介绍过期妊娠对母儿的不良影响,说明适时终止妊娠的必要性及终止妊娠的方法,减轻矛盾心理,取得配合。

(四)健康指导

(1)指导孕妇定期进行产前检查。

(2)嘱孕妇每日胎动计数,定期胎心监护。

(3)嘱咐孕妇预产期超过 1 周未临产者,须到医院检查。

【护理评价】

(1)通过治疗和护理,病人是否能描述过期妊娠对母儿的影响,积极配合医疗护理。

(2)通过治疗和护理,病人是否住院期间未发生由护理不当导致的并发症。

第八节　多胎妊娠

案例导入与工作任务

案例

王女士，28 岁，妊娠 32 周，自述早孕反应出现时间早，症状重。检查：子宫体积明显大于孕周，下肢水肿，阴道静脉曲张。在子宫不同部位闻及频率相差 10 次/min 以上的胎心音。B 超提示：双胎妊娠。

工作任务

1. 列出该病人的主要护理诊断/问题。

2. 描述护士应采取的主要护理措施。

一次妊娠宫腔内同时有两个及以上的胎儿时，称为多胎妊娠，其中双胎妊娠(twin pregnancy)在多胎妊娠中最常见。

【分类】

(一)双卵双胎

两个卵子分别受精形成的双胎妊娠，称为双卵双胎(dizygotic twin)，约占双胎妊娠的 70%，与应用促排卵药物、多胚胎宫腔内移植及遗传因素有关。两个胎儿的遗传基因不完全相同，故两个胎儿性别、血型可相同或不同。胎盘胎儿面有两个羊膜腔，中间隔有两层羊膜、两层绒毛膜(图 7-6)。

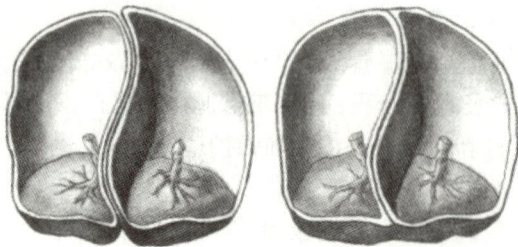

图 7-6　双卵双胎的胎盘及胎膜示意图

(二)单卵双胎

由一个受精卵分裂形成的双胎妊娠，称为单卵双胎，约占双胎妊娠的 30%。形成原因不明，两个胎儿的遗传基因相同，故两个胎儿性别、血型及外貌等均相同。由于受精卵在早期发育阶段发生分裂的时间不同，可形成双羊膜囊双绒毛膜单卵双胎、双羊膜囊单绒毛膜单卵双胎、单羊膜囊单绒毛膜单卵双胎、联体双胎 4 种类型(图 7-7)。

【临床表现】

双胎妊娠的孕妇通常恶心、呕吐等早孕反应重。妊娠中期后体重增加迅速，子宫增大超过停经周数，下肢水肿、静脉曲张等压迫症状出现早且明显。妊娠晚期孕妇常有呼吸困难、活动不便。

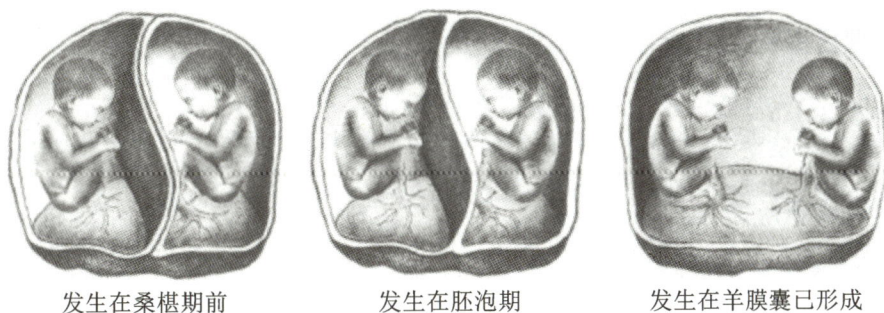

| 发生在桑椹期前 | 发生在胚泡期 | 发生在羊膜囊已形成 |

图 7-7 受精卵在不同阶段形成单卵双胎的胎膜类型

【护理评估】

(一)健康史

询问家族中有无多胎史、孕妇的年龄、胎次、孕前是否使用促排卵药,了解本次妊娠经过及产前检查结果等。

(二)身体状况

评估孕妇的早孕反应、呼吸、下肢水肿、静脉曲张程度等,妊娠晚期有无呼吸困难。产科检查:子宫大于停经周数;妊娠中晚期腹部可触及多个肢体;孕妇腹部不同部位可听到两个胎心音,其间隔有无音区,或同时听诊 1 分钟,两个胎心率相差 10 次以上。

双胎妊娠对孕妇和胎儿都产生很大的影响,可增加孕妇流产及早产、妊娠期高血压疾病、羊水过多、胎膜早破等妊娠期并发症及产后出血的发生,应评估孕妇有无相关临床表现。双胎妊娠还可能导致胎儿出现双胎输血综合征、胎儿畸形、选择性胎儿生长受限、胎头交锁、脐带异常缠绕、脐带脱垂等,应评估胎儿有无相关情况。

(三)心理-社会状况

评估孕妇是否有焦虑情绪及由于睡眠环境改变、输液等因素,出现睡眠质量下降等。

(四)诊断要点

双胎妊娠妇女通常早孕反应重,妊娠中期后体重增加迅速,妊娠晚期常有呼吸困难等,四步触诊及胎心听诊可初步诊断,辅助检查可进一步明确诊断。

1. B 超检查 妊娠 6 周后,宫腔内可见两个原始心管搏动。妊娠中晚期可筛查胎儿结构畸形和帮助确定两个胎儿的胎位。

2. 电子胎心监护 若两个胎儿同时发生胎心率加速或相差 15 秒以内称为同步加速,是双胎宫内良好的表现之一。若两个胎儿中任一胎儿发生胎心率加速而另一个没有发生,则称为不同步加速,要联合其他检测结果判断胎儿安危。

(五)治疗要点

双胎妊娠应按照高危妊娠进行管理,增加产前检查的次数和项目,防治早产及妊娠期并发症。孕妇应提前住院待产,预防产后出血。

【常见护理诊断/问题】

(1)营养失调:低于机体需要量 与营养摄入不足,不能满足双胎妊娠需要有关。

(2)有出血的危险　与子宫过度膨胀致产后宫缩乏力有关。

【护理目标】

(1)孕妇摄入足够营养,保证母胎需要。
(2)产妇未发生产后出血。

【护理措施】

(一)营养指导

护士应鼓励孕妇少量多餐。指导孕妇多进食含高蛋白质、高维生素、必需脂肪酸的食物,注意补充铁、钙、叶酸、维生素等,满足妊娠需要。

(二)妊娠期护理

(1)护士应动态监测孕妇的宫高、腹围、体重,评估胎儿生长发育情况及胎位变化。
(2)加强观察,及时发现早产、妊娠并发症等异常情况并协助处理。

(三)分娩期护理

应保证产妇足够营养摄入及睡眠,保持良好体力。严密观察胎心、胎位、宫缩及产程进展,做好输液、输血、抢救新生儿准备。若可疑胎头受压,应行会阴后-侧切开术。第一个胎儿娩出后,胎盘侧脐带必须立即夹紧,以防第二个胎儿失血。助手应在腹部固定第二个胎儿为纵产式,并密切观察胎心、宫缩及阴道流血情况,及时阴道检查了解胎位及排除脐带脱垂,及早发现胎盘早剥。若无异常,可继续等待,通常在20分钟左右,第二个胎儿自然娩出。若等待15分钟仍无宫缩,可行人工破膜并给予低浓度催产素静脉滴注,促进子宫收缩。若发现脐带脱垂、胎盘早剥,立即用产钳助产或臀牵引,迅速娩出胎儿。第二个胎儿娩出后立即使用催产素。

【护理评价】

(1)通过治疗和护理,孕产妇营养状况是否良好。
(2)通过治疗和护理,孕产妇产后宫缩是否良好,分娩期出血量是否在正常范围内。

第九节　羊水量异常

案例导入与工作任务

案例

李女士,28岁,27岁,G_1P_0,孕28周。腹部增大明显1个月余,无不适症状。腹部视诊:皮肤变薄、发亮并可见静脉曲张,触诊时有液体震荡感,胎位不清,胎心音遥远。B超检查:羊水指数22 cm。诊断为羊水过多。

工作任务

1.列出该病人的主要护理诊断/问题。
2.描述护士应采取的主要护理措施。

正常妊娠时羊水的产生与吸收处于动态平衡中。若羊水产生和吸收失衡，会导致羊水量异常。妊娠期间羊水量超过 2000 mL，称为羊水过多（polyhydramnios）。发病率为 0.5%～1%。妊娠晚期羊水量少于 300 mL，称为羊水过少（oligohydramnios）。发病率为 0.4%～4%。

> **考点：羊水量异常的概念**

【病因】

（一）羊水过多

（1）胎儿疾病：包括胎儿结构异常、胎儿肿瘤、神经肌肉发育不良、代谢性疾病、染色体或遗传基因异常等。

（2）多胎妊娠。

（3）妊娠合并症：妊娠期糖尿病、母儿 Rh 血型不合、胎儿免疫性水肿及胎盘绒毛水肿等。

（4）胎盘脐带病变。

（5）特发性羊水过多。

（二）羊水过少

（1）胎儿结构异常：以胎儿泌尿系统结构异常为主。

（2）胎盘功能减退。

（3）母体因素：妊娠期高血压、孕妇脱水、孕妇服用某些具有抗利尿作用的药物。

（4）羊膜病。

【临床表现】

（一）羊水过多

1. 急性羊水过多　较少见。多发生于妊娠 20～24 周，由于羊水急剧增多，孕妇在数日内子宫明显增大，膈肌抬高，出现呼吸困难，不能平卧，甚至出现发绀。孕妇表情痛苦，自觉腹部胀痛，行动不便。巨大的子宫压迫下腔静脉，影响静脉回流，出现下肢及外阴部水肿或静脉曲张。子宫明显大于妊娠周数，胎位不清，胎心音遥远或听不清。

2. 慢性羊水过多　较多见，多发生于妊娠晚期，羊水在数周内缓慢增多，多数孕妇能适应，常在产前检查时发现。孕妇子宫大于妊娠周数，腹壁皮肤发亮、变薄，触诊时感觉子宫张力大，胎位不清，胎心音遥远或听不到。

（二）羊水过少

孕妇于胎动时感觉腹部不适，可伴有胎动减少。检查时发现宫高腹围较同期孕周小，子宫敏感，轻微刺激易引发宫缩。临产后阵痛剧烈，且宫缩多不协调，宫口扩张缓慢，产程延长。阴道检查前羊膜囊不明显，人工破膜后羊水流出量少。

> **【护考真题链接】2011 年实践能力题**
>
> 羊水过少是指胎儿足月妊娠时，羊水量少于（　　）
>
> A. 300 mL　　　　B. 400 mL　　　　C. 500 mL　　　　D. 800 mL　　　　E. 1000 mL
>
> 分析：妊娠任何时期羊水量超过 2000 mL 称为羊水过多，足月妊娠时羊水量少于 300 mL 称为羊水过少。

【护理评估】

(一)健康史

详细询问健康史,了解孕妇年龄、有无妊娠合并症、有无先天畸形家族史及生育史等,同时了解孕妇感觉到的胎动情况。

(二)身体状况

观察孕妇的生命体征,定期测量宫高、腹围和体重,评估孕妇有无因羊水过多或羊水过少而引发的症状。羊水过多对孕妇及胎儿都产生很大的影响,由于孕妇腹部增大,可自觉呼吸困难,羊水过多还可能导致胎位异常、胎儿窘迫、早产及脐带脱垂的发生率增加。羊水过少可能导致胎儿缺氧,胎儿结构异常等使围生儿病死率明显增高,应评估胎儿有无相关情况。

(三)心理-社会状况

孕妇及家属因担心胎儿可能会有某种结构异常而感到紧张、焦虑不安,甚至产生恐惧。

(四)诊断要点

妊娠 20~24 周,羊水急剧增多;妊娠晚期,羊水在数周内缓慢增多。

1. 超声检查 是最重要的辅助检查方法。超声诊断羊水过多的标准。①羊水最大暗区垂直深度(amniotic fluid volume,AFV):AFV≥8 cm 为羊水过多,其中 AFV 8~11 cm 为轻度,AFV 12~15 cm 为中度,AFV>15 cm 为重度。②羊水指数(amniotic fluid index,AFI):AFI≥25 cm 诊断为羊水过多,其中 AFI 25~35 cm 为轻度羊水过多,AFI 36~45 cm 为中度羊水过多,AFI≥45 cm 为重度羊水过多。超声诊断羊水过少的标准:①妊娠晚期 AFV≤2 cm 为羊水过少,其中≤1 cm 为严重羊水过少。②AFI≤5 cm 诊断为羊水过少,AFI≤8 cm 为羊水偏少。

2. 胎儿疾病检查 可采用羊水或脐血中胎儿细胞进行细胞或分子遗传学检查,了解胎儿染色体数目、结构有无异常等。

3. 胎蛋白(AFP)测定 母血、羊水中 AFP 值明显增高提示胎儿可能存在神经管畸形、上消化道闭锁等。

(五)治疗要点

(1)羊水过多合并严重的胎儿结构异常者,确诊后应尽早终止妊娠。

(2)羊水过少合并胎儿严重致死性结构异常应尽早终止妊娠。羊水过少合并正常胎儿应积极寻找并去除病因,尽量延长孕周,适时终止妊娠。对妊娠未足月,胎肺不成熟者,可采用羊膜腔灌注液体、增加饮水、静脉补液等方法增加羊水量,尽量延长孕周。对妊娠已足月、胎儿可宫外存活者,应及时终止妊娠。

【常见护理诊断/问题】

(1)有受伤的危险 与早产、胎膜早破、脐带脱垂、羊水过少有关。

(2)自主呼吸障碍 与子宫过度膨胀导致呼吸困难等有关。

(3)焦虑 与担心胎儿畸形及早产有关。

【护理目标】

(1)胎儿未出现早产、宫内窘迫、脐带脱垂、受伤等。

(2)孕妇呼吸困难明显改善,舒适感增加。

(3)孕妇焦虑有所改善。

【护理措施】

(一)一般护理

指导孕妇摄取低钠饮食,多食蔬菜和水果,防止便秘。减少增加腹压的活动。给予低流量吸氧,每日上午、下午各1次,每次30分钟。

(二)病情观察

每周复查B超及胎心电子监护,动态监测孕妇的宫高、腹围、体重、胎心变化,及时发现胎膜早破、胎盘早剥和脐带脱垂的征象,发现异常情况并协助处理。加强住院病人巡视,及时发现孕妇需求。

(三)增加舒适度

指导孕妇要保证足够的休息、睡眠,活动以不出现不良反应为宜。指导孕妇采取左侧卧位、抬高下肢。

(四)配合治疗

羊水过多症状严重者,配合医生抽取羊水,在B超监测下,避开胎盘部位以15~18号腰椎穿刺针穿刺,放羊水的速度不宜过快,每小时约500 mL,一次放羊水量不超过1500 mL。注意严格消毒以预防感染。密切观察孕妇血压、心率、呼吸变化,监测胎心并预防早产。必要时3~4周后再次放羊水,以降低宫腔内压力。

(五)心理护理

鼓励孕妇说出内心的担忧,护士在倾听过程中给予及时、恰当的反馈,了解她们的需求,针对焦虑的原因给予心理疏导,增加信心,减轻她们的焦虑,理性对待妊娠和分娩结局。

【护考真题链接】2022年专业实务题

某孕妇,30岁,G_1P_0,妊娠37周,羊水过多行羊膜腔穿刺术后为该孕妇腹部放置沙袋的目的是(　　　)

A.减轻疼痛　　B.减少出血　　C.预防休克　　D.预防血栓形成　　E.预防感染

分析:羊膜穿刺术后腹部放置沙袋是为了防止腹压骤降而引起休克,避免对血液循环造成影响。

【护理评价】

(1)通过治疗和护理,胎儿宫内情况是否良好,胎心是否正常。

(2)通过治疗和护理,孕妇的呼吸是否正常。

(3)通过治疗和护理,孕妇是否以积极平和的态度配合治疗,胎儿是否平安出生。

(桂周莉　曲晓玲)

第八章
妊娠合并症妇女的护理

学习目标

知识目标：

1. 掌握妊娠合并心脏病、糖尿病妇女的护理评估及护理措施。

2. 熟悉妊娠合并心脏病，糖尿病妇女的临床表现，妊娠合并缺铁性贫血的临床表现、护理评估及护理措施。

3. 了解妊娠、分娩期肝脏的生理变化。

能力目标： 能运用所学知识对妊娠合并症妇女进行护理及健康教育。

素养目标： 具有较强的责任心，善于与病人沟通、交流，对待病人和工作耐心细致。

  妊娠合并症是指孕妇在妊娠之前存在或在本次妊娠期间发生的影响母儿健康的内外科疾病。妊娠与内外科疾病相互影响，若处理不当，会影响妊娠结局和母婴安全。妊娠合并症有很多，本章主要介绍妊娠合并心脏病、糖尿病、缺铁性贫血，我们要正确认识妊娠与疾病之间的相互影响，并为孕妇提供科学的护理措施及健康教育，维护母婴安全。

第一节　妊娠合并心脏病

案例导入与工作任务

案例

  陶女士，26 岁，G_1P_0，妊娠 33 周，于 2024 年 5 月 8 日因"心慌、气急加重 1 天"入院。病人 10 天前无明显诱因反复咳嗽、咳痰，未就诊。1 天前病人感活动后心慌、气急，夜间常因为胸闷而坐起，于急诊科就诊后收治住院。孕妇及丈夫担心母儿预后，反复询问护士。

工作任务

  如何对孕妇及家人进行健康教育？

妊娠合并心脏病是严重的产科合并症,包括妊娠前已有的心脏病及妊娠后发现或发生的心脏病,在我国孕产妇死因顺位中居第二位,为非直接产科死因的首位。其发病率各国报道为1%~4%,我国约为1%,妊娠合并心脏疾病的类型构成比中先天性心脏病占35%~50%,位居第一。

【妊娠、分娩与心脏病相互影响】

(一) 妊娠期

妊娠期妇女循环血容量于妊娠第6周开始逐渐增加,32~34周达高峰,较妊娠前增加30%~45%。此后维持在较高水平,产后2~6周逐渐恢复正常。总循环血量的增加可引起心排血量

考点:妊娠及分娩对心脏病的影响

增加和心率加快。妊娠早期主要引起心排血量增加,妊娠4~6个月时增加最多,平均较妊娠前增加30%~50%。孕妇体位对心排血量影响较大,约5%的孕妇可因体位改变使心排血量减少而出现不适,如仰卧位低血压综合征。妊娠中晚期需增加心率以适应血容量的增多,至妊娠末期孕妇心率每分钟平均约增加10次。

(二) 分娩期

分娩期是孕妇血流动力学变化最显著的阶段,加之机体能量及气的消耗增加,是心脏负担最重的时期。每次宫缩时,有250~500 mL液体被挤入体循环,回心血流量增多使心排血量增加24%,同时有血压增高、脉压增宽及中心静脉压升高。第二产程,除子宫收缩外,腹肌和骨骼肌的收缩使外周循环阻力增加,且分娩时产妇屏气使肺循环压力增加,如患有先天性心脏病,孕妇可使之前左向右分流转为右向左分流而出现发绀。腹腔压力增高,内脏血液向心脏回流增加,此时心脏前后负荷显著加重。第三产程,胎儿娩出后,腹腔内压力骤减,大量血液流向内脏,回心血量减少;继之胎盘娩出,胎盘循环停止,使回心血量骤增,造成血流动力学急剧变化,妊娠合并心脏病的孕妇极易诱发心力衰竭和心律失常。

(三) 产褥期

产后3日内,子宫收缩使大量血液进入体循环,且产妇体内组织间隙内潴留的液体也开始回流至体循环;而妊娠期出现的一系列心血管系统的变化尚不能立即恢复至非孕状态,加之产妇伤口和宫缩疼痛、分娩疲劳、新生儿哺乳等负担,仍须警惕心力衰竭的发生。

综上所述,妊娠32~34周、分娩期(第一产程末、第二产程)及产褥期的最初3日内,是患有心脏病孕产妇最危险的时期,护理时应严密监护,确保母婴安全。

心脏病不影响病人受孕。心脏病变较轻、心功能Ⅰ~Ⅱ级、无心力衰竭病史且无其他并发症者,在密切监护下可以妊娠,必要时给予治疗。

但有下列情况者一般不宜妊娠:心脏病变较重、心功能Ⅲ~Ⅳ级、既往有心力衰竭病史、肺动脉高压、严重心律失常、右向左分流型先天性心脏病(法洛四联症等)、围生期心肌病遗留有心脏扩大且并发细菌性心内膜炎、风湿热活动期者,因病人在孕期极易诱发心力衰竭,故不宜妊娠。若已妊娠应在早期终止。

心脏病孕妇心功能状态良好者,母儿相对安全,且多以剖宫产终止妊娠。不宜妊娠的心脏病病人一旦受孕或妊娠后心功能状态不良者,流产、早产、死胎、胎儿生长受限、胎儿宫内窘迫及新生儿窒息的发生率明显增加,围生儿病死率增高。此外,部分治疗心脏病的

药物对胎儿存在潜在毒性反应，如地高辛可通过胎盘屏障到达胎儿体内，对胎儿产生影响。多数先天性心脏病为多基因遗传，双亲中任何一方患有先天性心脏病，其后代先天性心脏病及其他畸形的发生机会较对照组增加5倍，如室间隔缺损、肥厚型心肌病、马方综合征等均有较高的遗传性。

【护理评估】

(一)健康史

应详细、全面地了解产科病史和既往病史。包括有无不良孕产史、心脏病诊治史，并了解孕妇和家人对妊娠的适应状况及遵医行为等。

(二)身体状况

1. 临床表现

症状：病情轻者可无症状，重者可出现心悸、胸闷、胸痛、食欲减退、乏力、呼吸困难、咳嗽、咯血、水肿等症状。

体征：不同类型的妊娠合并心脏病病人有不同的体征。心脏结构或瓣膜异常者，可在胸前区闻及各种类型的心脏杂音；心律失常者可出现各种异常心律(率)。

2. 常见并发症

(1)急性心力衰竭：以肺水肿为主要表现的急性左心衰多见。病人表现为呼吸困难、端坐呼吸，伴有窒息感，烦躁不安，口唇发绀，呼吸频速，咳嗽并咳出白色或粉红色泡沫样痰。体格检查除原有心脏病体征外，两肺底部有散在湿啰音，重症者两肺布满湿啰音，伴有哮鸣音。血压可正常或升高，但病情加重时，血压下降、脉搏细弱，甚至出现神志模糊、昏迷、休克、窒息而死亡。

(2)慢性心力衰竭：慢性左心衰以呼吸困难为主要表现；慢性右心衰以上腹部胀满、食欲减退、恶心呕吐、颈静脉怒张、肝-颈静脉回流征阳性、水肿为主要表现。

3. 判定心功能状态　纽约心脏病协会(NYHA)根据病人的生活能力状况，将心功能分为4级。

Ⅰ级：一般体力活动不受限制。

Ⅱ级：一般体力活动轻度受限制，活动后心悸、轻度气短，休息时无症状。

> 考点：妊娠合并心脏病的分级

Ⅲ级：一般体力活动明显受限制，休息时无不适，轻微日常工作即感不适、心悸、呼吸困难，或既往有心力衰竭史者。

Ⅳ级：一般体力活动严重受限制，不能进行任何体力活动，休息时有心悸、呼吸困难等心力衰竭表现。

此种分级方案简便易行，不依赖任何器械检查，但主要依据为主观症状，与客观检查有一定差异。

【护考真题链接】2015 年实践能力题

病人，女，25岁，妊娠8周，先天性心脏病，妊娠后表现为一般体力活动受限制，活动后感觉心悸、轻度气短，休息时无症状。病人现在很紧张，询问是否能继续妊娠。护士应告诉她做决定的依据主要是(　　　　)

A.年龄　　B.心功能分级　　C.胎儿大小　　D.心脏病种类　　E.病变发生部位

分析：心脏病不影响病人受孕。心脏病变较轻、心功能Ⅰ～Ⅱ级、无心力衰竭病史且无其他并发症者，在密切监护下可以妊娠，必要时给予治疗。但有下列情况者一般不宜妊娠：心脏病变较重，心功能Ⅱ～Ⅳ级，既往有心力衰竭、肺动脉高压、严重心律失常、右向左分流型先天性心脏病、围生期心肌病遗留有心脏扩大且并发细菌性心内膜炎、风湿热活动期者，因病人在孕期极易诱发心力衰竭，故不宜妊娠；年龄、胎儿大小、心脏病种类、病变发生部位均可影响妊娠，但只作为辅助判断依据。

【护考真题链接】2015年实践能力题

病人，女，25岁，孕8周，先天性心脏病，妊娠后表现为一般体力活动受限制，活动后感觉心悸、轻度气短，休息时无症状。病人整个妊娠期心脏负担最重的时期是(　　)

A.妊娠12周内　　B.妊娠24～26周　　C.妊娠28～30周　　D.妊娠32～34周

E.妊娠36～38周

分析：妊娠期孕妇总循环血量于第6周开始逐渐增加，32～34周达高峰，增加30%～45%，此后维持较高水平，产后2～6周逐渐恢复正常。分娩期是孕妇血流动力学变化最显著的阶段，加之机体能量及氧的消耗增加，是心脏负担最重的时期。产褥期产后3日内，子宫收缩和缩复使大量血液进入体循环，且产妇体内组织间隙内潴留的液体也回流到体循环，加之产妇伤口和宫缩疼痛、分娩疲劳、新生儿哺乳等负担，故仍需预防心力衰竭的发生。题干是妊娠期心脏负荷最重的时期，为妊娠32～34周。

(三)辅助检查

1.心电图检查　常规12导联心电图帮助诊断心率(律)异常、心肌缺血、心肌梗死的部位等。

2.24小时动态心电图　协助阵发性或间歇性心律失常和隐匿性心肌缺血的诊断，提供心律失常的持续时间和频次等。

3.超声心动图　可精确地反映各心腔大小的变化、心瓣膜结构及功能情况。

4.X线检查　显示心脏扩大，尤其是个别心腔扩大。

5.心肌受损程度测定　心肌酶学和肌钙蛋白检测提示有无心肌损伤，脑钠肽的检测可作为有效的心力衰竭筛查和判断预后的指标。

6.胎儿电子监护　无应激试验(NST)或宫缩应激试验(CST)，可预测宫内胎儿储备能力，评估胎儿健康状况。

【常见护理诊断/问题】

(1)活动无耐力　与心排血量下降有关。

(2)潜在并发症：心力衰竭、感染。

【护理目标】

(1)孕产妇能结合自身情况，描述可以进行的日常活动，并改善自身活动状况，达到特定的活动水平。

（2）孕产妇不发生心力衰竭和感染。

【护理措施】

（一）非孕期

根据心脏病的类型、病变程度、心功能状态及是否有手术矫治史等具体情况，进行妊娠风险咨询和评估，综合判断耐受妊娠的能力。对不宜妊娠者，指导病人采取有效措施严格避孕。

（二）妊娠期

1. 定期产前检查　自妊娠早期开始进行产前检查。建议其定期在二级以上医院规范进行孕期保健。妊娠20周前每2周行产前检查1次，妊娠32周后，需1周检查1次，并根据病情需要调节检查间期。有早期心力衰竭征象者，应立即住院，若孕期经过顺利，应在36~38周提前住院待产。

2. 识别早期心力衰竭征象　早期心力衰竭表现为轻微活动后即出现胸闷、心悸、气短；休息时心率超过110次/min，呼吸超过20次/min；夜间常因胸闷而坐起呼吸，或到窗口呼吸新鲜空气；肺底部出现少量持续性湿啰音，咳嗽后不消失。

3. 预防心力衰竭

（1）休息充足，避免过劳：每日至少10小时睡眠，休息时以左侧卧位或半卧位为主，避免过劳、精神压力及情绪激动。

（2）营养科学合理：限制过度加强营养而导致体重过度增长，以整个妊娠期不超过12.5 kg为宜，建议根据孕前BMI控制孕期体重的增长。保证合理的高蛋白、高维生素饮食的摄入及铁剂的补充，妊娠20周以后预防性应用铁剂防止贫血。一般每日食盐量为4~5 g或以下。宜少量多餐，多食蔬菜和水果，防止便秘而加重心脏负担。

> 【护考真题链接】2018年专业实务题
>
> 夜间值班护士发现某床妊娠合并心脏病病人不能平卧，应首先考虑（　　）
>
> A. 即将分娩　　　B. 口渴　　　C. 烦躁　　　D. 心力衰竭　　　E. 害怕
>
> 分析：妊娠合并心脏病病人症状轻重与心脏病本身严重程度相关。发生心力衰竭时可表现为轻微活动后即有胸闷、心悸、气短；休息时心率超过110次/min；夜间常因胸闷而需坐起，或需到窗口呼吸新鲜空气；肺底部出现少量持续性湿啰音，咳嗽后不消失，根据题干可知，病人的临床表现与上述情况相符，故考虑该病人发生了心力衰竭。

（3）预防治疗诱发心力衰竭的各种因素，如感染、贫血、妊娠期高血压、血栓栓塞症等。使用输液泵严格控制输液滴速。孕妇卧床休息期间应注意保持外阴清洁，加强保暖，翻身拍背，协助其排痰。必要时检测心率、呼吸、血压、血氧饱和度等生命体征。协助病人经常变换体位，活动双下肢，以防血栓形成。有感染征象时遵医嘱给予抗感染治疗。

（4）健康指导：如何自我照顾、限制活动程度、诱发心力衰竭的因素及预防、识别早期心力衰竭的症状和体征，以及遵医嘱服药的重要性等。

4. 急性心力衰竭的紧急处理

（1）体位：孕妇取半卧位或端坐位，双腿下垂，减少静脉血回流。

（2）吸氧：立即高流量吸氧，根据动脉血气分析结果进行氧流量调整，对抗组织液向肺泡内渗透。

（3）开放静脉通道，按医嘱使用强心药。孕妇对洋地黄类药物耐受性较差，须注意观察用药时的毒性反应。妊娠晚期有严重心力衰竭者，宜与内科医生联系，在控制心力衰竭的同时，紧急行剖宫产术取出胎儿，以减轻心脏负担。

（三）分娩期

1. 严密观察产程进展，防止心力衰竭发生

（1）左侧卧位，避免仰卧，防止仰卧位低血压综合征发生。分娩时采取半卧位，臀部抬高，下肢放低。密切观察子宫收缩、胎头下降及胎儿宫内情况，随时评估孕妇的心功能状态，正确识别早期心力衰竭的症状及体征。第一产程，每15分钟测血压、脉搏、呼吸、心率各1次，每30分钟测胎心率1次。第二产程，每10分钟测1次上述指标，或使用胎儿电子监护仪持续监护。遵医嘱给予高浓度面罩吸氧，药物治疗并注意用药后观察。

（2）缩短第二产程，减少产妇体力消耗。宫缩时不宜用力，指导并鼓励产妇以呼吸及放松技巧减轻不适感，必要时给予硬膜外麻醉。宫口开全后需行产钳术或胎头吸引术缩短产程，以免消耗大量体力，同时应做好抢救新生儿的各种准备工作。

（3）预防产后出血和感染。胎儿娩出后，腹部应立即放置沙袋，持续24小时，以防腹压骤降诱发心力衰竭。为防止产后出血过多，可静脉或肌内注射催产素10~20 U，禁用麦角新碱，以防静脉压升高。遵医嘱进行输血、输液时，使用输液泵控制滴速和补液量，以免增加心脏额外负担，并随时评估心脏功能。一切操作严格遵循无菌操作规程，并按医嘱给予抗生素预防感染。

2. 心理护理 提供并维护安静、舒适且无刺激的分娩环境，陪伴孕产妇，给予情感及生理上的支持与鼓励，及时提供信息，协助孕产妇及家属了解产程进展情况，并取得配合，保持情绪平稳，维护家庭关系和谐。

（四）产褥期

1. 监测并协助产妇恢复孕前的心功能状态

（1）产后72小时严密监测生命体征：正确识别早期心力衰竭症状，产妇应取半卧位或左侧卧位，保证充足的休息，必要时遵医嘱给予镇静药；在心脏功能允许的情况下，鼓励其早期下床适度活动，以减少血栓的形成。制订循序渐进式的自我照顾计划，逐渐恢复自理能力。

（2）一般护理及用药护理：心功能Ⅰ~Ⅱ级的产妇可以母乳喂养，但应避免过劳；保证充足的睡眠和休息。Ⅲ级或以上者，应及时回乳，指导家属人工喂养的方法。及时评估有无膀胱胀满，保持外阴部清洁；指导摄取清淡饮食，少量多餐，防止便秘，必要时遵医嘱给予缓泻剂。产后按医嘱预防性使用抗生素及协助恢复心功能药物，并严密观察其不良反应。

2. 促进亲子关系建立，避免产后抑郁发生 心脏病产妇通常非常担心新生儿是否有心脏缺陷，同时由于自身原因而不能亲自参与照顾，会产生愧疚、烦躁的心理。因此，护士应详细评估其身心状况及家庭功能，并与家人一起共同制订康复计划，采取渐进式、以恢复其自理能力为目的护理措施，若心功能状态尚可，应鼓励产妇适度地参加照顾婴儿的活动中，若可以母乳喂养，护士应详细予以指导，以增加母子互动。如果新生儿有缺陷或死亡，应允许产妇表述其情感，并给予理解和安慰，减少产后抑郁症的发生。

3. 做好出院指导　制订详细出院计划，包括社区家庭访视相关内容，确保产妇和新生儿得到良好的照顾。指导产妇和家人与心内科医生定期交流，积极治疗原发心脏疾病，根据病情及时复诊。未做绝育术者，应建议采取适宜的避孕措施，严格避孕。

【护理评价】

(1)通过治疗和护理，病人是否能进行适度的日常活动，自身活动状况得以改善。

(2)通过治疗和护理，病人是否积极采取措施应对心力衰竭和感染的原因，未发生心力衰竭和感染。

【知识链接】

妊娠期心血管疾病风险评估分级

依据孕妇的病史、心功能分级、氧饱和度、脑钠肽水平、超声心动图评估的心室和瓣膜功能、肺内压力和主动脉直径、运动能力和心律失常等将妊娠风险分为Ⅰ~Ⅳ级。Ⅰ~Ⅱ级者可选择当地医院分娩，妊娠期至少每3个月随访1次。Ⅱ~Ⅲ级者应前往中心医院分娩，妊娠期至少每2个月随访1次。Ⅳ级属于妊娠禁忌，如果已怀孕，应终止妊娠。Ⅲ级及以上孕妇应选择在妊娠心脏团队的管理下分娩，妊娠期每个月1次或每2个月1次随访。

第二节　妊娠合并糖尿病

案例导入与工作任务

案例

病人，女，38岁，孕27周，G_2P_1，体检发现空腹血糖6.3 mmol/L就诊。基本资料：一胎儿子5岁，产时8.4斤，当时未检测血糖，此时怀孕准备生二胎。实验室检查：血压130/75 mmHg。空腹血糖6.5 mmol/L，2小时血糖15.6 mmol/L。尿蛋白阴性，眼底检查无异常。诊断：糖尿病合并妊娠。

工作任务

对孕妇及家属进行饮食指导和运动指导。

妊娠合并糖尿病属高危妊娠，孕妇可增加与之有关的围生期疾病的患病率和病死率。由于胰岛素等药物的应用，糖尿病得到了有效的控制，围生儿病死率下降至3%，但糖尿病孕妇的临床经过复杂，母婴并发症仍较高，临床须予以重视。妊娠合并糖尿病包括两种类型：①糖尿病合并妊娠为原有糖尿病(diabetes mellitus, DM)的基础上合并妊娠，也称为孕前糖尿病(pregestational diabctcs mellitus, PGDM)，临床上该类病人不足10%；②妊娠期糖尿病(gestational diabetes mellitus, GDM)为妊娠前糖代谢正常，妊娠期才出现的糖尿病。糖尿病孕妇中，90%以上为GDM，多数病人血糖于产后恢复正常，但将来患2型糖尿病的概率增加。

【妊娠、分娩与糖尿病相互影响】

1. 对孕产妇的影响

(1)流产和早产：妊娠早期导致胚胎死亡而流产；合并羊水过多时易发生早产；并发妊娠期高血压疾病、胎儿窘迫等，常须提前终止妊娠。

(2)感染：未能很好控制血糖的孕妇极易发生感染，感染亦可加重糖尿病代谢紊乱，甚至诱发酮症酸中毒等。

(3)羊水过多：可能与胎儿高血糖、高渗性利尿致胎尿排出增多有关。发现糖尿病孕期越晚，孕妇血糖水平越高，羊水过多越常见。

(4)糖尿病酮症酸中毒：妊娠期应评估孕妇有无"三多"症状；有无皮肤瘙痒，尤其是外阴瘙痒；有无视物模糊；有无产科并发症，如血糖异常、妊娠期高血压疾病、早产、酮症酸中毒、感染、羊水过多等。高血糖及胰岛素相对或绝对不足，孕妇代谢紊乱进一步发展到脂肪分解加速，血清酮体急剧升高，可发展为代谢性酸中毒。

(5)妊娠期并发症：分娩期应重点评估孕妇的血糖水平，有无低血糖及酮症酸中毒症状，如心悸、饥饿感或出现恶心、呕吐、视物模糊、出汗、面色苍白、呼吸快且有烂苹果味等。糖尿病可导致血管病变，小血管内皮细胞增厚，管腔狭窄，组织供血不足。存在严重胰岛素抵抗状态及高胰岛素血症，或并发肾脏疾病时，妊娠期高血压及子痫前期发病率明显升高，且预后较差。因巨大儿发生率明显增高，手术产率、产伤及产后出血发生率也明显增高。

分娩过程中，子宫收缩会消耗大量糖原，产妇进食量减少，若未及时调整胰岛素使用剂量，易发生低血糖。孕妇紧张及疼痛也可能引起血糖发生较大波动。

分娩后，胎盘分泌的抗胰岛素物质迅速消失，全身内分泌系统逐渐恢复至非孕期水平。部分妇女再次妊娠时，GDM复发率为30%~50%；远期患糖尿病的概率增加，17%~63%的病人将发展为2型糖尿病。

产褥期主要评估产妇有无低血糖或高血糖症状，有无产后出血及感染征兆。产褥期结束后应随访糖尿病患病情况。

2. 对胎儿的影响

(1)胎儿生长受限：发生率为21%。妊娠早期高血糖有抑制胚胎发育的作用。糖尿病合并微血管病变者，胎盘血管常出现异常，影响胎儿发育。

(2)胎儿畸形：以心血管畸形和神经系统畸形最常见。严重畸形发生率为正常妊娠的7~10倍，与受孕后最初数周高血糖水平密切相关。

(3)巨大胎儿：发生率为25%~40%，其原因为胎儿长期处于母体高血糖所致的高胰岛素血症环境中，促进蛋白、脂肪合成和抑制脂解作用，导致躯体过度发育。

3. 对新生儿的影响

(1)新生儿低血糖：新生儿脱离母体高血糖环境后，高胰岛素血症仍存在，若不及时补充糖，易发生低血糖。结合糖尿病对胎儿及新生儿的影响，在妊娠期应加强对胎儿畸形的筛查，定期监测胎盘功能、胎动计数、胎儿电子监护等以了解胎儿健康状况。注意有无巨大儿或胎儿生长受限。

(2)新生儿呼吸窘迫综合征：高血糖刺激胎儿胰岛素分泌增加，形成高胰岛素血症，后者具有拮抗糖皮质激素，促进肺泡Ⅱ型细胞表面活性物质合成及释放的作用，使胎儿肺成熟延迟，增加新生儿呼吸窘迫综合征的发生率。

【护理评估】

（一）健康史

评估孕妇是否有妊娠合并糖尿病的高危因素，如产妇年龄≥35岁、多囊卵巢综合征、妊娠前超重或肥胖、糖耐量异常史；具有糖尿病家族史；有不明原因的死胎、死产、流产史、巨大胎儿分娩史、胎儿畸形和羊水过多史、GDM史；本次妊娠发现胎儿大于孕周、羊水过多、反复外阴阴道假丝酵母菌病者。

（二）身体状况

1. 症状和体征　合并糖尿病孕妇在妊娠期可出现"三多"症状，即多饮、多食、多尿，重症者症状明显。但大多数GDM孕妇无明显的临床表现。妊娠前体重超重或有肥胖、糖耐量异常史；孕妇有无皮肤瘙痒，尤其是外阴瘙痒；高血糖可导致眼房水与晶体渗透压改变而引起眼屈光改变，患病孕妇可出现视物模糊，故应评估糖尿病孕妇有无产科并发症如低血糖、高血糖、妊娠期高血压疾病、酮症酸中毒、感染等。确定胎儿宫内发育情况，注意有无巨大儿或胎儿生长受限。分娩期重点评估孕妇有无低血糖及酮症酸中毒症状，如心悸、出汗面色苍白、饥饿感或出现恶心、呕吐、视物模糊、呼吸快且有烂苹果味等；评估静脉输液的性质与速度；监测产程的进展、子宫收缩、胎心率、母体生命体征等有无异常。产褥期主要评估有无低血糖或高血糖症状，有无产后出血及感染征兆，评估新生儿状况。

2. 评估糖尿病病情　按White分类法，即根据糖尿病病人的发病年龄、病程长短及有无血管病变对妊娠合并糖尿病进行分期，有助于判断病情的严重程度及预后。

3. 心理-社会状况　由于糖尿病的特殊性，应评估孕妇及家人对疾病知识的掌握程度，有无焦虑、恐惧心理，社会及家庭支持系统是否完善等。

（三）诊断要点

（1）妊娠前未进行过血糖检查的孕妇，尤其存在糖尿病高危因素者，首次产前检查时应明确是否存在妊娠前糖尿病，达到以下任何一项标准应诊断为孕前糖尿病。

1）空腹血糖（fasting plasma glucose，FPG）≥7.0 mmol/L（126 mg/dL）。

2）75 g口服葡萄糖耐量试验（oral glucose tolerance test，OGTT）的2小时血糖≥11.1 mmol/L（200 mg/dL）。

3）糖化血红蛋白（HbA1c）≥6.5%。

4）伴有典型的高血糖或高血糖危象症状，同时任意血糖≥11.1 mmol/L（200 mg/dL）。

（2）妊娠期糖尿病（GDM）的诊断：妊娠24～28周及28周后首次就诊时行75 g OGTT检测。

OGTT的具体方法：试验前连续3天正常体力活动、正常饮食。前1天晚餐后禁食至少8小时至次日晨。检查期间静坐、禁烟。检查时，5分钟内口服含75 g葡萄糖的液体300 mL，分别抽取服糖前、服糖后1小时、服糖后2小时的静脉血（从开始饮用葡萄糖水计算时间），测定血浆葡萄糖水平。

75 g OGTT的诊断标准：空腹及服糖后1小时、2小时的血糖值分别低于5.1 mmol/L、10.0 mmol/L、8.5 mmol/L。任何一点血糖值达到或超过上述标准者诊断为GDM。

(3)孕妇具有 GDM 高危因素或医疗资源缺乏地区，建议 24~28 周首先检查空腹血糖。空腹血糖≥5.1 mmol/L，可直接诊断为 GDM。

(4)胎儿检测。

1)胎儿超声检查：注意检查胎儿中枢神经系统和心脏的发育；妊娠晚期应每 4~6 周进行 1 次超声检查，尤其注意监测胎儿腹围和羊水量的变化。

2)胎盘功能测定：连续动态测定孕妇尿雌三醇及血中 HPL 值。

3)肝肾功能检查：24 小时尿蛋白定量、尿酮体及眼底等相关检查。

4)无应激试验(NST)：需要应用胰岛素或口服降糖药物者，应自妊娠 32 周起，每周行 1 次 NST 检查，36 周后每周 2 次，可疑胎儿生长受限时尤其应严密监测。

【护考真题链接】2011 年实践能力题

病人，女，26 岁，妊娠 7 个月。孕期检查发现：尿糖(+++)，空腹血糖 7.8 mmol/L，餐后 2 小时血糖 16.7 mmol/L，诊断为妊娠期糖尿病。该病人最适宜的治疗是(　　　)

A. 单纯饮食控制治疗　　　B. 运动治疗　　　C. 综合生活方式干预治疗

D. 口服降糖药治疗　　　E. 胰岛素注射治疗

分析：胰岛素是其主要的治疗药物，磺胺类及双胍类降糖药均能通过胎盘，对胎儿产生毒性反应，因此该孕妇不宜口服降糖药治疗，妊娠期孕妇可适当运动协助控制血压。

【常见护理诊断/问题】

(1)营养失调：低于或高于机体需要量　与血糖代谢异常有关。

(2)知识缺乏：缺乏血糖监测、妊娠合并糖尿病自我管理等相关知识。

(3)有胎儿受伤的危险　与糖尿病可能引起的胎儿异常有关。

【护理目标】

(1)孕妇能描述个体化饮食方案，体重增长保持在正常范围内。

(2)孕妇能描述监测血糖的方法，掌握发生高血糖及低血糖的症状及应对措施。

(3)孕妇能自我监护胎儿，有异常时能及时汇报，胎儿宫内窘迫能及时得到控制。

【护理措施】

(一)非孕期

显性糖尿病妇女在妊娠前应寻求产前咨询和评估，由内分泌科医生和产科医生共同研究并判断是否可以妊娠。未经治疗的 D、F、R 级糖尿病妇女一旦妊娠，母儿的危险较大，故不宜妊娠；器质性病变较轻、血糖控制良好者，可在积极治疗、密切监护下继续妊娠。显性糖尿病妇女从妊娠前就应在内科医生协助下严格控制血糖值。

(二)妊娠期

1. 定期产前检查　妊娠合并糖尿病孕妇的产前检查次数和间隔时间视病情轻重而定。孕前患糖尿病孕妇早期应每周检查 1 次至第 10 周，以后每 2 周检查 1 次，妊娠 32 周后每周检查 1 次。

2. 病情观察　每天监测血压，每周测量体重、宫高、腹围，每 1~2 个月测定肾功能及糖化血红蛋白含量，同时进行眼底检查。每日监测血糖，GDM 孕妇妊娠期血糖控制目标设定为餐前及餐后 2 小时血糖值分别为 ≤5.3 mmol/L 和 ≤6.7 mmol/L，夜间血糖不低于 3.3 mmol/L，妊娠期 HbA1c 宜<5.5%。PGDM 孕妇妊娠早期血糖控制勿过于严格，以防低血糖发生，其餐前、夜间血糖及空腹血糖宜控制在 3.3~5.6 mmol/L，餐后血糖峰值为 5.6~7.1 mmol/L，HbA1c<6.0%。

3. 健康指导　指导孕妇自行监测血糖或尿糖。自我血糖监测（self-monitored blood glucose，SMBG）能反映实时血糖水平，可为制订个性化生活方式，优化药物干预方案提供依据。教会孕妇掌握高血糖及低血糖的症状及紧急处理步骤，鼓励其外出携带糖尿病识别卡及糖果，避免发生不良后果。教会孕妇注射胰岛素的正确方法，解释药物作用的药峰时间。讲解妊娠合并糖尿病对母儿的危害及预防感染的方法。

4. 营养治疗　营养治疗是治疗妊娠期糖尿病最重要的方法，营养治疗的原则包括：①控制总能量，建立合理的饮食结构；②均衡营养，合理控制碳水化合物、蛋白质和脂肪的比例；③少量多餐，强调睡前加餐；④高纤维饮食；⑤饮食清淡，低脂、少油、少盐，禁止精制糖的摄入；⑥合理控制孕妇及胎儿的体重增长。

碳水化合物：每日摄入的碳水化合物应占总能量的 50%~60%，且每日摄入量应为 2175 g，以保证胎儿大脑获得足够的能量并避免发生酮症。碳水化合物应选择血糖生成指数较低的粗粮，如莜麦面、荞麦面等富含维生素 B、微量元素及食物纤维的主食。

蛋白质：每日摄入的蛋白质占总能量的 15%~20%，其中动物性蛋白质至少占 1/3。禽、畜、鱼肉、蛋类、豆类食品等应推荐孕妇食用。

脂肪：每日摄入的脂肪占总能量的 25%~30%，以不饱和脂肪酸为主。烹调油选用橄榄油、大豆油等。

其他微量元素：增加含铬丰富的食物的摄入，如猕猴桃、苦瓜、洋葱、牡蛎等。增加含铁、钙、维生素的食物的摄入，可饮用加入维生素 D 的牛奶或每天在阳光下散步。

不宜食用：各种糖、蜜饯、饮料、糖制糕点等引起高血糖的食物；含胆固醇高的食物，如动物的肝、蛋黄、猪牛羊油等；饮酒；适当限制钠盐的摄入。

对孕妇及其家属进行饮食指导：饮食方案应综合考虑个人饮食习惯、体力活动水平、血糖水平及妊娠期生理学特点，在限制碳水化合物摄入的同时保证充足的营养供给和孕妇体重适当增加，并将血糖维持在正常水平，减少酮症的发生。以均衡多样化且富含绿色蔬菜、未经加工的全谷物饮食为主。

5. 运动干预　运动干预应充分体现个体化及安全性的特点，结合孕妇自身身体条件，科学把握运动的时间和强度。国际妇产科联盟建议每日进食 30 分钟后运动，每次 30~40 分钟的连续有氧运动，并在饭后健步走或手臂抬举 10 分钟，运动后休息 30 分钟，同时计数胎动，注意有无宫缩，并监测血糖。在运动治疗期间，若孕妇血糖 3.3 mmol/L 或 13.9 mmol/L，或常出现低血糖症状，或出现宫缩、阴道出血、气促、头晕眼花、严重头痛、胸痛等，需要停止运动治疗。

运动干预注意事项：避免在空腹或胰岛素剂量过大的情况下运动，避免做剧烈运动，运动方式以有氧运动最好，如瑜伽、散步、太极拳、孕妇操等，强度以孕妇能够耐受为原则。不宜下床活动的孕妇，可选择床上活动，如上肢运动。

6. 治疗配合　部分糖尿病孕妇仅靠饮食和运动难以达到控制目标，如果经过饮食调节和运动疗法后1周左右,孕妇血糖水平仍高出控制目标,为避免低血糖或酮症酸中毒的发生,首选胰岛素进行治疗。显性糖尿病孕妇应在孕前即改为胰岛素治疗。外源性胰岛素不会通过胎盘进入胎儿体内,孕期可放心使用胰岛素。胰岛素用量个体差异较大,一般从小剂量开始,根据病情、孕期进展及血糖值加以调整。目前最普遍的一种方法是长效胰岛素和超短效或短效胰岛素联合使用,即三餐前注射超短效或短效胰岛素,睡前注射长效胰岛素。其他药物如二甲双胍和格列本脲等口服降糖药在GDM病人中应用的安全性和有效性尚缺乏相关研究,应在病人知情同意的基础上谨慎使用。如需使用,更推荐二甲双胍用于孕期。

7. **妊娠期酮症酸中毒**(diabetic ketoacidosis, DKA)**的处理** 发生一次DKA将使胎儿死亡的风险额外增加50%,不仅是母体酸中毒对胎儿很危险,DKA伴发的脱水也可对胎儿造成影响。发生DKA时的处理措施包括:①血糖过高者(>16.6 mmol/L),先予胰岛素$0.2\sim0.4$ U/kg一次性静脉注射。②0.9%氯化钠注射液+胰岛素持续静脉滴注,按胰岛素0.1 U/(kg·h)或$4\sim6$ U/h的速度输入。③从使用胰岛素开始每小时监测血糖1次,根据血糖下降情况进行调整,要求平均每小时血糖下降$3.9\sim5.6$ mmol/L或超过静脉滴注前血糖水平的30%。达不到此标准者,可能存在胰岛素抵抗,应将胰岛素用量加倍。④当血糖降至13.9 mmol/L时,将0.9%氯化钠注射液改为5%葡萄糖注射液或葡萄糖盐水,每$2\sim4$ g葡萄糖加入1 U胰岛素,直至血糖降至11.1 mmol/L以下、尿酮体阴性,并可平稳过渡到餐前皮下注射治疗时停止。开始静脉胰岛素治疗且病人有尿后及时补钾,避免出现严重低血钾。

8. **心理护理** 向孕产妇及家属介绍妊娠合并糖尿病的相关知识、血糖控制稳定的重要性和降糖治疗的必要性,鼓励其讨论面临的问题及心理感受。

(三)分娩期

1. **终止妊娠时机** 无须胰岛素治疗而血糖控制达标的GDM孕妇,若无母儿并发症,在严密监测下可等待至预产期,到预产期仍未临产者,可引产终止妊娠。PGDM及胰岛素治疗的GDM孕妇,若血糖控制良好且无母儿并发症,在严密监测下,妊娠39周后可终止妊娠。血糖控制不满意或出现母儿并发症,糖尿病伴微血管病变或既往有不良产史者,应及时收入院观察,根据病情决定终止妊娠时机。

2. **分娩方式** 妊娠合并糖尿病不是剖宫产指征,若确定阴道分娩者,应制订分娩计划。若有胎位异常、糖尿病伴微血管病变及其他产科指征,如怀疑巨大儿、胎盘功能不良等,应选择剖宫产。妊娠期血糖控制不佳、胎儿偏大(尤其估计胎儿体重≥4000 g者)或者既往有死胎、死产史者,应适当放宽剖宫产手术指征。

3. **分娩时护理** 严密监测血糖、尿糖和尿酮体。血糖56~7.8 mmol/L,静脉滴注胰岛素1.0 U/h;血糖7.8~10.0 mmol/L,静脉滴注胰岛素1.5 U/h;血糖>10.0 mmol/L,静脉滴注胰岛素2.0 U/h,提供热量,预防低血糖。准备阴道分娩者,鼓励产妇取左侧卧位,改善胎盘血液供应。密切监护胎儿状况,产程不宜过长,否则会增加酮症酸中毒、胎儿缺氧和感染危险。糖尿病孕妇在分娩过程中,仍需维持身心舒适,给予支持以减缓分娩压力。

4. **新生儿护理**

(1)无论体重大小均按高危儿处理,注意保暖和吸氧等。

(2)新生儿出生时取脐血检测血糖,定时滴服葡萄糖溶液防止低血糖,注意预防低血钙,高胆红素血症及NRDS发生。

(3)糖尿病产妇，即使接受胰岛素治疗，哺乳也不会对新生儿产生不良影响。

妊娠合并糖尿病产妇的新生儿，娩出30分钟内应(　　)

A. 喂白糖水　　　B. 喂服配方奶　　　C. 喂白开水　　　D. 不需喂哺　　　E. 监测血糖

分析：妊娠合并糖尿病无论新生儿体重大小均按早产儿提供护理。在新生儿娩出30分钟后，根据新生儿血糖监测情况定时滴服葡萄糖溶液，防止低血糖，同时预防低血钙、高胆红素血症和呼吸窘迫综合征的发生。多数新生儿在出生后6小时内血糖值可恢复正常。糖尿病产妇，鼓励母乳喂养。

(四)产褥期护理

1. 调整胰岛素用量　由于胎盘娩出，抗胰岛素激素迅速下降，妊娠期应用胰岛素者需重新评估胰岛素的需要量，根据产妇血糖情况调整胰岛素用量。妊娠期无须胰岛素治疗的GDM产妇，产后可恢复正常饮食，但应避免高糖及高脂饮食。

2. 预防产褥感染　糖尿病病人抵抗力下降，易合并感染，应及早识别病人的感染征象，并及时处理。鼓励糖尿病产妇实施母乳喂养，做到尽早吸吮和按需哺乳。

3. 建立亲子关系，提供避孕指导　及时提供有关新生儿的各种信息，积极为母亲创造各种亲子互动机会，促进家庭和谐关系的建立与发展。遵医嘱采取避孕措施。

4. 随访指导　产妇定期接受产科和内科复查，GDM妇女在产后6~12周进行随访，指导其改变生活方式、合理饮食及适当运动，鼓励母乳喂养。随访时建议进行身高、体重指数、腰围及臀围的测定，了解产后血糖的恢复情况，建议所有GDM妇女产后行OGTT测定，如产后正常也需每3年复查OGTT 1次，以减少或推迟患有GDM者发展成为2型糖尿病。同时建议对糖尿病病人的子代进行随访及健康生活方式的指导。

【护理评价】

(1)通过治疗和护理，病人是否掌握饮食治疗原则，营养摄入满足营养需求。
(2)通过治疗和护理，病人是否血糖控制良好，无并发症发生。
(3)通过治疗和护理，病人是否保持良好的卫生习惯，住院期间无新增感染。
(4)通过治疗和护理，病人是否能自我监护胎儿，未发生胎儿受伤。

【知识链接】

妊娠合并糖尿病妇女产褥期咨询

鼓励妊娠合并糖尿病妇女产后立即进行母乳喂养，避免新生儿低血糖。母乳喂养应至少持续至产后6个月，以减少儿童期肥胖及母亲高血糖的风险。最近的一项前瞻性观察研究显示，对妊娠期糖尿病妇女而言，更高的母乳喂养强度和更长的喂养持续时间与产后两年内2型糖尿病更低发病率相关。产后6个月及计划再次妊娠者，在产后应进行OGTT试验。OGTT的空腹血糖(FPG) 6.1~6.9 mmol/L或2小时血糖(PG) 7.8~11.0 mmol/L或HbA1c 6.0%~6.4%为糖尿病前期。OGTT的FPG≥7.0 mmol/L，2小时的PG≥11.1 mmol/L，HbA1c≥6.5%可诊断为2型糖尿病。对糖尿病前期和2型糖尿病者，建议进行生活方式咨询，包括健康饮食、健康体重、运动等，根据目标调整血糖，必要时用药。

第三节　妊娠合并缺铁性贫血

✦ **案例导入与工作任务**

案例

病人，女，25 岁，G_1P_0，孕 27 周。因"面色苍白、头晕、乏力、食欲不佳 2 月余，加重伴心慌 1 周"来就诊。查体：体温 37.3 ℃，脉搏 72 次/min，呼吸 20 次/min，血压 130/85 mmHg。查血红蛋白 80 g/L。外周血涂片为小细胞低色素性贫血。血细胞比容 0.33，红细胞 $<3.5×10^{12}$/L，白细胞及血小板计数均在正常范围内。孕妇及家属近期都十分担心。

工作任务

针对孕妇提出护理诊断，并采取护理措施。

贫血（anemia）是多种病因引起，通过不同的病理过程，使人体外周血红细胞容量减少，低于正常范围下限的一种常见的临床症状。妊娠期外周血红蛋白（hemoglobin，Hb）<110 g/L 及血细胞比容<0.33 为妊娠期贫血。缺铁性贫血（iron deficiency anemia，IDA）是最常见的妊娠期贫血类型，约占 95%，是孕妇对铁摄取不足或吸收不良引起的。

由于血容量增加及胎儿生长发育需要，孕妇每日需铁较非孕期增加。妊娠早期呕吐或偏食可影响铁的摄入。妊娠晚期，机体对铁的吸收仍不能满足母儿需求，若不及时给予补充铁剂，则易耗尽体内储存铁，导致贫血。根据血红蛋白水平，妊娠合并缺铁性贫血可分为轻度贫血（100~109 g/L）、中度贫血（70~99 g/L）、重度贫血（40~69 g/L）和极重度贫血（<40 g/L）。

【贫血与妊娠互相影响】

(一) 对母体的影响

妊娠可使原有贫血病情加重，而贫血则使孕妇妊娠风险增加。由于贫血母体耐受力差，孕妇易产生疲倦感，而长期倦怠感会影响孕妇在妊娠期的心理适应，将妊娠视为一种负担而影响亲子间的感情及产后心理康复。重度贫血可导致贫血性心脏病、妊娠期高血压疾病性心脏病、产后出血、失血性休克、产褥感染等并发症的发生，危及孕产妇生命。评估孕妇贫血的症状和体征。由于贫血机体抵抗力低下，容易导致感染性疾病的发生，应评估孕妇有无感染征象。

(二) 对胎儿的影响

重度贫血会缺乏胎儿生长发育所需的营养物质和胎盘养分，造成胎儿生长受限、胎儿宫内窘迫、早产、死胎或死产等。应注意胎儿宫内生长发育状况的评估及有无缺氧征象。

【护理评估】

(一) 健康史

了解孕妇既往有无月经过多等慢性失血性病史，有无不良饮食习惯，无吸收不良或代谢性障碍的病史。

(二)身体状况

1. 症状 轻度贫血者多无明显症状或仅有皮肤、口唇黏膜和睑结膜苍白。重者可表现为头晕、乏力、耳鸣、心悸、气短、面色苍白、倦怠、食欲缺乏、腹胀、腹泻等症状,甚至出现贫血性心脏病、妊娠期高血压疾病性心肌病、胎儿生长受限、胎儿窘迫、早产、死胎、死产等并发症的相应症状。同时,由于贫血孕产妇机体抵抗力低下,容易导致各种感染性疾病的发生。

2. 体征 皮肤黏膜苍白,毛发干燥、无光泽、易脱落,指(趾)甲扁干、脆薄易裂或反甲(指甲呈勺状),并可伴发口腔炎、舌炎等,部分孕妇出现脾脏轻度肿大。

3. 心理-社会状况 重点评估孕妇因长期疲倦或知识缺乏而引起的倦怠心理。同时评估孕妇及家人对缺铁性贫血疾病的认知情况,以及家庭、社会支持系统是否完善等。

(三)诊断要点

1. 血常规 外周血涂片为小细胞低色素性贫血。血红蛋白<110 g/L,血细胞比容0.33,红细胞<$3.5×10^{12}$/L,白细胞及血小板计数均在正常范围内。

2. 血清铁测定 血清铁<6.5 μmol/L,即可诊断为缺铁性贫血。

3. 骨髓细胞学检查 骨髓细胞学检查为红细胞系统呈轻度或中度增生活跃,以中、晚幼红细胞增生为主。

【常见护理诊断/问题】

(1)活动无耐力 与红细胞减少导致携氧能力受损有关。
(2)有感染的危险 与血红蛋白低、组织低氧血症、机体免疫力低下有关。
(3)有受伤的危险 与贫血引起的头晕、眼花等症状有关。

【护理目标】

(1)孕产妇能结合自身情况进行日常活动。
(2)妊娠、分娩期母婴维持最佳的身心状态,无感染等并发症发生。

【护理措施】

(一)预防

妊娠前应积极治疗慢性失血性疾病,改变不良习惯,调整饮食结构,增加营养,必要时补充铁剂。

(二)妊娠期

(1)饮食护理:建议孕妇摄取富含铁的食物,如动物血、肝脏、瘦肉等,同时多摄入富含维生素C的深色蔬菜、水果(如橘子、柚子、猕猴桃、草莓、鲜枣等),以促进铁的吸收和利用。纠正偏食、挑食等不良习惯。

(2)正确补充铁剂:铁剂的补充应首选口服制剂。每日遵医嘱服用铁剂,同时服维生素C,促进铁的吸收。铁剂对胃黏膜有刺激作用,引起恶心、呕吐、胃部不适等症状,应饭后或餐中服用。服用铁剂后,由于铁与肠内硫化氢作用而形成黑色便,应予以解释。服用抗酸药时须与铁剂交错时间服

> 考点:口服铁剂的注意事项

用。对于妊娠末期重度缺铁性贫血或口服铁剂胃肠道反应较重者，可采用深部肌内注射法补充铁剂，利用率为 90%~100%，常见制剂有右旋糖酐铁和山梨醇铁。

（3）加强母儿监护，产前检查时常规给予血常规检测，妊娠晚期应重点复查。注意胎儿宫内生长发育状况的评估，并积极地预防各种感染。

（4）健康指导：注意劳逸结合，依据贫血的程度安排工作及活动量。轻度贫血病人可下床活动，并适当减轻工作量；重度贫血病人需卧床休息，避免头晕、乏力引起的意外伤害。加强口腔护理：轻度口腔炎病人可于餐前、餐后、睡前、晨起用漱口液漱口；重度口腔炎病人每日应做口腔护理，有溃疡的病人按医嘱局部用药。

（三）分娩期

重度贫血产妇于临产后应配血备用。输血时监控输血速度和输注总量，遵循少量多次的原则，以防止发生急性左心衰竭。严密观察产程，鼓励产妇进食；加强胎心监护，给予低流量吸氧；防止产程过长，可阴道助产缩短第二产程，但应避免发生产伤。积极预防产后出血，当胎儿前肩娩出后，肌内注射或静脉注射催产素 10~20 U。若无禁忌证，胎盘娩出后可应用前列腺素类制剂，同时，应用催产素 20 U 加于 5% 葡萄糖注射液中静脉滴注，持续至少 2 小时。出血多时应及时输血。产程中严格无菌操作，产时及产后应用广谱抗生素预防感染。同时，为产妇提供心理支持。

（四）产褥期

（1）密切观察子宫收缩及阴道流血情况，按医嘱补充铁剂，纠正贫血并继续应用抗生素预防和控制感染。

（2）指导母乳喂养，对于重度贫血不宜哺乳者，详细讲解原因，并指导产妇及家人掌握人工喂养的方法。采取正确的回奶方法，如口服生麦芽冲剂或芒硝外敷乳房。

（3）提供家庭支持，增加休息和营养，避免疲劳。加强亲子互动，提供避孕指导，避免产后抑郁。

【护考真题链接】2017 年专业实务题

孕妇，妊娠 27 周。在产前检查中发现其血色素偏低，需要补充铁剂。正确的服药时间是（　　）

A. 餐前半小时　　B. 餐后 20 分钟　　C. 空腹时　　D. 睡前　　E. 晨起后

分析：血红蛋白在 70 g/L 以上者，可口服补充铁剂，同时服用维生素 C，促进铁的吸收。常用的口服铁剂有多糖铁复合物、硫酸亚铁、琥珀酸亚铁、10% 枸橼酸铁剂等。铁剂对胃黏膜有刺激作用，应饭后或餐中服用。

【护理评价】

（1）通过治疗和护理，病人是否能积极地应对缺铁性贫血对身心的影响，能够完成日常生活所需的活动。

（2）通过治疗和护理，病人是否妊娠分娩经过顺利，无感染发生。

（谷勤燕　曲晓玲）

第九章

异常分娩妇女的护理

学习目标

知识目标：

1. 掌握产力异常、产道异常的分类和临床表现，产力异常、产道异常妇女的护理要点，掌握产程异常的临床表现。

2. 熟悉人工破膜的要点、骨盆三个平面狭窄的分级。

3. 了解胎位异常的类型、常见的临床表现及护理要点。

能力目标： 能运用所学知识对异常分娩不同类型的妇女进行护理及健康教育。

素质目标：

1. 具有较强的责任心，工作、沟通耐心细致。

2. 尊重产妇的主观感受，及时帮助解决其不适的症状。

3. 护理操作中动作应轻柔，操作前获得知情同意，提供人文关怀照护。

影响产妇分娩的主要因素包括产力、产道、胎儿及社会心理因素。这些因素在分娩过程中相互影响，其中任何一个或一个以上因素发生异常，或几个因素间不能相互协调、适应，而使分娩进程受到阻碍，称为异常分娩（abnormal labor），又称难产（dystocia）。护士应正确地认识影响分娩的因素，及时发现和处理异常分娩，获得产妇配合，维护母儿安全。

第一节 产力异常

案例导入与工作任务

案例

孔女士，33 岁，G₂P₁，妊娠 39 周，因"见红伴有规律宫缩 3 小时"入院。入院检查：胎方位为枕左前，先露已衔接，胎膜未破，胎心音 145 次/min，宫口开大 1 cm。规律宫缩 15 小时后检查：宫口开大 3 cm。4 小时后再次检查：宫口开大仍为 3 cm，宫缩持续 30 秒，间歇 10~15 min/次，胎心音 148 次/min，宫缩高峰时子宫没有隆起，按压时有凹陷，无明显头盆不称。产妇精神差，入睡困难。

工作任务

针对该产妇的产程进展情况，对产妇采取护理措施。

产力是分娩的动力，包括子宫收缩力、腹肌及膈肌收缩力和肛提肌收缩力，其中以子宫收缩力为主，子宫收缩力贯穿于分娩过程的始终。有效的产力能使宫口扩张，胎先露下降，产程不断进展。相反，如产力无效或受到来自胎儿、产道和/或精神心理因素的影响会出现产力异常。在分娩过程中，子宫收缩的节律性、对称性及极性不正常或强度、频率异常，称为子宫收缩力异常，简称产力异常。临床上，子宫收缩力异常分为子宫收缩乏力（简称宫缩乏力）和子宫收缩过强（简称宫缩过强）两类。进一步又划分为协调性子宫收缩乏力/过强和不协调性子宫收缩乏力/过强（图9-1）。当子宫收缩乏力时，可导致产程延长，甚至发生滞产及一系列影响母儿健康的问题；当子宫收缩过强时，导致急产或子宫破裂，可出现胎儿宫内缺氧、宫内死亡，或者新生儿窒息死亡及母体损伤等。

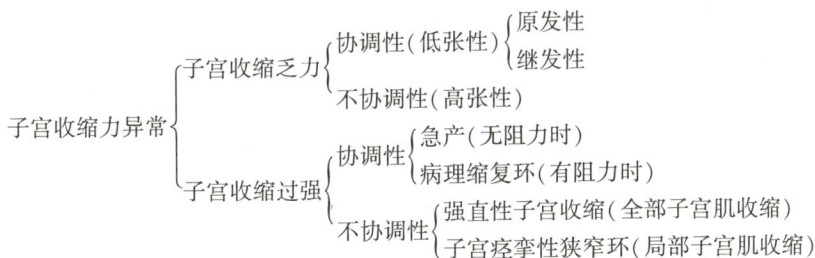

图9-1　子宫收缩力异常的分类

一、子宫收缩乏力

【病因】

1. **头盆不称或胎位异常**　临产后，当骨盆异常或胎位异常时，胎儿先露部下降受阻，胎先露不能紧贴子宫下段及子宫颈内口，不能有效刺激子宫阴道神经丛，引起有力的反射性子宫收缩，是继发性宫缩乏力的最常见原因。

2. **精神因素**　多见于初产妇，尤其是35岁以上的高龄初产妇。由于初产妇缺乏分娩经历，对分娩知识不甚了解，因此对分娩有恐惧心理，精神过度紧张，干扰了中枢神经系统的正常功能，导致大脑皮质功能紊乱，睡眠减少，加之待产时间久、过度疲劳、过多体力消耗、膀胱过度充盈，水电解质紊乱等因素，均可导致原发性宫缩乏力。

3. **药物影响**　产程早期或临产前后大剂量使用解痉、镇静、镇痛剂及宫缩抑制药（如硫酸镁、哌替啶、吗啡等），可使宫缩受到抑制。

4. **宫肌源性因素**　子宫壁过度膨胀（如多胎妊娠、羊水过多、巨大胎儿等），可使子宫肌纤维过度伸展，失去正常收缩能力；高龄产妇、经产妇、子宫肌瘤、子宫腺肌症、子宫畸形等均有可能影响子宫肌纤维正常收缩。

5. **内分泌失调**　临产后产妇体内雌激素、催产素、前列腺素合成及释放减少、催产素受体量减少以及子宫对宫缩物质的敏感性降低，胎儿、胎盘合成与分泌硫酸脱氢表雄酮量减少，致宫颈成熟度欠佳，从而直接或间接导致子宫收缩乏力。

【临床表现】

1.协调性子宫收缩乏力　又称低张性子宫收缩乏力，是指子宫收缩具有正常的节律性、对称性和极性，但收缩力弱，宫腔压力低于 180 Montevideo 单位，宫缩<2 次/10 min，持续时间短，间歇期较长。在宫缩的高峰期，宫体隆起不明显，用手指压宫底部肌壁仍可出现凹陷。协调性宫缩乏力多属于继发性宫缩乏力，可导致产程延长甚至停滞，对胎儿的影响并不大。根据宫缩乏力在产程中出现的时间可分为两类。

(1)原发性宫缩乏力：指产程开始即出现子宫收缩乏力，宫口不能如期扩张，胎先露不能如期下降，致产程延长。

(2)继发性宫缩乏力：指产程开始时子宫正常，在产程进行到某阶段(多在活跃期后期或第二产程)减弱，常由于中骨盆与骨盆出口平面狭窄，胎先露下降受阻，持续性枕横位或枕后位等头盆不称，发生继发性宫缩乏力，表现为子宫收缩力较弱，产程进展缓慢，甚至停滞。

2.不协调性子宫收缩乏力　又称高张性子宫收缩乏力，多见于初产妇，临床表现为子宫收缩失去正常的节律性、对称性和极性，宫缩的兴奋点来自子宫下段处或多处，节律不协调，高频率的子宫收缩波自下而上扩散，不能形成向下的合力，致使宫缩时子宫底部较子宫下段弱，宫缩间歇期子宫不能很好地松弛，表现为子宫收缩不协调。这种使宫口扩张受限、不能使胎先露如期下降，属无效宫缩。此种宫缩乏力多属于原发性宫缩乏力，容易使产妇自觉宫缩强，持续性腹痛、拒按、精神紧张、烦躁不安、体力消耗、产程延长或停滞，严重者出现脱水、电解质紊乱、肠胀气、尿潴留，同时因胎儿-胎盘循环障碍及静息宫内压升高，出现胎心异常。

3.产程异常　产程进展的标志是宫口扩张和胎先露部下降。宫缩乏力导致的产程异常有以下几种。

(1)潜伏期延长：从临产规律宫缩开始至活跃期起点 6 cm 称为潜伏期。初产妇>20 小时、经产妇>14 小时称为潜伏期延长。

【护考真题链接】2020 年实践能力题

初产妇，妊娠 37 周。规律宫缩，宫口开全 5 小时，胎儿仍未娩出，属于(　　)

A. 潜伏期延长　　　B. 活跃期停滞　　　C. 活跃期延长　　　D. 第二产程延长

E. 第二产程停滞

分析：根据题干可知该产妇宫口已开全，说明进入第二产程，第二产程初产妇超过 3 小时，经产妇超过 2 小时尚未分娩称第二产程延长，而本题中产妇进入第二产程 5 个小时胎儿仍未娩出，故可判断为第二产程延长；从临产后规律宫缩开始至活跃期起点 (4~6 cm) 称为潜伏期，在本阶段中初产妇的潜伏期>20 小时，经产妇>14 小时称为潜伏期延长；当破膜且宫颈口扩张≥6 cm 后，若宫缩正常，宫颈口停滞扩张≥4 小时；若宫缩欠佳，宫颈口停滞扩张≥6 小时称为活跃期停滞；从活跃期起点(4~6 cm)至宫颈口开全称为活跃期，此阶段宫颈口扩张速度<0.5 cm/h 称为活跃期延长；第二产程停滞是指分娩时第二产程达 1 小时胎头下降没有进展。

（2）活跃期异常：包括活跃期延长、活跃期停滞。

1）活跃期延长：从活跃期起点 6 cm 至宫颈口开全称为活跃期。活跃期宫颈口扩张速度<0.5 cm/h 称为活跃期延长。

2）活跃期停滞：当破膜且宫颈口扩张 6 cm 后，若宫缩正常，宫颈口停止扩张 4 小时；若宫缩欠佳，宫颈口停止扩张 6 小时称为活跃期停滞。

（3）第二产程异常：包括胎头下降延缓、胎头下降停滞、第二产程延长。

1）胎头下降延缓：第二产程初产妇胎头下降速度<1 cm/h，经产妇<2 cm/h，称为胎头下降延缓。

2）胎头下降停滞：第二产程胎头先露停留在原处不下降>1 小时，称为胎头下降停滞。

3）第二产程延长：初产妇>3 小时，经产妇>2 小时（硬膜外麻醉镇痛分娩时，初产妇>4 小时，经产妇>3 小时），产程无进展（胎头下降和旋转），称为第二产程延长。

考点：第二产程延长的临床表现

【护理评估】

（一）健康史

评估产前检查的一般资料，了解产妇的身体发育状况、身高与骨盆测量值、胎儿大小与头盆关系等；同时还要注意既往病史、妊娠及分娩史。

（二）身体状况

评估产妇的精神状态、神志、腹痛、休息、进食、皮肤弹性、大小便等。产程延长，产妇持续腹痛、休息不好、呻吟和过度换气、进食减少，可出现乏力、腹胀、精神疲惫，严重者引起产妇水、电解质紊乱，最终影响子宫收缩乏力，手术产率增加。第二产程延长可因产道受压过久，发生尿潴留，受压组织长期缺血，继发水肿、软产道损伤、坏死，形成生殖道瘘，易导致产后出血和产褥感染。

一方面，不协调性子宫收缩乏力不能使子宫壁完全放松，胎盘-胎儿血液循环受阻，从而使胎盘供血、供氧不足；另一方面，产程延长使胎头及脐带受压时间过久，增加手术助产机会；两者均可导致胎心音异常、胎儿宫内窘迫、新生儿窒息等。

可以利用 Bishop 宫颈成熟度评分法判断引产和加强宫缩的成功率。估计试产的成功率满分为 13 分，>9 分均成功，7~9 分的成功率约为 80%，4~6 分的成功率约为 50%，≤3 分均失败。

（三）心理-社会状况

由于产程延长，产妇可能出现焦虑状态，休息差，进食少，甚至出现肠胀气，排尿困难等状况。产妇和家属对阴道分娩方式失去信心，表现为焦虑、恐惧，担心母儿安危，通常会要求手术分娩。

（四）诊断要点

（1）用手触摸产妇腹部，监测宫缩的节律性、对称性、极性、强度及频率的变化，初步判断宫缩乏力是协调性还是不协调性，再结合产妇临床表现以及宫口开大、先露下降情况，了解产程进展，对产程异常者及时查找原因，并进行进一步诊断，积极处理。

（2）多普勒胎心听诊仪监测可及时发现胎心率减慢、过快或心律不齐。

(五)治疗要点

尽可能做到产前预测,产时及时、准确诊断,针对原因适时处理。对协调性子宫收缩乏力者,应评估其无头盆不称或胎位异常或胎儿宫内窘迫,可从阴道分娩者,应加强宫缩;否则应及时行剖宫产术。对不协调性子宫收缩乏力者,应将其调整为协调性子宫收缩,再按照协调性子宫收缩乏力处理(图9-2)。

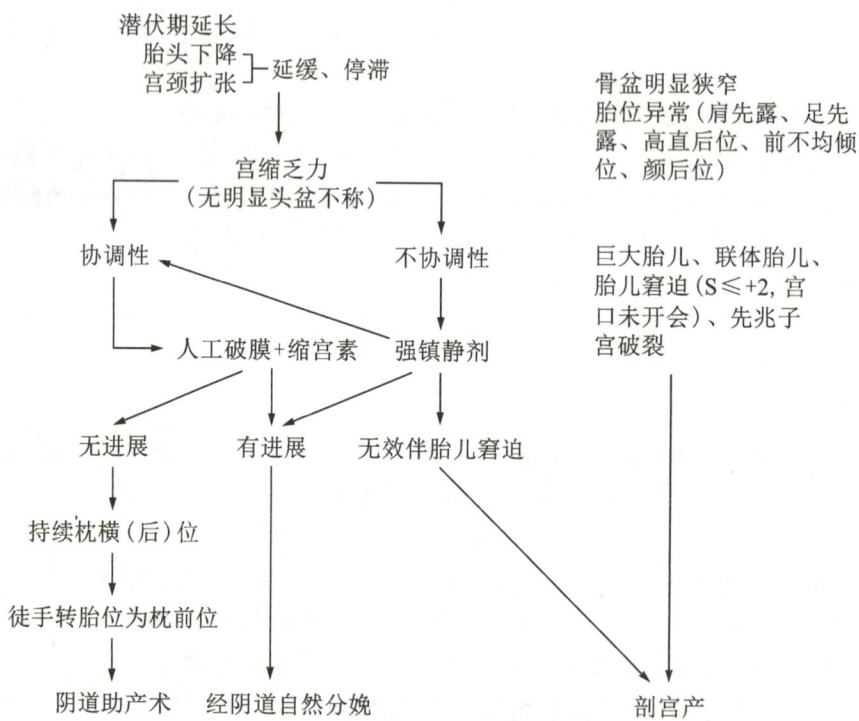

```
              潜伏期延长
              胎头下降 ┐
              宫颈扩张 ┴─ 延缓、停滞         骨盆明显狭窄
                         │                   胎位异常(肩先露、足先
                         ↓                   露、高直后位、前不均倾
          ┌──── 宫缩乏力 ────┐              位、颜后位)
          │    (无明显头盆不称)  │
          │                      │
        协调性              不协调性         巨大胎儿、联体胎儿、
          │                      │           胎儿窘迫(S≤+2,宫
          │                      │           口未开会)、先兆子
          └→ 人工破膜+缩宫素   强镇静剂       宫破裂
              │      │      │    │
              ↓      ↓      └────┤
           无进展  有进展   无效伴胎儿窘迫
              │      │            │
              ↓      │            │
        持续枕横(后)位  │          │
              │      │            │
              ↓      │            │
        徒手转胎位为枕前位 │        │
              │      │            │
              ↓      ↓            ↓
        阴道助产术  经阴道自然分娩   剖宫产
```

图9-2 异常分娩处理示意图

【常见护理诊断】

(1)焦虑 与担心母儿的安危有关。

(2)有体液不足的危险 与产程延长、孕妇体力消耗、过度疲乏影响摄入有关。

【护理目标】

(1)产妇情绪稳定,安全度过分娩期。

(2)产妇水、电解质达到平衡。

【护理措施】

(一)协调性子宫收缩乏力

无论是原发性宫缩乏力还是继发性宫缩乏力,首先应寻找原因,检查有无头盆不称或胎位异常,阴道检查了解宫口扩张和胎先露下降情况。若发现有头盆不称、胎位异常及骨盆狭窄等,估计不能经阴道分娩者,应及时做好剖宫产术前准备。估计可经阴道分娩者,应做好以下护理。

1.第一产程的护理

（1）改善全身情况：①补充营养、水分、电解质，同时注意纠正产妇的电解质紊乱状态，鼓励产妇多进食易消化、高热量饮食。不能进食者应静脉补充营养。对酸中毒者，按医嘱根据二氧化碳结合力补充适量5%碳酸氢钠；低钾血症时应给予10%氯化钾缓慢静脉滴注；补充钙剂可提高子宫肌球蛋白及腺苷酶的活性，增加间隙连接蛋白的数量，增强子宫收缩。②保证休息，心理疏导。产妇进入产程后，护士/助产士要关心和安慰产妇、消除其精神紧张与恐惧心理，使其了解分娩的生理过程，增强对分娩的信心。对产程长、产妇过度疲劳或烦躁不安者，按医嘱给予镇静药，如地西泮（安定）10 mg缓慢静脉推注或哌替啶100 mg肌内注射，使其休息后体力和子宫收缩力得以恢复。③开展陪伴分娩。通过医院设置的家庭病房或陪伴分娩室，让有经验护士/助产士陪伴指导，同时家属陪伴在产妇身边，给予精神鼓励，宫缩时家属辅助腰骶部按摩，有助于消除产妇紧张的情绪，减少精神紧张所致的宫缩乏力。④保持膀胱和直肠处于空虚状态。

（2）加强子宫收缩：①人工破膜。宫口扩张≥3 cm，无头盆不称，胎头已衔接而产程延缓者，可行人工破膜，破膜后先露下降紧贴子宫下段及宫颈内口，引起宫缩加强，加速宫口扩张及产程进展。破膜前必须检查有无脐带先露，破膜应在宫缩间歇期进行；破膜后，术者手指应停留在阴道内，经过1~2次宫缩，待胎头入盆后，术者再将手指取出，便于查看和处理脐带脱垂。同时应观察羊水量、性状和胎心变化。②催产素静脉滴注。适用于协调性宫缩乏力、胎心良好、胎位正常、头盆相称者；有明显产道梗阻或伴瘢痕者不宜应用。原则是以最小浓度获得最佳宫缩，一般将催产素2.5 U加入0.9%的氯化钠注射液500 mL内，从4~5/min即1~2 mU/min开始，根据宫缩强弱进行调整，调整间隔时间为15~30分钟，以每次增加1~2 mU/min为宜，最大剂量通常不超过60滴/min（20 mU/min），维持宫缩时宫腔内压力为50~60 mmHg，子宫收缩持续40~60秒，间隔2~3分钟。对不敏感者，可酌情增加催产素给药的剂量。应用催产素静脉滴注时，必须专人监护，监测宫缩、胎心、血压及产程进展等状况。通过触诊子宫、电子胎心监护和宫腔内导管测量子宫收缩力的方法，评估宫缩强度，随时调节剂量、浓度和滴速，若10分钟内宫缩>5次、宫缩持续1分钟以上或胎心率异常，应立即停止静脉滴注催产素。避免因子宫收缩过强而发生子宫破裂或胎儿窘迫等严重并发症。③针刺穴位。通常针刺合谷、三阴交、太冲、关元、中极等穴位，增强宫缩的效果。④刺激乳头。可加强宫缩。⑤地西泮静脉推注。地西泮能使子宫颈平滑肌松弛，软化宫颈，促进宫口扩张，而不影响宫体肌纤维收缩，适用于宫口扩张缓慢及宫颈水肿时。常用剂量为10 mg，缓慢静脉推注，与催产素联合应用效果更佳。

考点：人工破膜和催产素的使用注意事项

（3）剖宫产术前准备：若经上述处理，试产2~4小时产程仍无进展，甚至出现胎儿宫内窘迫、产妇体力衰竭等情况时，应立即做好剖宫产术前准备。

考点：子宫收缩乏力病人的用药护理

2.第二产程的护理　应做好阴道助产和抢救新生儿的准备，密切观察胎心、宫缩与胎先露下降情况。若无头盆不称，于第二产程期间出现宫缩乏力时，也应加强宫缩，给予催产素静脉滴注以促进产程进展。若胎头≥+3水平，等待自然分娩或行阴道助产（具体内容见本书第二十一章）结束分娩；若胎头还是未衔接或出现胎儿窘迫征象时，应行剖宫产术。

3.第三产程的护理 预防产后出血及感染。遵医嘱于胎儿娩出后可立即将催产素 10~20 U 加入 25% 葡萄糖注射液 20 mL 内静脉推注，加强子宫收缩，预防产后出血。凡破膜时间超过 12 小时、总产程超过 24 小时、多次行肛查或阴道助产操作者，应用抗生素预防感染。密切观察子宫收缩、阴道出血情况及生命体征各项指标。注意产后及时保暖及饮用高热量饮品，以利于产妇在产房的 2 小时观察中得到休息与体能恢复。

【护考真题链接】2017 年专业实务题

初产妇，24 岁，妊娠 39 周，妊娠期糖尿病，平时饮食控制血糖，因腹痛伴阴道流液 10 小时，入院待产，入院后遵医嘱给予催产素 2.5 U 静脉滴注的方法是(   )

A. 催产素+葡萄糖盐水 500 mL 静脉滴注，以 10 滴/min 开始

B. 催产素+0.9% 氯化钠注射液 500 mL 静脉滴注，以 4 滴/min 开始

C. 催产素+5% 葡萄糖注射液 500 mL 静脉滴注，以 4 滴/min 开始

D. 催产素+5% 葡萄糖注射液 500 mL 静脉滴注，以 10 滴/min 开始

E. 催产素+0.9% 氯化钠注射液 500 mL 静脉滴注，以 10 滴/min 开始

分析：使用催产素时需要将催产素 2.5 U 加于 0.9% 氯化钠注射液 500 mL 内，从 4~5 滴/min 开始静脉滴注并观察反应，根据宫缩的强弱进行调节，通常不超过 60 滴/min。宫缩间隔 2~3 分钟，持续 40~60 秒。若出现 10 分钟内宫缩超过 5 次、宫缩持续 1 分钟以上或胎心率有变化，应立即停止滴注。

(二)不协调性宫缩乏力

处理原则是调节子宫收缩，恢复正常节律性和极性。医护人员要关心产妇，耐心细致地向其解释疼痛的原因，指导产妇宫缩时做深呼吸、腹部按摩及放松，稳定其情绪，减轻疼痛，缓解其不适。遵医嘱给予哌替啶 100 mg 或吗啡 10 mg 肌内注射，确保产妇充分休息。充分休息后不协调性宫缩多能恢复为协调性子宫收缩，若此时宫缩仍较弱时，按协调性宫缩乏力处理。在协调性宫缩恢复之前，严禁应用缩宫剂。若经过处理后宫缩仍不协调，出现胎儿窘迫征象或伴有头盆不称、胎位异常等，应及时通知医生，并做好剖宫产术和抢救新生儿的准备。

> 考点：不协调子宫收缩的处理原则

(三)提供心理支持，减少焦虑与恐惧

产妇的心理状态是影响子宫收缩的重要因素，护士/助产士必须重视评估产妇的心理状况，及时给予解释和支持，防止精神紧张。可用语言和非语言性沟通技巧以示关心。指导产妇学会在宫缩间歇期休息，休息时行左侧卧位；适当的室内活动有助于加强宫缩；鼓励产妇及家属表达出他们的担心和不适感，护士/助产士随时向产妇及家属解答问题，不断对分娩进程作出判断并将产程的进展和护理计划告知产妇及家属，使产妇心中有数，对分娩有信心，并鼓励家属为产妇提供持续性的心理支持。

【护考真题链接】2018 年专业实务题

处理不协调性宫缩乏力，下列方法错误的是(   )

A. 调节宫缩   B. 恢复子宫收缩的协调性   C. 可肌内注射哌替啶 50~100 mg

D. 静脉滴注催产素   E. 有胎儿窘迫，应行剖宫产

分析：该孕妇宫底部可触及圆而硬胎儿部分，为胎头，腹部右侧凹凸不平，左侧相对平坦，为胎儿背部，胎心音在脐上左侧听得最清楚，为骶左前位。不协调性宫缩乏力处理原则是调节子宫收缩，恢复正常节律性和极性，遵医嘱给予哌替啶 100 mg 或吗啡 10 mg 肌内注射，确保产妇充分休息。充分休息后不协调性宫缩多能恢复为协调性子宫收缩，若此时宫缩仍较弱时，按协调性宫缩乏力处理。在协调性宫缩恢复之前，严禁应用缩宫药；若经过处理后宫缩仍不协调，出现胎儿窘迫征象或伴有头盆不称、胎位异常等，应及时通知医生，并做好剖宫产术和抢救新生儿的准备。

【护理评价】

(1)通过治疗和护理，产妇是否能客观应对分娩过程，焦虑情绪明显缓解。

(2)通过治疗和护理，产妇的水、电解质紊乱是否得到纠正。

二、子宫收缩过强

【病因】

目前尚不十分明确，与产妇精神过度紧张、产程延长、极度疲劳、缩宫剂应用不当及或被粗暴地实施阴道内操作等因素有关。

【临床表现】

1. 协调性子宫收缩过强　协调性子宫收缩过强是指子宫收缩的节律性、对称性和极性均正常，仅子宫收缩力过强（宫腔压力 60 mmHg）、过频（10 分钟内宫缩大于 5 次）。若产道无阻力、无头盆不称及胎位异常情况，往往产程进展很快，分娩在短时间内结束，造成急产（precipitate delivery），即初产妇总产程小于 3 小时。若存在产道梗阻或瘢痕子宫，宫缩过强可能出现病理性缩复环甚至子宫破裂（详见本书第十章第二节子宫破裂）。产妇往往有痛苦面容，大声叫喊。宫缩过强、过频易致产道损伤、胎儿缺氧、胎死宫内或新生儿外伤等。

2. 不协调性子宫收缩过强

(1)强直性子宫收缩：其特点是子宫强烈收缩，失去节律性，宫缩无间歇。常见于缩宫药物使用不当时，如催产素静脉滴注剂量过大、肌内注射催产素或米索前列醇引产等。产妇表现为烦躁不安、持续腹痛、拒按。胎方位触诊不清，胎心音听不清。若合并产道梗阻，亦可出现病理性缩复环、血尿等先兆子宫破裂征象。

(2)子宫痉挛性狭窄环：子宫局部平滑肌呈痉挛性不协调性收缩形成的环状狭窄，持续不放松，称为子宫痉挛性狭窄环。多为精神紧张、过度疲劳和不适当地使用缩宫剂或粗暴地进行阴道内操作所致。狭窄环在子宫上下段交界处，也可在胎体某一狭窄部，以胎颈、胎腰处多见(图9-3)。产妇有持续性腹痛、烦躁、宫口扩张缓慢、胎先露下降停滞、胎心时快时慢的表现。此环与病理缩复环不同，其特点是不随宫缩上升，常导致胎盘嵌顿，手取胎盘时在宫腔内可触及较硬而无弹性的狭窄环。

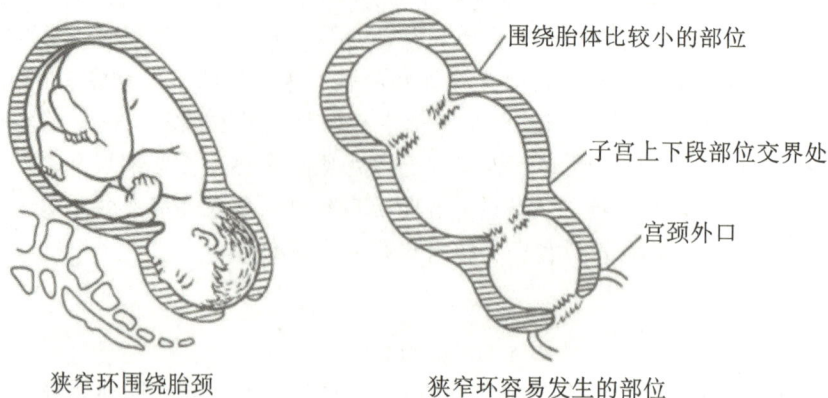

围绕胎体比较小的部位

子宫上下段部位交界处

宫颈外口

狭窄环围绕胎颈　　　　　　狭窄环容易发生的部位

图 9-3　子宫痉挛狭窄环

【护理评估】

（一）健康史

认真阅读产前检查记录,包括骨盆测量值、胎儿情况及妊娠并发症等有关资料。经产妇需了解有无急产史。重点评估临产时间、宫缩频率、强度及胎心、胎动情况。

（二）身体状况

协调性子宫收缩过强,可致产妇宫颈、阴道及会阴撕裂伤,甚至发生子宫破裂危及产妇生命,同时增加羊水栓塞的风险。接产时来不及消毒可致产褥感染。不协调性子宫收缩过强形成子宫痉挛性狭窄环或强直性子宫收缩时,可导致产程异常,产妇极度痛苦、疲乏无力、衰竭等。

此外,宫缩过强、过频使子宫胎盘的血液减少,胎儿在子宫内缺氧,易发生胎儿窘迫甚至胎死宫内及新生儿窒息。胎儿娩出过快,胎头在产道内受到的压力突然解除可致新生儿颅内出血。如果来不及消毒即分娩,新生儿易发生感染,若坠地可致骨折、外伤等。

（三）心理-社会状况

由于产妇临产后腹部宫缩阵痛难忍,子宫收缩过频、过强,产程进展很快,产妇毫无思想准备,产妇有恐惧和极度无助感,同时担心胎儿与自身的安危。

（四）诊断要点

观察胎心、血压等的变化,评估宫缩强度及产程进展。发现待产妇宫缩持续时间长、宫缩时宫内压高，宫体硬，间歇时间短，触诊胎方位不清，需进一步判断产道有无梗阻。若产道无梗阻，则产程进展快，胎头下降迅速；若遇产道梗阻，可在腹部见到病理性缩复环，此时子宫下段很薄，压痛明显，膀胱充盈或有血尿等先兆子宫破裂的征象。

(五)治疗要点

以预防为主，早期识别子宫收缩过强异常状况，给予吸氧及宫缩抑制药，根据胎儿和孕妇状况采取阴道助产或剖宫产，若胎死宫内，以不损害孕妇为原则，阴道助产处理死胎。

【常见护理诊断/问题】

(1)急性疼痛　与过频过强子宫收缩有关。
(2)焦虑　与担心自身及胎儿安危有关。

【护理目标】

(1)分娩过程中能应用减轻疼痛的常用技巧。
(2)产妇能描述自己的焦虑和应对方法。

【护理措施】

(一)分娩前护理

有急产或异常分娩史的孕妇在预产期前1~2周不宜外出，以免发生意外，宜提前2周住院待产，以防院外分娩，造成损伤和意外。应卧床休息，最好左侧卧位。经常巡视住院的待产妇，反复告知勿远离病房。待产妇主诉有便意时，先判断宫口开大情况及胎先露下降情况，以防分娩在厕所造成意外伤害。做好与待产妇的沟通，让其了解分娩过程，减轻其焦虑与紧张等不良情绪。

(二)分娩期护理

密切观察产程进展及产妇状况，发现异常及时通知医生并配合处理。为产妇提供缓解疼痛、减轻焦虑的支持性措施。鼓励产妇做深呼吸，为其背部按摩，嘱其不要向下屏气，以减慢分娩进程。发生强直性子宫收缩或子宫痉挛性狭窄环时，按医嘱给予吸氧的同时应用宫缩抑制药，如25%硫酸镁20 mL加入5%葡萄糖注射液20 mL内缓慢静脉推注(不少于5分钟)，应当停止阴道内操作及缩宫剂使用，密切观察胎心变化，等待自然分娩或经阴道手术助产。接生时注意保护会阴，遇有宫颈、阴道及会阴撕裂伤，应及时发现并给予缝合。新生儿按医嘱给予维生素K_1肌内注射，以预防颅内出血。

经上述处理不能缓解，出现病理缩复环而宫口未开全、胎先露较高或伴有胎儿窘迫征象者，应立即行剖宫产术。

(三)健康指导及心理护理

除观察宫体复旧、会阴伤口、阴道出血、生命体征等情况外，应向产妇进行健康教育及出院指导。若新生儿出现意外，需协助产妇及家属顺利度过哀伤期，并为产妇提供出院后的避孕指导。

【护理评价】

(1)通过治疗和护理，产妇是否能应用减轻疼痛的技巧，增加舒适感。

（2）通过治疗和护理，产妇能否正确面对分娩结果，身心健康。

第二节　产道异常

案例导入与工作任务

案例

初孕妇，32 岁，妊娠 39^{+2} 周。取左侧卧位，右腿伸直，左腿屈曲，测量第 5 腰椎棘突下至耻骨联合上缘中点的距离为 18 cm，坐骨结节间径为 8 cm，对角径为 12.5 cm，坐骨棘间径为 10 cm，坐骨切迹为 5 cm。

工作任务

当出口后矢状径值小于多少厘米时，该产妇须行剖宫产终止妊娠，并说明原因。

产道包括骨产道（骨盆腔）和软产道（子宫、宫颈、阴道及盆底软组织），是胎儿娩出的通道。产道异常包括骨产道异常及软产道异常，临床上以骨产道异常多见，可使胎儿娩出受阻。由于骨盆径线过短或形态异常，致使骨盆腔小于胎先露可通过的限度，阻碍胎先露下降，影响产程顺利进展，称为狭窄骨盆（contracted pelvis）。狭窄骨盆可以是一个径线过短或多个径线过短，也可以是一个平面狭窄或多个平面狭窄，骨盆三个平面狭窄可分为临界性、相对性和绝对性（表 9-1），临床上需要综合分析，做出判断。常见的狭窄骨盆有扁平骨盆、漏斗骨盆、均小骨盆、畸形骨盆等。

表 9-1　骨盆三个平面狭窄的分级

分级	入口平面狭窄对角径	中骨盆平面狭窄坐骨棘间径	出口平面狭窄		
			坐骨棘间径+中骨盆后矢状径	坐骨结节间径	坐骨结节间径+出口后矢状径
Ⅰ级（临界性）	11.5 cm	10 cm	13.5 cm	7.5 cm	15.0 cm
Ⅱ级（相对性）	10.0~11.0 cm	8.5~9.5 cm	12.0~13.0 cm	6.0~7.0 cm	12.0~14.0 cm
Ⅲ级（绝对性）	≤9.5 cm	≤8.0 cm	≤11.5 cm	≤5.5 cm	≤11.0 cm

【骨产道异常及临床表现】

（一）骨盆入口平面狭窄

骨盆入口平面狭窄（contracted pelvic inlet）在扁平骨盆中最常见，以骨盆入口平面前后径狭窄为主，其形态呈横扁圆形。扁平型骨盆常见有单纯扁平骨盆（simple flat pelvis）（图 9-4）和佝偻病性扁平骨盆（rachitic flat pelvis）（图 9-5）两种。由于骨盆入口平面狭窄，于妊娠末期或临产后影响胎头衔接，不能入盆。一般情况下，初产妇在预产期前 1~2 周胎

> 考点：骨产道异常的临床表现

头已衔接,若骨盆入口狭窄时,即使已经临产,胎头如未入盆,初产妇腹部多呈尖腹,经产妇多呈悬垂腹,经检查胎头跨耻征呈阳性;若已经临产,骨盆入口临界狭窄时,临床表现为潜伏期及活跃早期延长,活跃晚期产程进展顺利;若胎头迟迟不入盆,此时常出现胎膜破裂及脐带脱垂,其发生率为正常骨盆的4~6倍。胎头不能紧贴宫颈内口,诱发反射性宫缩,常出现继发性宫缩乏力;若已经临产,骨盆入口绝对狭窄,即使产力、胎儿大小及胎位均正常,胎头仍不能入盆,常发生梗阻性难产。产妇出现腹痛拒按、排尿困难,甚至尿潴留等症状。检查可见产妇下腹部压痛明显、耻骨联合分离、宫颈水肿,甚至出现病理性缩复环、肉眼血尿等先兆子宫破裂征象,若未及时处理可发生子宫破裂。如胎先露长时间嵌入骨盆入口平面,血液循环障碍,可形成泌尿生殖道炎。在强大的宫缩压力下,胎头颅骨重叠,严重时可出现颅骨骨折及颅内出血。

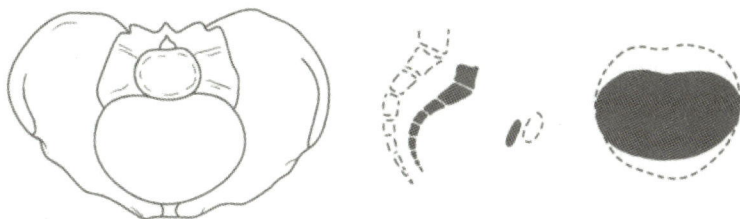

图9-4 单纯扁平骨盆

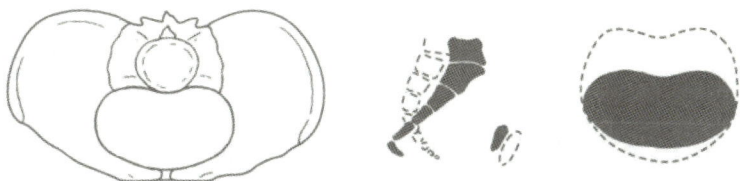

图9-5 佝偻病性扁平骨盆

(二)中骨盆平面狭窄

中骨盆平面狭窄(contracted midpelvis)较入口平面狭窄更常见,主要见于男型骨盆及类人猿型骨盆,以坐骨棘间径及中骨盆后矢状径狭窄为主。中骨盆平面狭窄可分为3级(表9-1)。临产后先露入盆不困难,胎头能正常衔接,但胎头下降至中骨盆时,由于内旋转受阻,胎头双顶径被阻于中骨盆狭窄部位以上,常出现持续性枕横位或枕后位(图9-6),同时出现继发性宫缩乏力,产程进入活跃晚期及第二产程后进展缓慢,甚至停滞。胎头受阻于中骨盆,有一定可塑性的胎头开始发生变形,颅骨重叠,胎头受压,使软组织水肿,产瘤较大,严重时可发生颅内出血及胎儿宫内窘迫。若中骨盆狭窄程度严重,宫缩又较强,可发生先兆子宫破裂及子宫破裂。强行阴

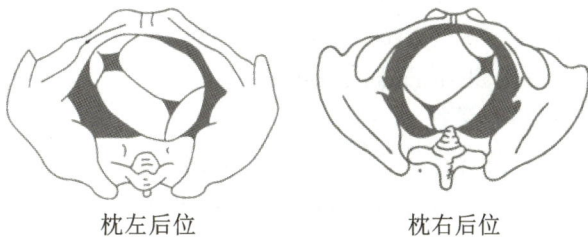

枕左后位 枕右后位

图9-6 持续性枕后位

道助产，可导致严重软产道裂伤及新生儿产伤。

(三)骨盆出口平面狭窄

骨盆出口平面狭窄(contracted pelvic outlet)常与中骨盆平面狭窄相伴行，主要见于男型骨盆，以坐骨结节间径及骨盆出口后矢状径狭窄为主。骨盆出口狭窄的程度可分为3级(表9-1)。若单纯骨盆出口平面狭窄者，第一产程进展顺利，胎头达盆底受阻，第二产程停滞，继发宫缩乏力，胎头双顶径不能通过出口横径。若强行产道助产，可导致严重软产道裂伤及新生儿产伤。

中骨盆平面和出口平面的狭窄常见于以下两种类型。

1. 漏斗骨盆(funnel shaped pelvis)　骨盆入口平面各径线正常，两侧骨盆壁向内收，状似漏斗，其特点是中骨盆及骨盆出口平面明显狭窄，使坐骨棘间径和坐骨结节间径缩短，坐骨切迹宽度(骶棘韧带宽度)<2横指，耻骨弓角度<90°，坐骨结节间径与出口后矢状径之和<15 cm，常见于男型骨盆(图9-7)。

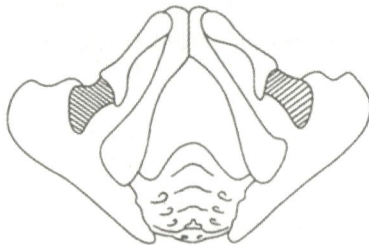

2. 横径狭窄骨盆(transversely contracted pelvis)与类人猿型骨盆类似。骨盆各平面横径均缩短，入口平面呈纵椭圆形。常为中骨盆及骨盆出口平面横径狭窄导致难产。

图9-7　漏斗骨盆

🔊【护考真题链接】2020年实践能力题

病人，女，25岁，第一次妊娠，妊娠18周。产前检查骨盆外测量：髂棘间径24 cm，髂嵴间径25 cm，骶耻外径18 cm，坐骨棘间径7.5 cm，坐骨结节间径5.5 cm。该孕妇的骨盆类型属于(　　)

A. 扁平骨盆　　B. 漏斗骨盆　　C. 均小骨盆　　D. 畸形骨盆　　E. 倾斜骨盆

分析：脐带表面由羊膜覆盖，内有一条管腔大的脐静脉和两条管腔小的脐动脉。漏斗骨盆是指由于两侧骨盆壁向内倾斜，状似漏斗，特点是中骨盆及骨盆出口平面均明显狭窄，使坐骨棘间径、坐骨结节间径缩短，坐骨棘间径<10 cm，坐骨结节间径<8 cm，耻骨弓角度<90°，坐骨结节间径与出口后矢状径之和<15 cm。根据题干可知该病人的临床表现与上述情况相符，故考虑该病人的骨盆类型属于漏斗骨盆；扁平骨盆是指骨盆入口前后径缩短，横径正常，可见骶岬向前倾斜，突入骨盆入口，使入口平面的前径缩短，骶骨下段则向后移；均小骨盆是指窄骨盆入口、中骨盆及出口平面均狭窄，每个平面径线均小于正常值2 cm或更多。

(四)骨盆三个平面狭窄

骨盆外形属正常女型骨盆，但骨盆三个平面各径线均比正常值小2 cm或更多，称为均小骨盆(generally contracted pelvis)(图9-8)。多见于身材矮小、体形匀称的妇女。

(五)畸形骨盆

骨盆失去正常形态及对称性，包括跛行及脊柱侧凹凸所致的偏斜骨盆和骨盆骨折所致的畸形骨盆。偏斜骨盆的特征是骨盆两侧的侧斜径(一侧髂后上棘与对侧髂前上棘间径)或侧直径(同侧髂后上棘与髂前上棘间径)之差>1 cm(图9-9)。骨盆骨折常见于尾骨骨折使尾骨尖前翘或骶骨关节融合使骨盆出口前后径缩短，导致骨盆出口狭窄而影响分娩。

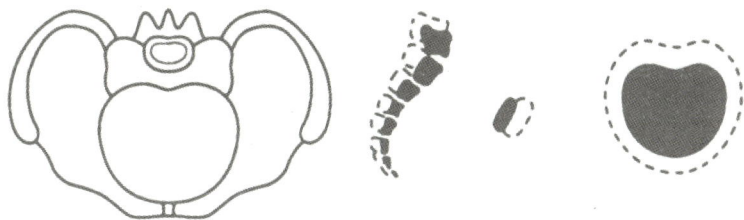

图 9-8 均小骨盆

【护考真题链接】2018 年实践能力题

某孕妇身体矮小，匀称，骨盆测量数值如下：髂前上棘间径 22 cm，髂嵴间径 23 cm，骶耻外径 16 cm，出口横径 7.5 cm，对角径 11.5 cm。此孕妇的骨盆为（   ）

A. 扁平骨盆   B. 畸形骨盆   C. 漏斗骨盆   D. 横径狭小骨盆   E. 均小骨盆

分析：髂前上棘间径正常值为 23~26 cm，髂嵴间径正常值为 25~28 cm，骶耻外径相当于骨盆入口前后径，正常值为 18~20 cm，出口横径正常值为 8.5~9.5 cm，对角径正常值为 12.5~13 cm，该病人骨的盆测量值骨盆入口、中骨盆及出口平面均狭窄，每个平面径线均小于正常值 2 cm，为均小骨盆。

【软产道异常及临床表现】

软产道包括阴道、宫颈、子宫及盆底软组织。软产道异常可为先天发育异常及后天疾病引起。软产道异常所致的难产少见，容易被忽视。应在妊娠早期常规行妇科检查，了解软产道有无异常。

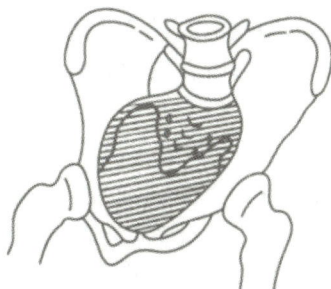

图 9-9 偏斜骨盆

（一）阴道异常

临床上常见的阴道异常有阴道包块、阴道横膈和阴道纵隔。

1. 阴道包块　阴道包块包括阴道囊肿、阴道肿瘤和阴道尖锐湿疣。若阴道壁囊肿较大时，阻碍胎先露下降，可行囊肿穿刺抽出其内容物，待产后再选择时机进行处理。阴道内肿瘤影响胎先露部下降而又不能经阴道切除者，应行剖宫产，原有病变产后再行处理。较大或者范围广的尖锐湿疣可阻塞产道，阴道分娩可造成严重的阴道裂伤，以行剖宫产术为宜。

2. 阴道横膈　多位于阴道上、中段，胎先露部下降可致横膈被撑薄，此时可在直视下自小孔处将横膈做 X 形切开。若横膈高且坚厚，阻碍胎先露部下降，则需行剖宫产结束分娩。

3. 阴道纵隔　若伴有双子宫、双宫颈，位于一侧子宫内的胎儿下降，通过该侧阴道分娩时，纵隔被推向对侧，分娩多无阻碍。当阴道纵隔发生于单宫颈时，有时纵隔位于胎先露部的前方，胎先露部继续下降，若纵隔薄可自行断裂，分娩无阻碍。若纵隔厚阻碍胎先露部下降时，须在纵隔中间剪断才能分娩，待分娩结束后再剪除剩余的隔，用可吸收线间断或连续锁边缝合残端。

(二)宫颈异常

1.宫颈癌　癌肿质地硬而脆,经阴道分娩易致宫颈裂伤、出血及癌肿扩散,应行剖宫产术。

2.宫颈粘连和瘢痕　可为损伤性刮宫、感染、手术和物理治疗所致。宫颈粘连和瘢痕易致宫颈性难产。

3.宫颈坚韧　常见于高龄初产妇,宫颈成熟不良、缺乏弹性或精神过度紧张使宫颈挛缩,致宫颈不易扩张。分娩时可于宫颈两侧各注入 0.5% 利多卡因 5~10 mL,若不见缓解,应行剖宫产术。

4.宫颈水肿　多见于扁平骨盆、持续性枕后位或潜伏期延长,宫口未开全时过早使用腹压,致使宫颈前唇长时间被压于胎头与耻骨联合之间,血液回流受阻引起水肿,影响宫口扩张。轻者可抬高产妇臀部,减轻胎头对宫颈的压力,也可于宫颈两侧各注入 0.5% 利多卡因 5~10 mL,待宫口近开全,用手将水肿的宫颈前唇上推,使其逐渐越过胎头,即可经阴道分娩。若上述处理无明显效果,可行剖宫产术。

(三)子宫异常

1.子宫畸形　子宫畸形包括纵隔子宫、双子宫、双角子宫等,子宫畸形时难产发生率明显增加,胎位和胎盘位置异常的发生率增加,易出现子宫收缩乏力、产程异常、宫口扩张慢和子宫破裂。子宫畸形合并妊娠者,临产后应严密观察,适当放宽剖宫产手术指征。

2.瘢痕子宫　瘢痕子宫包括曾经行剖宫产、穿过子宫内膜的肌瘤切除术、输卵管间质部及宫角切除术、子宫成形等手术后形成的瘢痕子宫,若再孕分娩时子宫破裂的风险增加。但是并非所有曾行剖宫产妇女再孕都必须剖宫产,应注重病史的询问,充分评估前次剖宫产及子宫手术的术式、指征、术后有无感染、再孕间隔时间、既往剖宫产次数及本次妊娠临产后产力、产道及胎儿相互适应情况,进行综合分析,决定是否进行既往剖宫产术后妊娠阴道试产(trial of labor after cesarean section,TOLAC)。若只有一次剖宫产史、切口为子宫下段横切口、术后无感染、两次分娩间隔时间超过 18 个月,且胎儿体重适中时,剖宫产术后再次妊娠阴道试产的成功率较高。试产时应具备迅速实施剖宫产的条件,团队应急能力强,血源充足,待产过程应当严格监控。

(四)盆腔肿瘤

1.子宫肌瘤　子宫肌瘤对分娩的影响主要取决于肌瘤大小、数量和生长部位。肌壁间肌瘤可引起子宫收缩乏力,产程延长。宫颈部位和子宫下段较大的肌瘤可占据盆腔或阻塞骨盆入口,均可阻碍胎先露部衔接及下降,宜行剖宫产术。

2.卵巢肿瘤　妊娠合并卵巢囊肿时,由于卵巢随子宫提升,子宫收缩的激惹和胎儿先露部下降的挤压,卵巢肿瘤容易发生蒂扭转、破裂。卵巢肿瘤位于骨盆入口、阻碍胎先露衔接者,宜行剖宫产术,并同时切除卵巢肿瘤。

【护理评估】

(一)健康史

重点了解既往分娩史,内、外科疾病史,询问产妇有无佝偻病、脊髓灰质炎、脊柱和髋关节结核以及外伤史。若为经产妇,应了解既往有无难产史及新生儿有无产伤等。

(二)身体状况

1.一般状况　观察腹部形态,尖腹及悬垂腹者提示可能有盆腔入口平面狭窄。产妇的体型、步态有无跛足，有无脊柱及髋关节畸形，米氏菱形窝是否对称等。身高低于 145 cm 者，应警惕均小骨盆。

2. 骨产道　主要评估骨盆大小与形态、骨产道异常的类型和程度。骨盆测量评估时应考虑对角径、中骨盆前后径、骨盆出口前后径、出口后矢状径、坐骨结节间径及耻骨弓角度，同时检查骶岬是否突出，坐骨切迹宽度、坐骨棘凸出程度、骶凹曲度及骶尾关节活动度。

3. 软产道　评估产妇阴道的通畅程度，是否合并阴道横膈、纵隔及阴道壁包块；宫颈的软硬程度，是否合并宫颈粘连、瘢痕和水肿，有无局部出血及癌肿；有无子宫畸形及子宫手术史；有无合并盆腔肿瘤如子宫肌瘤和卵巢肿瘤。

(三) 心理–社会状况

评估产妇对产道异常的认知及配合程度，向其做好详细的解释工作，选择较适合的方式分娩。了解产妇情绪，妊娠早、中、晚期的经过，是否有病理妊娠问题与妊娠并发症的发生，以及产妇的心理状态及社会支持系统等情况。

(四) 诊断要点

1. 测量子宫底高度和腹围　协助判断胎儿与骨盆的相对关系。

2. 盆腹部四步触诊　了解胎先露、胎方位及胎先露是否衔接。

3. 骨盆测量　具体测量方法见本书第三章正常妊娠期妇女的护理。

4. 评估头盆关系　若已临产，胎头仍未入盆，则应充分估计头盆关系。检查头盆是否相称的具体方法：产妇排空膀胱后仰卧，两腿伸直。检查者将一手放于耻骨联合上方，另一手将胎头向骨盆腔方向推压。若胎头低于耻骨联合平面，称胎头跨耻征阴性，提示头盆相称[图 9-10(1)]；若胎头与耻骨联合在同一平面，表示可疑头盆不称，为跨耻征可疑阳性[图 9-10(2)]；若胎头高于耻骨联合平面，则表示头盆明显不称，为跨耻征阳性[图 9-10(3)]。对出现跨耻征阳性的孕妇，应让其取两腿屈曲半卧位，再次检查胎头跨耻征，若转为阴性，提示为骨盆倾斜度异常，而不是头盆不称。头盆不称提示可能有骨盆相对性或绝对性狭窄，但不能单凭胎头跨耻征阳性轻易做出临床诊断，需要观察产程进展或试产后方可做出最终诊断。此项检查在初产妇预产期前两周或经产妇临产后胎头尚未入盆时有一定的临床意义。

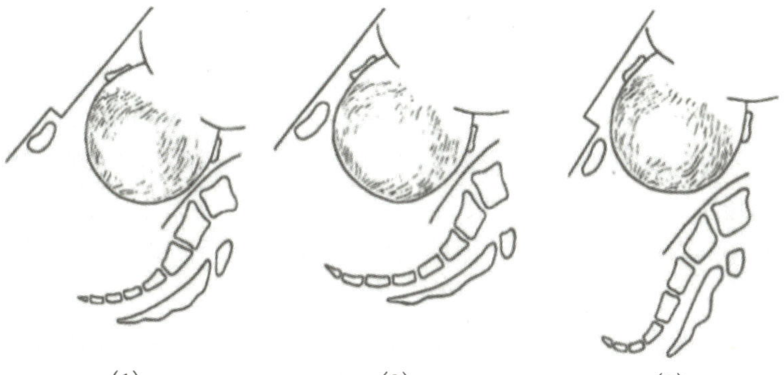

(1)　　　　　　(2)　　　　　　(3)

(1)头盆相称；(2)可疑头盆不称；(3)头盆明显不称。

图 9-10　检查头盆相称度

5.超声检查 观察胎先露与骨盆的关系,测量胎头双顶径、胸径、腹径、股骨长度,预测胎儿体重,判断胎儿能否通过骨产道。

6.胎位及产程监测 初产妇临产后胎头仍未衔接或呈臀先露、肩先露等异常胎先露;胎头内旋转受阻,呈持续枕横位,枕后位等;产力和胎位正常而产程进展缓慢时,均提示狭窄骨盆的可能,应及时行产科检查,明确狭窄骨盆的诊断。

【常见护理诊断/问题】

(1)有感染的危险 与胎膜早破、产程延长、手术操作有关。
(2)有新生儿窒息的危险 与产道异常、产程延长有关。
(3)潜在并发症:子宫破裂、胎儿窘迫等。

【护理目标】

(1)预防和控制产妇感染。
(2)新生儿出生状况良好,1分钟的 Apgar 评分>7 分。
(3)产妇能平安分娩,无并发症发生。

【护理措施】

(一)有明显头盆不称、不能从阴道分娩者的护理
有明显头盆不称、不能从阴道分娩者,做好剖宫产术的围手术期护理。

(二)阴道试产的护理

1.心理护理 为产妇及其家属提供心理支持,做好产妇的心理护理。向产妇及家属讲解清楚阴道分娩的可能性及优点,增强其自信心;认真解答产妇及家属提出的疑问,使其了解目前产程进展状况;向产妇及家属讲明产道异常对母儿的影响,使产妇及家属解除对未知的焦虑,以取得良好的合作;提供人文关怀护理,使他们建立对医护人员的信任感,缓解恐惧,安全度过分娩期。

2.保证良好的产力 关心产妇的饮食、营养、休息。必要时按医嘱补充水、电解质、维生素 C。

3.观察产程进展 护士用手放于产妇腹部或用胎心电子监护仪监测子宫收缩及胎心率变化,发现异常时,及时通知医生及早处理。轻度头盆不称者在严密监护下可以试产,试产充分与否的判断,除参考宫缩强度外,应以宫口扩张的程度为衡量标准。骨盆入口狭窄的试产可等到宫口扩张 3~4 cm。胎膜未破者可在宫口扩张 ≥3 cm 时行人工破膜。若破膜后宫缩较强,产程进展顺利,多数能经阴道分娩。试产过程中若出现宫缩乏力,可用催产素静脉滴注加强宫缩。试产过程一般不用镇静、镇痛药,少肛查,禁灌肠。试产 2~4 小时,胎头仍未入盆,宫口扩张缓慢,并伴胎儿窘迫者,则应停止试产,及时行剖宫产术结束分娩。

4.协助处理 中骨盆狭窄者,若宫口已开全,胎头双顶径达坐骨棘水平或更低,可经阴道徒手旋转将枕后位或枕横位的胎头为枕前位,待其自然分娩,或用胎头吸引、产钳等阴道助产术,并做好抢救新生儿的准备;若胎头双顶径未达坐骨棘水平,或出现胎儿窘迫征象,应做好剖宫产术前准备。临床上常用坐骨结节间径与后矢状径之和估计出口大小。

若出口横径与后矢状径之和>15 cm，多数可经阴道分娩，有时需行产钳或胎头吸引助产术，应做较大的会阴后–侧切开，以免会阴严重撕裂；两者之和≤15 cm 者，足月胎儿不易经阴道分娩，应行剖宫产术前准备。

(三)预防产后出血和感染

胎儿娩出后，及时按医嘱使用宫缩剂、抗生素，预防产后出血及感染。保持外阴清洁，每日冲(擦)洗会阴，使用消毒会阴垫。胎先露长时间压迫阴道或出现血尿时，应及时留置导尿管，必须保证导尿管通畅，以防止发生生殖道瘘。做好留置尿管产妇的管道护理，防止感染。

(四)新生儿护理

胎头在产道压迫时间过长或经手术助产的新生儿，应严密观察其有无颅内出血或其他损伤的症状。

【护理评价】

(1)通过治疗和护理，产妇是否无感染征象，产后体温、恶露、白细胞计数均正常，伤口愈合良好。产妇能配合实施处理方案，平安度过分娩过程。

(2)通过治疗和护理，胎儿/新生儿是否未出现窒息、颅内出血及其他损伤。医护人员应及时发现并处理胎儿宫内窘迫、新生儿窒息及颅内出血等。

第三节 胎儿异常

案例导入与工作任务

案例

病人，女，28 岁，妊娠 32 周，阴道流液 16⁺ 小时。腹围 95 cm，宫高 30 cm，胎心 140 次/min，胎先露为臀位，跨耻征呈阴性，会阴未见水肿及静脉曲张。坐骨结节间径 8.5 cm，羊水Ⅰ度污染。阴查：先露-3，宫颈管质中，居中，消退30%，宫口未开，尾骨动度正常，骶骨幅度平，坐骨棘平伏。

工作任务

针对产妇臀位的情况，为产妇提供护理措施和指导。

胎儿异常包括胎位异常和胎儿发育异常。胎位异常(abnormal fetal position)是造成难产的主要因素，包括头先露、臀先露等胎位异常。以胎头为先露的难产，又称为头位难产，是最常见的胎位异常。

【胎位异常及临床表现】

胎位异常包括胎头位置异常、臀先露和肩先露，其中以头先露的胎头位置异常最常见。

(一)持续性枕后位或持续性枕横位

当胎头以枕后位或枕横位衔接，枕部在下降过程中，向前旋转成枕前位，以最小径线通过产道自然分娩。若经充分试产，胎头枕部不能转向前方，直至临产后位于母体骨盆后方或侧方，致使分娩困难者，称为持续性枕后位（persistent occiput posterior position，POPP）或持续性枕横位（persistent occipitotransverse position）。

1. 病因

（1）骨盆异常、胎头俯屈不良：多见于男型骨盆和类人猿型骨盆。这类骨盆多伴有中骨盆狭窄，阻碍胎头内旋转，容易发生持续性枕后位和枕横位。扁平骨盆及均小骨盆容易使胎头以枕横位衔接，胎先露部不易紧贴宫颈及子宫下段，常导致协调性子宫收缩乏力而致内旋转受阻，而子宫收缩乏力，影响胎头下降、俯屈及内旋转容易造成持续性枕横位或枕后位。

（2）其他：头盆不称、前置胎盘、膀胱充盈、子宫下段肌瘤、胎儿过大或过小、胎儿发育异常等均可影响胎头俯屈及内旋转，形成持续性枕横位或枕后位。

2. 临床表现　产程延长，尤其胎儿枕骨持续位于母体骨盆后方，直接压迫直肠，产妇自觉肛门坠胀及排便感，子宫颈口尚未开全时，过早用力屏气使用腹压，使产妇疲劳，宫颈前唇水肿，胎头水肿，影响产程进展。持续性枕后（横）位常致活跃晚期及第二产程延长。若阴道口已见到胎头，但历经多次宫缩、屏气却不见胎头继续下降时，应考虑持续性枕后位。

（二）面先露

胎头以颜面为先露称为面先露（face presentation），多于临产后发现，发病率为 0.8‰～2.7‰。常由额先露继续仰伸形成，以颏骨为指示点，有 6 种胎位，包括颏左前、颏右前、颏左横、颏右横、颏左后、颏右后，以颏左前和颏右后较多见。临床表现为颏前位时，胎儿颜面部不能紧贴子宫下段及宫颈，引起子宫收缩乏力，产程延长。由于颜面部骨质不易变形，容易发生会阴裂伤。颏后位可发生梗阻性难产，处理不及时，可致子宫破裂。

（三）臀先露

臀先露（breech presentation）占足月分娩总数的 3%～4%。为最常见且容易诊断的异常胎位。臀先露以骶骨为指示点，有 6 种胎方位（骶左前、骶左横、骶左后、骶右前、骶右横、骶右后）。根据胎儿两下肢所取姿势将臀先露分为 3 类：单臀先露、完全臀先露和不完全臀先露。

1. 单臀先露（frank breech presentation）　又称腿直臀先露。胎儿双髋关节屈曲，双膝关节伸直，先露部位为胎儿臀部。

2. 完全臀先露（complete breech presentation）　又称混合臀先露（mixed breech presentation），较多见。胎儿双髋关节、双膝关节均屈曲，先露部位为胎儿臀部及双足。

3. 不完全臀先露（incomplete breech presentation）　较少见。胎儿以一足或双足、一膝或双膝或一足一膝为先露。膝先露（knee presentation）一般是暂时的，产程开始后常转为足先露（footling presentation）。

单臀先露最多见，因胎臀周径小于胎头，不能紧贴子宫下段及宫颈内口，影响宫口扩张进展。较小且柔软的臀部先娩出，较大的胎头常娩出困难，常导致难产。胎臀形状不规则，前羊膜囊压力不均匀，易致胎膜早破。胎膜早破易致早产，脐带脱垂发生率是头先露的 10 倍。临床表现为孕妇常感觉肋下或上腹部有圆而硬的胎头，由于胎臀不能紧贴子宫下段及子宫颈，常出现子宫收缩乏力，产程延长，手术产机会增多。

(四)肩先露

先露为肩称肩先露(shoulder presentation)。肩先露占分娩总数的 0.25%，是对母儿最不利的胎位。胎儿横卧于骨盆入口以上，其纵轴与母体纵轴垂直，称为横产式(俗称横位)。临产后由于先露部不能紧贴子宫下段，常出现宫缩乏力和胎膜早破，破膜后可伴有脐带和上肢脱出，随着宫缩不断加强，可形成先兆子宫破裂的病理缩复环等情况，可导致胎儿窘迫甚至死亡。嵌顿性肩先露时，妊娠足月无论是活胎还是死胎，均无法经阴道娩出，可增加手术产及术中术后出血、感染的机会。

(五)复合先露

胎头或胎臀伴有肢体(上肢或下肢)作为先露部同时进入骨盆入口，称为复合先露(compound presentation)，发生率为 0.08%~0.1%。常见早产时，以胎头与一手或一前臂的复合先露多见。

【胎儿发育异常及临床表现】

(一)巨大胎儿

巨大胎儿(fetal macrosomia)指任何孕周胎儿体重超过 4000 g。多见于父母身材高大、孕妇患轻型糖尿病、经产妇、过期妊娠等。临床表现为妊娠期子宫增大较快，妊娠后期孕妇可出现呼吸困难，自觉腹部及肋两侧胀痛等症状。常引起头盆不称、肩性难产、软产道损伤、新生儿产伤等不良后果。

【知识链接】

巨大胎儿的临床预测

目前巨大胎儿的筛查和预估尚无最优，但是可以通过临床预测和超声预测进行排除诊断。国内有研究提示，产前对巨大胎儿的临床判断，可综合考虑以下指标：①心宫高+腹围≥135 cm；②宫高≥38 cm；③B 超胎儿双顶径≥9.5 cm；④孕妇身高≥165 cm；⑤妊娠延期≥7 天；⑥孕期体重增加≥20 kg；⑦孕前体重≥68 kg。符合以上 3 项者可诊断为巨大胎儿，该标准正确诊断率为 72.73%，错判率为 2.62%，此方法简便易行。

(二)胎儿畸形

1.脑积水(hydrocephalus)　指胎头颅腔内、脑室内外有大量脑脊液(500~3000 mL)潴留，使头颅体积增大，头周径大于 50 cm，颅缝明显增宽，囟门增大。临床表现为明显头盆不称，跨耻征阳性，若不及时处理，可致子宫破裂。

2.联体儿　极罕见。有不同形式的联体儿，如寄生胎、两个胎儿共一个胸腔或共一个头部等。

3.其他　无脑儿、脊柱裂、腹壁裂等胎儿畸形。胎儿颈、胸、腹等处发生肿瘤，使局部体积增大致难产。

【护理评估】

(一)健康史

仔细阅读产前检查的资料，如身高、骨盆测量值、胎方位，估计胎儿大小、羊水量、有无前置胎盘及盆腔肿瘤等。询问既往分娩史，注意有无头盆不称、糖尿病史。了解是否有分娩巨大儿畸形儿等家族史。评估待产过程中产程进展、胎头下降等情况。

（二）身体状况

胎位异常可使手术助产、软产道损伤以及产褥感染、产后出血的风险增加。胎儿异常可导致胎膜早破、脐带先露、脐带脱垂，从而引起胎儿窘迫甚至死亡。分娩时由于后出胎头，娩出困难，可发生新生儿窒息、外伤、臂丛神经损伤及颅内出血。

（三）心理-社会状况

产妇因产程时间过长，极度疲乏失去信心而产生急躁情绪，同时也十分担心自身及胎儿的安危。

（四）诊断要点

1. 腹部检查　持续性枕后位、臀位时胎体纵轴与母体纵轴一致，子宫呈纵椭圆形。如在宫底部触及胎臀，胎背偏向母体后方或侧方，前腹壁触及胎体，胎心在脐下偏外侧处听得最清楚时，一般为枕后位。臀位可在宫底部触到圆而硬、按压时有浮球感的胎头，在耻骨联合上方触及软而宽、不规则的胎臀，在母体脐上左/右侧可听到胎心音。

2. 肛门检查或阴道检查　当宫颈口部分开大或开全时，行肛查或阴道检查若感到盆腔后部空虚，胎头矢状缝在骨盆斜径上，前囟在骨盆的右（左）前方，后囟在骨盆的右（左）后方，提示为持续性枕后位；若触及软而宽且不规则的胎臀、胎足或生殖器等可确定为臀位；若感胎头很大、颅缝宽、囟门大且紧张，颅骨骨质薄而软，如乒乓球的感觉，则考虑脑积水。无论是肛查还是阴道检查，次数均不宜过多，以防感染。

3. 超声检查　于产前检查则可估计头盆是否相称，探测胎头的位置、大小及形态，作出胎位及胎儿发育异常的诊断。

4. 实验室检查　可疑为巨大胎儿的孕妇，产前应做血糖、尿糖检查，孕晚期抽羊水做胎儿肺成熟度检查和胎盘功能检查。疑为脑积水合并脊柱裂者，妊娠期可查孕妇血清或羊水中的甲胎蛋白水平。

（五）治疗要点

定期产前检查，根据产妇及胎儿具体情况综合分析，以对产妇和胎儿造成最小的损伤为原则，采用阴道助产或剖宫产术。各种畸形儿一经确诊，应结合临床及时终止妊娠。

1. 胎位异常者　妊娠30周以内不用处置；妊娠30周以上胎位仍不正常者，则根据不同情况予以纠正。若纠正失败，提前1周住院待产，以决定分娩方式。持续性枕后/横位，若骨盆无异常，胎儿不大时可以试产。试产时应严密观察产程，注意胎头下降、宫口扩张程度、宫缩强弱及胎心有无变化。

2. 胎儿发育异常　一旦发现为巨大胎儿，应及时查明原因，若为妊娠合并糖尿病孕妇则需积极治疗。孕36周后根据胎儿成熟度、胎盘功能及血糖控制情况择期引产或行剖宫产。

【常见护理诊断/问题】

（1）有新生儿窒息的危险　与分娩因素异常有关。
（2）恐惧　与担心难产及胎儿发育异常的结果有关。

【护理目标】

(1) 新生儿未发生窒息。

(2) 产妇能正视异常分娩，与医护人员合作，分娩过程顺利，无并发症。

【护理措施】

(一) 加强孕期保健

通过产前检查及时发现并处理异常情况。臀先露者于 30 周前多能自行转为头先露，若 30 周后仍不纠正，可指导孕妇行胸膝卧位，孕妇排空膀胱，松解裤带，姿势如图 9-11 所示，每日 2 次，15 min/次，连续练习 1 周后复查；还可以采用激光或艾灸至阴穴等。

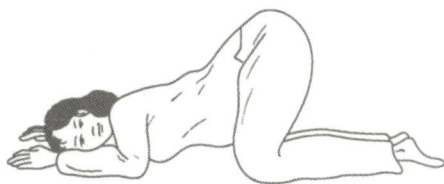

图 9-11　膝胸卧位

(二) 做好剖宫产围手术期护理

有明显头盆不称、胎位异常或确诊为巨大胎儿的产妇积极应对，应做好术前术后的护理。

(三) 阴道分娩产妇的护理

(1) 鼓励待产妇进食，保持良好的营养状况，必要时按医嘱给予补液，维持水、电解质平衡；指导产妇合理用力，避免体力消耗；枕后位者，嘱其不要过早屏气用力，以防宫颈水肿，身体疲乏。

(2) 防止胎膜早破，孕妇在待产过程中应少活动，尽量少做肛查，禁灌肠。一旦胎膜早破，立即观察胎心，抬高床尾，预防脐带脱垂。若胎心有改变，及时报告医生，并立即行阴道检查，及早发现脐带脱垂情况。

(3) 协助医生做好阴道助产及新生儿抢救的准备，必要时为缩短第二产程可行阴道助产。新生儿出生后应仔细检查有无产伤。第三产程应仔细检查胎盘、胎膜的完整性及母体产道的损伤情况。按医嘱及时应用宫缩剂与抗生素，预防产后出血与感染。

(四) 心理护理

针对产妇及家属的疑问、焦虑与恐惧，护士在执行医嘱及提供护理照顾时，应给予充分解释，消除产妇与家属的精神紧张状态，并将产妇及胎儿状况及时告诉本人及家属。为待产妇提供分娩过程中增加舒适感的措施，如松弛身心、抚摸腹部等。鼓励产妇更好地与医护配合，以增强其对分娩的自信心，安全度过分娩期。

【护理评价】

(1) 通过治疗和护理，新生儿是否出生后 1 分钟的 Apgar 评分>7 分。

(2) 通过治疗和护理，产妇是否能与医护人员配合，顺利度过分娩期。

(谷勤燕　曲晓玲)

第十章
分娩期并发症妇女的护理

学习目标

知识目标：

1. 掌握胎膜早破、产后出血、子宫破裂及羊水栓塞的定义、临床表现、护理措施。

2. 熟悉胎膜早破、产后出血、子宫破裂的病因及各分娩期并发症的护理评估内容。

3. 了解羊水栓塞的病因及病理生理。

能力目标：

1. 能对分娩期并发症妇女进行护理评估并提出可能的护理诊断/问题。

2. 能估测产后出血量并早期发现产后出血，能早期识别先兆子宫破裂及羊水栓塞。

3. 能制订出针对胎膜早破、产后出血、子宫破裂及羊水栓塞产妇的科学合理的护理措施。

素质目标：

1. 工作责任心强，对待产妇及家属注重人文关怀，善于沟通。

2. 具有发现问题和解决问题的能力。

3. 加强团队协作，重视团队的力量。

在女性孕育生命过程中，分娩是极为神圣和重要的阶段，然而，由于某些因素的影响，此阶段也会使得产妇出现胎膜早破、产后出血、子宫破裂及羊水栓塞等情况，均可不同程度对母儿造成影响甚至威胁母儿生命安全。

第一节　胎膜早破

案例导入与工作任务

案例

冯女士，25岁，已婚，妊娠30周，因"阴道少量排液1小时"入院，不伴有腹部疼痛，入院后测阴道液 pH 值为7.0。

工作任务

向冯女士宣教胎膜早破的定义及临床表现。

临产前胎膜自然破裂称为胎膜早破,是分娩期常见的并发症,根据发生的时间可分为未足月胎膜早破和足月胎膜早破,前者指妊娠满20周到37周之间,称为未足月胎膜早破。胎膜早破对于妊娠和分娩均造成不同程度影响,可导致宫内感染、早产、脐带脱垂等。

【病因】

1. 生殖道感染 生殖道感染为胎膜早破的主要原因。孕妇存在生殖器官感染,病原微生物上行性感染可引起胎膜炎,使胎膜局部抗张能力下降而破裂。

2. 羊膜腔压力增高 宫腔压力增加如多胎妊娠、羊水过多等,容易发生胎膜早破。

3. 前羊膜囊受力不均 头盆不称、胎位异常等可使胎先露部不能与骨盆入口衔接,前羊膜囊所受压力不均;宫颈功能不全、前羊膜囊楔入、胎膜受力不均容易导致胎膜早破。

4. 营养因素 缺乏维生素、钙、锌及铜等,可使胎膜抗张能力下降,易引起胎膜早破。

5. 创伤 羊膜腔穿刺不当、腹部创伤、腹腔内压力突然增加(剧烈咳嗽、排便困难),妊娠晚期性生活频繁等。

【临床表现】

孕妇突然出现阴道流液或不受控制的"漏尿",少数孕妇仅感觉到外阴较平时湿润,腹压增加时阴道流液量增加是典型症状,窥阴器检查可见混有胎脂的羊水自宫颈口流出。如症状体征不明显,可行阴道检查,触诊时触不到前羊膜囊,上推胎先露可见液体自阴道流出,可见胎脂、胎粪等。

【护理评估】

(一)健康史

询问病人病史,确定有无引起胎膜早破的病因及出现阴道流液的时间;是否出现宫缩及感染征象。

(二)身体状况

评估病人出现阴道流液的量、性质等。同时注意有无宫内感染的情况发生,应注意评估胎儿宫内情况,包括胎心、胎动、胎儿成熟度、胎儿大小等。

(三)心理-社会状况

孕期作为特殊的生理时期,突然发生不可自控的阴道流液,孕妇易感到惊慌失措,既担心自身的健康,也担心胎儿的安危,产生恐惧心理。

(四)对母儿的影响

1. 对母体影响 易发生羊膜腔感染、胎盘早剥、羊水过少、产后出血等。

2. 对胎儿影响 脐带受压、脐带脱垂、胎儿窘迫、早产、新生儿呼吸窘迫综合征,严重者发生败血症、颅内病变等。

(五)辅助检查

1. 阴道液酸碱度测定 正常妊娠阴道液 pH 为 4.5~6.0,羊水 pH 为 7.0~7.5,胎膜破裂后，阴道液pH升高，用石蕊试纸检查，流出液pH≥6.5。

2.阴道液涂片检查　阴道后穹隆积液涂片检查见到羊齿植物状结晶，可考虑为羊水。

3.阴道窥器检查　可见液体从宫口流出或阴道后穹隆有液体聚集。

4.超声检查　可发现羊水量较破膜前有所减少。

(六)治疗原则

预防脐带脱垂和宫内感染是护理重点，妊娠24周内的胎膜早破应终止妊娠，妊娠34周内的孕妇无妊娠禁忌证、宫内感染，在严密监护下可行期待疗法延长孕周，并给予糖皮质激素促进胎肺成熟，大于34周的胎膜早破应及时终止妊娠，存在宫内感染或胎儿窘迫者，无论孕周多少，应立即终止妊娠，胎膜早破超过12小时，及时给予抗生素抗感染治疗。

> 考点：胎膜早破的治疗原则

【常见护理诊断/问题】

(1)有感染的危险　与胎膜破裂后易造成羊膜腔内感染有关。

(2)潜在并发症：早产、脐带脱垂、胎盘早剥。

【护理目标】

(1)病人无感染或感染征象被及时发现并控制。

(2)母儿结局良好。

【护理措施】

(一)一般护理

胎膜早破、胎先露未衔接的孕产妇应绝对卧床，取左侧卧位并抬高臀部，防止脐带脱垂，造成胎儿缺氧或宫内窘迫，协助产妇做好生活护理，指导产妇床上使用便器等。

【护考真题链接】2012年专业实务题

病人，女，31岁，妊娠38周，因"阴道持续性流液2小时"入院。医生诊断为胎膜早破。护士协助其采用的卧位应为(　　　)

A.平卧位　　B.头低足高位　　C.头高足低位　　D.截石位　　E.膝胸卧位

分析：胎膜早破的病人为防止脐带脱垂，应该卧床休息，把臀部抬高，采用头低足高位。

(二)病情观察

评估胎儿情况及生命体征，定期监测胎动、胎心音、羊水性质、颜色、气味等，尽量减少刺激，治疗与护理时应动作轻柔，避免不必要的阴道检查。

(三)预防感染

孕产妇保持外阴清洁，每日会阴擦洗2次，勤换护理垫和内衣裤，保持大便通畅，禁忌灌肠，破膜时间超过12小时，遵医嘱预防性使用抗生素。

(四)协助治疗

(1)足月胎膜早破明确诊断后，无明确剖宫产指征者，破膜后2~12小时内积极引产可显著缩短破膜至分娩的时间，并显著降低绒毛膜羊膜炎及母体产褥感染的风险。

（2）未足月胎膜早破者，一般推荐期待治疗法，可按照孕周进行分类，具体如下。

1）妊娠小于 24 周：为无生机儿阶段，胎儿存活率低、母胎感染风险大，宜以引产为宜。

2）妊娠 24~27^{+6} 周：在我国，妊娠≥28 周才算进入围产期，符合保胎条件时应根据孕妇和家属的意愿进行保胎或终止妊娠，要求期待治疗者，应充分告知其在期待治疗过程中的风险。

3）妊娠 28~33^{+6} 周：无继续妊娠禁忌，应保胎，延长孕周至 34 周，对于行期待疗法的孕产妇遵医嘱使用宫缩抑制药如硫酸镁等防止早产，应用糖皮质激素促进胎肺成熟，预防新生儿呼吸窘迫综合征的发生。

4）无论任何孕周，明确诊断的绒毛膜羊膜炎、胎儿窘迫、胎盘早剥等不宜继续妊娠。

（五）健康教育

重视妊娠期卫生保健并积极参与产前保健指导活动，妊娠后期禁止性交；避免负重及腹部受碰撞；注意营养均衡，补充足量的维生素、钙、锌等营养素。

（六）心理护理

告知病人及家属治疗方案及注意事项，取得病人及家属的信任和配合，多鼓励、多安慰，减轻病人因担心母儿安危带来的心理负担，使病人主动配合治疗。

【护理评价】

（1）经过治疗和护理，病人是否体温正常，未发生感染。

（2）经过治疗和护理，病人是否妊娠结局较好，未发生早产、脐带脱垂、胎盘早剥。

【护考真题链接】2013 年实践能力题

36 岁孕妇，产前检查为漏斗骨盆，现足月妊娠，胎膜早破来诊。查体：胎头入盆。医嘱：入院行各项检查，拟次日行剖官产术，护士对其进行健康教育，不正确的内容是（　　）

A. 讲明产道异常对母儿的影响　　　B. 说明剖官产的必要性

C. 解释剖官产术前、术后注意事项　　D. 嘱其保持会阴清洁

E. 鼓励术前适当下床活动

分析：指导孕妇重视妊娠期卫生保健，积极预防和治疗下生殖道感染……孕妇若宫颈内口松弛者，应卧床休息。

第二节　子宫破裂

案例导入与工作任务

案例

郑女士，28 岁，经产妇，G_2P_1，妊娠 40 周，在临产过程中，出现烦躁不安，疼痛难忍，下腹拒按，排尿困难，耻骨联合处有压痛。

工作任务

1. 指出该女士可能考虑的疾病。
2. 描述护士应采取的主要护理措施。

子宫破裂(rupture of uterus)是指妊娠晚期或分娩期发生的子宫体部或子宫下段的破裂，是妊娠晚期急腹症常见病因之一。子宫破裂直接危及产妇及胎儿生命，是导致母婴死亡的严重产科并发症。随着我国生育政策的放开和剖宫产手术的普及，子宫破裂的发生率较之前有所上升。

【病因】

1. 瘢痕子宫　瘢痕子宫是近年来导致子宫破裂的常见原因之一，如产妇有剖宫产史、子宫肌瘤切除术史，因子宫肌壁留有瘢痕，当妊娠晚期或分娩期宫腔内压力升高时可致瘢痕破裂。

2. 梗阻性难产　头盆不称、头位难产、骨盆狭窄等导致胎先露下降受阻，子宫强烈收缩，使子宫下段过度伸展变薄而致子宫破裂。

3. 子宫收缩药物使用不当　胎儿娩出前催产素或其他宫缩剂的使用剂量及方法不当，导致宫缩过强，从而发生子宫破裂。

4. 产科手术创伤　多见于不恰当或粗暴的阴道助产手术。

5. 其他　子宫发育畸形或多次宫腔操作史等。

【临床表现】

子宫破裂按破裂程度分为完全性破裂和不完全性破裂。子宫破裂多发生于分娩期，也可发生在妊娠晚期，通常是渐进的过程，多数可分为先兆子宫破裂和子宫破裂两个阶段。

(一)先兆子宫破裂

下腹部疼痛、子宫病理性缩复环伴子宫压痛、胎心率改变及血尿是先兆子宫破裂的主要临床表现。常见于产程长、胎先露部下降受阻的产妇。

1. 下腹部疼痛　子宫呈强直性或痉挛性过强收缩，产妇下腹剧痛难忍、烦躁不安、呼吸急促、心率加快。

> 考点：先兆子宫破裂的临床表现

2. 子宫病理性缩复环形成　因胎先露下降受阻，子宫收缩过强，子宫体部肌肉缩短变厚，子宫下段肌肉拉长变薄，在两者中形成环状凹陷，称为子宫病理性缩复环，此可逐渐上升达脐部或脐部以上，子宫呈葫芦形(图 10-1)。

3. 排尿困难及血尿　当产程受阻，胎先露部紧压膀胱使其充血，产妇可出现排尿困难及血尿。

4. 胎心率改变　宫缩过强、过频，胎儿氧供受阻，胎心率可加快、减慢或听不清。

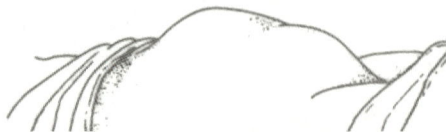

图 10-1　子宫病理性缩复环

(二)子宫破裂

1. 不完全性子宫破裂　子宫肌层部分或全层破裂但浆膜层完整，宫腔与腹腔不相通，胎儿及其附属物位于宫腔内。

2. 完全性子宫破裂　子宫壁全层破裂，宫腔与腹腔相通。临床表现为：①产妇突感下腹部撕裂样剧痛，继而子宫收缩骤然停止；②腹痛短暂缓解，待羊水、血液进入腹腔，又出现持续性全腹疼痛，并伴有血压下降、出冷汗等休克征象；③全腹压痛明显、有反跳痛，腹壁下可清楚扪及胎体，子宫缩小位于胎儿侧方，胎心、胎动消失；④阴道检查可见鲜血流出，扩张的宫颈口缩小，胎先露部升高甚至消失(胎儿进入腹腔内)。

【护理评估】

(一)健康史

评估与子宫破裂相关的既往史与现病史，如既往是否有剖宫产史、瘢痕子宫、子宫肌瘤切除史等。

(二)身体状况

评估产妇宫缩强度、持续时间、间隔时间；腹部疼痛的部位、性质、程度等；有无排尿困难、血尿、病理性缩复环形成等情况；监测胎儿胎心、胎动、评估有无宫内窘迫。

(三)心理–社会状况

子宫破裂情况紧急、疼痛剧烈，产妇往往会烦躁不安、恐惧、焦虑等，面对这样的急症，家属也会表现出紧张不安，甚至愤怒的情绪。

(四)辅助检查

1. 腹腔穿刺或阴道后穹隆穿刺　可证实有无腹腔内出血，一般仅用于怀疑子宫破裂者。

2. 实验室检查　子宫破裂者血常规检查可见血红蛋白值下降，白细胞计数增多；尿常规检查可见红细胞或肉眼血尿。

3. B超　可协助确定子宫破裂的部位及胎儿与子宫的关系。

(五)治疗要点

1. 先兆子宫破裂　采取有效措施抑制子宫收缩，尽快剖宫产结束分娩。

2. 子宫破裂　在积极抢救休克的同时，无论胎儿是否存活均应尽快手术。

【常见护理诊断/问题】

(1)急性疼痛　与强直性子宫收缩或子宫破裂血液刺激腹膜有关。

(2)有心排血量减少的危险　与子宫破裂后大量出血有关。

(3)有感染的危险　与多次阴道检查、子宫完整性受损、大量出血导致免疫力下降等有关。

(4)预感性悲哀　与切除子宫及胎儿死亡有关。

【护理目标】

(1)强直性子宫收缩得到抑制，病人疼痛减轻。

(2)产妇低血容量症状得到纠正和控制，生命体征、尿量保持正常。

(3)产妇无感染症状，白细胞计数基本正常。

(4)产妇情绪得到调整，悲伤程度降低。

【护理措施】

（一）预防子宫破裂

（1）建立健全三级保健网，宣传孕妇保健知识，加强产前检查。

（2）有瘢痕子宫、产道异常等子宫破裂高危因素者应提前两周入院待产。

（3）严密观察产程进展，警惕并尽早发现先兆子宫破裂征象，一旦发现及时处理。

（4）正确掌握产科手术助产的指征及操作常规，阴道助产术后应仔细检查软产道，发现损伤及时修补。

（二）先兆子宫破裂产妇的护理

（1）密切观察产程进展，及时发现导致难产的诱因并处理。

（2）发现先兆子宫破裂征象时，立即停止宫缩剂使用，同时密切监测产妇生命体征，遵医嘱抑制宫缩、给予吸氧并做好剖宫产的术前准备。

（三）子宫破裂产妇的护理

（1）遵医嘱迅速给予输液、输血、吸氧；适时补充电解质及碱性药物，纠正酸中毒和电解质紊乱，积极抗休克。

（2）迅速做好剖腹探查手术术前准备工作，严密观察并记录生命体征。

（3）手术前后遵医嘱使用抗生素抗感染，术中做好保暖。

（四）心理护理

（1）做好产妇及家属的安抚工作，减轻焦虑、紧张情绪，告知产妇及家属子宫破裂的治疗计划及对未来妊娠的影响。

（2）对于胎儿死亡或子宫切除的产妇，帮助其度过悲伤阶段，指导有效的退奶方法，耐心倾听产妇诉说内心的感受。

（3）对产妇予以生活上的关心与照顾，促进身体舒适，鼓励其进食。

（五）健康指导

（1）出院时，为产妇提供产褥期休养计划。

（2）加强营养，注意会阴部清洁。

（3）做好避孕指导，对于子宫破裂者产妇，若无子女两年后可再怀孕，产褥期恢复性生活可选药物或避孕套避孕。

【护理评价】

（1）通过治疗和护理，病人是否出院时疼痛明显减轻。

（2）通过治疗和护理，病人是否低血容量性休克症状及时得到纠正，生命体征平稳。

（3）通过治疗和护理，病人是否住院期间无感染征象，白细胞计数正常。

第三节 产后出血

案例导入与工作任务

案例

某产妇，34 岁，妊娠 30 周，G_1P_0，因"胎动感觉不清 1 周"入院，经人工破膜及催产素静脉滴注娩出一死婴，随后即开始大量阴道出血，经人工剥离胎盘及使用宫缩剂后仍无效果，出血不止，无凝血块，诊断考虑为产后出血。

工作任务

1. 请分析该产妇产后出血的原因。

2. 请列举该产妇需要的主要护理措施。

产后出血（postpartum hemorrhage，PPH）是指胎儿娩出后 24 小时内阴道分娩者出血量≥500 mL，剖宫产者≥1000 mL。产后出血是分娩期的严重并发症，居我国孕产妇死亡原因首位，发生率占分娩总数的 5%~10%，短时间内大量失血可迅速发生失血性休克、死亡等，绝大多数产后出血所导致的孕产妇死亡是可避免的，其关键在于早期诊断和正确处理，因此，应特别重视产后出血的防治与护理，以降低其发生率和病死率。

> **考点：产后出血的概念与病因**

【护考真题链接】2014 年实践能力题

产后出血是指胎儿娩出后 24 小时内出血量超过（　　　）

A. 100 mL　　　B. 200 mL　　　C. 300 mL　　　D. 400 mL　　　E. 500 mL

分析：胎儿娩出后 24 小时内出血量超过 500 mL 者为产后出血。

【病因】

子宫收缩乏力、胎盘因素、软产道裂伤及凝血功能障碍是产后出血的主要原因，这些原因可共存、相互影响或互为因果。

1. 子宫收缩乏力　子宫收缩乏力是产后出血最常见的原因，占 70%~80%。

（1）全身因素：产妇精神过度紧张、体质虚弱、高龄或合并慢性全身性疾病等。

（2）产程因素：产程过长或难产，造成产妇体力消耗过多。

（3）药物因素：临产后过多使用镇静药、麻醉药或子宫收缩抑制药。

（4）子宫因素：①子宫肌纤维过度伸展，如多胎妊娠、巨大胎儿、羊水过多；②子宫病变，如子宫畸形、子宫肌瘤，可影响子宫平滑肌的正常收缩；③子宫肌壁损伤，如子宫瘢痕、子宫肌瘤切除术后、多产、感染等。

2. 胎盘因素　胎儿娩出后，胎盘多在 15 分钟内排出。若超过 30 分钟仍未排出，影响子宫收缩，称为胎盘滞留。

（1）膀胱充盈：充盈的膀胱阻碍已剥离胎盘的下降，使其滞留于宫腔。

（2）胎盘嵌顿：使用宫缩剂不当或粗暴按压子宫所致。

（3）胎盘剥离不全：第三产程在胎盘完全剥离前过早牵拉脐带或按压子宫引起。

（4）胎盘植入：指胎盘组织不同程度地侵入子宫肌层。常见原因为：①子宫内膜损伤，如多次人工流产史、宫腔感染等；②胎盘附着部位异常，如胎盘附着于内膜菲薄的子宫下段、子宫颈或子宫角部，绒毛容易侵入子宫肌壁；③存在子宫手术史，如剖宫产史、子宫肌瘤切除术；④高龄妊娠及经产妇。

（5）胎盘部分残留：当部分胎盘小叶、副胎盘或胎膜残留于宫腔时会影响子宫收缩导致产后出血。

3. 软产道裂伤　包括会阴、阴道、宫颈裂伤等，常见于急产、巨大胎儿、阴道手术助产（如产钳、胎吸、臀牵引术）操作不规范等。

4. 凝血功能障碍　包括两种情况：①全身出血性疾病，如原发性血小板减少、白血病、再生障碍性贫血、重症肝炎等；②妊娠并发症所致的凝血功能障碍，如重度子痫前期、重度胎盘早剥、羊水栓塞、死胎滞留过久等均可影响凝血功能。

【护考真题链接】2018 年专业实务题

导致产后出血的主要原因为（　　）

A. 胎盘残留　　B. 胎盘粘连　　C. 子宫收缩乏力　　D. 宫颈撕裂　　E. 凝血功能障碍

分析：子宫收缩乏力是产后出血最主要的原因。

【临床表现】

产后出血主要表现为胎儿娩出后阴道流血量过多，可伴有因失血过多而引起的低血压表现。

1. 阴道流血　主要表现为胎儿和胎盘娩出后阴道流血，不同病因出血特点及表现不同（表 10-1）。

表 10-1　产后出血的病因与出血特点

病因	子宫收缩乏力	胎盘因素	软产道裂伤	凝血功能障碍
出血特点	胎盘娩出后间歇性阴道大量流血，色暗红，子宫软，轮廓不清，按摩子宫、使用宫缩剂后阴道流血减少，子宫变硬	胎盘剥离缓慢，胎盘娩出前阴道出血，或胎盘胎膜残留继发宫缩乏力出血	胎儿娩出后阴道持续性流血，鲜红色，血液可凝	持续性阴道流血，血液不凝，伴有全身出血 DIC 倾向

2. 低血压表现　阴道流血量多时，产妇可出现面色苍白、出冷汗，诉口渴、心慌、头晕，出现脉搏细数、血压下降等低血压甚至休克的表现。

【护考真题链接】2022 年实践能力题

某产妇，G_1P_0，足月顺产，当胎儿娩出后，阴道出血约为 500 mL，血液呈鲜红色，很快凝成血块，此时胎盘尚未娩出，根据上述情况，考虑导致出血原因的最大可能是（　　）

A.宫缩乏力　　B.软产道损伤　　C.胎盘滞留　　D.胎盘残留　　E.凝血功能障碍

分析：产妇产后出血主要由子宫收缩乏力、软产道损伤、胎盘因素及凝血功能障碍引起。软产道损伤表现在胎儿娩出后立即阴道出血，血液可自凝，据题干可知产妇的表现符合软产道损伤引起出血的表现。

【护理评估】

(一)健康史

评估产妇是否有出血性疾病、重症肝炎、血小板减少症等与产后出血相关的病因；有无多次子宫操作手术史、子宫肌壁损伤等病史；孕期是否合并妊娠期并发症等；分娩期是否精神高度紧张及镇静药物、麻醉药物的使用情况；有无急产、产程过长、软产道损伤等情况。

(二)身体状况

评估产后出血量和出血速度：正确地估测出血量有助于产后出血的判断。此外，应注意出血速度，这也是反映病情轻重的重要指标，由于测量出血量的标准与人员不同，会导致一定的误差，测算的出血量往往低于实际出血量。

临床上常用的测量阴道流血的方法有以下几种。

1.称重法　失血量(mL)=[胎儿娩出后所有敷料湿重(g)-胎儿娩出前所有敷料干重(g)]/1.05(血液比重g/mL)，此法可较准确评估出血量，但敷料易被羊水等浸湿，操作繁琐，影响测量结果。

2.容积法　用产后接血容器收集血液后，放入量杯测量失血量，经阴道分娩者，有条件者可使用带刻度的一次性收集袋，但此法与称重法一样，应避免将羊水混入容器中，导致测量值不准确。

3.面积法　根据接血纱布的浸湿面积计算(以4层纱布为例)，按10 cm×10 cm=10 mL计算，此法受评估者对于纱布浸湿程度的掌握程度不同，从而导致评估量不准确。

4.休克法　休克指数(SI)=脉率/收缩压，见表10-2。

表 10-2　休克指数与估计出血量

休克指数	估计出血量/mL	占总血容量的百分比/%
<0.9	<500	<20
1.0	1000	20
1.5	1500	30
2.0	≥2500	≥50

休克指数强调关注产妇的生命体征，尤其是在称重法或容器法不能准确估计出血量时，SI法就显得尤其重要，能够作为判断产妇出血严重程度的重要指标，产妇SI的正常范围为0.7~0.9，SI>0.9时输血率及病死率将增加。

(三)心理-社会状况

发生产后出血时，产妇及家属常常会因为担心自身安全而表现出惊慌、焦虑、恐惧等情绪，医务人员应注意及时关注产妇情绪变化和倾听主诉。

(四)辅助检查

常规测量血常规、凝血功能等，血红蛋白每下降 10 g/L，估计失血量 400~500 mL。但需注意在产后出血早期，由于血液浓缩，血红蛋白值常不能准确反映实际出血量。

(五)治疗原则

针对出血原因，迅速止血；补充血容量，纠正失血性休克；预防感染。

【常见护理诊断/问题】

(1)恐惧　与大量失血、担心自身安危有关。
(2)潜在并发症：出血性休克。
(3)有感染的危险　与失血后抵抗力降低及手术操作有关。

【护理目标】

(1)病人情绪稳定，积极配合治疗和护理。
(2)病人出血性休克迹象及时被发现，血容量尽快得到恢复，血压、脉搏、尿量正常。
(3)病人体温正常，恶露、伤口无异常，血常规正常，无感染症状。

【护理措施】

(一)预防产后出血

1. 妊娠期　加强孕期监护，定期产检；及时发现和治疗妊娠期合并症和并发症；高危风险的孕产妇提前入院待产。

2. 分娩期

第一产程：①密切关注产程进程，注意产妇体力的变化，防止产妇疲劳；②遵医嘱使用镇静药物和宫缩药物，防止产程延长。

第二产程：①正确掌握会阴切开指征并熟练助产；②指导产妇合理使用腹压，避免胎儿娩出过快过急；③行阴道检查时应注意动作轻柔，执行无菌操作。

第三产程：①预防性使用宫缩剂，待胎儿前肩娩出后，即可肌内或静脉注射宫缩剂，加强子宫收缩，减少产后出血；②胎盘娩出前不提前按摩子宫、牵拉脐带；③及时协助胎盘胎膜娩出并仔细检查是否完整，若有残留及时处理。④仔细检查软产道有无裂伤、血肿形成并及时处理。

3. 加强产后观察　产后 2 小时是产后出血的高峰期，80% 的产后出血发生在这一时间段，因此在分娩结束后，产妇应留在产房，密切监测生命体征，及时建立静脉通道，评估宫底高度、子宫收缩、阴道流血量、膀胱充盈情况、会阴及阴道有无血肿等，发现异常情况及时处理。应尽早实施母乳喂养，协助新生儿早接触、早吸吮，刺激子宫收缩，减少阴道出血。

(二)针对原因迅速止血

1. 子宫收缩乏力　加强宫缩是最迅速、有效的止血方法。

(1)按摩子宫：需提前导尿排空膀胱。①腹壁按摩宫底：是最常用的方法。助产者一手置于产妇腹部(拇指在子宫前壁，其余 4 指在子宫后壁)，握住子宫底部，均匀而有节律地按摩并按压宫底,加强子宫收缩,促进积血排出(图 10-2)。②腹壁-阴道双手按摩子宫:助产者一手戴无菌手套伸入阴道,握拳置于阴道,前穹隆顶住子宫前壁,另一手在腹部按压子宫后壁使宫体前屈,两手相对紧压子宫,均匀有节律地进行按摩,此法不仅可刺激子宫收缩,还可压迫子宫内血窦,减少出血(图 10-3)。

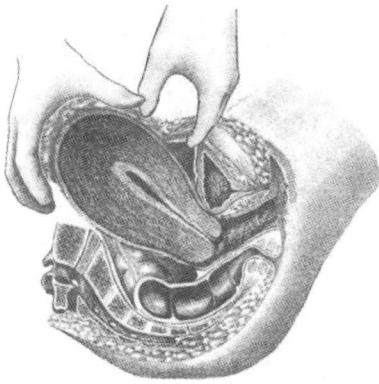

图 10-2 腹壁按摩宫底   图 10-3 腹壁-阴道双手按摩子宫

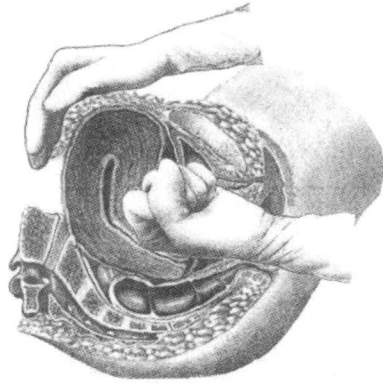

(2)使用宫缩剂:①催产素是预防和治疗产后出血的一线药物,遵医嘱使用催产素 10 U 肌内注射或加入 0.9%氯化钠注射液 500 mL 静脉滴注,必要时也可将催产素 10 U 直接宫体注射;②遵医嘱使用马来酸麦角新碱 0.2~0.4 mg 肌内注射或静脉推注,高血压、心脏病病人禁用该药;③遵医嘱使用前列腺素类药物,如地诺前列酮 0.5~1 mg 直接宫体注射。

(3)宫腔纱布填塞法:适用于子宫松弛无力者,经上述两种方法无效者。分为宫腔球囊填塞(图 10-4)和宫腔纱布填塞(图 10-5)两种方法。阴道分娩后宜选用球囊填塞,剖宫产术中可选用球囊或纱条填塞。球囊或纱条填塞时应注意无菌操作;填塞术后应密切观察出血量、子宫底高度及生命体征变化,动态监测血常规、凝血功能状况,警惕因填塞不紧,宫腔内继续出血、积血而阴道不出血的止血假象;宫腔填塞后 24~48 小时取出,取出前应用催产素 10 U,预防性使用抗生素,避免感染。

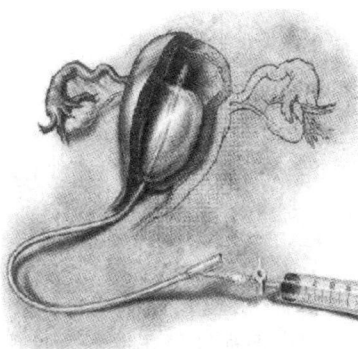

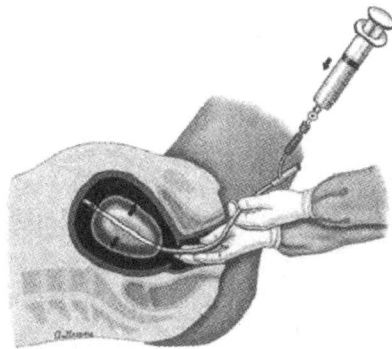

图 10-4 宫腔球囊填塞

（4）子宫压迫缝合术：适用于子宫按摩和宫缩剂无效，尤其适用于子宫收缩乏力性产后出血，最常用的是 B-Lynch 缝合术。

（5）结扎盆腔血管：适用于难治性产后出血，尤其是剖宫产术中，经上述处理无效，可配合医生行动脉结扎。

（6）经导管动脉栓塞术：协助医生行股动脉穿刺插入髂内动脉或子宫动脉，注入栓塞剂，栓塞剂 2~3 周后吸收，血管复通。

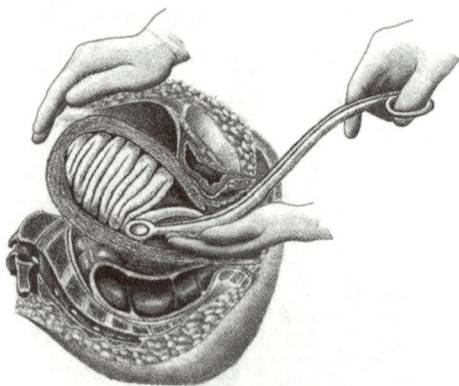

图 10-5　宫腔纱布填塞

（7）子宫切除术：经过积极抢救无效，危及产妇生命时，行子宫切除术。

2. 胎盘因素所致的出血

（1）胎盘滞留：立即做宫腔检查，排空膀胱，一手牵拉脐带，一手按压宫底协助胎盘娩出。

（2）胎盘胎膜残留：应行钳刮或刮宫术，动作应轻柔，避免子宫穿孔。

（3）胎盘嵌顿：若为子宫狭窄环所致的胎盘嵌顿，遵医嘱使用肾上腺素 1 mg 或阿托品 0.5 mg 皮下注射，待环松解后徒手协助胎盘娩出。

（4）胎盘植入：根据病人出血情况及剥离面积行保守治疗或子宫切除，做好子宫次全切除术护理。

3. 软产道裂伤　找到出血部位，彻底止血，缝合裂伤，恢复解剖位置，预防感染。

4. 凝血功能障碍　一旦确诊为凝血功能障碍，应迅速补充相应的凝血因子，如发生 DIC，则按 DIC 原则处理。

（三）失血性休克的护理

严密观察并记录病人的生命体征、意识状态、皮肤颜色、尿量等，做好保暖措施，及时识别早期休克症状，关键在于尽快补充循环血容量，维持组织灌注和氧气供给，从而避免重要脏器的损伤，团队协作是抢救成功的关键。

（四）预防感染

保持病室环境清洁，注意通风及消毒。严格执行无菌操作，保持会阴部清洁，勤换衣物，每日会阴擦洗 2 次。注意观察恶露的量、性质、颜色、气味等，遵医嘱使用抗生素。

（五）心理护理

积极做好产妇及家属解释工作，减轻因病情带来的焦虑，多给予病人关爱，增加安全感。同时应针对产妇的具体情况，有效地纠正贫血，增强体力，促进身体康复。

（六）健康指导

（1）指导产妇进食清淡易消化食物，多食富含铁、维生素、蛋白质的食物。

（2）做好产褥期卫生指导及产后避孕指导，告知产妇产褥期禁止盆浴及性生活。

（3）做好产后复查指导，告知产后复查的时间、目的和意义，警惕晚期产后出血，部分产妇分娩 24 小时后，于产褥期内会发生子宫大量出血，称晚期产后出血，以产后 1~2 周发病最常见。

【护理评价】

(1)通过治疗和护理，产妇是否生命体征稳定，尿量、血红蛋白稳定。

(2)通过治疗和护理，产妇是否体温稳定，伤口、恶露正常，全身无感染征象。

(3)通过治疗和护理，产妇是否情绪稳定。

第四节　羊水栓塞

案例导入与工作任务

案例

某产妇，28 岁，G_1P_0，妊娠 29 周，阴道有少量液体流出，在保胎治疗过程中突发寒战、恶心、呕吐和气急等症状，继而出现呛咳、呼吸困难和发绀，进入昏迷状态，30 分钟后皮肤出现血斑。

工作任务

1.该产妇主要考虑的疾病是什么？

2.请说出现阶段应采取的急救措施。

羊水栓塞(amniotic fluid embolism，AFE)是指在分娩过程中羊水突然进入母体血液循环引起肺动脉高压、低氧血症、循环衰竭、弥散性血管内凝血(DIC)、多器官功能衰竭等一系列病理生理变化的分娩期并发症，是产科特有的罕见并发症。其发病急、病情凶险、难以预测、病死率高，是导致孕产妇死亡的重要原因之一。多发生在胎儿娩出前后的短时间内，极少数发生早、中期的流产、钳刮术或引产时。

【病因】

羊水栓塞的病因暂不明确，目前认为与以下因素有关。

羊水栓塞的基本条件：羊膜腔内压力过高、胎膜破裂、宫颈或宫体损伤处有开放的静脉或血窦形成。

羊水栓塞的诱发因素：高龄初产、多产(易发生子宫损伤)、子宫收缩过强、急产、胎膜早破、前置胎盘、胎盘早剥、剖宫产术、子宫不全破裂等。

【病理生理】

1.过敏样反应 羊水中有形成分作为致敏原,作用于母体可引起Ⅰ型变态反应。

2.肺动脉高压 羊水进入母体血液循环后,有形成分如胎儿毳毛、上皮细胞、胎脂、胎粪等直接形成小栓子进入肺循环,阻塞肺小血管,从而引起肺动脉高压。

3.炎症损伤 羊水栓塞时,母体会激活全身炎症介质系统,引起全身炎症反应综合征。

4.弥散性血管内凝血(DIC) 妊娠时母体血液呈高凝状态,羊水中含有大量促凝物质,在血管内会产生大量微血栓,消耗大量凝血因子,极易发生严重产后出血和失血性休克。

【临床表现】

1.典型的羊水栓塞 以骤然血压下降(血压下降程度与失血量不符)、低氧血症和凝血功能障碍为特征,称羊水栓塞三联征。可分为以下阶段。

> 考点:羊水栓塞的临床表现

(1)前驱期:30%～40%的病人会出现前驱症状,表现为憋气、呛咳、气急、心慌、胸痛、头晕、烦躁不安、恶心、呕吐等非特异性症状,早期识别有助于及时发现羊水栓塞。

(2)呼吸循环衰竭和休克期:在分娩过程中,尤其是刚破膜不久,病人突然出现呼吸困难、发绀、抽搐、昏迷、血压急剧下降、肺底湿啰音,心电图示ST段改变及右心受损,病情凶险者,病人短时间即进入休克状态,严重者可在数分钟内死亡。

(3)出血期:表现为难以控制的大量阴道流血、切口渗血、全身皮肤黏膜出血、血尿、消化道出血等,血液不凝固。

(4)急性肾衰竭期:后期存活的病人出现少尿(或无尿)和尿毒症表现。

2.不典型羊水栓塞 部分病人表现隐匿,发病缓慢,羊水破裂时突然一阵呛咳,之后缓解;或分娩或剖宫产时的一次寒战,几小时后才开始大量阴道出血,无血凝块、伤口渗血、酱油色血尿等,并出现休克症状等,当其他原因不能解释时应考虑为羊水栓塞。

【护理评估】

(一)健康史

评估有无宫缩过强、胎膜早破或人工破膜、胎盘早剥、子宫破裂、中期妊娠引产或钳刮术、宫缩剂使用不当、剖宫产等引起羊水栓塞的诱因。

(二)身体状况

病情严重程度与妊娠月份、羊水进入量及速度有关。破膜后产妇突然呛咳、气促、躁动不安,继而出现发绀、呼吸困难、吐泡沫血痰甚至昏迷;阴道持续大量出血,血液不凝或全身广泛性出血,进一步出现少尿、无尿等尿毒症表现。

(三)心理-社会状况

羊水栓塞起病急,病死率高,产妇和家属易产生恐惧不安、焦虑紧张的情绪,如抢救无效还会出现过激行为,医务人员需做好解释安抚工作。

(四)辅助检查

羊水栓塞是临床诊断,暂未形成国际统一的诊断标准,是基于产时及产后30分钟内发生的、无法解释的肺动脉高压、低氧血症、低血压及发生在大量出血之前的凝血功能障碍等临床表现的排除性诊断。不推荐任何实验室诊断用于确诊或排除羊水栓塞,但血常规、凝血功能、血气分析、心电图、心肌酶谱、胸片、超声心电图、血流动力学监测等有助于羊水栓塞的诊断、病情监测及治疗。

(1)X线片可见双侧肺部弥漫性点状或片状阴影,伴有肺不张及心脏扩大。

(2)DIC各项实验室检查指标阳性。

(3)痰液涂片和血液中均可查到羊水中的有形物质。

(五)治疗原则

一旦怀疑或确诊羊水栓塞,应立即组织多学科协作抢救,积极改善低氧血症、抗过敏、抗休克,纠正呼吸循环功能衰竭,防止DIC和肾衰竭。病情好转后迅速结束分娩。

> **【护考真题链接】2022年实践能力题**
>
> 某产妇,26岁,宫口开全胎膜破裂后突然出现呛咳、烦躁、呼吸困难,随即昏迷,血压50/30 mmHg。应考虑( )
>
> A.胎盘早剥　　B.胎儿窘迫　　C.产时子痫　　D.子宫破裂　　E.羊水栓塞
>
> 分析:羊水栓塞多发生在胎膜破裂时,产妇突然呛咳、气急、烦躁不安,随后出现发绀,短时间内即可死亡,据题干可知产妇表现符合羊水栓塞的表现。

【常见护理诊断/问题】

(1)气体交换受损　与肺动脉高压致肺血管阻力增加及肺水肿有关。

(2)外周组织灌注无效　与心肺功能衰竭、弥散性血管内凝血及失血有关。

(3)恐惧　与病情危重、生命受到威胁有关。

(4)潜在并发症:休克、肾衰竭、DIC。

【护理目标】

(1)产妇胸闷、呼吸困难症状有所改善。

(2)产妇能维持体液平衡,各器官组织得到充分灌注并维持良好功能。

(3)产妇病情平稳,恐惧感减轻。

(4)胎儿或新生儿安全。

【护理措施】

(一)羊水栓塞的预防

(1)加强产前检查,发现前置胎盘、胎盘早剥等并发症时及时处理。

(2)严密观察产程进展,掌握催产素的正确使用指征及方法,预防宫缩过强。

(3)人工破膜宜在宫缩间歇期进行,破口要小,控制羊水流出速度,避免羊水进入切口处开放性血管。

(4)钳刮术时先刺破胎膜,流出羊水后再钳夹胎块,中期引产行羊膜腔穿刺不应超过3次。

(5)严格掌握剖宫产指征。

(二)羊水栓塞病人的处理与配合

(1)纠正缺氧，解除肺动脉高压：①保持呼吸道通畅，面罩加压给氧，必要时行气管切开或气管插管，保证供氧，减轻肺水肿，改善脑缺氧；②遵医嘱迅速给药，静脉注射地塞米松抗过敏，罂粟碱、阿托品、氨茶碱静脉缓慢推注，解除肺动脉高压及支气管痉挛。

(2)维持有效循环量，防治DIC：①迅速建立静脉通道，积极处理凝血功能障碍，遵医嘱尽快补充红细胞和凝血因子(新鲜冰冻血浆、冷沉淀、纤维蛋白原等)，同时可输入氨甲环酸抗纤溶；②予5%碳酸氢钠250 mL静脉滴注，纠正电解质紊乱。

(3)防治并发症：①遵医嘱使用去乙酰毛花苷静脉推注，纠正心力衰竭；②血容量补足后，若仍少尿，遵医嘱予呋塞米静脉推注或20%甘露醇快速静脉滴注，预防急性肾衰竭。

(4)预防感染：遵医嘱及时正确使用抗生素。

(5)产科处理：原则上应在产妇呼吸、循环功能稳定时，且已纠正凝血功能障碍后再处理分娩。临产者密切观察产程进展、宫缩情况和胎儿情况，若在第一产程时待产妇病情平稳时立即行剖宫产结束分娩；若在第二产程发病应在抢救产妇的同时，可及时经阴道助产结束分娩，对于一些无法控制的产后出血，即使在休克状态下亦应在抢救休克的同时行子宫切除术。

(三)心理护理

向家属解释病人的病情，介绍羊水栓塞相关知识和可能发生胎儿意外的原因，对于家属的恐惧、愤怒表示理解并给予安慰，减轻或消除其恐惧心理，取得家属的理解和配合。

(四)健康指导

(1)介绍产后个人护理方法，指导产妇保持会阴部清洁，避免感染发生。

(2)指导病人加强产后加强营养、注意休息、逐渐增加活动量，促进身体康复。

(3)指导病人坚持复查，需再次妊娠者，指导妊娠的间隔时间，嘱孕期加强产前检查。

【护理评价】

(1)通过治疗和护理，产妇呼吸困难、胸闷症状改善。

(2)通过治疗和护理，产妇血压稳定、尿量正常、出血逐渐停止，无器官功能严重受损。

(3)通过治疗和护理，胎儿或新生儿无生命危险。

(4)通过治疗和护理，产妇情绪稳定。

(黄丽春)

第十一章
产褥期并发症妇女的护理

学习目标

知识目标：

1. 掌握产褥感染、产褥病率和产后抑郁症的定义，产褥感染的护理要点，产后抑郁症的 EPDS 筛查及其护理要点。

2. 熟悉产褥感染及产后抑郁症的病因、临床表现、诊断要点和预防措施。

3. 了解产后抑郁症的其他筛查量表。

能力目标：

1. 能够运用所学知识对产褥感染和产后抑郁症的妇女进行护理及健康教育指导；对产褥期妇女进行疾病预防的健康宣教。

2. 正确运用 EPDS 对产后抑郁症的妇女进行筛查。

素质目标：

1. 具有优生优育、母胎同等重要的观念。

2. 做孕期检查时动作轻柔，指导孕妇心理调适时具备同理心，树立以人为本的职业理念。

产褥期是产妇身体和心理恢复的关键时期。由于个体因素或其他原因而发生产褥期疾病，可严重影响母婴健康。因此，护士应该掌握产褥期常见疾病的知识，为产褥期妇女提供整体护理，保证产褥期妇女的康复。

第一节　产褥感染

案例导入与工作任务

案例

吴女士，29 岁，初产妇，G_1P_0，孕 39 周，因"胎膜早破"入院。分娩过程中出现潜伏期延长，阴道分娩一活女婴，会阴 II 度裂伤常规行修补缝合术。产后第 3 天，出现下腹痛，恶露血性增多且有臭味。查体：体温 39 ℃，脉搏 95 次/min，宫底平脐，宫体压痛明显，会阴伤口红肿且压痛明显，白细胞 $16.8×10^9/L$，中性粒细胞 $0.8×10^9/L$，C 反应蛋白 15 mg/L，其他无明显异常。产妇情绪低落，拒绝母婴同室和哺乳。该产妇平时性格较内向、敏感。

工作任务

1. 该产妇可能的诊断是什么？
2. 如何对该产妇进行护理？

产褥感染是指分娩及产褥期内生殖道受病原体侵袭引起的局部和全身感染。产褥感染是常见的产褥期并发症，其发病率约为 6%，与产后出血、妊娠合并心脏病和严重的妊娠高血压疾病构成了目前导致孕产妇死亡的四大原因。产褥病率是指分娩 24 小时以后的 10 天内，每日测量体温 4 次，间隔时间 4 小时，有 2 次体温 ≥38 ℃。产褥病率的常见原因是产褥感染，也可由生殖道以外的感染导致，如急性乳腺炎、上呼吸道感染、泌尿系统感染、血栓静脉炎等。

【病因】

1. 诱发因素　正常女性生殖道对外界致病因子的侵入有一定的防御功能。引起产妇生殖道防御功能和全身抵抗力下降的因素均可成为产褥感染的诱因，如胎膜早破、产程延长、产道损伤、产科手术操作、产前产后出血、慢性疾病、孕期贫血等。

2. 病原体　引起产褥感染的病原体常见的有需氧菌和厌氧菌等，其中内源性需氧菌和厌氧菌混合感染的发生率呈上升趋势。

(1)需氧菌链球菌：是外源性感染的主要致病菌，以乙型溶血性链球菌致病性最强，有极强的致病力、毒力和播散力，可致严重感染。链球菌可以寄生在女性生殖道内，也可以通过医务人员或产妇其他部位感染进入生殖道。

(2)大肠杆菌：包括大肠埃希菌、变形杆菌、克雷伯菌属等。这些杆菌平时寄生在阴道、会阴、尿道口周围，能产生内毒素，是引起菌血症或感染性休克的最常见致病菌。

(3)葡萄球菌：主要包括金黄色葡萄球菌和表皮葡萄球菌。金黄色葡萄球菌多为外源性感染，容易引起伤口严重的化脓性感染；因其能产生青霉素酶，易对青霉素产生耐药性。后者存在于阴道菌群中，所致的感染较轻。

(4)厌氧性链球菌：存在于阴道中，当产道损伤、胎盘残留、机体抵抗力下降时，可迅速繁殖引起感染。若与大肠埃希菌混合感染，有异常恶臭味。

(5)厌氧性杆菌属：常见的有脆弱类杆菌，多与需氧菌和厌氧性链球菌混合感染，形成局部脓肿，产生大量脓液，有恶臭味，可引起化脓性血栓性静脉炎。

3. 感染途径

(1)外源性感染：指外界病原体侵入生殖道所致的感染。可通过被污染的衣物、用具、各种手术器械，医务人员消毒不严格，临产前性生活等途径侵入机体。

(2)内源性感染：寄生于正常孕妇生殖道内的微生物多数不致病，当机体抵抗力降低和/或病原体数量、毒力增加时，非致病微生物转化为致病微生物引起感染，以厌氧菌多见。研究表明，内源性感染更重要，孕妇生殖道内的病原体不仅可致产褥感染，还可通过胎盘、胎膜、羊水间接感染胎儿，引起流产、早产、胎儿生长受限、胎膜早破及死胎等。

【护理评估】

（一）健康史

评估产褥感染的诱发因素，了解本次妊娠及分娩经过，如是否有孕期生殖道感染、贫血、胎膜早破、产道损伤、产前产后出血、手术助产、产程延长等。

（二）身体状况

发热、疼痛、异常恶露为产褥感染的三大主要症状。由于病原体及数量不同，感染部位和扩散范围不同，其临床表现也不同。

1. 会阴、阴道、宫颈感染　会阴裂伤或会阴伤口感染时，会阴部可出现疼痛，排尿困难，活动受限，坐位困难。局部伤口红肿、发硬、伤口裂开，有脓性分泌物流出、压痛明显。阴道感染可由会阴感染而来，或由阴道裂伤直接导致。表现为阴道黏膜充血、水肿、溃疡，脓性分泌物增多。感染部位较深时，可以引起阴道旁结缔组织炎。宫颈裂伤感染向深部蔓延达宫旁组织，引起盆腔结缔组织炎。

2. 子宫感染　包括子宫内膜炎和子宫肌炎。病原体经胎盘剥离面侵入至子宫蜕膜层称子宫内膜炎，侵入至子宫肌层称子宫肌炎，两者常伴发。子宫内膜炎表现为子宫内膜充血、坏死，阴道内有大量脓性分泌物，而且有臭味。子宫肌炎表现为腹痛，恶露量多、呈脓性，子宫压痛明显，子宫复旧不良，可以伴有高热、寒战、头痛、心率增快、白细胞增多等全身感染的症状。

3. 急性盆腔结缔组织炎、急性输卵管炎　多继发于子宫内膜炎或宫颈深度裂伤。病原体沿淋巴或血行达宫旁组织引起盆腔结缔组织炎，并累及输卵管。表现为一侧或双侧下腹持续性剧痛，常伴有高热和寒战。严重者累及整个盆腔形成"冰冻骨盆"。

4. 急性盆腔腹膜炎及弥漫性腹膜炎　在急性盆腔结缔组织炎基础上，炎症扩散至子宫浆膜层，形成盆腔腹膜炎，继而发展成弥漫性腹膜炎。全身中毒症状明显，如寒战、高热、恶心、腹胀等，下腹部明显压痛、反跳痛。腹膜炎性渗出液及纤维蛋白覆盖引起肠粘连，刺激肠管和膀胱，可导致腹泻、里急后重和排尿困难。若不能彻底控制，可发展为慢性盆腔炎性疾病后遗症而导致不孕。

5. 血栓性静脉炎　多发生产后 1~2 周，分为盆腔内血栓性静脉炎和下肢血栓性静脉炎。胎盘剥离处的感染性栓子经血行播散可引起盆腔内血栓性静脉炎，可累及子宫静脉、卵巢静脉、髂内静脉、髂总静脉及阴道静脉。表现为反复高热、寒战，一侧或双侧下腹部疼痛。子宫活动受限，可扪及增粗及触痛明显的静脉丛。下肢血栓性静脉炎常继发于盆腔静脉炎或周围结缔组织炎，表现为弛张热，下肢持续性疼痛，当髂总静脉或股静脉栓塞时影响下肢静脉回流，出现下肢水肿、皮肤发白和疼痛，统称为"股白肿"。

6. 脓毒血症及败血症　当感染血栓脱落进入血液循环时可引起脓毒血症。若侵入血液循环的细菌大量繁殖引起败血症时，可出现持续高热、寒战和全身中毒症状，甚至危及生命，是产褥感染最严重的阶段。

（三）心理-社会状况

评估产妇的情绪与心理状态，了解其是否存在心理沮丧、烦躁与焦虑情绪；此外，还需评估产妇的社会支持系统情况（丈夫及家庭及其他成员对产妇的态度、家庭经济状况等均对产妇的情绪有较大影响)。

(四)辅助检查

(1)实验室检查:白细胞计数增多,尤其是中性粒细胞计数增多明显;血沉加快,血清C反应蛋白>8 mg/L有助于早期感染的诊断。

(2)全身及局部检查:仔细检查腹部及会阴伤口,确定感染部位和严重程度。

(3)病原体检查:宫腔分泌物或阴道后穹隆穿刺抽取物细菌培养和药敏试验,必要时做血培养和厌氧菌培养。

(4)影像学检查:超声检查、CT及磁共振成像等检查手段能够对产褥感染形成的炎性包块、脓肿做出定位及定性诊断。

(五)治疗要点

积极控制感染,并纠正全身状况。遵医嘱给予广谱、足量、有效抗生素控制感染。对脓肿形成或宫内残留感染者,应积极进行感染灶的处理。血栓性静脉炎应用抗生素治疗的同时遵医嘱加用肝素治疗。

【常见护理诊断/问题】

(1)体温过高　与感染的发生有关。
(2)疼痛　与生殖道局部发生感染有关。
(3)焦虑　与疾病及母子分离或产妇照护婴儿的能力不足或家庭支持程度不够有关。

【护理目标】

(1)产妇感染得到控制,体温正常,舒适感增加。
(2)产妇疼痛减轻至缓解。
(3)产妇焦虑减轻或消失。

【护理措施】

(一)一般护理

注意保暖,保持病室安静、清洁、空气新鲜。保持床单、衣物及用物清洁。保证产妇休息。加强营养,增强机体抵抗力。鼓励产妇多饮水,保证足够的液体摄入。做好症状护理,减轻或解除不适。产妇取半卧位或抬高床头,促进恶露引流,防止感染扩散。

(二)心理护理

耐心解答产妇及其家属的疑虑,让其了解病情和治疗方案,对暂停哺乳的产妇,指导产妇用吸奶器吸奶,避免乳汁淤积,并告知感染控制后可继续哺乳,消除产妇顾虑。鼓励家属参与产妇与新生儿的照护,增强产妇治疗信心,缓解焦虑情绪。

(三)病情观察

密切观察产妇生命体征的变化,每4小时测1次体温,并观察有无寒战、乏力等症状。若发现异常,及时记录并通知医生。观察产妇腹部或会阴伤口是否出现红、肿、热、痛等感染征象。同时观察记录子宫复旧及恶露情况,了解子宫底的高度、硬度、有无压痛,恶露的量、颜色、性状与气味等情况。

(四)治疗配合

(1)遵医嘱正确应用抗生素,做好脓肿切开引流、后穹隆穿刺、清宫术等护理配合。

（2）高热者给予物理降温，鼓励产妇多饮水，必要时静脉补充液体。

（3）会阴侧切者应向伤口对侧卧位，及时更换卫生垫，保持切口干燥、清洁；会阴红肿者，可局部红外线照射。应积极配合抢救感染性休克或肾功能衰竭病人。

（五）健康教育

（1）指导产妇注意休息，增加营养和适当活动。

（2）讲解产褥感染的原因及预防措施。保持会阴清洁，勤换会阴垫，注意用物消毒。

（3）教会产妇识别感染征象，如发现恶露异常、腹痛、发热应及时就诊。

（4）指导母乳喂养，协助暂停哺乳的产妇用吸奶器吸奶，保持乳腺管通畅。

（5）告知产妇产褥感染急性期治疗不彻底，可能发展成盆腔炎性疾病后遗症而导致不孕，明确遵医嘱应用抗生素的必要性。

【护理评价】

（1）通过治疗和护理，产妇是否体温正常、疼痛减轻、舒适感增加。

（2）通过治疗和护理，产妇产褥感染症状消失，无并发症发生。

（3）通过治疗和护理，产妇无焦虑表现。

第二节　晚期产后出血

分娩 24 小时后，在产褥期内发生的子宫大量出血，称为晚期产后出血。以产后 1~2 周最常见，亦有迟至产后 6 周发病者。

考点：晚期产后出血的常见时间及原因

【病因病理】

1.胎盘、胎膜残留　为自然分娩导致晚期产后出血最常见原因。黏附在宫腔内的胎盘组织发生变性、坏死、机化，形成胎盘息肉，当坏死组织脱落时，暴露子宫基底部血管，引起大量出血。

2.蜕膜残留　蜕膜多在产后 1 周内脱落，并随恶露排出。蜕膜残留影响子宫复旧继发子宫内膜炎症，引起晚期产后出血。

3.子宫胎盘附着面复旧不全　胎盘娩出后其附着部位血管即有血栓形成，继而血栓机化，管腔变窄、堵塞，胎盘剥离面子宫内膜 6 周左右修复。若胎盘附着面复旧不全可引起血栓脱落，血窦重新开放，导致子宫出血。

4.感染　以子宫内膜炎多见。感染引起胎盘附着面复旧不良和子宫收缩欠佳，血窦关闭不全导致子宫出血。

5.剖宫产术后子宫切口裂开　多见于子宫下段剖宫产横切口两侧，因局部供血不足、切口选择过低或过高、缝合技术不当或切口感染等导致切口愈合不良造成出血。

6.其他　产后滋养细胞肿瘤、子宫黏膜下肌瘤等。

【护理评估】

(一)健康史

了解产妇分娩史，本次分娩有无产程延长，胎盘、胎膜是否完整娩出，产褥期子宫复旧是否正常，有无产褥感染等。

(二)身体状况

1. 阴道流血　表现为血性恶露持续时间延长、反复阴道出血或突然大量流血。胎盘、胎膜残留引起的出血多发生在产后 10 天内，胎盘附着部位复旧不良引起的出血多发生在产后 2 周左右。剖宫产术后子宫切口裂开引起的出血多发生在术后 2~3 周，表现为子宫突然大量出血，可导致失血性休克而危及生命。

2. 下腹痛与发热　合并感染者，常伴发热、下腹痛及恶露异常。

3. 妇科检查　宫颈口松弛，子宫复旧不良，伴感染者子宫有压痛。

(三)心理-社会状况

产褥期反复阴道流血或者突然大量阴道流血，产妇及家属往往表现出紧张、焦虑、恐惧情绪。

(四)辅助检查

血常规可了解感染和贫血情况，B 超检查可了解宫腔内有无残留物、子宫切口愈合情况。

(五)治疗要点

针对出血原因止血，防治休克和感染。

【常见护理诊断/问题】

(1)潜在并发症：失血性休克。

(2)有感染的危险　与阴道流血时间长、侵入性操作、贫血易造成感染有关。

(3)恐惧　与阴道流血多，担心生命安危有关。

【护理措施】

(一)一般护理

保持休养室安静、舒适，保证产妇充足的睡眠和休息；加强营养，给予高热量、高蛋白、高维生素、易消化食物，增强机体抵抗力。

(二)病情观察

密切观察产妇生命体征、面色、精神状态，阴道出血量、颜色和持续时间，并做好记录。一旦出现阴道流血量增多或产妇皮肤、黏膜苍白，四肢厥冷等，应及时通知医生。

(三)治疗配合

协助医生完善相关检查，根据病因不同，配合医生采取有效的治疗措施。疑胎盘、胎膜、蜕膜残留者，配合医生在输液输血的条件下，清除宫腔内残留组织，刮出物送病理检查。疑剖宫产子宫切口裂开，阴道流血多，应纠正休克的同时快速做好剖腹探查手术准备，并遵医嘱给予催产素及抗生素等药物。

(四)预防感染

各项检查和手术应严格无菌操作，加强外阴护理，保持外阴清洁干燥。定时测体温，观察子宫复旧和恶露的性状和气味，发现感染征象及时报告医生，遵医嘱应用抗生素预防感染。

(五) 心理护理

与产妇及家属及时有效沟通，耐心解释病情变化及治疗方法，鼓励产妇积极配合治疗和护理，帮助其保持良好的心理状态。

(六) 健康指导

教会产妇自我观察，如产褥期出现子宫复旧不良、恶露异常、腹痛、发热等应及时就诊。产褥期禁止性生活及盆浴。

第三节 产后抑郁症

产后抑郁症(postpartum depression，PPD)是指产妇在分娩后出现抑郁症状，是产褥期精神综合征中最常见的一种类型。流行病学资料显示：西方发达国家 PPD 的患病率为 7%~40%。亚洲国家 PPD 患病率为 3.5%~63.3%。我国报道的 PPD 患病率为 1.1%~52.1%，平均为 14.7%，与目前国际上比较公认的发生率为 10%~15%基本一致。

【病因】

病因不明，可能与下列因素有关。

1. 产科因素 非计划妊娠、流产、妊娠并发症、难产、滞产、手术产等增加了产后抑郁症发生的风险。

2. 心理因素 具有敏感(神经质)、自我为中心、情绪不稳定、社交能力不良、好强求全、固执、内向性格等个性特点的产妇容易发生产后心理障碍。

3. 神经内分泌因素 各种神经递质及神经功能活动异常可能是产后抑郁症的发病原因之一。

4. 社会因素 孕期发生不良生活事件，如失业、夫妻分离、亲人病丧、家庭不和睦、家庭经济条件差、缺少家庭和社会的支持与帮助(特别是丈夫与长辈的支持与帮助)等，是影响产后抑郁症发生和恢复的重要因素。

5. 遗传因素 有精神病家族史，特别是有产后抑郁症家族史的产妇，患该病的概率比正常人群高。

【临床表现】

产后抑郁症多在产后 2 周内发病，产后 4~6 周症状明显，病程可持续 3~6 个月。主要表现如下。

(1)情绪改变：突出症状是持久的情绪低落，表现为心情压抑、情绪淡漠，甚至焦虑、恐惧、易怒，夜间加重；有时表现为孤独、不愿见人或伤心、流泪。

(2)自我评价降低：对事物缺乏兴趣，自卑、自责、内疚。自暴自弃、自罪感、对身边的人充满敌意，与丈夫及其他家庭成员关系不协调。

(3)创新性思维受损，主动性降低。思维和反应迟钝，思考问题困难。

(4)对生活缺乏信心，觉得生活无意义，出现厌食、睡眠障碍、易疲倦、性欲减退。严重者出现绝望、自杀或杀婴倾向，有时陷于错乱或昏迷状态。

【护理评估】

1. 健康史　询问产妇有无抑郁症、精神病个人史和家族史，有无重大精神创伤史。了解围产期有无负性生活事件的发生。了解本次妊娠过程及分娩情况。评估产后母乳喂养和婴儿健康状况等。

2. 身体状况　评估产妇的情绪变化、食欲、睡眠、疲劳程度及集中能力。观察产妇的日常活动和行为，如自我照顾能力与照顾婴儿的能力。母婴之间接触和交流的情况。了解产妇对婴儿的喜恶程度及对分娩的体验与感受等。

3. 心理-社会状况　评估产妇的个性特征与心理状态，是否存在心理沮丧、烦躁与焦虑的情绪。评估产妇的人际交往能力和社会支持系统。

4. 诊断要点

(1)产后抑郁症至今尚无统一的诊断标准。目前应用较多的是美国精神病学会在《精神疾病的诊断与统计DSM-V》(2013年)中制定的标准：①情绪抑郁；②对全部或多数活动明显缺乏兴趣或愉悦；③体重显著下降或增加；④失眠或睡眠过度；⑤精神运动性兴奋或阻滞；⑥疲劳或乏力；⑦遇事皆感毫无意义或有自罪感；⑧思维力减退或注意力不集中；⑨反复出现死亡或自杀的想法。在产后2周内出现上述5条或5条以上症状，但必须具备①、②两条，才可诊断为产后抑郁症。

(2)利用产后问卷调查有助于早期发现和诊断：爱丁堡产后抑郁量表(Edinburgh postnatal depression scale, EPDS)是目前常用的筛选工具，包括10项内容，4级评分。最佳筛查时间在产后2~6周。当产妇总分≥13分时需要进一步确诊。

此外，还可应用产后抑郁筛查量表(postpartum depression screening scale, PDSS)，包括睡眠/饮食失调、焦虑/担心、情绪不稳定、精神错乱、丢失自我、内疚/羞耻及自杀想法7个因素，共35个条目，分5级评分，一般以总分60分作为筛查产后抑郁症的临界值。

5. 治疗要点　心理治疗是产后抑郁症的重要治疗手段，包括心理支持与咨询、人际心理治疗、音乐治疗、社会干预等。药物治疗适用于中度抑郁症及心理治疗无效者。

【常见护理诊断/问题】

(1)家庭运作过程失常　与抑郁所致的家庭功能改变有关。
(2)有对自己实行暴力的危险　与产后严重的心理障碍有关。
(3)个人应对无效　与产后抑郁有关。

【护理目标】

(1)产妇情绪稳定，能配合护理人员与家人采取有效应对措施。
(2)产妇能适应角色转换，积极参与婴儿护理。
(3)产妇的生理、心理行为正常。

【护理措施】

(一)一般护理

提供温馨、舒适的环境。保证足够的睡眠。合理安排饮食，保证产妇的营养摄入。鼓励、协助母乳喂养，白天可从事多次短暂的轻体力活动。

(二)心理护理

让产妇感到被支持、尊重、理解，增强信心、自我控制能力和良好交流的能力，激发内在动力去应对自身问题。护理人员要具备温和、接受的态度，鼓励产妇宣泄和抒发自身的感受，耐心倾听产妇诉说感受和困难，做好心理疏通工作。同时，鼓励和指导家属给予更多的关心和爱护，减少或避免不良的精神刺激和压力。

(三)协助并促进角色转换

帮助产妇适应角色的转换，实施母婴同室，指导母乳喂养，鼓励产妇与婴儿多交流、多接触，并多参与照顾婴儿，培养产妇的自信心。此外，丈夫及家庭成员的情感支持、物质支持等有利于产妇实现角色转换。

(四)防止意外发生

做好安全防护，恰当安排产妇生活和居住环境。产后抑郁症产妇的睡眠障碍主要表现为早醒，而自杀、自伤等意外事件多在此期间发生，应特别注意。

(五)治疗配合

药物治疗应该在专科医生指导下用药，根据以往疗效和个体情况选择药物。首选5-羟色胺再吸收抑制药，尽量选用不进入乳汁的抗抑郁药。遵医嘱指导产妇正确应用抗抑郁症药，并注意观察药物疗效及不良反应。

(六)出院指导

本病预后良好，约70%产妇1年内治愈，极少数持续1年以上，再次妊娠复发率20%，其下一代认知能力可能受影响，因此，应该为产妇提供心理咨询机会。

(七)预防

产后抑郁症的发生受社会、心理及妊娠因素的影响，因此，应该加强对孕产妇的精神关怀。产前可利用孕妇学校等多种途径宣传普及有关妊娠、分娩知识，减轻孕产妇对妊娠、分娩的紧张、恐惧心理，提高自我保健能力。在分娩过程中应对产妇多加关心和爱护，进行心理疏导。产后及时向产妇及家属传授育婴知识，指导如何进行母乳喂养、护理新生儿，利用心理量表对产妇进行产后抑郁症的早期筛查。

【护理评价】

(1)通过治疗和护理，产妇是否住院期间情绪稳定，能配合诊治方案。

(2)通过治疗和护理，产妇是否健康安全。

(3)通过治疗和护理，产妇能否示范正确护理新生儿的技巧。

(许馨月)

第三篇

妇科护理

第十二章

女性生殖系统炎症病人的护理

学习目标

知识目标：

1. 掌握女性生殖系统各类炎性疾病的临床表现、处理原则和护理要点。

2. 熟悉女性生殖系统的自然防御功能，女性生殖系统炎症的病原体、传染途径。

3. 了解生殖系统炎性疾病常用检查项目及其临床意义。

能力目标：

1. 运用所学知识，识别女性生殖系统炎症病人的临床表现，解释治疗要点，分析做出常见护理诊断/问题，制订护理措施。

2. 能够结合生殖系统炎性疾病的发病机制和高危因素，开展预防为主的健康教育。

素质目标： 具有与病人进行良好沟通的能力，尊重病人，保护病人隐私。

女性生殖系统炎症是指来自外阴、阴道、宫颈、子宫、输卵管、卵巢、盆腔腹膜和盆腔结缔组织的炎症。炎症可局限于一个部位或多个部位同时受累。临床表现多样，轻者无症状，重者可引起败血症甚至感染性休克、死亡。女性生殖系统炎症不仅危害病人，还可危害胎儿及新生儿。

第一节　概述

案例导入与工作任务

案例

尤女士，因持续性下腹痛伴尿急、尿痛4天，发热1天入院。入院后查体：体温39℃，脉搏96次/min，急性面容。下腹有压痛及反跳痛。妇科检查：外阴正常，阴道可见脓性臭味分泌物，子宫颈充血，子宫颈口见脓性分泌物流出，宫颈举痛；子宫后倾，宫体稍大，有压痛，活动受限。

工作任务

向病人宣教生殖系统病原体的感染途径。

一、女性生殖系统的自然防御功能

女性生殖器的解剖、生理、生化和免疫学特点具有比较完善的自然防御功能，以抵御感染的发生。若防御功能下降或遭到破坏，阴道内源性菌群会发生变化或外源性致病菌侵入，即可发生生殖系统炎症。

(1)两侧大阴唇自然合拢，遮掩阴道口和尿道口，防止外界微生物污染。

(2)自然状态下，阴道口闭合，阴道前、后壁紧贴，可防止外界污染。阴道上皮在雌激素的影响下增生变厚，增加抵抗病原体入侵的能力、同时上皮细胞中含有丰富糖原，在阴道乳酸杆菌的作用下分解成乳酸，维持阴道正常的酸性环境，使其他病原菌生长受到抑制，称为阴道的自净作用。雌激素、局部 pH、乳杆菌和阴道黏膜免疫系统使阴道微生态平衡，并不引起炎症。

(3)宫颈管黏膜分泌大量黏液，形成胶冻状黏液栓，成为预防上生殖道感染的机械屏障；子宫颈内口紧闭，病原体不易侵入。

(4)育龄妇女子宫内膜周期性剥脱，是预防宫腔感染的有利条件。此外，子宫内膜分泌液含有乳铁蛋白、溶菌酶，可清除少量进入宫腔的病原体。

(5)输卵管黏膜上皮细胞的纤毛向子宫腔方向摆动以及输卵管的蠕动，都有利于阻止病原体的侵入。输卵管分泌液与子宫内膜分泌液一样，含有乳铁蛋白、溶菌酶，清除偶尔进入输卵管的病原体。

(6)生殖道黏膜聚集有不同数量的淋巴组织及散在的淋巴细胞，包括 T 细胞、B 细胞。此外，中性粒细胞、巨噬细胞、补体以及一些细胞因子，均在局部有重要的免疫功能，发挥抗感染作用。

女性生殖系统虽具有自然防御功能，但是外阴阴道与尿道口和肛门邻近，易受污染；外阴与阴道又是性交、分娩及宫腔操作的必经之道，容易受到损伤及外界病原体的感染。此外，妇女在特殊生理时期，如月经期、妊娠期、分娩期和产褥期，防御功能受到破坏，机体免疫功能下降，病原体容易侵入生殖道而形成炎症。

二、病原体及传染途径

(一)病原体

病原体有外源性和内源性两个来源，两种病原体可单独存在，但通常是混合感染。

(1)细菌大多为化脓菌，如葡萄球菌、链球菌、大肠埃希菌、变形杆菌、淋病奈瑟菌、结核分枝杆菌等。其中葡萄球菌是产后、术后生殖器炎症及伤口感染的常见病原菌，金黄色葡萄球菌致病力最强。

(2)原虫阴道毛滴虫、阿米巴原虫。

(3)真菌以假丝酵母菌为主。

(4)病毒以疱疹病毒、人乳头状瘤病毒多见。

(5)螺旋体以苍白螺旋体多见。

(6)衣原体常见为沙眼衣原体，感染症状不明显，但常导致输卵管黏膜结构及功能的严重破坏,并引起盆腔广泛粘连。

(7)支原体是正常阴道菌群的一种,在一定条件下可引起生殖道炎症。

(二)感染途径

1.沿生殖器黏膜上行蔓延 病原体侵入外阴、阴道后,沿阴道黏膜经宫颈、子宫内膜、输卵管黏膜蔓延至卵巢及腹腔,是非妊娠期、非产褥期盆腔炎性疾病的主要感染途径。淋病奈瑟菌、沙眼衣原体及葡萄球菌等沿此途径扩散(图12-1)。

2.经血液循环蔓延 病原体先侵入人体的其他系统,再通过血液循环感染生殖器,此为结核菌感染的主要途径(图12-2)。

3.经淋巴系统蔓延 细菌由外阴、阴道、宫颈及宫体创伤处的淋巴管侵入盆腔结缔组织及内生殖器其他部分,是产褥感染、流产后感染及放置宫内节育器后感染的主要传播途径,链球菌、大肠埃希菌、厌氧菌多经过此途径感染(图12-3)。

4.直接蔓延 腹腔其他脏器感染后直接蔓延到内生殖器,如阑尾炎可引起右侧输卵管炎。

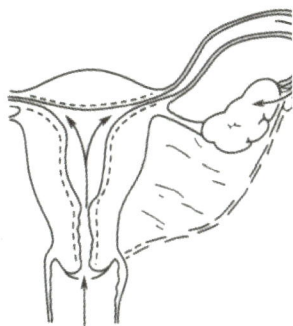

图12-1 炎症经黏膜上行蔓延　　图12-2 炎症经血行蔓延　　图12-3 炎症经淋巴系统蔓延

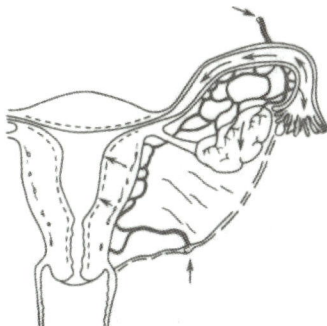

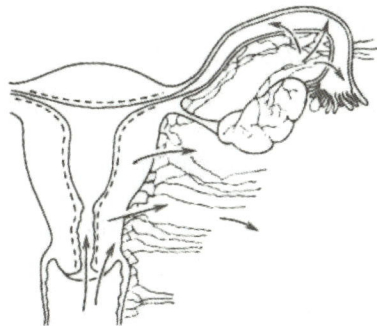

第二节　外阴部炎症

一、非特异性外阴炎

非特异性外阴炎(nonspecific vulvitis)是由物理、化学因素导致而不是由病原体引起的外阴皮肤或黏膜的炎症。

【病因】

(1)外阴与尿道、肛门、阴道相邻,如病人不注意皮肤清洁,经血、产后恶露、阴道分泌物、尿液、粪便等刺激均可引起外阴不同程度的炎症;尤其是糖尿病病人的糖尿刺激、粪瘘病人的粪便刺激、尿瘘病人尿液长期浸渍等。

(2)穿紧身化纤内裤、月经垫通透性差、外阴局部潮湿等均可引起外阴部炎症。

【护理评估】

(一)健康史

询问病史,了解有无外阴炎的病因。

(二)病人身体状况

1.症状 外阴皮肤黏膜有瘙痒、疼痛、灼热感,于性交、活动、排尿、排便时加重。

2.体征 急性炎症期外阴充血、肿胀、糜烂,常有抓痕,严重者形成溃疡或湿疹。慢性炎症时病人外阴局部皮肤增厚、粗糙、皲裂等,甚至苔藓样变。

(三)心理-社会状况

焦虑、烦躁不安,易羞于就医而使炎症加重或转为慢性。

(四)辅助检查

阴道分泌物检查 在阴道分泌物中寻找病原体,必要时应做细菌培养。

(五)治疗要点

1.病因治疗 保持外阴局部清洁、干燥,寻找并消除病因,积极治疗糖尿病、尿瘘、粪瘘等。

2.局部治疗 用0.1%聚维酮碘溶液或1:5000高锰酸钾溶液坐浴,每日2次,每次15~30分钟,5~10次为一个疗程。

【常见护理诊断/问题】

(1)舒适的改变 与外阴瘙痒、灼痛有关。

(2)焦虑 与因疾病而影响正常生活及治疗效果不佳有关。

(3)皮肤完整性受损 与病原体的侵蚀、炎症分泌物的刺激有关。

【护理目标】

(1)病人的皮肤完整性受到保护。

(2)病人自述舒适感增加。

【护理要点】

(1)治疗指导:教会病人坐浴的方法,包括溶液的配制、温度、坐浴的时间及注意事项。提醒病人溶液浓度不宜过浓,以免灼伤皮肤。坐浴时要使会阴部浸没于溶液中,经期禁止坐浴。坐浴后,局部涂抗生素软膏或紫草油。

(2)健康教育指导:病人保持外阴的清洁、干燥,穿纯棉内裤并经常更换,做好经期、孕期、分娩期及产褥期卫生。禁饮酒,少食辛辣食物。外阴部严禁搔抓,勿用刺激性药物或肥皂擦洗。外阴破溃者要预防继发感染,使用柔软无菌会阴垫,减少摩擦和感染的机会。

【护理评价】

(1)经过治疗和护理,病人是否症状消失,舒适感增强,生活形态正常。

(2)经过治疗和护理,病人受损的外阴皮肤是否愈合,是否能用适当的方法止痒,避免搔抓。

二、前庭大腺炎症

病原体侵入前庭大腺引起的炎症，可分为前庭大腺炎（bartholinitis）、前庭大腺脓肿（abscess of bartholin gland）和前庭大腺囊肿（bartholin cyst）育龄妇女多见，幼女及绝经后期妇女少见。

【病因】

多为混合性细菌感染。主要病原体为葡萄球菌、链球菌、大肠埃希菌、肠球菌等，随着性传播疾病发病率的增加，淋病奈瑟菌及沙眼衣原体已成为常见病原体。

【护理评估】

（一）健康史

询问病史，了解有无前庭大腺炎的病因，如不洁性生活和分娩感染。

（二）身体状况

1. 症状　前庭大腺炎起病急，炎症多发生于一侧。初起时局部肿胀、疼痛、有灼烧感。当脓肿形成时，病人疼痛加剧，行走不便；少数病人可能出现发热等全身症状。前庭大腺囊肿小且无感染，病人可无自觉症状，若囊肿大，病人可有外阴坠胀感或性交不适。

2. 体征　检查见局部皮肤红肿、发热、压痛明显，患侧前庭大腺开口处有时可见白色脓点。脓肿成熟时局部可触及波动感，腹股沟淋巴结可呈不同程度增大。前庭大腺囊肿可触及无痛性囊肿，多呈椭圆形，大小不等，位于外阴部后下方，可向大阴唇外侧突起。

（三）心理-社会状况

焦虑、烦躁不安，易羞于就医而使炎症加重或转为慢性。

【治疗要点】

根据病原体选择敏感的抗生素控制急性炎症，常选择使用喹诺酮或头孢菌素与甲硝唑联合抗感染。脓肿形成后应尽早切开引流并行造口术。无症状的前庭大腺囊肿可随访观察，对囊肿较大或反复发作者可行囊肿造口术。

【常见护理诊断/问题】

（1）疼痛　与局部炎症刺激有关。
（2）有皮肤完整性受损的危险　与手术或脓肿自溃有关。

【护理目标】

（1）病人疼痛感减轻或消失。
（2）病人皮肤完整性受到保护。

【护理措施】

（1）急性期病人应卧床休息，保持局部清洁；由前庭大腺开口处取分泌物进行细菌培养和药敏试验,按医嘱给予抗生素及止痛药。也可口服清热、解毒中药;或选用蒲公英、紫花地丁、金银花、连翘等局部热敷或坐浴。

(2)脓肿切开术后,局部放置引流条引流,引流条需每日更换。外阴用消毒液常规擦洗,伤口愈合后,可改用坐浴。

【护理评价】

(1)通过治疗和护理,病人是否症状缓解或消失,步态正常。

(2)通过治疗和护理,病人伤口是否愈合良好。

【护考真题链接】2013年专业实务题

治疗外阴炎,医嘱高锰酸钾坐浴,高锰酸钾的作用是( )

A. 杀菌　　　B. 减轻疼痛　　　C. 消除肿胀　　　D. 缓解瘙痒　　　E. 清洁外阴

分析:外阴炎主要指外阴部的皮肤与黏膜的炎症,由于外阴与肛门、阴道、尿道相邻且暴露于外界,因此极易发生炎症,局部治疗使用1:5000的高锰酸钾溶液坐浴,每日2次,每次20分钟左右,有溃疡者坐浴后局部可涂抹抗生素软膏,高锰酸钾溶液可清洁消毒,消灭真菌。

第三节　阴道炎症

案例导入与工作任务

案例

陈女士,最近几日感觉外阴瘙痒,白带异常,呈凝乳状。她既为身体不适而担心焦虑,又羞于就医。在朋友的劝说和陪同下来到了医院。医生考虑陈女士患有阴道炎。

工作任务

1.对陈女士宣教取阴道分泌物的注意事项。

2.对陈女士进行用药方法指导。

3.对陈女士进行健康指导,提供心理支持。

一、滴虫阴道炎

滴虫阴道炎(trichomonal vaginitis)是由阴道毛滴虫引起的阴道炎,也是常见的性传播疾病

【病因】

阴道毛滴虫呈梨形,体积为多核白细胞的2~3倍,其顶端有4根鞭毛,体侧有波动膜,后端尖有轴柱凸出,无色透明如水滴(图12-4)。滴虫生存力较强,适宜在温度25~40℃、pH为5.2~6.6的潮湿环境中生长,在pH 5.0以下环境中其生长受到抑制。月经前、后阴道pH发生变化,接近中性,隐藏在腺体及阴道皱襞中的滴虫于月经前、后常得以

繁殖,引起炎症的发作。另外,妊娠期、产后阴道环境也发生改变,适于滴虫生长繁殖。滴虫不仅寄生于阴道,还常侵入尿道或尿道旁腺,甚至膀胱、肾盂以及男性的包皮皱褶、尿道或前列腺中。

【传播途径】

(1)经性交直接传播是主要的传播方式。由于男性感染滴虫后常无症状,易成为感染源。

(2)间接传播:经公共浴池、浴盆、浴巾、游泳池、坐式便器、衣物等间接传播,还可通过污染的器械及敷料传播。

【护理评估】

(一)健康史

询问有无不洁性生活史,有无与污染的公共浴池、浴盆、浴巾、游泳池、公共坐便器或污染的妇科检查器接触史;既往阴道炎病史、发作与月经周期的关系、治疗经过,了解个人卫生习惯,分析传播途径。

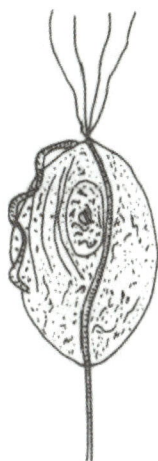

图12-4 阴道毛滴虫

(二)身体状况

1.症状 主要症状是阴道分泌物增多及外阴瘙痒,灼热、疼痛、性交痛等。典型分泌物呈稀薄脓性、黄绿色、泡沫状伴有臭味。瘙痒部位主要为阴道口及外阴。若合并尿道口感染,可有尿频、尿痛,有时可见血尿。阴道毛滴虫能吞噬精子,影响精子在阴道内存活,可致不孕。少数病人阴道内有滴虫存在而无炎症反应,阴道黏膜无异常,称为带虫者。

2.体征 妇科检查可见病人阴道黏膜充血,严重者有散在出血点,甚至宫颈有出血点,形成"草莓样"宫颈,白带增多,呈灰黄色、黄白色、黄绿色泡沫状。

(三)心理-社会状况

病人常因疾病的反复发作而烦恼,出现无助感。因此应评估病人是否有因治疗效果不佳致反复发作而造成的烦恼。

(四)辅助检查

阴道分泌物中找到滴虫可确诊滴虫阴道炎。最简便的方法是生理盐水悬滴法:取0.9%氯化钠溶液1滴放于玻片上,在阴道侧壁取典型分泌物混于其中,立即在低倍光镜下寻找滴虫,如有滴虫可见到其呈波状运动,此方法的敏感性为60%~70%。检查前24~48小时避免性交、阴道灌洗或局部用药。分泌物取出后应及时送检并注意保暖,否则滴虫活动力减弱,辨认困难。

(五)治疗要点

全身用药,性伴侣同时治疗。主要治疗药物是硝基咪唑类药物,如甲硝唑和替硝唑。初次治疗可选择甲硝唑2 g,单次口服;或替硝唑2 g,单次口服;或甲硝唑400 mg,每日2次,连服7天。口服药物的治愈率为90%~95%。

【常见护理诊断/问题】

> 考点:滴虫性阴道炎的治疗药物和原则

(1)舒适度减弱 与外阴瘙痒、灼痛和分泌物增多有关。

(2)焦虑 与疾病影响生活和工作及疗效不佳有关。

【护理目标】

(1)病人自述舒适感增加。

(2)病人能掌握减轻焦虑的技能,积极配合治疗。

【护理措施】

(一)一般护理

注意个人卫生,保持外阴部的清洁、干燥。勤换内裤;用1%乳酸溶液或0.1%~0.5%醋酸坐浴或阴道冲洗;洗涤用物应高温消毒以消灭病原体,避免交叉和重复感染的机会;避免搔抓外阴部以免皮肤破损。治疗期间禁止性生活。

(二)检查配合

告知病人取分泌物前24~48小时避免性交、阴道灌洗或局部用药。分泌物取出后应及时送检并注意保暖,否则滴虫活动力减弱,辨认困难。

(三)全身用指导

甲硝唑口服后偶见胃肠道反应,如食欲减退、恶心、呕吐。此外,偶见头痛、皮疹、白细胞减少等,一旦发现应报告医生并停药。由于药物可抑制乙醇在体内氧化而产生有毒的中间代谢产物,因此,甲硝唑用药期间及停药24小时内、替硝唑用药期间及停药72小时内禁止饮酒。甲硝唑能通过乳汁排泄,用药期间及用药后12~24小时内不宜哺乳;替硝唑服药后3天内不宜哺乳。

(四)健康指导

(1)告知病人滴虫阴道炎病人再感染率高,最初感染的3个月内需要追踪、复查,月经干净后复查,连续3次滴虫检查阴性为治愈。

(2)性伴侣应同时进行治疗,治愈前避免无保护性性交。

(3)说明妊娠期治疗的注意事项滴虫阴道炎可致胎膜早破、早产及低出生体重儿,妊娠期治疗的目的是减轻病人症状,减少传播,防止新生儿呼吸道和生殖道感染。甲硝唑虽可透过胎盘,但未发现妊娠期应用甲硝唑会增加胎儿畸形或机体细胞突变的风险,而替硝唑在妊娠期应用的安全性尚未确定,应避免应用。

(五)心理指导

向病人及家属解释炎症发生的原因、诱因,介绍防护措施,消除病人的焦虑情绪,取得病人及家属的配合。

【护理评价】

(1)通过治疗和护理,病人是否症状减轻,病人感舒适增加。

(2)通过治疗和护理,病人是否焦虑减轻,表现为积极配合治疗。

【护考真题链接】2018年实践能力题

滴虫性阴道炎分泌物的典型特征(　　　)

A.白色、豆腐渣样　　B.稀薄,泡沫状　　C.呈黄水样　　D.乳白色,黏状

E.血性分泌物

分析：各种阴道炎的分泌物特征：①滴虫性阴道炎白带为稀薄泡沫状，可伴有烧灼感，疼痛和性交痛，如伴尿道感染，可有尿频、尿急、尿痛或血尿；②外阴阴道假丝酵母菌病白带为豆渣样；③萎缩性阴道炎白带为稀薄淡黄色；④细菌性阴道炎白带为臭味或鱼腥味。

二、外阴假丝酵母病

外阴阴道假丝酵母菌病(vulvovaginal candidiasis，VVC)曾称为念珠菌性阴道病，是由假丝酵母菌引起的外阴阴道炎症，是一种常见的外阴阴道炎症。

考点：外阴假丝酵母菌的治疗药物和原则

主要传播方式为：①内源性感染为主要感染途径；②性交传染；③间接传染，少数病人通过接触感染的衣物而间接传染。

【病因】

80%~90%的病原体为白假丝酵母菌，酸性环境适宜假丝酵母菌生长，对热的抵抗力不强，加热至60℃后1小时即可死亡，但对于干燥、日光、紫外线及化学制剂等抵抗力较强。

白假丝酵母菌为条件致病菌，10%~20%非孕妇女及30%~40%孕妇阴道中寄生此菌，但数量极少，并不引起症状。只有在全身及阴道局部免疫能力下降、阴道糖原增加，阴道pH值下降和性激素水平增高时可引起该菌生长繁殖。

【护理评估】

(一)健康史
评估病人是否处于妊娠阶段，有无糖尿病病史，是否长期应用抗生素、大量应用免疫抑制药及使用高剂量雌激素的避孕药等。

(二)身体状况
1.症状　主要为外阴瘙痒、阴道分泌物增多，部分病人有外阴的烧灼痛、性交痛以及尿痛。阴道分泌物的典型特征是白色稠厚呈凝乳或豆腐渣样。

2.体征　妇科检查可见外阴红斑、水肿，常伴有皮肤抓痕，严重者可见皮肤皲裂、表皮脱落。阴道黏膜红肿，小阴唇内侧及阴道黏膜附有白色块状物，擦除后露出红肿黏膜面，急性期还可见到糜烂及浅表溃疡。

(三)心理-社会状况
外阴阴道瘙痒使病人痛苦不堪，影响病人的休息和睡眠，为缓解症状病人常瘙痒不止、造成自我形象紊乱。有些病人不愿言表，不愿就医，心理充满矛盾。

(四)辅助检查
(1)革兰氏染色法为首选的检查方法，阳性率为80%。

(2)悬滴法将阴道分泌物涂片滴入10%氢氧化钾溶液内，镜下找芽孢和假菌丝，阳性率为60%。

(3)培养法阳性率很高，多用于难治性外阴阴道念珠菌病或复发性外阴阴道念珠菌病病人的检查。

(五)治疗要点

消除诱因,包括积极治疗糖尿病,及时停用广谱抗生素、雌激素及类固醇皮质激素。根据病人具体情况选择局部或全身应用抗真菌药物,以局部治疗为主,常用药物有咪康唑、克霉唑、制霉菌素等,全身用药适于未婚无性生活史或月经来潮者,常用药物有伊曲康唑、氟康唑、酮康唑等。

【常见护理诊断/问题】

(1)舒适度减弱 与外阴瘙痒和白带增多有关。
(2)焦虑 与疾病影响生活工作及疗效不佳有关。

【护理目标】

(1)病人自述舒适感增加。
(2)病人能掌握减轻焦虑的技能,积极配合治疗。

【护理措施】

(一)一般护理

保持外阴清洁、干燥、卫生,用温开水冲洗外阴,避免使用刺激性洗液。尤其在经期、孕期、产褥期。非月经期不使用卫生护垫,选择使用棉质且通透性好的内裤;避免进食辛辣、刺激性食物;治疗期间勤换内裤,避免性生活。将内裤煮沸5~10分钟以消灭病原体,避免交叉感染。

(二)疾病护理

(1)指导阴道用药的病人在放药前,用2%~4%的碳酸氢钠溶液灌洗阴道后,再将药品送入阴道后穹隆。用药前、后手的卫生,以减少感染的机会。

(2)妊娠合并感染者,为避免胎儿感染,应坚持局部治疗。

(3)无须对性伴侣进行常规治疗。但约15%男性与女性病人接触后会患有龟头炎,需要进行假丝酵母菌检查及治疗,以预防女性重复感染。

(4)注意糖尿病病人的血糖变化,消除病因,减少刺激。

(三)心理指导

解释外阴阴道假丝酵母菌病的原因及发病特点,告知病人坚持正确治疗即可治愈,消除其焦虑和恐惧心理。

(四)健康指导

(1)教育病人养成良好的卫生习惯,保持会阴清洁,勤换内裤;避免长期使用或滥用抗生素;鼓励病人按疗程用药,定期复查,复查前24~48小时内禁止阴道用药和同房,以免影响检查结果。

(2)告知病人在治疗结束后的7~14天复查,外阴阴道念珠菌病易于在月经前复发,最好在月经前复查阴道分泌物。

【护理评价】

(1)通过治疗和护理,病人是否症状减轻,病人感舒适增加。

(2)通过治疗和护理，病人是否焦虑减轻，表现为积极配合治疗。

【护考真题链接】2020 年专业实务题

病人外阴奇痒，白带呈豆腐渣样，最可能的诊断是( )

A.念珠菌性阴道炎　　B.滴虫性阴道炎　　C.慢性宫颈炎　　D.萎缩性阴道炎

E.前庭大腺炎

分析：外阴阴道假丝酵母菌病(念珠菌性阴道炎)病人临床表现以外阴瘙痒、灼痛及豆渣样白带为主，查体可见外阴有抓痕，小阴唇内侧及阴道黏膜附有白色膜状物，急性期还可见糜烂及浅表溃疡，本题中病人情况与此相符，故可进行诊断；滴虫性阴道炎可见稀薄的泡沫状白带增多；慢性宫颈炎可见白带增多，伴腰骶部疼痛，性交后出血及尿路刺激症状等；萎缩性阴道炎可见稀薄淡黄色或血白带；前庭大腺炎临床检查可见大阴唇下 1/3 处有红肿硬块，触痛明显。如已发展为脓肿，多呈鸡蛋至苹果大小的肿块，常为单侧性。

三、萎缩性阴道炎

萎缩性阴道炎(atrophic vaginitis)是雌激素水平降低、局部抵抗力下降引起的，以需氧菌感染为主的阴道炎症。常见于自然绝经或人工绝经后妇女，也可见于产后闭经或药物假绝经治疗的妇女。

【病因】

绝经后妇女因卵巢功能衰退，雌激素水平降低，阴道壁萎缩，黏膜变薄，上皮细胞内糖原含量减少，阴道内 pH 升高(多为 5.0~7.0)嗜酸性的乳杆菌不再为优势菌，局部抵抗力降低，以需氧菌为主的其他致病菌过度繁殖，从而引起炎症。

【护理评估】

(一)健康史

询问有无萎缩性阴道炎发生的相关致病因素，如自然绝经或人工绝经史、产后闭经史、药物假绝经治疗史等。

(二)身体状况

1.症状　主要症状为外阴灼热不适、瘙痒及阴道分泌物增多呈稀薄、淡黄色，感染严重者为脓血性白带。由于阴道黏膜萎缩，可伴有性交痛。

2.体征　妇科检查可见阴道上皮皱襞消失、萎缩、菲薄。阴道黏膜充血，常伴有散在小出血点或点状出血斑，有时见浅表溃疡。溃疡面可与对侧粘连，严重时造成阴道狭窄甚至闭锁，若炎症分泌物引流不畅，可形成阴道积脓或宫腔积脓。

(三)心理-社会状况

由于局部疼痛常致心理不稳定，久治不愈又可产生无助感，因此，老年妇女出现症状后常不愿诊治。

(四)辅助检查

1.阴道分泌物检查　显微镜下可见大量白细胞及基底层细胞、无滴虫及念珠菌。

2.宫颈细胞学检查　与子宫恶性肿瘤相鉴别。

3.局部活组织检查　阴道溃疡者与阴道癌相鉴别。

(五)治疗要点

应用抗生素如诺氟沙星或甲硝唑抑制细菌生长；补充雌激素增强阴道抵抗力。

【常见护理诊断/问题】

(1)舒适度减弱　与外阴瘙痒、灼痛有关。

(2)焦虑　与担心发生生殖系统恶性肿瘤有关。

【护理目标】

(1)病人舒适感增加。

(2)病人了解围绝经期保健知识，积极配合治疗，焦虑缓解。

【护理措施】

(一)一般护理

指导病人保持会阴部清洁，勤换内裤，出现症状应及时到医院就诊。

(二)用药护理

使病人理解用药的目的、方法与注意事项，主动配合治疗过程。对于阴道局部干涩明显者，可用润滑剂。通常在阴道冲洗后进行阴道局部用药。病人可采用1%乳酸或0.5%醋酸冲洗阴道，1次/d，以增加阴道酸度，抑制细菌生长繁殖。

雌激素制剂可局部给药，也可全身给药。局部用雌三醇软膏涂抹，每日1~2次，14天为1个疗程。全身用药，口服替勃龙2.5 mg，每日1次。也可选用其他雌孕激素制剂连续联合用药。

> 考点：萎缩性阴道炎的临床表现及治疗

(三)心理护理

给病人讲解围绝经期保健知识，鼓励其积极配合治疗，消除其焦虑和恐惧心理。

(四)健康指导

(1)向病人讲解围绝经期的生理变化、卫生常识和阴道炎的相关知识，使其掌握相应的应对技巧。

(2)告知病人雌激素治疗的适应证和禁忌证，指导病人遵医嘱规范用药。

(3)年轻病人卵巢切除或盆腔放射治疗后，及时给予激素替代治疗的指导。

四、细菌性阴道病

细菌性阴道病(bacterial vaginosis，BV)是阴道内正常菌群失调引起的一种混合感染，但临床及病理特征无炎症改变。

【病因】

细菌性阴道病为阴道内菌群失调所致的一种混合感染，当阴道内的优势菌乳酸杆菌减少，其他细菌如加德纳菌、各种厌氧菌等大量繁殖，破坏了正常阴道菌群之间的相互平衡时，将引起阴道疾病。

【护理评估】

（一）健康史

有无促使阴道内菌群发生变化的相关因素：过度冲洗阴道、频繁性交、多个性伴侣、大量使用抗生素等。

（二）身体状况

1. 症状　带有鱼腥臭味的稀薄阴道分泌物增多是细菌性阴道病的临床特点，病人还可出现轻度外阴瘙痒或烧灼感，性交后加重，多发生在性活跃期妇女。10%～40%病人无临床症状。

> 考点：细菌性阴道炎的临床表现及药物治疗

2. 体征　检查可见阴道分泌物呈灰白色，均匀一致，稀薄，常黏附于阴道壁，容易将其从阴道壁拭去，阴道黏膜无明显充血等炎症表现。

（三）辅助检查

1. 线索细胞检查　是取少许阴道分泌物放在玻片上，加 1 滴 0.9%氯化钠溶液混合，于高倍显微镜下寻找线索细胞。镜下线索细胞数量占鳞状上皮细胞比例大于 20%，可以诊断细菌性阴道病。

2. 胺试验　取阴道分泌物少许放在玻片上，加入 10%氢氧化钾溶液 1～2 滴，产生烂鱼、烂肉样腥臭气味为阳性。

3. Nugent 革兰氏染色评分　即根据阴道分泌物的各种细菌相对浓度进行诊断。

（四）治疗要点

有症状者均需治疗，无症状者除有早产高风险孕妇外，一般不需治疗。治疗选用抗厌氧菌药物，主要药物有甲硝唑、替硝唑、克林霉素。

【常见护理诊断/问题】

(1)舒适度减弱　与分泌物增多、外阴瘙痒有关。

(2)焦虑　与分泌物有鱼腥臭味有关。

【护理目标】

(1)病人自述舒适感增加。

(2)病人了解疾病相关知识，积极配合治疗，焦虑缓解。

【护理措施】

(1)用药护理向病人及家属讲解用药的目的、方法和注意事项。

(2)心理护理关爱病人，缓解焦虑，帮助病人树立治疗的信心。

(3)健康指导指导病人按医嘱完成疗程治疗，避免过度冲洗阴道，维持阴道酸性环境。注意个人卫生，保持外阴清洁、干燥，避免搔抓致皮肤破损。勤换内裤，出现症状应及时诊断并治疗。治疗后无症状者不需常规随访，对症状持续或症状重复出现者应及时复诊和接受治疗。

【护理评价】

(1)通过治疗和护理，病人是否症状消失，舒适感增加。

(2)通过治疗和护理，病人焦虑感消失，积极配合治疗。

第四节　子宫颈炎症

✦ 案例导入与工作任务

案例

刘女士，28岁，G_2P_1，近几个月发现白带增多，色黄，且与老公同房后会有血性分泌物流出，刘女士感觉非常害怕，到医院就诊。

工作任务

1.安慰病人，提供心理支持。

2.向病人解释物理治疗的注意事项。

子宫颈炎症(cervicitis)是妇科常见的疾病之一，包括宫颈阴道部炎症及宫颈管黏膜炎症。临床上多见的是急性子宫颈管黏膜炎，若急性子宫颈炎未经及时诊治或病原体持续存在，可导致慢性子宫颈炎症。

【病因】

正常情况下，宫颈具有多种防御功能，是阻止病原菌进入上生殖道的重要防线。但宫颈容易受性交、分娩、流产或手术操作而发生损伤；同时，宫颈管单层柱状上皮抗感染能力较差，因而容易发生感染。因宫颈阴道部鳞状上皮与阴道鳞状上皮相延续，阴道炎症可引起宫颈阴道部炎症。当机体遭遇性传播疾病病原体感染如沙眼衣原体、淋病奈瑟菌等，感染子宫颈管柱状上皮，沿黏膜面扩散引起浅层感染导致急性子宫颈炎；另外内源性病原体主要包括需氧菌和厌氧菌也可导致急性子宫颈炎，部分子宫颈炎发病与细菌性阴道病病原体、生殖支原体感染有关，也有部分病人的病原体不明。

【病理】

慢性宫颈炎可分为以下几种。

1.慢性子宫颈管黏膜炎　宫颈管黏膜皱襞较多，柱状上皮抵抗力弱，感染后容易形成持续性子宫颈黏膜炎，表现为子宫颈管黏液及脓性分泌物增多，反复发作。

2.子宫颈息肉　子宫颈息肉是子宫颈管腺体和间质的局限性增生，并向子宫颈外口突出形成息肉。息肉可为一个或多个不等，色红，呈舌型，质软而脆，可有蒂，蒂宽窄不一，根部可附在子宫颈外口，也可在子宫颈管内。子宫颈息肉极少恶变，但切除的子宫颈息肉应送病理组织学检查，以便与子宫恶性肿瘤鉴别。

> 考点：子宫颈炎的治疗要点和时间

3.子宫颈肥大　慢性炎症的长期刺激可导致子宫颈腺体及间质增生。此外,子宫颈深部的腺囊肿也可使子宫颈呈不同程度肥大,质地变硬。

【护理评估】

(一)健康史

询问婚育史,有无阴道分娩、妇科手术等造成的宫颈损伤。有无白带增多,了解性伴侣有无性传播疾病史。有无卫生习惯不良等诱因存在。

(二)身体状况

1.急性宫颈炎

症状:大量脓性白带,腰酸,下腹坠痛,尿频,尿急,体温升高。

体征:妇检见宫颈充血,肿大,有脓性白带从宫口流出。

2.慢性宫颈炎

症状:多数病人无症状,少数病人有白带增多,呈淡黄色脓性,伴有宫颈息肉时可有血性白带或性交后出血。病人可有腰骶部疼痛、下坠感,因黏稠、脓性白带不利于精子穿透而致不孕。

体征:妇科检查可见宫颈糜烂样改变、肥大,有时质较硬,有时可见息肉、裂伤、外翻及宫颈腺囊肿等。

(三)心理-社会状况

由于病变在宫颈,病人往往羞于启齿而不及时就医,出现白带带血或接触性出血症状时,还常导致病人和家属的焦虑和不安;对治疗过程缺乏了解而产生恐惧感,拒绝性生活,甚至因担心癌变而产生焦虑情绪。

(四)辅助检查

(1)阴道分泌物悬滴法检查、宫颈管脓性分泌物检查、宫颈分泌物培养。

(2)子宫颈细胞学检查和/或 HPV 检测子宫颈糜烂样改变者需进行

(3)宫颈活检排除子宫颈鳞状上皮内病变或子宫颈癌

(五)治疗要点

(1)急性宫颈炎的治疗应针对病原给予全身抗生素治疗,同时禁止性生活。

(2)慢性宫颈炎的治疗以局部治疗为主。

1)糜烂样改变若无临床症状,无须治疗,但要常规做细胞学筛查。糜烂样改变伴分泌物增多、乳头状增生或接触性出血者,常给予物理治疗常用电熨法、激光治疗、冷冻治疗、红外线凝结疗法及微波疗法。治疗时间在月经干净后 3~7 天之内。物理治疗是目前治疗慢性宫颈炎效果最好、疗程最短的方法,因而较为常用。

2)慢性子宫颈管黏膜炎针对病因治疗,对病原体不清者,尚无有效治疗方法。

3)子宫颈息肉行息肉摘除术,常规送病理检查。

4)子宫颈肥大一般无须治疗。

【常见护理诊断/问题】

(1)舒适度减弱　与分泌物增多、外阴瘙痒有关。

(2)焦虑　与病程长或担心发展为宫颈癌有关。

【护理目标】

(1)病人症状消失,舒适感增加。

(2)病人焦虑感消失,积极应对生活。

【护理措施】

(一)一般护理

指导病人加强会阴部护理,保持外阴清洁、干燥,减少局部摩擦。

(二)抗生素用药指导

对急性子宫颈炎病人,需指导其按医嘱及时、足量、规范地应用抗生素。

(三)物理治疗注意事项

用物理的方法将宫颈糜烂面的单层柱状上皮破坏,结痂脱落后被新的鳞状上皮覆盖创面,使宫颈恢复光滑外观。常用的物理治疗方法有激光、冷冻、红外线凝结及微波疗法等方法。接受物理治疗应注意:①治疗前应常规行宫颈癌筛查,排除恶性肿瘤;②急性生殖器炎症者禁用;③治疗时间在月经干净后3~7天内进行;④物理治疗后保持外阴清洁,每日清洗外阴2次,4~8周内禁盆浴、性交和阴道冲洗;⑤治疗后有阴道分泌物增多,在宫颈创面痂皮脱落前,阴道有大量水样排液,在术后1~2周脱痂时可有少量出血,无须特殊处理,若出血量多,需急诊处理;⑥一般于两次月经干净后3~7天复查,未痊愈者可择期再进行第二次治疗。

(四)心理护理

向病人讲解宫颈炎的发病原因、治疗的方法,解除病人的思想顾虑。关心病人,耐心听取病人的心理感受,缓解病人的焦虑情绪。

(五)健康指导

(1)定期接受妇科检查,如发现急性宫颈炎,应及时、有效治疗。

(2)告知病原体为沙眼衣原体及淋病奈瑟菌的子宫颈炎病人,其性伴侣应进行相应的检查及治疗。

(3)病人养成良好的卫生习惯,避免不洁性交及无保护性交。

【护理评价】

(1)通过治疗和护理,病人是否积极配合治疗,症状消失,舒适感增加。

(2)通过治疗和护理,病人焦虑感消失,积极面对生活。

🔊 【护考真题链接】2012 年实践能力题

子宫颈炎的主要症状是(　　　)

A.外阴皮肤瘙痒　　B.阴道分泌物稀薄　　C.白带增多　　D.泡沫状白带

E.腹痛

分析:宫颈炎的主要表现均为白带增多,呈脓性,或有异常出血如经间期出血、性交后出血等;阴道稀薄分泌物主要为白带,但这里并没有表现出白带增多,不是子宫颈炎的主要症状;泡沫状白带为滴虫阴道炎的临床表现。

第五节　盆腔炎性疾病

案例导入与工作任务

案例

刘女士，35 岁，G_2P_1，下腹部坠胀及腰骶部疼痛反复发作 3 年，近日因劳累症状加重而入院。3 年前，病人自然流产后曾出现下腹痛伴发热，未规范治疗，此后经常发生下腹部坠胀、疼痛及腰骶部酸痛，劳累、性交后或月经期加重。

工作任务

1. 对刘女士进行用药指导。

2. 对刘女士进行健康指导。

盆腔炎性疾病（pelvic inflammatory disease，PID）是指女性上生殖道的一组感染性疾病，主要包括子宫内膜炎（endometritis）、输卵管炎（salpingitis）、输卵管卵巢脓肿（tubo-ovarian abscess，TOA）、盆腔腹膜炎（peritonitis）。炎症可局限于一个部位，也可同时累及几个部位。盆腔炎性疾病多发生在性活跃期、有月经的妇女。若盆腔炎性未能得到有效治疗，有可能导致不孕、输卵管妊娠、慢性盆腔痛、炎症反复发作等，称为盆腔炎性疾病后遗症（sequelae of PID），从而影响妇女的生殖健康，增加家庭与社会的经济负担。

【病因】

引起盆腔炎症性疾病的病原体分内源性和外源性两种病原体，二者可单独存在，但通常为混合感染。但当机体免疫力下降、内分泌失调及病原体侵入时，可导致炎症的发生。盆腔炎性疾病的高危因素有年轻女性、不良性行为、不注意性卫生保健、下生殖道感染、宫腔内操作、邻近器官炎症等。

> 考点：盆腔炎性疾病的治疗体位

急性盆腔炎常见于产后感染、宫腔内手术操作后感染、性生活不洁或过频、经期不注意卫生、邻近器官炎症蔓延等。慢性盆腔炎常见于急性盆腔炎治疗不彻底或机体抵抗力低下，病程迁延不愈，以及输卵管、卵巢、盆腔组织的慢性炎症而形成的瘢痕粘连、盆腔充血。

【病理】

1. 急性子宫内膜炎及子宫肌炎　内膜充血、水肿，有炎性渗出物，严重者子宫内膜坏死、脱落形成溃疡。镜下见大量白细胞浸润，炎症向深部侵入形成子宫肌炎。

2. 急性输卵管炎、输卵管积脓、输卵管卵巢脓肿　炎症经子宫内膜向上蔓延者，首先引起输卵管黏膜炎，严重者引起输卵管黏膜粘连，导致输卵管管腔及伞端闭锁，若有脓液积聚于管腔内，则形成输卵管积脓。

卵巢很少单独发炎，常与发炎的输卵管伞端粘连而发生卵巢周围炎，称为输卵管卵巢炎，又称附件炎。炎症可通过卵巢排卵的破孔侵入卵巢实质形成卵巢脓肿，脓肿壁与输卵管积脓粘连并穿通,形成输卵管卵巢脓肿,多位于子宫后方或子宫、阔韧带后叶及肠管间粘连处,可破入直肠或阴道,若破入腹腔则引起弥漫性腹膜炎。

3.急性盆腔腹膜炎 盆腔内器官发生严重感染时往往蔓延到盆腔腹膜,发炎的腹膜充血、水肿,并有少量含纤维素的渗出液,形成盆腔脏器粘连。当有大量脓性渗出液积聚于粘连的间隙内,积聚于直肠子宫陷凹处形成盆腔脓肿,脓肿可破入直肠而使症状突然减轻,也可破入腹腔引起弥漫性腹膜炎。

4.急性盆腔结缔组织炎 病原体经淋巴管进入盆腔结缔组织而引起结缔组织充血、水肿及中性粒细胞浸润,以宫旁结缔组织炎最常见。

5.败血症及脓毒血症 当病原体毒性强、数量多、病人抵抗力降低时常发生败血症。

6.肝周围炎(Fiz-Hugh-Curtis 综合征) 肝周围炎是指无肝实质损害的肝包膜炎症,可由淋病奈瑟菌或衣原体感染引起。由于肝包膜水肿,吸气时病人的右上腹疼痛。5%~10%输卵管炎病人可出现肝周围炎,临床表现为继下腹痛后出现右上腹痛,或下腹疼痛与右上腹疼痛同时出现。

7.盆腔炎性疾病后遗症 盆腔炎性疾病未得到及时正确的治疗,会发生一系列后遗症。病理改变表现为组织破坏、广泛粘连、增生及瘢痕形成,引起输卵管阻塞、积水、增粗,还能导致输卵管卵巢肿块与囊肿,盆腔结缔组织炎后的表现为主韧带、骶韧带增生、变厚,若病变广泛,可使子宫固定。

【护理评估】

(一)健康史

了解有无分娩、流产及宫腔内手术后感染史,有无经期性生活、经期卫生不良及性生活紊乱史,有无阑尾炎、腹膜炎蔓延至盆腔或慢性盆腔炎急性发作病史。

(二)身体状况

1.盆腔炎性疾病

(1)症状:轻者无症状或症状轻微。常见症状为下腹痛、阴道分泌物增多。腹痛为持续性、活动或性交后加重。重者可有寒战、高热、头痛、食欲缺乏等。月经期发病者可出现经量增多、经期延长。腹膜炎者出现消化系统症状,如恶心、呕吐、腹胀、腹泻等。若有脓肿形成,可有下腹包块及局部压迫刺激症状。

(2)身体检查:轻者检查无明显异常发现,重者,病人呈急性病容,体温升高,心率加快,下腹部有压痛、反跳痛及肌紧张,叩诊鼓音明显,肠鸣音减弱或消失。

(3)妇科检查:阴道充血,可见大量脓性臭味分泌物从宫颈口流出;宫颈充血、水肿,举痛明显;宫体增大,有压痛,活动受限;子宫附件压痛明显。若有盆腔脓肿形成且位置较低时,可扪及后穹隆或侧穹隆有肿块且有波动感。三合诊常能协助进一步了解盆腔情况。

2.盆腔炎性疾病后遗症

(1)症状:病人有时出现低热、乏力等,临床多表现为不孕、异位妊娠、慢性盆腔痛或盆腔炎性疾病反复发作等症状。

(2)妇科检查:子宫大小正常或稍大、常呈后位、活动受限或粘连固定、触痛;宫旁组织增厚,骶韧带增粗,触痛;或在附件区可触及条索状物、囊性或质韧包块、活动受限,有触痛。如果子宫被固定或封闭于周围瘢痕化组织中，则呈"冰冻骨盆"状态。

（三）心理-社会状况

由于病程较长、治疗效果不明显，加之并发症的困扰，如不孕、痛经、月经失调等，病人往往产生很多心理问题及心理反应，如烦躁、焦虑、情绪低落，对治疗缺乏信心等。

（四）辅助检查

1. 血液检查　血沉增快，白细胞增高，C反应蛋白增高。
2. 脓液或血液细菌培养　找到致病菌。
3. B超、腹腔镜检查　有盆腔或输卵管积液、输卵管卵巢肿物。

（五）治疗要点

主要为抗生素治疗，必要时手术治疗。抗生素应用原则是经验性、广谱、及时及个体化。对于盆腔炎性疾病后遗症者，多采用综合性治疗方案控制炎症，缓解症状，增加受孕机会，包括中西药治疗、物理治疗、手术治疗等，同时注意增强机体抵抗力。

【常见护理诊断/问题】

（1）舒适度减弱　与急慢性疼痛及阴道分泌物增多有关。
（2）焦虑　与病情反复发作、治疗效果不佳及担心影响生育有关。

【护理目标】

（1）病人疼痛症状减轻或消失，舒适感增加。
（2）病人的焦虑程度减轻，配合治疗，积极面对生活。

【护理措施】

（一）一般护理

（1）卧床休息，给予半卧位，有利于脓液积聚于子宫直肠陷凹，使炎症局限。
（2）给予高热量、高蛋白、高维生素饮食，并遵医嘱纠正电解质紊乱和酸碱失衡。
（3）高热时采用物理降温，若有腹胀，应遵医嘱行胃肠减压。
（4）减少不必要的盆腔检查，避免炎症扩散。

（二）病情观察

严密观察病人生命体征、精神状态、下腹痛的部位、持续时间和伴随症状，是否有阴道分泌物增多等。

（三）治疗配合

配合医生选择合适的给药途径，告知病人遵医嘱用药，中途不停药，保证药液在体内的有效浓度，并观察病人的用药反应。对于药物治疗无效、脓肿持续存在或脓肿破裂者，需要手术治疗者，为其做好术前准备、术中配合和术后护理

（四）心理护理

关心病人的疾苦，耐心倾听病人的诉说，鼓励病人表达不适，尽可能满足病人的需求，解除病人思想顾虑。与病人及其家属共同探讨适于个人的治疗方案，取得家人的理解和帮助，减轻病人的心理压力，建立信心。

（五）防治盆腔性疾病后遗症

（1）严格遵循无菌操作规程，为需要手术的病人提供高质量的围手术期护理。

(2)鼓励病人积极正确治疗盆腔性疾病。

(3)注意性生活卫生,减少性传播疾病。

(六)健康指导与随访

加强计划生育宣教,注意孕期及产褥期卫生,减少流产、分娩引起的感染;告知盆腔炎性疾病应及时治疗、彻底治愈,防止盆腔炎性疾病后遗症的发生;对接受抗生素治疗的病人,在72小时内随访,以确定疗效;对沙眼衣原体和淋病奈瑟菌感染者在治疗后4~6周复查病原体。

【护理评价】

(1)通过治疗和护理,病人是否自述舒适感增加、活动自如,没有痛苦表情。

(2)通过治疗和护理,病人能积极配合治疗,参与护理措施的实施,正确处理好与家人的关系。

【知识链接】

盆腔炎性疾病的诊断标准(美国 CDC 诊断标准,2015 年)

1. 最低标准(minimum criteria)　宫颈举痛或子宫压痛或附件区压痛。

2. 附加标准(additional criteria)　体温超过 38.3 ℃(口表);宫颈异常黏液脓性分泌物或宫颈脆性增加;阴道分泌物湿片出现大量白细胞;红细胞沉降率升高;血 C 反应蛋白升高;实验室证实的宫颈淋病奈瑟菌或衣原体阳性。

3. 特异标准(specific criteria)　子宫内膜活检组织学证实子宫内膜炎;阴道超声或磁共振检查显示输卵管增粗,输卵管积液,伴或不伴有盆腔积液、输卵管卵巢肿块,或腹腔镜检查发现盆腔炎性疾病征象。

(吴江萍)

第十三章
妇科手术病人的护理

学习目标

知识目标：

1. 掌握妇科手术病人的护理评估和护理措施。

2. 熟悉妇科手术病人的常见护理诊断/问题。

能力目标：

1. 了解妇科手术病人的护理目标与护理评价。

2. 学会对妇科手术病人实施术前准备和术后护理的技能。

素质目标：

1. 具有尊重病人，悉心护理并保护病人隐私的职业道德。

2. 具有较强的责任心，善于与病人沟通、交流，能理解手术病人的心理状况，并给予人文关怀。

妇科手术是妇科疾病常用的治疗手段，手术途径包括经腹部和经外阴阴道手术。手术既是治疗的过程，也是创伤的过程，存在一定风险。为保证手术顺利进行，减少并发症，促进病人术后如期康复，需要充分的术前准备和精心的术后护理。

第一节　妇科腹部手术病人的护理

案例导入与工作任务

案例

黄女士，30 岁，既往月经规律，因"停经 45 天，突发左下腹撕裂样疼痛 2 小时"急诊入院，途中晕厥一次，经检查诊断宫外孕，需急诊手术。

工作任务

简述该病人急诊手术的术前准备。

一、术前护理

【护理评估】

(一)健康史
了解病人的一般情况、月经史、婚育史、既往史、药物过敏史以及饮食、生活习惯。病人目前病情、需要解决的主要问题、手术名称和手术范围等。

(二)身体状况
1. 症状评估　了解疾病相关症状，判断疾病对病人的影响及程度，评估生活自理能力，有无月经来潮、阴道异常流血、阴道排液及腹痛等情况。

2. 生命体征评估　测量体温、血压、脉搏及呼吸，如体温高于 37.5 ℃，要考虑是否有感染；脉搏、血压异常是否有心血管病变。发现异常情况应及时报告医生查明原因并处理。

3. 全身状况评估　测量身高、体重；进行全身体格检查及妇科检查评估，特别注意心肺功能；评估皮肤、黏膜颜色及手术部位皮肤是否完好。

(三)心理-社会状况
1. 病人对疾病及治疗的认知　了解病人对所患疾病、手术及预后的了解程度，特别是对手术的态度、心理准备和手术方案的认可情况。了解病人对医护人员的信任程度，病人的精神心理状况，评估病人对麻醉和手术的耐受力。

2. 家属的支持程度　了解家属如丈夫、子女对病人病情和手术治疗的态度，了解病人家庭关系和相互间信任、依赖的程度及对医疗费用的承受能力，共同做好病人的心理护理。

(四)辅助检查
血、尿及大便常规检查；血型、血小板计数、凝血功能、肝肾功能、空腹血糖或糖化血红蛋白等检查；B超检查；心电图及胸部 X 线片检查等。

【常见护理诊断/问题】

(1)焦虑　与手术可能导致的不适和危险性有关。
(2)知识缺乏：缺乏术前准备与术中配合等相关知识。
(3)舒适度减弱　与术前准备及手术改变原有生活状态有关。

【护理目标】

(1)病人焦虑减轻。
(2)病人了解手术治疗的相关知识并积极配合。
(3)病人舒适感增强。

【护理措施】

(一)一般护理
指导病人进高蛋白、高热量、富含维生素的饮食，必要时静脉补充营养；保证休息和充足睡眠。

(二)心理护理

关心、体贴病人，了解病人的疑虑和需要，尽可能给予病人满意的解释；以病人能理解的方式方法介绍手术的必要性和手术成功的病例，纠正错误认知，了解手术目的及手术前后的注意事项。让病人在术前做好充分的思想准备，以轻松的心情配合手术，顺利度过手术全过程，消除病人的担忧和焦虑情绪。

(三)术前指导

1. 提供疾病相关知识和信息　使病人理解手术对治疗疾病的必要性和重要性；相关术前准备、必要的检查程序及术中术后可能出现的不适及应对措施。

2. 指导适应性功能锻炼　术前训练和教会病人胸式呼吸及有效咳嗽、咳痰的方法；指导病人在床上使用便器；教会病人在他人协助下床上翻身、肢体运动及上下床的方法。对病人及家属进行预防术后并发症的宣传指导工作。

(四)术前准备

1. 观察生命体征　术前3天，8小时测体温、脉搏、呼吸1次，每日测血压1次。若病人出现发热、血压升高等，应立即通知医生，并协助查找原因。若需推迟手术，应向病人及家属说明原因并取得理解。

2. 纠正术前合并症　积极治疗内科合并症，如贫血、营养不良、糖尿病、高血压等，调整病人的身心状况，为手术创造条件。

3. 完善术前检查　确认术前检查项目的完整性(如血尿便常规、心电图、肝肾功能、出凝血时间及交叉配血试验的报告及结果)，确认无手术禁忌证。

4. 签署手术协议书　尊重病人知情同意权，使病人和家属了解术前诊断、手术目的、术中和术后可能出现的问题，避免不合意愿的手术，同时也是院方手术行为得到病人和家属认可的依据，签署后的手术协议书要妥善保管。

5. 术前3天准备　可能涉及肠道的手术(如卵巢癌减灭术)，肠道准备应从术前3天开始。术前无渣半流质饮食2天，流质饮食1天。术前3天遵医嘱口服肠道抑菌药物(如庆大霉素、新霉素等)。术前1天行清洁灌肠，直至排出的灌肠液无大便残渣为止。

6. 术前1天准备

(1)饮食：饮食管理包括无渣饮食、流质饮食以及术前禁食禁饮。禁食禁饮的主要原因之一是为了防止麻醉插管引起逆流窒息，也使术后肠道得以休息，促使肠功能恢复。随着快速康复医学的发展，术前禁食禁饮的时间也有所改变。缩短术前禁食禁饮时间，有利于减少手术前病人的饥饿、口渴、烦躁、紧张等不良反应，有助于减少术后胰岛素抵抗，甚至可以缩短术后住院时间。除合并胃排空延迟、胃肠蠕动异常和急诊手术等病人外，建议术前2小时禁饮，之前可口服清饮料，包括清水、糖水、无渣果汁、碳酸类饮料、清茶及黑咖啡，不包括含酒精类饮品；术前6小时禁食，之前可进食淀粉类固体食物，但油炸、脂肪及肉类食物则需要更长的禁食时间。

(2)输血准备：由医生填写完整、准确的用血预约申请单，然后采集病人血样，核准信息后装入专用备血试管，贴上与用血预约单联号一致的标签，由专人将标本、用血预约单手术预约通知单一并送血库，并保证术中血源供应。

(3)皮肤准备：一般包括淋浴、剃毛等。术前沐浴有助于降低手术部位感染的发生率。

目前尚未有明确证据表明剃除毛发可减少手术部位感染的发生。因此，应避免剃毛，若必须剃毛，应在手术当天实施。剃毛范围上自剑突下，下至两侧大腿上1/3处及外阴部，两侧至腋中线，操作应当轻柔，避免皮肤损伤。对于腹腔镜手术的病人，应注意脐部的清洁。

(4)阴道准备：有性生活史，准备行全子宫全切术的病人，术前进行阴道清洁和消毒。先用肥皂液清洁外阴，并用清水洗，然后用0.02%聚维酮碘溶液或1：1000的苯扎溴铵等消毒溶液阴道冲洗，擦干后用0.5%聚维酮碘溶液消毒宫颈和穹隆部。手术日晨再行阴道消毒。无性生活史的妇女和拟行附件手术的病人，无须做阴道准备。

(5)肠道准备：目的是使肠道空虚、暴露手术野、减轻或防止术后肠胀气；防止手术时使用麻醉药物使肛门括约肌松弛致大便失禁污染手术台。一般术前1天灌肠1~2次，或口服缓泻剂，排便3次以上。术前8小时禁食，术前4小时禁水，以减少术中因牵拉内脏引起恶心、呕吐。

(6)促进睡眠：遵医嘱术前1天晚给予镇静药，保证病人有足够的休息。

7.手术日准备　①核查生命体征。②取下病人活动义齿、首饰及贵重物品，交家属保管。③留置导尿管、保持引流通畅，避免术中损伤膀胱。④术前30分钟给基础麻醉药，常用苯巴比妥和阿托品，缓解病人的紧张情绪及减少腺体的分泌(剖宫产术除外)。⑤与手术室护士交接病人，核对病人姓名、床号、住院号、年龄、诊断、手术名称；核对病人腕带信息。将病人的病历、携带的术中用药核对后交给手术室护士。

8.急诊手术准备　妇产科常见的急诊手术有异位妊娠、卵巢囊肿蒂扭转及剖宫产术等。由于发病急，病人及家属精神紧张，在安慰病人及家属的同时，遵医嘱尽快完成术前准备。

【护理评价】

(1)通过治疗和护理，病人是否焦虑缓解。
(2)通过治疗和护理，病人是否了解手术治疗的相关知识并积极配合。
(3)通过治疗和护理，病人舒适感是否增强。

二、术后护理

术后护理应从手术完毕至病人出院。术后护理恰当与否直接关系到手术的效果、身体的康复。术后短时间内应以观察病人生命体征为护理重点，以后则应注意各系统功能恢复情况。目的是促使病人尽快康复，防止各种并发症。

【护理评估】

(一)健康史
与手术室护士和麻醉师进行床边交班，查阅手术记录单，详细了解麻醉的方式及效果，手术经过、手术方式、术中输液量、出血量、尿量及用药情况。

(二)身体状况
1.生命体征　遵医嘱测量和观察病人血压、脉搏、呼吸和体温是否平稳，观察术后血压并与术前、术中比较；注意呼吸频率和深度，脉搏是否有力。
2.皮肤　评估皮肤的颜色和温度，特别注意观察手术切口处敷料是否干燥，有无渗血；手术过程中受压部位皮肤及骨隆突处皮肤是否完整。

3.疼痛 评估病人术后疼痛的部位、性质、程度；采用硬膜外置管和自控镇痛装置的病人，需观察管道是否固定通畅；采用注射或口服药物时，要了解药物剂量和使用间隔时间，观察止痛后病人疼痛的缓解程度。

4.引流管观察 观察引流管（尿管、腹腔或盆腔引流管、胃肠减压管等）是否固定通畅，评估引流液的量、色、质，是否有异味等。

(三)心理-社会状况

病人对手术是否成功、有无并发症最为关心，对术后出现的各种不适感往往较为紧张。应重点评估病人对手术的耐受情况，尤其是对疼痛的敏感性，耐心与病人交流，观察其心理反应。

(四)辅助检查

根据病人情况遵医嘱进行相应的检查。

【常见护理诊断/问题】

(1)急性疼痛 与手术创伤有关。
(2)舒适度减弱 与手术创伤、术后输液及留置各种引流管有关。
(3)有感染的危险 与手术创伤及机体抵抗力下降有关。

【护理目标】

(1)病人疼痛缓解。
(2)病人不舒适症状减轻或消失。
(3)病人未发生感染。

【护理措施】

(一)一般护理

1.环境及用物的准备 为术后病人提供安静舒适、空气清新的休养环境，备好术后用物（输液架、心电监护设备、各种引流装置等），同时准备好氧气等抢救物品。

考点：腹部手术后体位的摆放

2.交接并安置体位 与手术室护士或麻醉医生交接病人，将病人平稳搬移至病床上，固定输液管及各种引流管，检查静脉通道及各类引流管是否通畅，评估皮肤的完整性。全身麻醉的病人在尚未清醒前应有专人守护，平卧，头偏向一侧，以免呕吐物、分泌物呛入气管，引起吸入性肺炎或窒息。麻醉清醒后可取低半卧位，头颈部垫枕并抬高头部15°~30°。硬膜外麻醉者，术后可睡软枕平卧，观察4~6小时，生命体征平稳后即可采取半卧位。蛛网膜下腔麻醉者（又称腰麻），去枕平卧4~6小时，以防头痛；由于腰麻穿刺留下的针孔约需2周方能愈合，蛛网膜下腔的压力较硬膜外间隙高，脑脊液有可能经穿刺孔不断流出，致使颅内压力降低而引起头痛；平卧时，封闭针孔的血凝块不易脱落，可减少脑脊液流失量减缓头痛。近年来，随着腰麻技术的提高、穿刺器具的改良以及麻醉药品的精纯，腰麻术后病人的头痛发生率明显降低，为了提高病人的舒适度，建议术后垫枕平卧。

3. 麻醉的恢复　观察全麻病人意识的恢复情况，椎管腰麻病人下肢感觉的恢复情况。一般停药 6 小时后麻醉作用消失。

4. 饮食护理　腹部手术当日禁食，术后 1~2 天进流质饮食，但要避免产气食物如牛奶、豆浆、糖类，引起肠胀气。涉及肠道的手术病人，肛门排气后进流质饮食，逐步过渡到半流质、普通饮食。注意增加营养，促进伤口早日愈合。

5. 活动与休息　术后在止痛的前提下，保证病人有良好休息和充足睡眠。每 2 小时协助卧床病人翻身一次，生命体征平稳后鼓励尽早下床活动，有利于促进肠蠕动，防止肠胀气及肠粘连；暂不能下床者，鼓励其多翻身、多进行肢体活动，防止下肢静脉血栓形成。注意老年病人因体位变化引起的血压不稳定，防止起床或站立时跌倒。

(二) 病情观察与留置管的护理

1. 监测生命体征　术后每 15~30 分钟监测 1 次血压、脉搏和呼吸，直至平稳后改为每 4 小时一次，24 小时后病情稳定者可改为每日测 4 次，直至正常后 3 天。若生命体征异常或有内出血征象，应增加监测的次数并及时报告医生。术后 1~2 天体温稍有升高，但一般不超过 38 ℃，为手术后正常反应。如果持续高热，或体温正常后再次升高，提示可能有感染存在。

2. 切口观察　术后 24 小时内注意观察切口有无渗血、渗液，切口敷料是否干燥，切口周围皮肤有无红、肿、热、痛等感染征象，如敷料污染或渗血渗液多，应报告医生及时检查并更换。开腹手术病人采用腹带包扎腹部，必要时用 1~2 kg 沙袋压迫腹部伤口 6~8 小时，可以减轻切口疼痛，防止出血。对子宫全切术的病人，应观察有无阴道流血及阴道分泌物的性状，以判断阴道切口愈合情况，术后 7~8 天出现少量阴道流血，多为阴道残端肠线吸收所致。

3. 留置管的护理

(1) 留置导尿管的护理：①一般手术通常于术后 24~48 小时拔除尿管；广泛性子宫切除如盆腔淋巴结清扫术病人，留置尿管 10~14 天。②注意保持尿管通畅，观察并记录尿液色、量及性质。③每日擦洗会阴 2 次，鼓励病人多饮水，预防泌尿系统感染。④集尿袋及接管每周更换 2 次，保持引流通畅，避免导管扭曲或受压，避免尿潴留及逆流。⑤拔管后鼓励病人多饮水，及时排尿。⑥拔除导尿管后，应注意病人第一次排尿的时间和量，以观察膀胱功能恢复情况，必要时检查残余尿。若残余尿量超过 100 mL，立即报告医生，必要时重新插入导尿管。

(2) 腹腔引流管的护理：①一般留置 2~3 天。②保持引流管固定、引流通畅、引流管周围皮肤清洁干燥。③注意观察引流液的量、颜色、性质，做好记录。一般 24 小时负压引流液不超过 200 mL，若量多应了解是否在术中有腹腔内用药；量多且颜色鲜红，应警惕内出血。

(三) 术后常见症状护理

1. 腹胀　通常术后 48 小时恢复正常肠蠕动，一经排气，腹胀即可缓解。如果术后 48 小时肠蠕动仍未恢复正常，应排除麻痹性肠梗阻、机械性肠梗阻的可能。刺激肠蠕动、缓解腹胀的措施很多，如采用生理盐水低位灌肠，"1、2、3" 灌肠，热敷下腹部等。若肠蠕动已恢复，但仍不能排气，可针刺足三里、肛管排气或遵医嘱皮下或肌内注射新斯的明等。术后早期下床活动可改善胃肠功能，预防或减轻腹胀。若腹胀因炎症所致，需按医嘱给予抗生素治疗，形成脓肿者则应尽早切开引流；若因缺钾引起，则按医嘱补钾。

2. 泌尿系统问题

(1)尿潴留：是盆腔手术后常见的并发症之一，也是发生膀胱感染的重要原因之一。多数病人因不习惯于卧位排尿而致尿潴留，术后留置尿管的机械性刺激或因麻醉性止痛药的使用减低了膀胱膨胀感等也是尿潴留的主要原因。术后可采取鼓励病人定期坐位排尿、增加液体入量、听流水声等方法，帮助病人建立排尿反射，预防尿潴留的发生。上述措施无效者，则应导尿。一次导尿量不要超过 1000 mL，以免病人因腹压骤然下降引起虚脱；宜暂时留置尿管，每 3~4 小时开放一次，逐渐恢复膀胱功能。若手术范围较大，膀胱功能恢复需更长时间，则要长期保留尿管。

(2)尿路感染：术后留置尿管、老年病人、长期卧床者以及过去有尿路感染史的病人都容易发生泌尿系统感染。嘱病人多饮水，并保持会阴部清洁。术后出现尿频、尿痛并有高热等症状者，应按医嘱做尿培养，确定是否有泌尿道感染。

3. 切口血肿、感染、裂开　妇科手术切口多数是清洁封闭创口，能迅速愈合，甚少形成瘢痕。如果切口没有渗出，直到拆线都无须更换敷料。切口出血多，或压痛明显、肿胀、检查有波动感，应考虑为切口血肿。血肿极易感染，常为伤口感染的重要原因。遇到异常情况，护士应及时报告医生，协助处理。少数病人，尤其年老体弱或过度肥胖者，可出现切口裂开的严重并发症，此时病人自觉切口部位轻度疼痛，有渗液从切口流出，更有甚者腹部敷料下可见大网膜、肠管脱出。护士在通知医生的同时应立即用无菌纱布覆盖包扎，并送手术室处理。

4. 下肢深静脉血栓　妇科术后较为严重的并发症之一。静脉血流缓慢、血液呈高凝状态、血管内膜损伤是下肢深静脉血栓形成的三大重要因素。血栓脱落，随血流运行，引起栓塞，最危险的是肺栓塞，可危及生命。因此，护士需通过评估筛查出高危病人，做好术前宣教，让病人了解深静脉血栓形成的相关因素、常见症状、危险性及预防措施。对于术前长期禁食、清洁灌肠、年老体弱排泄多者，应及时补充水分及电解质，防止体液丢失过多，血液浓缩。病人术后注意保暖，防止冷刺激引起静脉痉挛造成血液淤积。腹带应松紧适宜，避免过紧，增加下肢静脉回流阻力。术后尽早活动双下肢，病人感觉未恢复前，以被动运动为主；病人感觉恢复后，鼓励早期下床活动。对于高危病人，术后住院期间应继续穿着弹力袜，至术后 1~2 个月，或使用间歇性充气压缩泵，联合使用低分子肝素会增强抗凝效果。用药期间做好病人用药健康指导，密切观察病人注射部位皮肤状况以及有无出血倾向和寒战、发热、荨麻疹等过敏反应，同时，遵医嘱定期监测凝血、肝肾功能等。妇科恶性肿瘤腹部手术后预防静脉血栓栓塞应延长至 28 天。密切观察病人下肢皮肤情况，并观察病人有无呼吸急促、呼吸困难、胸痛、咯血、血压不稳定、血氧饱和度下降等症状，若有异常，及时报告医生，遵医嘱治疗。

(四)心理护理

术后加强巡视，了解病人的身心状况，耐心倾听病人的诉说，及时回答病人的疑问，告知手术情况、术后注意事项及术后可能出现的不适，取得家属的配合。提供针对病人个性化的心理支持，消除术后不良心理反应。

(五)健康指导

根据病人情况制订个体化指导，包括病人出院后休息、活动、用药、饮食、性生活、随访时间、可能的并发症及疾病转归等。告知病人出现阴道流血或其他异常情况应及时就诊，术后2个月避免提举重物。指导家属一些护理方法，协助病人早日康复。

【护理评价】

（1）通过治疗和护理，病人是否疼痛减轻或消失。

（2）通过治疗和护理，病人舒适感增强。感染得以避免。

【护考真题链接】2022年专业实务题

关于妇科腹部手术后护理，说法错误的是（　　）

A. 术后6~8小时进半流质饮食　　　　B. 一般术后24~48小时拔尿管

C. 术后3天未排气者给予生理盐水灌肠　　D. 留置尿管期间每天擦洗会阴2次

E. 术后每15~30分钟监测生命体征至平稳

分析：一般妇科腹部手术后每15~30分钟监测生命体征至平稳，6~8小时可进流质饮食，肛门排气后可进半流质，逐渐过渡到普食。胃肠减压者应禁食。常规妇科手术于术后24~48小时拔除尿管，宫颈癌根治术加盆腔淋巴结清扫术后，留置导尿7~14天。留置尿管期间，每天擦洗外阴2次，每周更换集尿袋1~2次。术后48小时多可排气。若术后3天仍未排气者，可采取生理盐水灌肠。

第二节　外阴阴道手术病人的护理

案例导入与工作任务

案例

郭女士，65岁。因子宫脱垂（Ⅲ度）入院手术，实施经阴道子宫切除术。

工作任务

1. 术后应采取何种体位？为什么？

2. 如何为郭女士进行切口护理？

一、术前护理

【护理评估】

1. **健康史与身体状况评估**　同腹部手术病人。

2. **心理-社会状况**　手术涉及病人外阴及阴道等女性病人的隐私部位，病人常担心手术会损伤身体的完整性、手术的切口瘢痕可能影响将来性生活；年轻未婚女性，常表现出羞怯，不愿暴露外阴接受检查，容易出现焦虑、自尊紊乱等心理反应。还应了解家属，特别是丈夫的反应，评估病人在家庭中的角色功能是否因疾病而改变。

3. **辅助检查**　同腹部手术病人。另外，已婚妇女应行阴道分泌物检查和宫颈脱落细胞学检查。

【常见护理诊断/问题】

(1)焦虑　与担心手术可能导致的不适和危险性有关。

(2)知识缺乏：缺乏疾病手术治疗的相关知识。

(3)情境性低自尊　与外阴、阴道疾病手术暴露或手术切除外阴有关。

【护理目标】

(1)病人焦虑缓解，情绪稳定。

(2)病人了解手术治疗的相关知识并积极配合。

(3)病人能表述和讨论心理担忧和顾虑，维护良好心情。

【护理措施】

与腹部手术基本相同，重点加强以下几个方面的护理。

(一)心理护理

关心、体贴病人，最大限度地保护病人隐私。进行各项术前检查、准备及各种操作时宜用屏风遮挡，尽量减少暴露部位。与病人和家属共同探讨疾病治疗的相关问题，做好家属特别是丈夫的工作，让其理解并配合治疗及护理。

(二)皮肤准备

术前1天行皮肤准备，范围上至耻骨联合上10 cm，下至外阴部，肛门周围、臀部及大腿内侧上1/3。

(三)肠道准备

同可能涉及肠道的腹部手术术前准备。

(四)阴道准备

术前3天开始，用0.02%聚维酮碘溶液或1：5000高锰酸钾溶液行阴道冲洗或坐浴，每日2次。手术日晨阴道冲洗后用0.5%聚维酮碘溶液行阴道消毒，特别注意阴道穹隆部，消毒后用大棉签蘸干。

(五)膀胱准备

嘱病人排空膀胱，带导尿包于手术室备用。外阴阴道手术病人一般不在术前放置导尿管。根据手术需要，术中、术后留置尿管。

(六)特殊用物准备

根据病人手术所采取的体位准备相应的物品，根据术后病人的具体需要准备灭菌的棉垫、绷带、阴道模型等。

【护理评价】

(1)通过治疗和护理，病人是否焦虑缓解。

(2)通过治疗和护理，病人是否了解手术治疗的相关知识并积极配合。

(2)通过治疗和护理，病人是否能表述和讨论心理的担忧和顾虑，从而维护良好心情。

二、术后护理

【护理评估】

同腹部手术病人。因手术部位接近尿道口、阴道口及肛门，身体状况评估时需注意观察切口有无早期感染征象。

【常见护理诊断/问题】

(1)急性疼痛　与外阴阴道手术创伤有关。
(2)有感染的危险　与手术伤口接近尿道口、阴道口及肛门有关。
(3)情境性低自尊　与术后局部护理时隐私部位暴露有关。

【护理目标】

(1)病人疼痛缓解。
(2)病人未发生感染。
(3)病人低自尊心理状态得到纠正。

【护理措施】

(一)体位

根据手术术式选择体位。①处女膜闭锁及先天性无阴道病人，术后采取半卧位；②外阴癌根治术病人术后采取平卧位，双腿外展屈膝，膝下垫软枕，以减少腹股沟及外阴部的张力，利于伤口的愈合；③膀胱阴道瘘病人术后采取健侧卧位，减少尿液对修补瘘口处浸泡，以利愈合；④阴道前后壁修补或盆底修补术病人应以平卧位为宜，禁止半卧位，以降低外阴、阴道张力，促进伤口愈合；⑤子宫脱垂经阴道子宫切除术后避免半卧位，以免引起阴道和会阴部水肿；⑥术后为防止下肢静脉血栓的形成，应鼓励病人尽早进行床上四肢肌肉收缩和放松的活动，有条件者可以为病人进行物理治疗预防血栓。

> 考点：手术术后体位的选择

(二)减轻疼痛

保持环境安静，保证病人休息，更换体位减轻伤口的张力，按医嘱及时给予止痛药或使用自控镇痛泵等，同时注意观察用药后的止痛效果。

(三)切口护理

外阴阴道肌肉组织少、张力大，切口愈合相对缓慢，观察切口有无出血、渗液、红肿等征象的同时，还应观察局部皮肤的颜色、温度、有无皮肤或皮下组织坏死等。外阴加压包扎或阴道内留置纱条一般在术后12~24小时内取出，注意观察阴道分泌物的量、性质、颜色及有无异味，取出时注意核对纱条数目。术后3天外阴局部理疗，可促进血液循环，有利于伤口的愈合。

(四)会阴护理

注意保持外阴清洁、干燥，勤更换内裤及垫单，每天行会阴擦洗2次，排便后清洁外阴以防止感染。

（五）保持大小便通畅

根据手术范围及病情留置尿管 2~14 天，一般留置尿管 5~7 天按保留尿管病人的护理常规进行护理，特别注意尿管的通畅。为防止排便对切口的牵拉一般从术后 5 天开始口服液体石蜡 30 mL，每晚 1 次，软化大便，避免排便困难。

（六）避免增加腹压

腹压增大可能增加局部切口张力，影响切口愈合，应指导病人避免下蹲、用力大便等增加腹压的动作。

（七）健康指导

嘱病人出院后保持外阴部清洁；3 个月内避免重体力劳动；避免用力排便、剧烈咳嗽等增加腹压的动作；定期随访，检查确定伤口完全愈合后方可恢复性生活。如有病情变化应及时就诊。

【护理评价】

（1）通过治疗和护理，病人是否疼痛减轻。

（2）通过治疗和护理，病人是否发生感染。

（3）通过治疗和护理，病人的低自尊心理状态是否得到纠正。

> **【护考真题链接】2022 年专业实务题**
>
> 初产妇，30 岁，行会阴侧切术，产后第 3 天，会阴伤口水肿，无分泌物和压痛。护士为其制定的护理措施中应除外（　　　）
>
> A. 保持外阴清洁、干燥　　　　B. 会阴擦洗，每天 2 次
> C. 用 95% 乙醇溶液湿敷　　　　D. 1：5000 高锰酸钾溶液坐浴
> E. 局部红外线照射
> 分析：会阴侧切术后应保持伤口干燥清洁，不宜坐浴。

（刘小波）

第十四章

女性生殖系统肿瘤病人的护理

女性生殖器官的任何部位均可发生肿瘤，但以子宫和卵巢肿瘤多见，外阴、阴道输卵管肿瘤少见。良性肿瘤中以子宫肌瘤发病率最高，恶性肿瘤中以子宫颈癌最多见。女性生殖器官肿瘤影响女性正常的生殖功能和健康，严重者危及病人生命。

第一节 子宫肌瘤

案例导入与工作任务

案例

张女士，28岁，婚后正常性生活，不孕1年就诊。近4个月来经量过多，白带增多，无臭味。妇科检查：宫颈光滑，子宫增大如孕3个月大，且表面不规则。尿妊娠试验呈阴性。血常规：白细胞$8.8×10^9$/L，血红蛋白80 g/L。

工作任务

该病人最可能的临床诊断是什么？

子宫肌瘤（myoma of uterus）是女性生殖器官中最常见的良性肿瘤，多见于育龄妇女。30岁以上的妇女约20%患有子宫肌瘤，但因病人大多数没有或少有临床症状，所以临床报道的子宫肌瘤发病率远低于实际发病率。

【病因】

目前确切的发病因素尚不清楚,子宫肌瘤好发于生育期女性,青春期前少见,绝经后肌瘤停止生长,甚至萎缩或消失,因此一般认为其发生和生长可能与女性性激素长期刺激有关。雌激素是子宫肌瘤生长的促进剂,它能使子宫肌细胞增生肥大、肌层变厚,子宫增大;雌激素还通过子宫肌内的雌激素受体起作用。此外,由于卵巢功能、激素代谢均受高级神经中枢的调节控制,故有人认为神经中枢活动对肌瘤的发病也可能起作用。子宫肌瘤的好发因素有:不良饮食习惯、肥胖、种族、家族聚集性、个体月经周期等。

【分类】

> 考点:子宫肌瘤的病因和分类,以及各类型的特征表现

按肌瘤生长部位可分为子宫体部肌瘤和子宫颈部肌瘤,90%为子宫体部肌瘤。根据肌瘤与子宫肌壁的不同关系,可分为以下3类(图14-1)。

1.肌壁间肌瘤 肌瘤位于子宫肌壁间,周围均为肌层包绕,为最常见的类型,占总数的60%~70%。

2.浆膜下肌瘤 肌瘤向子宫浆膜面生长,并突出于子宫表面,由浆膜层覆盖,约占总数的20%。

3.黏膜下肌瘤 肌瘤向宫腔方向生长,突出于宫腔,表面由子宫黏膜层覆盖,称为黏膜下肌瘤,占总数的10%~15%。黏膜下肌瘤容易形成蒂,可刺激宫腔引起子宫收缩,也可被挤出宫颈外口突入阴道。

子宫肌瘤常为多发性,有时几

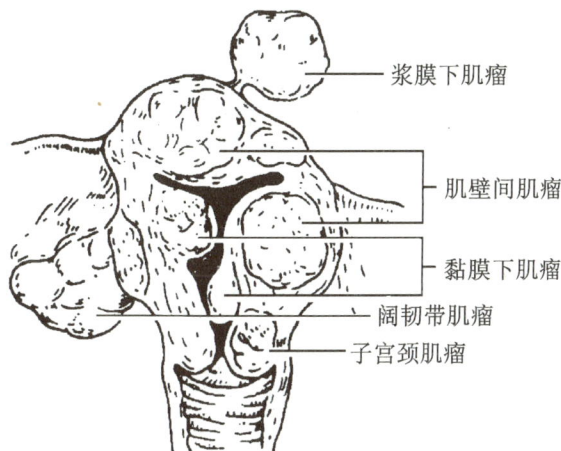

图14-1 子宫肌瘤分类示意图

种类型的肌瘤可以同时发生在同一子宫上,称为多发性子宫肌瘤。

【肌瘤变性】

肌瘤失去原有的典型结构称肌瘤变性。

1.玻璃样变 也称透明变性,最为常见。肌瘤剖面漩涡状结构消失,代之以均匀透明样物质。

2.囊性变 玻璃样变继续发展,肌细胞坏死液化即可发生囊性变。此时子宫肌瘤变软,内部出现大小不等的囊腔,腔内含清亮无色液体,也可凝固成胶冻状。

3.红色变性 常发生于妊娠期或产褥期,是一种特殊类型的坏死,发生机制不清,病人可发生剧烈腹痛伴恶心呕吐、发热,白细胞计数增多,检查可发现肌瘤迅速增大,有压痛。

4.肉瘤样变 较少见,多见于绝经后子宫肌瘤伴疼痛和出血的病人。

5. 钙化 多见于蒂部细小、血供不足的浆膜下肌瘤以及绝经后妇女的肌瘤。

【护理评估】

(一) 健康史

注意既往月经史、生育史，是否有子宫肌瘤所致的不孕或自然流产史；是否存在长期使用女性性激素的诱发因素；发病后月经变化情况；曾接受的治疗经过、疗效及用药后机体反应。同时，注意收集因子宫肌瘤压迫所伴随其他症状的主诉，并排除因妊娠、内分泌失调及癌症所致的子宫出血。虽然子宫肌瘤恶变的机会极少，但当肌瘤迅速增大或绝经后仍有症状出现者应排除其他可能。

(二) 身体状况

1. 症状 多数病人无明显症状，仅在体检时偶然发现。症状与肌瘤部位、大小、有无变性相关，与肌瘤数目关系不大。常见的症状和体征有：

(1) 月经改变：经量增多及经期延长是子宫肌瘤最常见的症状，多见于大的肌壁间肌瘤及黏膜下肌瘤。伴坏死感染时，可有不规则阴道流血或脓血性排液等。长期经量过多可继发贫血。

(2) 下腹部包块：肌瘤较小时摸不到肿块，肌瘤逐渐增大使子宫超过 3 个月妊娠大小时，多可于下腹正中扪及肿块，单个或多个结节状突起、无压痛。巨大的浆膜下肌瘤脱出阴道外时，病人会因外阴脱出肿物就医。

(3) 白带增多：肌壁间肌瘤使宫腔面积增大，内膜腺体分泌增加，并伴盆腔充血致白带增多；黏膜下肌瘤感染、坏死，可产生大量脓血性排液或有腐肉样组织排出，伴有恶臭的阴道溢液。

(4) 压迫症状：子宫前壁肌瘤可压迫膀胱引起尿频、尿急；宫颈肌瘤可引起排尿困难、尿潴留；子宫后壁肌瘤可引起下腹坠胀、便秘等症状。肌瘤向侧方发展嵌入盆腔内压迫输尿管，引起输尿管扩张甚至发生肾盂积水。

(5) 其他：病人还可表现为腰酸、下腹坠胀，月经期加重。发生蒂扭转时会出现急性腹痛；肌瘤发生红色变性时会出现剧烈腹痛；子宫肌瘤可影响精子进入宫腔或使子宫腔变形等妨碍受精、孕卵着床，导致不孕或流产。

2. 妇科检查 子宫不规则增大或均匀性增大，表面可有结节状突起，质硬；有时可见黏膜下肌瘤脱出于宫颈口或阴道内。

(三) 心理-社会状况

当病人得知患有子宫肌瘤时，首先害怕患了恶性肿瘤，随之会为如何选择处理方案而显得无助，或因接受手术治疗而恐惧、不安，迫切需要咨询指导。

(四) 辅助检查

1. 超声检查 最常用，可区分子宫肌瘤与其他盆腔肿块。

2. MRI 可准确判断肌瘤大小、数目和位置。

3. 其他 宫腔镜、腹腔镜等内镜检查以及子宫输卵管造影，可协助明确诊断。

(五) 治疗要点

1. 保守治疗 肌瘤小、症状不明显或已近绝经期的妇女可随访观察，若肌瘤明显增大或出现症状可考虑进一步治疗。药物治疗适用于症状较轻、近绝经期或全身情况不宜手术者，在排除子宫内膜癌的情况下，可采用药物对症治疗。常用促性腺激素释放激素类似物，降低体内雌激素水平，以缓解症状并抑制肌瘤生长使其萎缩。

2.手术治疗　手术是目前子宫肌瘤的主要治疗方法。手术途径可经腹、经阴道或采用宫腔镜及腹腔镜进行。

（1）手术适应证：肌瘤较大，超过两个月妊娠子宫；月经过多等症状明显致继发贫血；药物治疗无效；严重腹痛、性交痛或慢性腹痛、有蒂肌瘤扭转引起的急性腹痛；有膀胱、直肠压迫症状；肌瘤生长较快，怀疑有恶变者。

（2）手术方式：①肌瘤切除术。年轻又希望保留生育功能的病人，术前排除子宫及宫颈的癌前病变后可考虑经腹或腹腔镜下切除肌瘤，保留子宫。②子宫切除术。无须保留生育功能或疑有恶变的病人可行子宫全切术或次子宫全切术。③随着医学科学的发展，出现了新的微创治疗手段，如高能聚焦超声、子宫动脉栓塞术等，各有优缺点，但疗效还不确定。

【护考真题链接】2011 年实践能力题

病人，女，40 岁，因"子宫肌瘤"入院。护士在采集病史时，应重点追溯的内容是（　　）

A.是否有早婚早育史　　　B.高血压家族史　　　C.是否长期使用雌激素
D.睡眠情况　　　　　　　E.饮食习惯

分析：子宫肌瘤的病因包括雌激素、孕激素和神经系统的调控作用。故是否长期使用雌激素为病史的采集重点。

【常见护理诊断/问题】

（1）焦虑　与月经异常、影响正常性生活有关。
（2）知识缺乏：缺乏子宫肌瘤相关知识。
（3）应对无效　与选择子宫肌瘤治疗方案的无助感有关。

【护理目标】

（1）病人焦虑程度减轻或消失。
（2）病人能陈述子宫肌瘤术后保健知识及生育注意事项。
（3）病人能确认可利用的资源及支持系统。

【护理措施】

考点：子宫肌瘤常用的诊断方法和术后护理措施及健康指导

（一）心理护理

与病人建立良好的护患关系，讲解有关疾病知识，纠正其错误认识。告知病人子宫肌瘤属于良性肿瘤，消除其不必要的顾虑，增强康复信心。鼓励病人表达内心顾虑、恐惧、感受和期望，帮助分析住院期间及出院后可被利用的资源及支持系统，减轻无助感。

（二）一般护理

（1）加强营养，鼓励病人摄入富含铁剂的食物。出血多需住院治疗者，应观察并记录其生命体征，评估出血量。对贫血严重者减少活动，卧床休息，注意保暖。

（2）加强会阴护理，保持会阴清洁干燥。每日用消毒液行外阴冲洗，并做好术前准备。

（3）按医嘱给予止血药和子宫收缩剂。必要时输血，纠正贫血状态。

（4）对于巨大肌瘤压迫所致尿、便不畅者，应予导尿，或用缓泻剂软化粪便，或番泻叶2~4 g冲饮，以缓解尿潴留、便秘症状。

（5）若肌瘤脱出阴道内，应保持局部清洁，防止感染。需接受手术治疗者，按腹部及阴道手术病人的护理常规进行护理。

（三）病情观察

（1）急性出血期病人，要正确估计出血量，并观察病人贫血及有无感染征象，按医嘱及时止血，必要时输血、补液、抗感染。

（2）对手术病人按照腹部手术的要求，进行术前、术后的病情观察。子宫全切术病人术后7~8天可有少量暗红色阴道流血，多为阴道残端肠线吸收所致。

（3）肌瘤切除术的病人术后常需要滴注催产素促进子宫收缩，需保证正确滴速，并告知病人及其家属催产素会引起宫缩痛，消除其疑虑和紧张情绪。

（四）子宫肌瘤合并妊娠者的护理

子宫肌瘤合并妊娠者应及时就诊，主动接受并配合医疗指导。子宫肌瘤合并中晚期妊娠者需要定期接受孕期检查，多能自然分娩，不需急于干预，但要警惕妊娠期及产褥期肌瘤容易发生红色变性；较大肌瘤可影响胎先露下降，导致产程异常和难产，应按医嘱做好剖宫产术前准备及术后护理，积极预防产后出血。

（五）健康指导

1. 健康知识宣传　宣传月经的有关常识，增强妇女的自我保健意识，促使妇女定期接受盆腔检查，做到预防为主，有病早治。

2. 用药指导　对应用激素治疗的病人，应强调严格用药的意义，讲解药物的作用、服药的方法，告知服药过程中不能擅自停药或用药过多等，指导其正确服药并说明服药过程中可能出现的不良反应。如促性腺激素释放激素类似物（亮丙瑞林或戈舍瑞林）一般应用长效制剂，每月皮下注射1次，不良反应为潮热、出汗、阴道干燥等围绝经期症状，用药6个月以上可产生绝经综合征、骨质疏松等不良反应，故限制长期用药。

3. 定期随访　护士要使接受保守治疗的病人明确随访的时间、目的及联系方式，主动配合，按时接受随访，切不可无自觉症状就忽视定期检查。

4. 出院指导　指导手术病人出院1个月后到门诊复查，并使病人了解术后1个月返院检查的内容、具体时间、地点及联系人等，病人的性生活、日常活动恢复均需通过术后复查、评估后确定。出现不适或异常症状需及时就诊。

【护理评价】

（1）通过治疗和护理，病人是否掌握手术相关知识，积极配合诊疗。

（2）通过治疗和护理，病人是否掌握子宫肌瘤的相关知识，恢复正常的生活方式。

【护考真题链接】2014年实践能力题

病人，女，40岁，患有子宫肌瘤，引起经量增多。与经期延长最密切的因素是（　　）

A.肌瘤的生长部位　　B.肌瘤的数目　　C.肌瘤的大小　　D.病人的年龄
E.肌瘤的变性

分析：子宫肌瘤的临床症状与肌瘤生长部位、速度、有无变性及有无并发症关系密切，而与肌瘤大小、数目多少关系相对较小；经量增多、经期延长多见于大的肌壁间肌瘤与黏膜下肌瘤，肌瘤使宫腔增大，子宫内膜面积增加并影响子宫收缩，此外肌瘤可能使肿瘤附近的静脉受挤压，导致子宫内膜静脉丛充血与扩张，从而引起经量增多、经期延长。

第二节　子宫颈癌

✦ 案例导入与工作任务

案例

王女士，46 岁，因"接触性出血 1 年，阴道异常排液半年"入院。妇科查体：阴道壁光滑，穹隆软，宫颈外口下唇突出一菜花状肿物，直径 3 cm，子宫体正常大小，双附件未触及异常，行辅助检查确诊病情后，于入院第 5 天在全麻下行广泛性子宫切除术及盆腔淋巴结清除术，术中置盆腔引流管。现术后第 1 天，病人诉腹部胀痛，夜眠差。查体：体温 37.8 ℃，脉搏 88 次/min，呼吸 22 次/min，血压 120/80 mmHg，心肺正常，腹部伤口敷料干洁，肠鸣音未闻，尿管引流通畅，色清，量正常，盆腔引流液呈淡红色，约 30 mL。

工作任务

请结合病史，作为责任护士，我们应该告诉病人需要做哪项辅助检查才能确诊。

子宫颈癌(cervical cancer)简称宫颈癌，在发展中国家是最常见的妇科恶性肿瘤，起源于宫颈上皮内瘤变。原位癌高发年龄为 30~35 岁，浸润癌为 50~55 岁，近年来发病有年轻化趋势。

【病因】

1. **主要病因**　子宫颈鳞状上皮内病变(cervical squamous intraepithelial lesion, SIL)是与子宫颈浸润癌密切相关的一组子宫颈病变。一种或多种高危型人乳头状瘤病毒 (human papilloma virus, HPV)的持续感染是 SIL 和宫颈鳞癌的主要致病因素。HPV 是最常见的性传播病毒，分型很多，但大部分和宫颈癌及其癌前病变无关，属低危型，最常见的高危型为 HPV16 和 HPV18，流行病学调查显示 70%的宫颈癌和这两种亚型有关。HPV 感染大部分是暂时的，一般两年内均可自然消失。少数妇女会有持续性的高危型 HPV 感染。

> 考点：宫颈癌的病因、症状、体征

2.**高危因素**　其他与宫颈癌的发生有关的高危因素。
(1)初次性生活年龄小于 16 岁，宫颈发育尚未成熟，对致癌物质较敏感，多个性伴侣。
(2)早婚，早育，多次分娩史，分娩时宫颈创伤。

（3）性传播疾病导致的宫颈炎症对宫颈的长期刺激。

（4）其他病毒感染如疱疹病毒Ⅱ型感染。

（5）吸烟可增加感染 HPV 效应。

（6）与高危男子（阴茎癌、前列腺癌或其性伴侣患宫颈癌）有性接触史。

【病理】

子宫颈癌好发部位于子宫颈移行带，即鳞-柱交界区。在某些致癌因素的影响下，移行带区活跃的未成熟细胞或增生的鳞状上皮可向非典型方向发展形成宫颈上皮内瘤样病变（cervical intraepithelial neoplasia, CIN），并继续发展成为镜下早期浸润癌和浸润癌。

1. 宫颈上皮内瘤变（CIN）　CIN 是与宫颈浸润癌密切相关的一组癌前病变，包括宫颈不典型增生与宫颈原位癌。根据宫颈上皮细胞异常的程度将宫颈上皮内瘤变分为Ⅲ级：①CINⅠ，为轻度不典型增生；②CINⅡ，即中度不典型增生；③CINⅢ，包括重度不典型增生及原位癌。

2. 宫颈浸润癌　根据肿瘤的组织来源，宫颈浸润癌 80%～85% 为鳞状细胞癌，腺癌占 10%～15%，极少数为鳞腺癌，仅占 3%～5%。微小浸润癌早期单凭肉眼很难与慢性宫颈炎的某些类型相鉴别。当发展到一定阶段可出现以下四种类型（图 14-2）。①外生型：又称菜花型，最常见。癌组织向外生长，最初呈息肉样或乳头状隆起，继而发展为向阴道内突出的菜花样赘生物，质脆易出血。②内生型：又称浸润型。癌组织向宫颈深部组织浸润，宫颈表面光滑或仅有表浅溃疡，整个宫颈段膨大如桶状。③溃疡型：不论外生型或内生型病变进一步发展，癌组织坏死脱落，可形成溃疡或空洞，形如火山口。④颈管型：癌灶发生在子宫颈管内，常侵入宫颈管及子宫峡部的供血层，并转移到盆腔淋巴结。

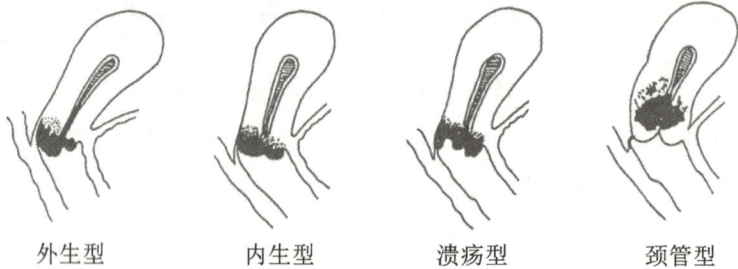

|外生型|内生型|溃疡型|颈管型|

图 14-2　子宫颈癌的类型

【转移途径】

宫颈癌主要转移途径为直接蔓延和淋巴转移，其中直接蔓延最常见。晚期可能发生血行转移。

【临床分期】

根据国际妇产科联盟（federation international of gynecology and obstetrics, FIGO）2018 年的分期标准，临床分期应在治疗前进行，治疗后不再更改。

【护理评估】

在全面评估基础上，早期发现、早期诊断、早期治疗是提高病人5年存活率的关键。

(一)健康史

在询问病史中应注意病人的婚育史、性生活史以及与高危男子性接触的病史。倾听有关主诉，如年轻病人可诉说月经期和经量异常；老年病人常主诉绝经后不规则阴道流血。注意识别与发病有关的高危因素及高危人群。详细记录既往妇科检查发现、子宫颈刮片细胞学检查结果及处理经过。

(二)身体状况

1. 症状　宫颈癌早期常无明显症状，随着病情进展，可出现不规则阴道流血、阴道分泌物增多和疼痛。这些症状的轻重与临床分期、肿瘤的生长方式、组织病理类型、病人的身体状况有关。

(1)阴道流血：早期表现接触性出血，即性交后或双合诊检查后少量出血；晚期出血量较多。肿瘤侵蚀大血管或肿瘤坏死脱落时可致大出血。

(2)阴道排液：多发生在阴道流血之后，可表现为白色或血性，稀薄如水样或米泔样，有腥臭。晚期癌组织坏死、感染，可有大量泔水样或脓性恶臭白带。

(3)晚期症状：根据癌灶累及范围出现不同的继发性症状。若病变累及盆壁、闭孔神经、腰骶神经等，可出现严重持续性腰骶部或坐骨神经痛；若侵犯膀胱或直肠，可出现尿频、尿急、便秘等；若癌肿压迫或累及输尿管，可引起输尿管梗阻、肾盂积水及肾功能衰竭；当盆腔病变广泛时，可因静脉和淋巴回流受阻，导致下肢肿痛。晚期还可有贫血、恶病质等全身衰竭症状。

2. 体征　妇科检查早期无明显体征，随着病程的进展，不同类型浸润癌，宫颈局部表现不同。外生型可见息肉、菜花状赘生物，质脆易出血；内生型表现为宫颈肥大，质硬，颈管成桶状；晚期病人癌组织坏死脱落，宫颈表面形成凹陷性溃疡，或被空洞替代，并盖有坏死组织，有恶臭。癌灶浸润阴道壁时，局部见有赘生物，有时浸润达盆壁，可形成冰冻骨盆。

(三)心理-社会状况

早期宫颈癌病人在普查中发现报告异常时会感到震惊和疑惑，常激发进一步确诊的多次就医行为。确诊后病人会产生恐惧感，害怕疼痛、被遗弃和死亡等。与其他恶性肿瘤病人一样会经历否认、愤怒、妥协、忧郁、接受期等心理反应阶段。

(四)辅助检查

1. 宫颈癌筛查　子宫颈细胞学检查(宫颈刮片)是筛查早期宫颈癌的主要方法。

2. 宫颈活组织检查　是确诊宫颈癌前病变和宫颈癌的最可靠和不可缺少的方法。

3. 其他　早期病例的诊断应采用子宫颈细胞学检查和/或HPV检测、阴道镜检查、子宫颈活组织检查的"三阶梯"诊断程序，组织学诊断为确诊依据。宫颈癌的诊断还应根据病人具体情况进行胸部X线摄片、静脉肾盂造影、膀胱镜及直肠镜检查、超声检查以及CT、MRI、PET-CT等影像学检查评估病情。

【知识链接】

宫颈癌的预防和筛查策略

HPV 的持续感染是导致宫颈癌发生的主要因素，目前全球范围内已在开展宫颈癌及其癌前病变的预防，包括一级预防和二级预防。一级预防的主要措施是对青少年女性接种预防性 HPV 疫苗，从源头控制宫颈癌的发生。二级预防即开展宫颈病变的筛查，目的是早期发现、及时治疗高级别病变，从而阻断子宫颈癌的发生。主要的筛查方法如下：

1. 宫颈细胞学检查　是宫颈病变筛查的基本方法。宫颈细胞学检查的报告形式主要有巴氏分类法和 TBS 分类系统（the Bethesda system，TBS）。近年来，更推荐应用 TBS 分类系统，该系统较好地结合了细胞学、病理学和临床处理方案。

2. HPV 检测　目前国内外已将高危型 HPV 检测作为常规的宫颈癌筛查手段，可与细胞学检查联合应用于宫颈癌筛查。相对于宫颈细胞学检查，HPV 检测敏感性较高，但特异性较低。

3. 阴道镜检查　若宫颈细胞学检查结果为意义未明的不典型鳞状细胞时，进行高危 HPV DNA 检测，阳性者应行阴道镜检查。

4. 子宫颈活组织检查　这是确诊 SIL 和宫颈癌的可靠方法。通过筛查和对癌前病变及时有效的治疗可以预防大部分的宫颈癌。根据世界卫生组织推荐，30~65 岁的妇女应进行宫颈癌及其癌前病变的筛查，有 HIV 感染、器官移植、长期应用皮质醇激素的高危妇女筛查的起始年龄应提前。青春期女孩不推荐 HPV 检测作为筛查方法。妊娠期 SIL 仅作观察，产后复查后再处理。

（五）治疗要点

根据临床分期、病人年龄、生育要求和全身情况等综合分析后给予个体化的治疗方案。一般采用以手术和放疗为主、化疗为辅的综合治疗方案。

【常见护理诊断/问题】

（1）恐惧　与确诊宫颈癌需要进行手术治疗及担心疾病预后有关。

（2）知识缺乏：缺乏子宫颈癌治疗的相关知识。

（3）疼痛　与晚期病变浸润或广泛性子宫切除术后创伤有关。

（4）排尿障碍　与宫颈癌根治术后影响膀胱正常张力有关。

【护理目标】

（1）病人住院期间恐惧感减轻。

（2）病人住院期间，能接受与本疾病有关的各种诊断、检查和治疗方案。

（3）病人适应术后生活方式。

（4）病人术后无排尿功能障碍。

【护理措施】

(一) 心理护理

评估病人目前的身心状况及接受诊治方案的反应。向病人介绍有关宫颈癌的医学常识、诊治过程、可能出现的不适及有效的应对措施。为病人提供安全、隐蔽的环境，与护理对象共同讨论健康问题，解除其疑虑，缓解其不安及恐惧情绪，使病人能以积极态度接受诊治过程。

(二) 术前护理

1.鼓励病人摄入足够的营养　注意纠正病人不良的饮食习惯，兼顾病人的嗜好，必要时与营养师联系，以多样化食谱满足病人需要，维持体重不继续下降。

2.指导病人配合术前准备　让病人了解各种操作的目的、时间、可能的感受等，以取得主动配合。尤其注意于手术前 3 天选用消毒剂或氯己定等消毒宫颈及阴道。有活动性出血的病人，需要消毒纱条填塞止血，并认真交班、按医嘱及时取出或更换。手术前认真做好清洁灌肠，保证肠道呈清洁、空虚状态。

(三) 术后护理

1.严密观察生命体征　要求每 15~30 分钟观察并记录 1 次病人的生命体征及出入量，平稳后再改为每 4 小时一次。

2.注意保持导尿管通畅　由于子宫颈癌根治术手术范围大，可能损伤膀胱及支配膀胱的神经组织，膀胱功能恢复缓慢，所以应注意观察尿液的颜色、性状及量。通常按医嘱于术后 7~14 天拔除尿管。鼓励病人于拔管后 1~2 小时自行排尿；若不能自解应及时处理，必要时重新留置尿管。

3.测量残余尿量　拔除尿管后 4~6 小时测残余尿量，若超过 100 mL，则需继续留置尿管；少于 100 mL 者，每日测 1 次残余尿量，若 2 次均在 100 mL 以内，说明膀胱功能已基本恢复。有条件的医院可采用生物电反馈治疗仪预防和治疗宫颈癌术后尿潴留，促进膀胱功能恢复。

4.保持负压引流管的通畅　由于创面大，渗出较多，以及清除了盆腔淋巴结，使淋巴回流受阻，术后常在盆腔放置引流管，应密切观察引流管是否通畅，引流液的颜色、性状及量，一般引流管于术后 48~72 小时拔除。

5.协助术后康复　在手术前，教会病人进行肛门、阴道肌肉的收缩与舒张练习，术后第二日开始进行练习，并指导卧床病人进行床上肢体活动，以预防长期卧床并发症的发生。注意渐进性增加活动量，包括参与生活自理。

6.缓解疼痛　向病人及家属解释晚期疼痛原因，协助病人选择舒适体位。介绍缓解疼痛的方法，如深呼吸或看书、聊天、做手工等转移注意力；鼓励家属关心体贴病人。术后腹部切口疼痛重或晚期癌肿转移引起的疼痛，遵医嘱使用镇痛药。

7. 放疗病人的护理　使接受放射治疗的病人理解放疗的目的与意义，取得病人配合。放疗期间，保持皮肤红色定位线清晰可见，并保持放疗区皮肤清洁干燥，皮肤瘙痒时忌抓挠。接受盆腔内放疗者，事先灌肠并留置导尿管，以保持直肠、膀胱空虚状态，避免放射性损伤。腔内置入放射源期间，保证病人绝对卧床，但应进行床上肢体运动，以免出现因长期卧床而出现的并发症。取出放射源后，鼓励病人渐进性下床活动并承担生活自理项目。

(四) 出院指导

1. 保健知识宣传　实行晚婚，提倡计划生育；开展性卫生教育，积极治疗性传播疾病，发现宫颈上皮内瘤样病变者，及时治疗；重视高危因素及高危人群，如有月经异常或性交后出血者，应及时到医院就诊。

2. 大力提倡宫颈癌筛查　预防宫颈癌正确的做法是定期普查、早期发现、早期治疗。30 岁以上妇女到妇科门诊就医时应常规进行宫颈刮片检查，一般妇女应每 1~2 年普查 1 次。围绝经期及绝经后的妇女有异常阴道流血或接触性出血应及时就诊。

> 考点：宫颈癌的随访时间

3. 定期随访　向出院病人说明按时随访的重要性，宫颈癌病人出院后 1 个月行首次随访，治疗后 2 年内每 3 个月复查 1 次；3~5 年内每半年复查 1 次；第 6 年开始，每年复查 1 次。随访内容包括盆腔检查、阴道涂片细胞学检查、胸片、血常规及子宫颈鳞状细胞癌抗原(squamous cell carcinoma antigen，SCCA)等。

4. 其他　护士要鼓励病人及家属积极参与出院计划的制订过程，以保证计划的可行性。注意协助病人重新评价自我能力，根据病人具体情况提供有关术后生活方式的指导，包括根据机体康复情况，逐渐增加活动量和强度，适当参加社会交往活动或恢复日常工作。性生活的恢复需依术后复查结果而定，护士应认真听取病人对性生活的看法和疑虑，提供针对性帮助。

【护理评价】

(1) 通过治疗和护理，病人是否恐惧的行为表现和体征减少，在心理和生理上舒适感增加。

(2) 通过治疗和护理，病人是否术后在拔除尿管后能自主排尿，膀胱功能恢复。

(3) 通过治疗和护理，病人是否能以积极的心态配合治疗和护理。

(4) 通过治疗和护理，病人是否掌握术后康复知识，积极参加自我康复训练。

【护考真题链接】2016 年实践能力题

病人，女，45 岁。3 年未做体检，2 个月前有同房后出血，今日来医院就诊。妇科检查：宫颈表面有息肉样肿物，向外生长，菜花状，诊断为宫颈癌。护士告知宫颈癌最早期的症状是(　　)

A. 腹痛　　B. 腰背痛　　C. 排便困难　　D. 接触性出血　　E. 大量脓性白带

分析：宫颈癌早期表现接触性出血，即性交后或双合诊检查后少量出血。

第三节 子宫内膜癌

案例导入与工作任务

案例

李女士，56岁，因"绝经后阴道不规则流血半年"入院。既往有高血压病、糖尿病史5年，长期口服降压药、降糖药。查体：血压150/100 mmHg，体形矮胖，心肺正常，腹软，肝脾未触及。妇科检查：外阴已产型，阴道有少量暗红色血液，宫颈光滑，子宫前位，如孕40天大小，质中，轻压痛，双附件未触及异常。辅助检查：血常规正常，空腹血糖9.8 mmol/L；B超示子宫内膜增厚2.5 cm，并有团块状低回声区，范围为4 cm×3 cm，宫底浅肌层回声不均。行分段诊断性刮宫；病理结果示子宫内膜高分化腺癌。

工作任务

该病人护理评估的重点内容有哪些？

子宫内膜癌（endometrial carcinoma）是发生于子宫体内膜层的一组上皮性恶性肿瘤，以腺癌最常见。该病占女性全身恶性肿瘤的7%，占女性生殖道恶性肿瘤的20%～30%，是女性生殖道常见的三大恶性肿瘤之一。多见于老年妇女，平均发病年龄为60岁。近年来，我国该病的发生率明显上升。

【病因】

确切病因不明。目前认为可能有以下两种发病类型。

1. 雌激素依赖型（Ⅰ型） 雌激素依赖型（estrogen-dependent Ⅰ型）子宫内膜癌的主要病因可能是长期无孕激素拮抗的雌激素刺激导致子宫内膜增生症，继而发生癌变。该类型占子宫内膜癌的大多数，均为内膜样腺癌，肿瘤分化较好，雌、孕激素受体阳性率高，预后好。病人较年轻，常伴有肥胖、高血压、糖尿病、不孕或不育及绝经延迟。

2. 非雌激素依赖型（Ⅱ型） 非雌激素依赖型（estrogen-independent Ⅱ型）子宫内膜癌的发病与雌激素无明确关系。该类子宫内膜癌的病理形态属于少见类型，如透明细胞癌、黏液腺癌、腺鳞癌等，病人多为老年体瘦妇女。在癌灶的周围可以是萎缩的子宫内膜，肿瘤恶性程度高、分化差，雌孕激素受体多呈阴性，预后不良。

> 考点：子宫内膜癌的病因和高危因素

【病理】

1. 巨检 子宫内膜癌可呈局限性生长或弥漫性侵犯子宫内膜的大部分或全部，其中弥散型子宫内膜大部或全部为癌组织侵犯并突向宫腔，局灶型多见于宫腔底部或宫角部。

2. 镜下 子宫内膜癌80%～90%为腺细胞癌，少数为浆液性腺癌或透明细胞癌。

【转移途径】

本病的主要转移途径为直接蔓延、淋巴转移和血行转移。

【临床分期】

目前，临床广泛采用 FIGO 2014 年修订的手术病理分期（表 14-1）。

> 考点：子宫内膜癌常见的病理分型和转移途径

表 14-1　子宫内膜癌手术病理分期（FIGO，2014 年）

期别	肿瘤范围
Ⅰ期	肿瘤局限于子宫体
ⅠA 期	肿瘤浸润深度<1/2 肌层
ⅠB 期	肿瘤浸润深度≥1/2 肌层
Ⅱ期	肿瘤侵犯宫颈间质，但无宫体外蔓延
Ⅲ期	肿瘤局部和/或区域扩散
ⅢA 期	肿瘤累及浆膜层和/或附件
ⅢB 期	阴道和/或宫旁受累
ⅢC 期	盆腔淋巴结和/或主动脉旁淋巴结转移
ⅢC1 期	盆腔淋巴结转移
ⅢC2 期	腹主动脉旁淋巴结转移（或不伴）盆腔淋巴结转移
Ⅳ期	肿瘤累及膀胱和/或直肠黏膜；（或）远处转移
ⅣA 期	肿瘤累及膀胱和/或直肠黏膜
ⅣB 期	远处转移，包括腹腔内转移和/或腹股沟淋巴结转移

【护理评估】

子宫内膜癌病人的早期症状不明显，多数病人的病程较长、发生转移较晚，早期病例发现并及时治疗，预后较好。护士在全面评估的基础上，有责任加强对高危人群的指导管理，力争及早发现，增加病人的生存机会。

（一）健康史

收集病史时应高度重视病人的高危因素，如老年人，有肥胖、高血压病、糖尿病、绝经期推迟、不孕以及绝经后接受雌激素补充治疗等病史。询问病人的年龄，评估有无与子宫内膜癌发病相关的高危因素，记录发病经过，有无阴道出血、异常的阴道排液，是否进行过检查治疗及机体反应如何等情况。

（二）身体状况

1.症状　早期症状不明显，晚期主要表现为阴道出血、异常的阴道排液、宫腔积液或积脓。

（1）阴道流血：不规则阴道流血最为多见，也最能引起病人的警觉。绝经后阴道流血是最典型的症状，通常出血量不多，表现为持续或间歇性。尚未绝经者可表现为经量增多、经期延长或月经紊乱。

（2）阴道排液：少数病人表现为白带增多，早期往往为水样或浆液血性白带。晚期合并感染时可出现脓性或脓血性排液，并有恶臭。约25%的病人因阴道排液就诊。

（3）下腹疼痛：疼痛发生于晚期。当癌瘤浸润周围组织或压迫神经时可出现下腹及腰骶部疼痛，并向下肢及足部放射。当癌瘤侵犯宫颈、堵塞宫颈管，导致宫腔积脓时，可表现下腹胀痛及痉挛样疼痛。

（4）全身症状：晚期病人常伴全身症状，可表现为贫血、消瘦、恶病质、发热及全身衰竭等。

2. 体征　妇科检查早期多无异常发现。当疾病逐渐发展，子宫可增大，质稍软。晚期癌灶向周围浸润，子宫固定，在宫旁或盆腔内可触及转移结节和肿块。绝经后子宫不萎缩。

（三）心理-社会状况

当病人出现症状并需要接受各种检查时，面对不熟悉的检查过程充满恐惧和焦虑，担心检查结果以及检查过程带来的不适。当得知患子宫内膜癌时，与宫颈癌病人一样，会出现不同的心理反应。

（四）辅助检查

1. 分段诊断性刮宫（diagnostic curettage）　是早期诊断子宫内膜癌最常用且最有价值的诊断方法。先环刮宫颈管后探宫腔，再行宫腔搔刮内膜，优点是能鉴别子宫内膜癌和子宫颈管腺癌，同时，可以明确子宫内膜癌是否累及宫颈管，为制订治疗方案提供依据。

2. 细胞学检查　采用特制的宫腔吸管或宫腔刷放入宫腔，吸取分泌物做细胞学检查，供筛选检查用。

3. 宫腔镜检查　可直接观察子宫腔及宫颈管内有无病灶存在及病灶的生长情况，并在直视下取可疑病灶活组织送病理检查。

4. 超声检查　经阴道B超检查可了解子宫大小、宫腔形状、宫腔内有无赘生物、子宫内膜厚度、肌层有无浸润及深度等，为临床诊断及处理提供参考。

（五）治疗要点

目前子宫内膜癌的治疗方法为手术、放疗、化疗和孕激素治疗。根据肿瘤累及范围和组织学类型，结合病人年龄及全身情况制订适宜的治疗方案。早期病人以手术为主，术后根据高危因素选择辅助治疗；晚期病人则采用手术、放疗、药物等综合治疗方案。

🔊 【护考真题链接】2018 年实践能力题

病人，女，56岁。因子宫内膜癌在全麻下行子宫切除术，现术后6小时，肛门未排气，医嘱为流质饮食。家属前来询问病人可以进食的食物，护士指导其可进食的食物是（　　）

A. 牛奶　　　B. 清鸡汤　　　C. 面条　　　D. 豆浆　　　E. 糖水

分析：为子宫内膜癌的病人进行饮食护理时，应要尊重病人的饮食习惯，多进食高蛋白、高热量、高维生素的食物，提高机体的抵抗力以应对手术和化疗。根据题干可知护士应遵医嘱指导其进流质饮食，如乳类、豆浆、稀藕粉、米汤、肉汁、菜汁、果汁等；但因病人现在为术后 6 小时，肛门尚未排气，故不应进食易产气食物，牛奶、豆浆和糖水均促进气体的产生，此时不能食用；清鸡汤易吞咽、易消化，且营养值较高，病人此时可以食用。

【常见护理诊断/问题】

(1)焦虑　与担心手术及预后有关。

(2)知识缺乏：缺乏术后相关护理知识。

(3)睡眠型态紊乱　与环境(住院)变化有关。

【护理目标】

(1)病人能描述自己的焦虑心态，并能列举应对方法。

(2)手术前，病人能示范手术后锻炼、呼吸控制等活动技巧。

(3)病人能叙述影响睡眠因素，并列举应对措施。

【护理措施】

(一)心理护理

(1)护士应主动与病人交谈，使用通俗的语言给病人讲解疾病的相关知识，使其了解子宫内膜癌虽是一种恶性肿瘤，但转移晚，预后较好。

(2)解释治疗过程中可能出现的不适反应及应对措施，为病人提供安静舒适的环境，缓解其心理应激，减轻紧张、焦虑的心理状态。

(3)评估病人对疾病及有关诊治过程的认知程度，鼓励病人及其家属讨论有关疾病及治疗的疑虑，并耐心解答，增强病人治病信心。

(二)一般护理

(1)鼓励病人进高蛋白、高维生素、足够矿物质、易消化饮食。进食不足或全身营养状况极差者，应遵医嘱静脉输入补充营养。如病人合并有贫血、糖尿病、高血压病，术前要注意治疗合并症。

(2)阴道排液多时，嘱病人可取半卧位，指导病人勤换会阴垫。

(3)为病人提供安静、舒适的睡眠环境，减少夜间不必要的治疗程序；教会病人应用放松等技巧促进睡眠，必要时按医嘱使用镇静药，保证病人夜间连续睡眠 7~8 小时。

(三)病情观察

1.手术治疗的病人　观察生命体征的变化，观察切口敷料有无渗出，引流管和导尿管是否通畅，引流出的液体的颜色、性质及量等。

2.药物治疗的病人　使病人了解常用的各种人工合成孕激素制剂，如醋酸甲羟孕酮、己酸孕酮等。孕激素以高效、大剂量、长期应用为宜，至少应用 12 周以上方能评定疗效，病人需要具备配合治疗的耐心和信心。用药的不良反应为水钠滞留、药物性肝炎等，但停药后即好转。

3.晚期病人

(1)考虑化疗或放疗者,注意观察化疗或放疗引起的各种不良反应,及时通知医生,指导病人采取积极的应对措施。癌症晚期及考虑化疗者,按妇产科化疗病人的护理实施护理。

(2)接受放疗者,术前放疗可缩小病灶,为手术创造条件;术后放疗是子宫内膜癌病人最主要的术后辅助治疗方法,可以降低局部复发,提高生存率,取得病人配合。接受盆腔内放疗者的护理按上节中放疗病人的护理相关护理措施进行。

(四)健康指导

1.普及防癌知识

(1)大力宣传定期进行防癌检查的重要性,生育期、绝经期的女性,一般每年进行1~2次防癌普查。尤其对合并有内科疾病,如肥胖、糖尿病、高血压者,应增加检查次数。

(2)督促围绝经期、月经紊乱及绝经后出现不规则阴道流血者进行必要检查以排除子宫内膜癌的可能,并接受正规治疗。

2.用药指导　需用孕激素治疗者应严格按医嘱执行,定期进行肝肾功能检查和超声检查。用雌激素替代治疗的女性必须严格遵医嘱用药,加强监护及严密随访。

3.出院指导　对于手术治疗后的病人,应做好出院指导。

(1)生活指导:休息1个月后适当做家务,注意饮食,加强营养;保持会阴部清洁,术后3个月禁止性生活及盆浴。

(2)术后随访:要建立定期随访制度,及时发现有无复发。随访时间为:术后2~3年内每3个月1次,3年后每6个月1次,5年后每年1次。随访检查内容包括:①盆腔检查(三合诊);②阴道细胞涂片;③胸部X线片;④晚期病人,根据情况选用CT、MRI等。

(3)采用放、化疗的病人,嘱咐按疗程进行治疗,每一疗程结束,进行疗效评估,根据情况制订随访计划。

【护理评价】

(1)通过治疗和护理,病人是否住院期间情绪稳定,焦虑减轻。

(2)通过治疗和护理,病人是否能掌握术后相关护理知识,积极配合治疗。

(3)通过治疗和护理,病人住院期间睡眠是否良好。

🔊【护考真题链接】2022年专业实务题

病人,女,55岁,绝经3年,出现不规则阴道出血3个月。检查:子宫稍大,质软,附件无异常,其可能的诊断是(　　　)

A.宫颈息肉　　B.子宫肌腺病　　C.子宫黏膜下肌瘤　　D.子宫内膜癌

E.宫颈癌

分析:子宫内膜癌表现为不规则阴道流血,量一般不多,绝经后出现阴道出血为典型症状,未绝经者表现为经量增多,经期延长或经期出血,早期病人妇科检查无明显异常。病情发展,子宫逐渐增大,质稍软。晚期偶见癌组织自宫颈口脱出,质脆,触之易出血。

第四节 卵巢肿瘤

案例

张女士，6个月前在外院放置宫内节育器时发现左侧卵巢有一囊性肿物，约8 cm×7 cm×7 cm大小。因无特殊不适，未做任何治疗。3天前右侧卧位时，突发左下腹剧痛，平卧后稍缓解，口服甲硝唑片2次，未见明显好转。查体：体温38 ℃，脉搏98次/min，呼吸24次/min，血压100/60 mmHg，下腹膨隆，左下腹有压痛。无明显肌紧张、反跳痛，移动性浊音(−)。宫颈有举痛，子宫正常大小，子宫左侧可触及包块，表面光滑，活动受限，有压痛。右侧附件未见异常，尿妊娠试验(−)。

工作任务

张女士目前的诊断是什么？

卵巢肿瘤(ovarian tumor)是常见的妇科肿瘤，可发生于任何年龄。卵巢肿瘤可以有多种形态和性质：单一型或混合型、一侧或双侧、囊性或实质性；又有良性、交界性和恶性之分。由于卵巢位于盆腔深部，而且早期无症状，又缺乏完善的早期诊断和鉴别方法，一旦出现症状往往已属晚期病变。晚期病变疗效不佳，故卵巢恶性肿瘤病死率高居妇科恶性肿瘤之首。

> 考点：卵巢癌的病死率

【病因】

卵巢肿瘤病因不清楚，一般认为与遗传和家族史有关，20%~25%的卵巢恶性肿瘤病人有家族史；卵巢癌的发病还可能与高胆固醇饮食、月经初潮早或绝经晚、子宫内膜异位症等有关。

【病理】

卵巢体积虽小，卵巢肿瘤组织形态的复杂性却居全身各器官之首。分类方法很多，目前采用的是世界卫生组织(WHO)制定的卵巢肿瘤组织学分类法。

【常见卵巢肿瘤及病理特点】

1. 卵巢上皮性肿瘤(epithelial ovarian tumor) 是最常见的卵巢肿瘤，多见于老年妇女，少发生于青春期前和婴幼儿。卵巢上皮性肿瘤分为良性、交界性和恶性。其发生和持续排卵、遗传因素及环境因素有关。未婚、不孕、初潮早、绝经迟等是高危因素，而多次妊娠、哺乳和口服避孕药是保护因素。

(1)浆液性肿瘤。

1)浆液性囊腺瘤(serous cystadenoma)：较常见，约占卵巢良性肿瘤的25%。多为单侧、圆球形、大小不等、表面光滑，囊内充满淡黄清澈浆液。

2)交界性浆液性肿瘤(borderline serous tumor)：中等大小、囊性，多为双侧，囊内局部呈乳头状生长。

3)浆液性囊腺癌(serous cystadenocarcinoma)：最常见的卵巢恶性肿瘤，占卵巢癌的75%。多为双侧，体积较大，半实性或实性，囊内壁有乳头生长，囊液浑浊，有时呈血性。肿瘤生长速度快，预后差。

(2)黏液性肿瘤。

1)黏液性囊腺瘤(mucinous cystadenoma)：黏液性肿瘤中最多见的一种，占80%；约占卵巢良性肿瘤的20%。多为单侧、圆形、多房，肿瘤表面光滑，灰白色，囊液呈胶冻样。

> 考点：卵巢肿瘤的分型特点

2)交界性黏液性囊腺瘤(borderline mucinous cystadenoma)：一般较大，多为单侧，表面光滑，常为多房。

3)黏液性囊腺癌(mucinous cystadenocarcinoma)：卵巢原发性囊腺癌约占卵巢癌的3%~4%，多为单侧，瘤体较大。

(3)子宫内膜样肿瘤(endometrioid tumor)：子宫内膜样癌占卵巢癌的10%~15%，单侧多见，囊性或实性，有乳头生长。镜下特点与子宫内膜癌极相似，常并发子宫内膜异位症和子宫内膜癌。

2. 卵巢生殖细胞肿瘤(ovarian germ cell tumor)　来源于胚胎性腺的原始生殖细胞的一组肿瘤，好发于青少年及儿童，青春期前病人占60%~90%，绝经后病人仅占4%。卵巢恶性生殖细胞肿瘤恶性程度大，病死率高。

(1)畸胎瘤(teratoma)：由多胚层组织结构构成的肿瘤。肿瘤的良、恶性及其程度取决于组织的分化程度。

1)成熟畸胎瘤(mature teratoma)：又称皮样囊肿，属于卵巢良性肿瘤，占畸胎瘤的95%以上。可发生于任何年龄，以20~40岁居多。多为单侧、单房，中等大小，圆形或椭圆形、表面光滑、壁厚，腔内充满油脂和毛发，有时可见牙齿或骨质。任何一种组织成分均可恶变、形成各种恶性肿瘤，多发生于绝经后妇女。

2)未成熟畸胎瘤(immature teratoma)：是恶性肿瘤，占卵巢畸胎瘤的1%~3%。多发生于青少年，年龄多在11~19岁，其转移及复发率均高。多为单侧、实性瘤，可有囊性区域，体积较大。肿瘤恶性程度与未成熟组织所占比例、分化程度及神经上皮含量有关。

(2)无性细胞瘤(dysgerminoma)：属中等恶性的实性肿瘤，占卵巢恶性肿瘤的5%，主要发生于青春期及生育期女性。多为单侧，右侧多于左侧，中等大小，圆形或椭圆形、实性、包膜光滑，切面呈淡棕色。

(3)卵黄囊瘤(yolk sac tumor)：又名内胚窦瘤，占卵巢恶性肿瘤1%，属高度恶性肿瘤，多见于儿童及青少年。多数为单侧、体积较大，易发生破裂。瘤细胞产生甲胎蛋白(AFP)，故测定病人血清中AFP浓度可作为诊断和治疗监护时的重要指标。该肿瘤生长迅速，易早期转移，预后差。对化疗十分敏感，既往平均生存时间仅1年，现经手术及联合化疗后，预后有所改善。

3. 卵巢性索间质肿瘤(ovarian sex cord stromal tumor)　占卵巢肿瘤的5%~8%，该类肿瘤常有内分泌功能，故又称为卵巢功能性肿瘤。

(1)颗粒细胞瘤(granulosa cell tumor)：是最常见的功能性肿瘤，肿瘤能分泌雌激素，发病高峰年龄在45~55岁，属低度恶性肿瘤。肿瘤表面光滑，圆形或卵圆形，多为单侧，大小不一。一般预后良好，5年存活率为80%左右。

（2）卵泡膜细胞瘤（theca cell tumor）：属良性肿瘤，多单侧、大小不一，质硬，表面光滑。可分泌雌激素，常与颗粒细胞瘤同时存在。

（3）纤维瘤（fibroma）：较常见的卵巢良性肿瘤，多见于中老年妇女。肿瘤多为单侧、中等大小，实性，坚硬，表面光滑或结节状。偶见纤维瘤伴有腹腔积液或胸腔积液称梅格斯综合征（Meigs syndrome）。

（4）支持细胞-间质细胞瘤（sertoli-leydig cell tumor）：又称睾丸母细胞瘤，临床上罕见，多发于40岁以下的妇女。多数为良性、单侧、较小、实性，表面光滑。

4. 卵巢转移性肿瘤　体内任何部位的原发性肿瘤均可转移到卵巢，常见的原发肿瘤器官有乳腺、肠、胃、生殖道及泌尿道等。库肯勃瘤（Krukenberg tumor）是一种特殊的转移性腺癌，原发部位在胃肠道，肿瘤多为双侧、中等大小，切面实性，胶质样。

【转移途径】

直接蔓延、腹腔种植和淋巴结转移是卵巢恶性肿瘤的主要转移途径。血行转移少见。

【手术病理分期】

现多采用FIGO，2014年原发性卵巢恶性肿瘤手术病理分期，用于估计预后和评价疗效。

【护理评估】

（一）健康史

早期病人多无特殊症状，通常于妇科普查中发现盆腔肿块而就医。注意收集与发病有关的高危因素，根据病人年龄、病程长短及局部体征初步判断是否为卵巢肿瘤、有无并发症，并对良、恶性作出初步判断。

（二）身体状况

1. 症状

（1）卵巢良性肿瘤生长缓慢。因肿瘤早期较小，病人常无症状，常不被病人发觉，常于妇科检查时发现。肿瘤中等大时，病人常有腹胀感并可扪及肿块。肿瘤继续增大占满盆腹腔可出现压迫症状，如尿频、尿急、呼吸困难、心悸、下肢水肿等。

（2）卵巢恶性肿瘤病人早期多无症状或轻微。肿瘤生长迅速，一旦出现腹胀，或发现腹部肿块及腹腔积液时已至晚期。症状轻重取决于肿瘤大小、位置、侵犯转移的程度、组织学类型及有无并发症。若肿瘤压迫盆腔静脉可出现水肿；压迫神经或盆腔浸润时可引起腹痛、腰痛及坐骨神经痛。晚期病人出现明显消瘦、贫血、水肿、衰竭等恶病质表现。

2. 体征　早期肿瘤较小，不易被发现。肿瘤长到中等大小或出现明显症状时，妇科检查可触及一侧或两侧卵巢囊性、实质性或半实性包块，表面光滑或高低不平，活动与周围组织无粘连，或固定不动与周围组织有粘连。卵巢良性肿瘤和恶性肿瘤的鉴别见（表14-2）。

表 14-2　卵巢良性肿瘤和恶性肿瘤的区别

项目	良性肿瘤	恶性肿瘤
病史	病程长，生长缓慢	病程短，迅速增大
体征	多为单侧，囊性，表面光滑，活动，常无腹腔积液	多为双侧，固定，实性或囊实性，表面不规则，结节状，常有腹腔积液，多为血性，可查到癌细胞
一般情况	良好	可有消瘦、恶病质
B 超	为液性暗区，边界清晰，可有间隔光带	液性暗区内有杂乱光团、光点，肿瘤界限不清
CA125（>50 岁）	<35 U/mL	>35 U/mL

（三）并发症

（1）蒂扭转：为妇科常见的急腹症，好发于瘤蒂长、活动度大、中等大小、重心偏于一侧的肿瘤，如成熟畸胎瘤。病人体位突然改变或妊娠期、产褥期由于子宫大小、位置的改变均易促发蒂扭转（图 14-3）。

（2）破裂：约 3% 的卵巢肿瘤会发生破裂，包括自发性破裂和外伤性破裂。自发性破裂常因恶性肿瘤浸润性生长穿破囊壁引起；外伤性破裂可为腹部受重击、分娩、性交、穿刺、盆腔检查等所致。症状轻重取决于囊肿的性质及流入腹腔的囊液量，轻者仅感轻度腹痛，重者表现为剧烈腹痛、恶心、呕吐，甚至腹膜炎及休克。

（3）感染：较少见，多继发于蒂扭转或破裂，也可来源于邻近器官感染灶（如阑尾脓肿）的扩散。病人表现为发热、腹痛、肿块、腹部压痛、反跳痛、肌紧张及白细胞计数增多等。

> 考点：卵巢肿瘤的四大并发症

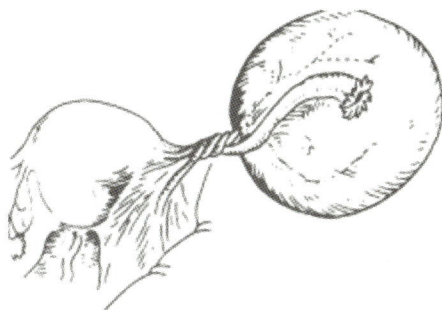

图 14-3　卵巢肿瘤蒂扭转

（4）恶变：肿瘤迅速生长，尤其双侧性时，应考虑有恶变可能，诊断后应尽早手术。

（四）心理-社会状况

病人及其家属在等待确定卵巢肿瘤性质期间常常焦虑、恐惧，迫切需要相关信息支持，并渴望尽早得到确切的诊断结果。当病人得知患有恶性肿瘤、治疗可能改变自己的生育状态时会产生极大压力，护士应具有同理心，鼓励并指导病人应对压力。

（五）辅助检查

由于早期卵巢肿瘤的临床表现不明显，通常需借助以下辅助检查来明确诊断。

1. 腹腔镜检查　可直视肿物的大体情况，必要时在可疑部位进行多点活检，抽吸腹腔液行细胞学检查。

2. 细胞学检查　通过腹腔积液、腹腔冲洗液和胸腔积液找癌细胞。

3. 影像学检查　卵巢畸胎瘤行腹部平片检查，可显示牙齿及骨质等。淋巴造影可判断有无淋巴结转移,通过 CT 检查能清晰显示肿块。超声检查可检测肿瘤的部位、大小、形态及性质,从而对肿块来源作出定位,临床诊断符合率>90%。彩色多普勒超声扫描可测定肿块血流变化,有助于诊断。

4. 肿瘤标志物　测定病人血清中的肿瘤标志物,用于辅助诊断、病情监测及疗效评估。但尚无肿瘤标志物属于某肿瘤所特有,各种类型卵巢肿瘤可具有相对较特殊的标志物。①血清 CA125:80% 的卵巢上皮性癌病人血清 CA125 水平升高;90% 以上病人 CA125 水平与病情缓解或恶化相关。②血清 AFP:对卵黄囊瘤有特异性诊断价值,未成熟畸胎瘤、混合性无性细胞瘤中含卵黄囊成分者有协助诊断意义。③hCG:对原发性卵巢绒毛膜癌有特异性。④性激素:颗粒细胞瘤、卵泡膜细胞瘤产生较高水平雌激素,浆液性、黏液性囊腺瘤等有时也可分泌一定量雌激素。⑤人附睾蛋白 4(HE4):与 CA125 联合应用来诊断卵巢癌。

(六) 治疗要点

卵巢肿瘤一经确诊,首选手术治疗。手术范围及方式取决于肿瘤性质、病变累及范围和病人年龄、生育要求、对侧卵巢情况以及对手术的耐受力等。

(1) 良性肿瘤:年轻、单侧良性卵巢肿瘤者应行患侧卵巢肿瘤剥除术或卵巢切除术,保留患侧正常卵巢组织和对侧正常卵巢;双侧良性肿瘤者应行肿瘤剥除术。绝经后期妇女宜行子宫及双侧卵巢切除术,术中需判断卵巢肿瘤的性质,以确定手术范围。

(2) 交界性肿瘤:年轻希望保留生育功能的 Ⅰ 期病人,可以保留正常的子宫和对侧卵巢。

(3) 恶性肿瘤:以手术为主,辅以化疗、放疗等综合治疗方案。晚期卵巢癌病人行肿瘤细胞减灭术。

(4) 卵巢肿瘤并发症:属急腹症,一旦确诊须立即手术。怀疑卵巢瘤样病变且囊肿直径<5 cm 者可进行随访观察。

【常见护理诊断/问题】

(1) 营养失调:低于机体需要量　与癌症、化疗药物的治疗反应等有关。
(2) 身体意象紊乱　与切除子宫、卵巢有关。
(3) 焦虑　与发现盆腔包块有关。

【护理目标】

(1) 病人能说出影响营养摄取的原因,并列出应对措施。
(2) 病人能用语言表达对丧失子宫及附件的看法,并积极接受治疗。
(3) 病人能描述自己的焦虑,并列举缓解焦虑程度的方法。

【护理措施】

(一) 心理护理

(1) 提供支持,协助病人应对压力。为病人提供表达情感的机会和环境,用一定时间陪伴病人,详细了解病人的疑虑和需求。鼓励病人尽可能参与护理活动,接受病人无破坏性的应对压力方式,以维持其独立性和生活自控能力。

（2）教会病人应对压力的技巧；耐心向病人讲解病情，解答病人的提问。安排访问已康复的病友，分享感受，增强治愈信心。

（3）鼓励家属参与照顾病人，为他们提供单独相处的时间及场所，增进家庭成员间互动作用。

（二）一般护理

1. 促进舒适　对肿瘤过大，或伴有腹腔积液、出现压迫症状严重者，指导病人采取感觉舒适的体位，如侧卧位、半卧位；对长期卧床的病人做好生活护理。

2. 加强营养　鼓励病人进食高蛋白、富含维生素、高热量、易消化的食物，必要时可经静脉补充营养。

（三）病情观察

（1）观察有无并发症的发生：注意观察病人腹胀、腹痛的程度和性质。卵巢肿瘤蒂扭转或破裂，会出现腹痛，常伴恶心、呕吐，甚至休克；感染会有体温升高、白细胞计数增多或腹膜炎表现；恶变病人会有恶病质的表现。如发现卵巢肿瘤的并发症及时报告医生，及早做好手术准备，不要盲目使用止痛药，以免掩盖病情，贻误治疗。

（2）放腹腔积液的观察：在为病人抽腹腔积液的过程中，要严密观察病人有无头晕、心悸、气促、恶心、脉搏加快及面色苍白等不良反应。放腹腔积液速度宜缓慢，一次放腹腔积液 3000 mL 左右，不宜过多，以免腹压骤降发生虚脱，并记录腹腔积液量与性质。抽水完毕需用腹带包扎腹部，并观察穿刺口有无引流液外渗，敷料浸湿时及时更换。及时送检标本。

（3）接受手术的病人，使病人理解手术是卵巢肿瘤最主要的治疗方法，解除病人对手术的种种顾虑。按腹部手术病人的护理内容认真做好术前准备和术后护理，术前准备还应包括应对必要时扩大手术范围的需要。同时，需要为巨大肿瘤病人准备沙袋加压腹部，以防腹压骤然下降出现休克。

（4）接受放、化疗的病人，注意观察不良反应，积极采取应对措施。

（四）妊娠合并卵巢肿瘤病人的护理

（1）妊娠合并卵巢肿瘤的病人比较常见，但合并恶性肿瘤者很少。

（2）合并良性肿瘤者：早孕者可等待妊娠 12 周后手术，以免引起流产；妊娠晚期发现肿瘤者可等待至妊娠足月行剖宫产术，同时切除卵巢。需为病人提供相应的手术护理。

（3）合并恶性肿瘤者：诊断或考虑为恶性肿瘤者，应及早手术并终止妊娠，其处理和护理原则同非孕期。

（五）健康指导

1. 做好随访工作　告知病人卵巢恶性肿瘤易于复发，需长期接受随访和监测。随访时间：治疗第 1 年内，每 3 个月随访 1 次；第 2 年后，每 4~6 个月 1 次；第 5 年后每年 1 次。随访内容包括临床症状与体征、全身及盆腔检查、B 超检查等，必要时做 CT 或 MRI 检查；根据病情需要测定血清 CA125、AFP 等肿瘤标志物。

2. 加强预防

（1）开展普查普治工作，30 岁以上妇女每年应进行 1 次妇科检查，高危人群最好每半年接受 1 次检查，主要应用血清 CA125 检测联合盆腔超声检查。

（2）对高风险人群开展遗传咨询和相关基因检测对卵巢癌预防有一定意义。建议有卵巢癌、输卵管癌、腹膜癌或乳腺癌家族史的妇女，进行遗传咨询与基因检测。

(3)在实施保留卵巢的子宫切除术时，建议同时切除双侧输卵管以降低卵巢癌风险。

【护理评价】

(1)通过治疗和护理，病人是否在治疗期间，保证摄入量，未发生水电解质紊乱。

(2)通过治疗和护理，病人是否能以平和心态接受自身形象改变。

(3)通过治疗和护理，病人是否能描述造成压力、引起焦虑的原因，并表示用积极方式面对现实健康问题。

【护考真题链接】2014 年实践能力题

某病人入院行卵巢癌根治术。术前 1 日。护士为其所做的准备工作中不包括（　　）

A.灌肠　　　B.导尿　　　C.备血　　　D.备皮　　　E.皮试

分析：手术当日，手术期常规安置导尿管并保持引流通畅，以免术中伤及膀胱，术后尿潴留等并发症。即导尿是手术当日所做的准备；卵巢癌根治术术前 1 天常规准备包括备皮、备血、皮试、灌肠阴道灌洗等。

（黄一琴　曲晓玲）

第十五章
女性生殖内分泌疾病病人的护理

✦ 学习目标

知识目标：

1. 异常子宫出血、痛经、绝经综合征病人的护理评估和护理措施。

2. 异常子宫出血、痛经、绝经综合征病人的病因病理。

3. 异常子宫出血、痛经、绝经综合征病人的护理诊断。

能力目标：观察基础体温曲线判断异常子宫出血的类型。

素质目标：尊重病人，保护病人的隐私及与病人有良好的沟通能力。

女性生殖内分泌疾病是妇科常见病，通常由下丘脑-垂体-卵巢轴功能异常或靶细胞效应异常导致，部分还涉及遗传因素、女性生殖器官发育异常等。护士的主要任务是帮助病人和家属正确认识生殖内分泌疾病的发病原因，并采取积极措施，改善相关症状，提高病人的生活质量。

第一节　异常子宫出血

✦ 案例导入与工作任务

案例

李同学，18 岁。13 岁月经初潮，最近半年因学习压力大而出现月经不规律，周期为 2~3 个月，经期为 7~20 天，经量时多时少，无腹痛。本次月经来潮至今已有半月，尚未干净，近 2 天阴道流血突然增多，伴头晕、乏力。病人十分紧张，前来医院就诊。

工作任务

1. 对李同学进行护理评估，分析主要护理问题。

2. 指导李同学正确使用性激素。

正常的月经周期为 21~35 天，经期持续 3~7 天，平均失血量为 20~60 mL。凡不符合上述标准的均属异常子宫出血。异常子宫出血（abnormal uterine bleeding，AUB）是指与正常月经周期的频率、规律性、经期长度、经期出血量任何 1 项不符的，源自子宫腔的异常出血。引起 AUB 的病因很多，本节主要叙述由生殖内分泌功能紊乱引起的排卵障碍性异常子宫出血。

【知识链接】

异常子宫出血的分类

国际妇产科联盟（FIGO）2011 年发表了"育龄期非妊娠妇女 AUB 病因新分类 PALM-COEIN 系统"，将 AUB 病因分为两大类、9 个类型，按英语首字母缩写为 "PALM-COEIN"。PALM 存在结构性改变，可采用影像学技术和（或）组织病理学方法明确诊断。具体为：子宫内膜息肉所致 AUB（AUB-P）、子宫腺肌病所致 AUB（AUB-A）、子宫平滑肌瘤所致 AUB（AUB-L）、子宫内膜恶变和不典型增生所致 AUB（AUB-M）；全身凝血相关疾病所致 AUB（AUB-C）、排卵障碍相关的 AUB（AUB-O）、子宫内膜局部异常所致 AUB（AUB-E）、医源性 AUB（AUB-I）、未分类的 AUB（AUB-N）。

过去所称的"功能失调性子宫出血"包括"无排卵性功能失调性子宫出血"和"排卵性月经失调"两类，前者属于 AUB-O；后者包括黄体功能不足和子宫内膜不规则脱落等，涉及 AUB-O 和 AUB-E。根据中华医学会妇产科学分会内分泌组 2014 年的建议，建议弃用术语"功能失调性子宫出血"。本节主要讨论排卵障碍相关的异常子宫出血（AUB-O）。

【病因】

（一）无排卵性异常子宫出血

无排卵引起的异常子宫出血好发于青春期和绝经过渡期，但也可发生于生育年龄。各种因素造成的无排卵，均导致子宫内膜受单一的雌激素刺激、无孕激素对抗而发生雌激素突破性出血或撤退性出血。雌激素突破性出血有两种类型：低水平雌激素维持在阈值水平，可发生间断性少量出血，内膜修复慢，出血时间延长；高水平雌激素维持在有效浓度，引起长时间闭经，因无孕激素参与，内膜增厚但不牢固，容易发生急性突破性出血，血量汹涌。雌激素撤退性出血是子宫内膜在单一雌激素的刺激下持续增生，此时因多数卵泡退化闭锁，导致雌激素水平突然急剧下降，内膜失去激素支持而剥脱出血。

1.青春期　青春期的病人下丘脑-垂体-卵巢轴激素间的反馈调节尚未成熟，大脑中枢对雌激素的正反馈作用存在缺陷，卵泡刺激素（FSH）持续低水平，虽有卵泡生长，但不能发育为成熟卵泡，合成、分泌的雌激素量不能达到促使黄体生成素（LH）高峰（排卵必需）释放的阈值，故而无排卵。

2.绝经过渡期　因卵巢功能衰退，卵巢对促性腺激素反应性低下，卵泡发育受阻而不能排卵。

3.生育期　生育年龄妇女既可因内、外环境刺激如劳累、应激、流产、手术和疾病等引起短暂的无排卵，也可因肥胖、多囊卵巢综合征、高催乳素血症等引起持续无排卵。

（二）排卵性异常子宫出血

排卵性异常子宫出血多发生在生育期妇女。

1. 月经过多(AUB-E) 发病机制复杂,可能是子宫内膜纤溶酶活性过高或前列腺素血管舒缩因子分泌比例失调所致,也可能与晚分泌期子宫内膜雌激素受体、孕激素受体高于正常有关。

2. 黄体功能不足 黄体功能不足有多种原因,包括 FSH 缺乏使卵泡发育不良、LH 峰值不高、LH 排卵后低脉冲缺陷、卵巢发育不良等。

3. 子宫内膜不规则脱落 由于下丘脑-垂体-卵巢轴调节功能紊乱,或溶黄体机制失常,引起黄体萎缩不全,内膜持续受孕激素影响,以致不能如期完整脱落。

4. 排卵期出血 排卵期出血指在两次月经中间,即排卵期,由于雌激素水平短暂下降,使子宫内膜失去激素的支持而出现部分子宫内膜脱落引起有规律性的阴道流血,其发生的原因不明,可能与排卵前后激素水平波动有关。

【病理】

(一)无排卵性异常子宫出血

无排卵性异常子宫出血病人的子宫内膜受雌激素持续作用而无孕激素拮抗,可发生不同程度的增生性改变,子宫内膜的病理改变形式有:子宫内膜增生症(包括单纯性增生、复杂性增生和不典型增生),增生期子宫内膜和萎缩性子宫内膜,其中不典型增生不属于无排卵性异常子宫出血的范畴。

【护考真题链接】2021 年专业实务题

病人,女,51 岁。近 1 年来月经周期紊乱,经期延长,淋漓不尽。在月经的第 20 天行诊断性刮宫,病理结果为子宫内膜增生过长,应考虑为( )
A.子宫肌瘤 B.围绝经期功血 C.宫颈癌 D.黄体功能不足
E.围绝经期正常表现

分析:功能失调性子宫出血以前简称"功血",无排卵性功血多发生于青春期与绝经过渡期的妇女,临床表现为月经周期不规则,经期延长,经量过多,与题中病人临床表现相符;子宫肌瘤病人表现为月经周期缩短,经期延长,经量增多,不规则阴道出血等;宫颈癌病人早期表现为接触性出血,多发生在性生活后或妇科检查后,之后可出现月经间期出血或绝经后出血,晚期出血量可增多,甚至癌肿破坏大血管造成大出血;黄体功能不足病人表现为月经周期缩短,现为月经频发(周期<21 日),以致病人不易受孕或早期流产。

(二)排卵性异常子宫出血

1. 月经过多 子宫内膜形态一般表现为分泌期内膜,可能存在间质水肿不明显或腺体与间质发育不同步。

2. 黄体功能不足 子宫内膜形态一般表现为分泌期内膜,腺体分泌不良,间质水肿不明显或腺体与间质发育不同步。内膜活检显示分泌反应落后 2 日。

3. 子宫内膜不规则脱落 月经期第 5~6 日仍能见到呈分泌反应的子宫内膜。常表现为混合型子宫内膜,即残留的分泌期内膜与出血坏死组织及新增生的内膜混合共存。

【护理评估】

(一)健康史

询问病人年龄、月经史、婚育史、避孕措施、既往有无慢性疾病(如肝病、血液病、高血压、代谢性疾病等)。了解病人发病前有无精神紧张、情绪打击、过度劳累及环境改变等引起月经紊乱的诱发因素,回顾发病经过。询问有无贫血和感染征象。

(二)身体状况

1. 无排卵性异常子宫出血　无排卵性异常子宫出血可有不同的临床表现。最常见的症状是子宫不规则出血,表现为月经周期紊乱,经期长短不一,经量少仅点滴状出血或增多,甚至大量出血。出血量多或时间长时常继发贫血,大量出血可导致休克。出血期间一般无腹痛或其他不适。

2. 排卵性异常子宫出血

(1)月经过多:月经周期规则、经期正常,但经量增多>80 mL。

(2)黄体功能不足:月经周期缩短(周期<21日),有时月经周期虽在正常范围内,但卵泡期延长、黄体期缩短(<11日),以致病人不易受孕或在妊娠早期流产。

> 考点:排卵性异常子宫出血的临床表现

(3)子宫内膜不规则脱落:月经周期正常,经期延长(9~10日)。

(4)排卵期出血:在排卵期有规律性阴道流血,出血期≤7日,多数持续1~3日,血停数日后又出血,量少,时有时无。

(三)心理-社会状况

青春期和生育期病人常因害羞或其他顾虑而不及时就诊,随着病程延长并发感染或止血效果不佳引起大量出血,更容易产生恐惧和焦虑,影响身心健康和工作学习。绝经过渡期病人因病程长或止血效果不佳,从而产生恐惧或焦虑感。

(四)辅助检查

1. 诊断性刮宫　简称诊刮,其目的是止血和明确子宫内膜病理诊断。年龄>35岁、药物治疗无效或存在子宫内膜癌高危因素的异常子宫出血病人,应行诊刮明确子宫内膜病变。

> 考点:区分 AUB 的方法和刮宫的时机

为确定卵巢排卵和黄体功能,应在经前期或月经来潮6小时内刮宫,无排卵者子宫内膜呈增生性改变,黄体功能不足显示子宫内膜分泌不良。疑子宫内膜不规则脱落,于月经第5~6日刮宫,常表现为混合型子宫内膜。不规则阴道流血或大量出血时,可随时刮宫。诊刮时应注意宫腔大小、形态、宫壁是否光滑,刮出物的性质和量。疑有子宫内膜癌时,应行分段诊刮。无性生活史病人,若激素治疗失败或疑有器质性病变,应经病人或其家属知情同意后行诊刮术。

2. 子宫内膜活组织检查　目前国外推荐使用 Karman 套管或小刮匙等的内膜活检,其优点是创伤小,能获得足够组织标本用于诊断。

3. 盆腔B超检查　了解子宫内膜厚度及回声,以明确有无宫腔占位病变及其他生殖道器质性病变等。

4. 宫腔镜检查　直接观察子宫内膜情况,表面是否光滑,有无组织突起及充血。在宫腔镜直视下选择病变区如子宫内膜息肉、子宫黏膜下肌瘤、子宫内膜癌等进行活检,较盲取内膜的诊断价值高。

5.基础体温测定(basal body temperature，BBT)　　BBT是测定排卵的简易、可行方法，该法不仅有助于判断有无排卵，还可了解黄体功能的情况。无排卵性异常子宫出血者基础体温无上升改变而呈单相曲线(图15-1)，提示无排卵。黄体功能不足者BBT呈双相型，但高温相11日(图15-2)。子宫内膜不规则脱落者，BBT呈双相型，但下降缓慢(图15-3)。

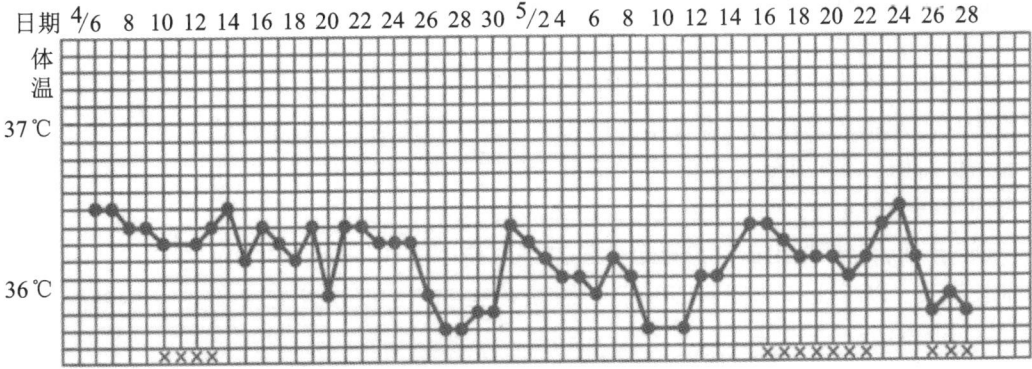

图15-1　基础体温单相型(无排卵性异常子宫出血)

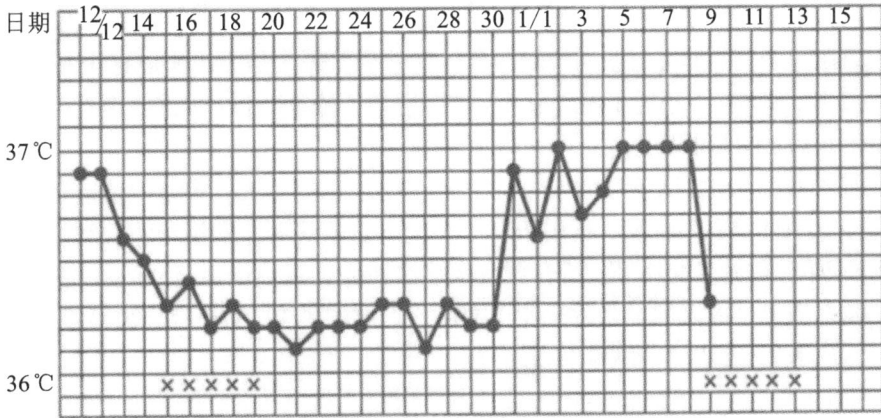

图15-2　基础体温双相型(黄体期黄体功能不足)

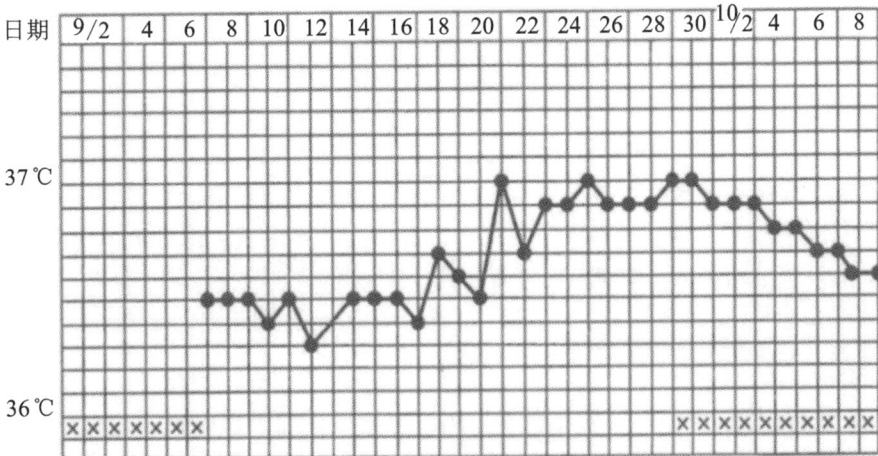

图15-3　基础体温双相型(黄体萎缩不全)

6. 激素测定 为确定有无排卵，可测定血清孕酮或尿孕二酮，若为卵泡期水平则为无排卵。为排除其他内分泌疾病，可测定血睾酮、血催乳激素水平及甲状腺功能。

7. 尿妊娠试验或血 hCG 检测 有性生活史者，应除外妊娠及妊娠相关疾病。

8. 全血细胞计数 确定有无贫血及血小板减少。

9. 凝血功能检查 凝血酶原时间、部分促凝血酶原激酶时间、血小板计数、出凝血时间等，排除凝血和出血功能障碍性疾病。

（五）治疗要点

1. 无排卵性异常子宫出血 无排卵性异常子宫出血的一线治疗是药物治疗。发生在青春期及生育年龄以止血、调整周期为主、有生育需求者需促排卵；发生在绝经过渡期以止血、调整周期、减少经量，防止子宫内膜病变为主。

> 考点：AUB 的药物治疗

（1）止血：需根据出血量选择合适的制剂和使用方法。对少量出血病人，使用最低有效剂量激素，以减少药物不良反应。对大量出血病人，要求性激素治疗 8 小时内见效，24～48 小时内出血基本停止。

1）性激素。

雌、孕激素联合用药：性激素联合用药的止血效果优于单一药物。口服避孕药可以有效治疗青春期和生育年龄无排卵性异常子宫出血。急性大出血，病情稳定的病人，可用第三代短效口服避孕药，如去氧孕烯炔雌醇片、复方孕二烯酮片或炔雌醇环丙孕酮片，用法为每次 1～2 片，每 6～12 小时 1 次，血止 3 日后按每 3 日减量 1/3 逐渐减量至每日 1 片，维持至出血停止后 21 日周期结束。

单纯雌激素：应用大剂量雌激素可促进子宫内膜迅速生长，短期内修复创面而止血。该方法又称"子宫内膜修复法"，适用于急性大量出血的病人。常用药物有结合雌激素（片剂或针剂），如戊酸雌二醇片等。所有雌激素疗法在血红蛋白增加至 90 g/L 或以上后，必须加用孕激素撤退。因大剂量雌激素能增加血栓形成的风险，对于存在血液高凝状态或血栓性疾病的病人，应禁用大剂量雌激素止血。

【护考真题链接】2017 年专业实务题

病人，女，18 岁，经期持续 10 天，量较多，诊断为功能失调性子宫出血，给予口服大剂量己烯雌酚治疗。病人询问用药的目的。正确的解释是（ ）

A. 促进女性生殖器官全面发育而止血　　B. 促进子宫内膜迅速转化而止血

C. 促进子宫内膜呈分泌期而止血　　D. 增强子宫平滑肌张力而减少出血

E. 短期内修复子宫内膜创面而止血

分析：性激素的止血机制与适用范围如下。①雌激素：适用于青春期功血；大剂量雌激素促使子宫内膜生长，短期内修复创面而止血。②孕激素：适用于体内有一定雌激素水平，尤其是淋漓不断出血者；能使增生期子宫内膜转化为分泌期，停药后内膜脱落，出现撤药性出血，即"药物性刮宫"。③雄激素：适用于围绝经期功血病人的辅助治疗，拮抗雌激素、增强子宫平滑肌及子宫血管张力而减少出血。

单纯孕激素：应用孕激素可使雌激素作用下持续增生的子宫内膜转化为分泌期，并对抗雌激素，使内膜萎缩，达到止血效果。停药后子宫内膜脱落较完全，起到药物性刮宫作

用,也称"子宫内膜脱落法"或"药物刮宫"。适用于体内已有一定的雌激素水平、血红蛋白>80 g/L、生命体征稳定的病人。常用的药物包括地屈孕酮、17-羟孕酮衍生物(甲羟孕酮、甲地孕酮)、左炔诺孕酮和19-去甲基睾酮衍生物(炔诺酮)等。

2)刮宫术:刮宫可迅速止血,并具有诊断价值,可了解内膜病理,除外恶性病变。对于绝经过渡期及病程长的生育年龄病人应首先考虑使用刮宫术。对无性生活史的青少年,仅适用于大量出血且药物治疗无效,需立即止血或检查子宫内膜组织学者,不轻易做刮宫术。对于B超提示宫腔内异常者可在宫腔镜下刮宫,以提高诊断准确率。

3)辅助治疗。①一般止血药:氨甲环酸1 g,口服,2~3次/d,或酚磺乙胺、维生素K等。②丙酸睾酮:具有对抗雌激素、减少盆腔充血和增加子宫血管张力的作用,以减少子宫出血量、协助止血。③矫正凝血功能:出血严重时可补充凝血因子,如纤维蛋白原、血小板、新鲜冻干血浆或新鲜血。④纠正贫血:对中、重度贫血病人在上述治疗的同时给予铁剂和叶酸治疗,必要时输血。⑤抗感染治疗:对于出血时间长、贫血严重、抵抗力差或合并有感染征象的病人应及时应用抗生素。

(2)调整月经周期:应用性激素止血后,必须调整月经周期。青春期及生育年龄无排卵性异常子宫出血的病人,需恢复正常的内分泌功能,以建立正常月经周期;绝经过渡期病人需控制出血及预防子宫内膜增生症的发生。常用方法有:

1)雌、孕激素序贯法:即人工周期。通过模拟自然月经周期中卵巢的内分泌变化,序贯应用雌、孕激素,使子宫内膜发生相应变化,引起周期性脱落。适用于青春期及生育年龄内源性雌激素水平较低者。从撤药性出血第5日开始,生理替代全量为妊马雌酮1.25 mg或戊酸雌二醇2 mg,每晚1次,连服21日,服雌激素11日起加用醋酸甲羟孕酮,每日10 mg,连用10日。连续3个周期为一疗程。若正常月经仍未建立,应重复上述序贯疗法。若病人体内有一定雌激素水平,雌激素可采用半量或1/4量(图15-4)。

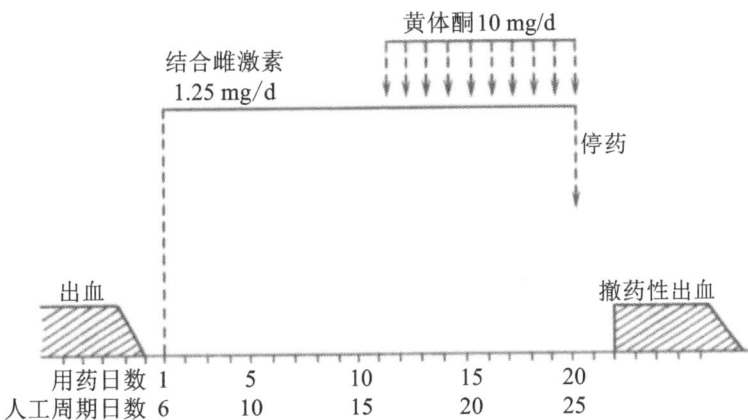

图15-4 雌、孕激素序贯疗法示意图

2)雌、孕激素联合法:此法开始即联合使用雌孕激素。孕激素可限制雌激素的促内膜生长作用,使撤药性出血逐步减少,雌激素则可预防治疗过程中孕激素突破性出血。常用口服避孕药,尤其适用于有避孕需求的生育期病人。一般自周期撤药性出血第5日起,每日1片,连服21日,停药3~7出血,连续3个周期为一个疗程。病情反复者酌情延至

6个周期。有血栓性疾病、心脑血管疾病高危因素及40岁以上吸烟的女性不宜应用口服避孕药。

3)孕激素法：适用于有内源性雌激素的青春期或组织学检查为增生期子宫内膜的病人。可于月经周期后半期(撤药性出血的第16~25日)服用醋酸甲羟孕酮10 mg，每日1次；或地屈孕酮10~20 mg，每日1次；或微粒化孕酮200~300 mg，每日1次；或肌内注射黄体酮20 mg，每日1次，连用10~14日，酌情应用3~6个周期。

4)促排卵：经上述调整周期药物治疗几个疗程后，通过雌、孕激素对中枢的反馈调节作用，部分病人可恢复自发排卵。青春期一般不提倡使用促排卵药物，有生育要求的无排卵不孕病人，可针对病因采取促排卵。

5)宫内孕激素释放系统：可有效治疗无排卵性异常子宫出血。原理为在宫腔内局部释放孕激素，抑制内膜生长。常用于治疗严重月经过多。在宫腔内放置含孕酮或左炔诺孕酮宫内节育器，能减少经量的80%~90%，有时甚至出现闭经，适用于无生育要求的育龄期病人。

(3)手术治疗：对于药物治疗疗效不佳或不宜用药、无生育要求的病人，尤其是不易随访的年龄较大病人，应考虑手术治疗。

1)子宫内膜切除术：利用宫腔镜下电切割、激光切除子宫内膜、滚动球电凝或热疗等方法，直接破坏大部分或全部子宫内膜和浅肌层，使月经减少甚至闭经。适用于药物治疗无效、不愿或不适合子宫切除术、无生育要求的病人。术前1个月口服达那唑、孕三烯酮或促性腺激素释放激素激动剂(GnRH-a)，可使子宫内膜萎缩，子宫体积缩小，减少血管再生，缩短手术时间，减少出血，增加手术安全性，且可在月经周期任何时期进行。治疗优点是微创、有效，可减少月经量的80%~90%，部分病人可闭经。但术前必须有明确的病理学诊断，以避免误诊和误切子宫内膜癌。

2)子宫切除术：病人经各种治疗效果不佳，并了解所有治疗无排卵性异常子宫出血的可行方法后，由病人和家属知情选择后接受子宫切除。

🔊 【护考真题链接】2021年实践能力题

对于青春期功血病人的治疗原则正确的是(　　　)

A. 调整经期，减少经量　　　　B. 调整经期，促进排卵　　　　C. 刮宫术

D. 促进卵泡发育　　　　　　　E. 促进黄体萎缩

分析：无排卵性功血多发生在青春期与绝经过渡期的妇女，对于青春期的病人以止血、调整月经周期、促使卵巢排卵为原则。

---

2. 排卵性异常子宫出血

(1)月经过多：治疗原则为止血。止血药包括氨甲环酸1 g，2~3次/d，也可应用酚磺乙胺、维生素K等。其他如宫内孕激素释放治疗和孕激素内膜萎缩法也可应用。复方短效口服避孕药因能抑制内膜增生，减少出血量也用于治疗月经过多。

(2)黄体功能不足。

1)促进卵泡发育。①卵泡期使用低剂量雌激素：低剂量雌激素协同FSH促进卵泡发育，月经第5日起每日口服妊马雌酮0.625 mg或戊酸雌二醇1 mg，连续5~7日。②氯米芬：氯米芬通过与内源性雌激素受体竞争性结合，促使垂体释放FSH和LH，达到促进卵

泡发育的目的。月经第 3~5 日每日开始口服氯米芬 50 mg，连服 5 日。

2）促进月经中期 LH 峰形成：当卵泡成熟后，给予绒毛膜促性腺激素 5000~10000 U 一次或分两次肌内注射，以加强月经中期 LH 排卵峰，达到不使黄体过早衰退和提高其分泌孕酮的目的。

3）黄体功能刺激疗法：于基础体温上升后开始，隔日肌内注射绒毛膜促性腺激素 1000~2000 U，共 5 次，可使血浆孕酮明显上升，延长黄体期。

4）黄体功能补充疗法：一般选用天然黄体酮制剂，自排卵后开始每日肌内注射黄体酮 10 mg，共 10~14 日，以补充黄体孕酮分泌不足。

5）口服避孕药：尤其适用于有避孕需求的病人。一般周期性使用口服避孕药 3 个周期，病情反复者酌情延至 6 个周期。

（3）子宫内膜不规则脱落。

1）孕激素：孕激素通过调节下丘脑-垂体-卵巢轴的反馈功能，使黄体及时萎缩，内膜按时完整脱落。方法：排卵后第 1~2 日或下次月经前 10~14 日开始，每日口服甲羟孕酮 10 mg，连服 10 日。有生育要求者肌内注射黄体酮注射液。无生育要求者也可口服单相口服避孕药，自月经周期第 5 日始，每日 1 片，连续 21 日为一周期。

2）绒毛膜促性腺激素：用法同黄体功能不足，有促进黄体功能的作用。

3）复方短效口服避孕药：抑制排卵，控制周期。

（4）围排卵期出血：可用复方短效口服避孕药，抑制排卵，控制周期。

【常见护理诊断/问题】

（1）疲乏　与子宫异常出血导致的继发性贫血有关。

（2）焦虑　与病程长、治疗时间长、不孕有关。

（3）知识缺乏：缺乏正确服用性激素的知识。

（4）有感染的危险　与子宫不规则出血、出血量多导致严重贫血，机体抵抗力下降有关。

【护理目标】

（1）病人说出正确服用性激素的方法并实施。

（2）病人住院期间无感染发生。

【护理措施】

（一）补充营养

病人体质往往较差，应加强营养，改善全身情况，可补充铁剂、维生素 C 和蛋白质。成人体内大约每 100 mL 血中含 50 mg 铁，行经期妇女每天约从食物中吸收铁 0.7~2.0 mg，经量多者应额外补铁。向病人推荐含铁较多的食物如猪肝、豆角、蛋黄、胡萝卜、葡萄干等。按照病人的饮食习惯，为病人制订适合于个人的饮食计划，保证病人获得足够的营养。

（二）维持正常血容量

观察并记录病人的生命体征、嘱病人保留出血期间使用的会阴垫及内裤，以便更准确地估计出血量。出血量较多者，督促其卧床休息，避免过度疲劳和剧烈活动。贫血严重者，遵医嘱做好配血、输血、止血等措施，以维持病人正常血容量。

(三)预防感染

严密观察与感染有关的征象，如体温、脉搏、子宫体压痛等，监测白细胞计数和分类，同时做好会阴部护理，保持局部清洁。如有感染征象，及时与医生联系，并遵医嘱进行抗生素治疗。

(四)遵医嘱使用性激素

(1)按时按量正确服用性激素，保持药物在血中的稳定水平，不得随意停服和漏服。

> 考点：正确使用性激素

(2)药物减量必须按医嘱规定在血止后才能开始，每3天减量一次，每次减量不得超过原剂量的1/3，直至维持量。

(3)维持量服用时间，通常按停药后发生撤退性出血的时间与病人上一次行经时间相应考虑。

(4)告知病人在治疗期间如出现不规则阴道流血应及时就诊。

(五)心理护理

(1)鼓励病人表达内心感受，耐心倾听病人的诉说，了解病人的疑虑。

(2)向病人解释病情及提供相关信息，帮助病人澄清问题，解除思想顾虑，摆脱焦虑。也可交替使用放松技术，如看电视、听广播、看书等分散病人的注意力。

(六)手术常规护理

需要接受手术治疗的病人，按手术常规护理。

【护理评价】

(1)通过治疗和护理，病人是否出血停止，疲乏的感觉减退或消失。

(2)通过治疗和护理，病人是否焦虑减轻，情绪稳定。

(3)通过治疗和护理，病人是否按规定正确服用性激素，服药期间药物不良反应程度轻。

(4)通过治疗和护理，病人是否未发生感染，体温正常、血白细胞正常、血红蛋白正常。

第二节　痛经

✦ 案例导入与工作任务

案例

王同学，17岁。14岁月经初潮，近半年每次月经来潮都会出现下腹部疼痛，需服药才能缓解。现月经来潮的第1天，下腹部呈痉挛性疼痛伴恶心、面色苍白，服药后症状未缓解，前来医院就诊，肛腹诊检查和B超检查未见异常。

工作任务

请给王同学进行健康教育和缓解症状的指导。

痛经（dysmenorrhea）是妇科较常见的症状之一，是指行经前后或月经期出现下腹疼痛、坠胀、腰酸或合并头痛、乏力、头晕、恶心等其他不适，严重者可影响生活和工作质量。痛经分为原发性和继发性两类，前者指生殖器官无器质性病变的痛经，后者指由盆腔器质性疾病如子宫内膜异位症、盆腔炎等引起的痛经。本节只叙述原发性痛经。

【病因】

原发性痛经的发生主要与月经时子宫内膜前列腺素（prostaglandin，PG）含量增高有关。痛经病人子宫内膜和月经血中 $PGF_{2\alpha}$ 和 PGE_2 含量均较正常妇女明显升高，尤其是 $PGF_{2\alpha}$ 含量升高是造成痛经的主要原因。在月经周期中，分泌期子宫内膜前列腺素浓度较增生期子宫内膜高。月经期因溶酶体酶溶解子宫内膜细胞，使 $PGF_{2\alpha}$ 及 PGE_2 大量释放致其含量增高。$PGF_{2\alpha}$ 含量高可引起子宫平滑肌过强收缩，血管挛缩，造成子宫缺血、乏氧状态而出现痛经。增多的前列腺素进入血液循环，还可引起心血管和消化道等症状。血管加压素、内源性催产素以及 β-内啡肽等物质的增加也与原发性痛经有关。此外，原发性痛经还受精神、神经因素影响，疼痛的主观感受也与个体痛阈有关。无排卵的增生期子宫内膜因无孕酮刺激，所含前列腺素浓度很低，通常不发生痛经。

【护理评估】

（一）健康史

了解病人的年龄、月经史与婚育史，询问与诱发痛经相关的因素，疼痛与月经的关系，疼痛发生的时间、部位、性质及程度，是否服用止痛药，用药量及持续时间，疼痛时伴随的症状以及自觉最能缓解疼痛的方法和体位。

（二）身体状况

1. 症状 下腹部疼痛是主要症状。疼痛多自月经来潮后开始，最早出现在经前 12 小时，以行经第 1 日疼痛最剧烈。疼痛的性质以坠痛为主，重者呈痉挛性，通常位于下腹部耻骨上，可放射至腰骶部和大腿内侧，持续 2~3 日后缓解。可伴有恶心、呕吐、腹泻、头晕、乏力等症状，严重时面色发白、出冷汗。

2. 体征 妇科检查无异常发现。原发性痛经在青春期多见，常在初潮后 1~2 年内发病。

【护考真题链接】2014 年实践能力题

痛经病人疼痛的性质主要是（ ）
A. 针刺样疼痛 B. 刀割样疼痛 C. 坠胀痛 D. 烧灼样疼痛 E. 牵扯痛
分析：月经下腹痛是原发性痛经的主要症状，疼痛多数位于下腹中线或放射至腰骶部、外阴与肛门，少数人的疼痛可放射至大腿内侧。疼痛的性质以坠痛为主，重者呈痉挛性。

（三）辅助检查

为排除继发性痛经和其他原因造成的疼痛，可作 B 超声检查、腹腔镜检查、子宫输卵管造影、宫腔镜检查，排除子宫内膜异位、子宫肌瘤、盆腔粘连、感染、充血等疾病。腹腔镜检查是最有价值的辅助诊断方法。

（四）心理-社会状况

痛经引起小腹胀痛或腰酸的感觉，往往会使病人有意识或无意识地怨恨自己是女性，认为来月经是"倒霉""痛苦"，甚至出现神经质的性格。病人经常因反复的下腹疼痛不适，影响工作和学习，而感到焦虑、恐惧。

（五）诊疗要点

痛经应避免精神刺激和过度疲劳，以解痉、镇痛等对症治疗为主。

1. 一般治疗　重视心理治疗，消除紧张和顾虑可缓解疼痛。足够的休息和睡眠、规律而适度的锻炼、戒烟均对缓解疼痛有一定的帮助。疼痛不能忍受时可辅以药物治疗。

2. 药物治疗　常用药物包括两类。①前列腺素合成酶抑制药：该类药物通过抑制前列腺素合成酶的活性，减少前列腺素产生，防止过强子宫收缩和痉挛，从而减轻或消除痛经。常用的药物有布洛芬、酮洛芬、甲氯芬那酸、双氯芬酸、甲芬那酸、萘普生。月经来潮即开始服用，连服 2~3 日。②口服避孕药：有避孕要求的痛经妇女可使用口服避孕药，通过抑制排卵减少月经血前列腺素含量，减轻疼痛。

【常见护理诊断/问题】

（1）急性疼痛　与月经期子宫收缩，子宫肌组织缺血缺氧，刺激疼痛神经元有关。
（2）焦虑　与反复痛经造成的精神紧张有关。

【护理目标】

（1）病人的疼痛症状缓解。
（2）病人月经来潮前及月经期无焦虑感。

【护理措施】

（一）月经期保健教育工作

注意经期清洁卫生，经期禁止性生活，注意合理休息和充足睡眠，加强营养，加强经期保护。

（二）心理护理

关心并理解病人的不适和焦虑心理，阐明月经期可能有一些生理反应如小腹坠胀和轻度腰酸，不影响日常生活、学习和工作。讲解有关痛经的生理知识，疼痛不能忍受时提供非麻醉性镇痛治疗。

（三）缓解症状

腹部局部热敷和进食热的饮料如热汤或热茶，可缓解疼痛。若每一次经期习惯服用止痛药，则应防止成瘾，疼痛不能忍受时应遵医嘱服用麻醉药物减轻疼痛。增加病人的自我控制感，使身体放松，以解除痛经。

【护理评价】

(1)通过治疗和护理,病人是否疼痛症状减轻,并能够列举疼痛减轻的应对措施。

(2)通过治疗和护理,病人是否焦虑的行为表现和体征减少,在生理和心理上的舒适感增加。

第三节　绝经综合征

案例导入与工作任务

案例

张女士,49 岁,月经紊乱 1 年,伴烦躁、易激动,记忆力明显减退、失眠多梦。有时出现面部潮热,心悸,出汗,时有眩晕。她非常担心自己的身体,前来医院就诊。

工作任务

1. 对张女士进行护理评估,协助完成相关检查。

2. 对张女士进行绝经过渡期健康指导。

绝经综合征(menopause syndrome)指妇女绝经前后出现性激素波动或减少所致的一系列躯体及精神心理症状。我国城市妇女的平均绝经年龄为 49.5 岁,农村妇女为 47.5 岁。绝经(menopause)指月经完全停止 1 年以上。它是每一个妇女生命进程中必然发生的生理过程,绝经提示卵巢功能衰退,生殖功能终止。绝经分为自然绝经和人工绝经。自然绝经指卵巢内卵泡生理性耗竭所致的绝经;人工绝经指两侧卵巢经手术切除或放射线照射所致的绝经,人工绝经者更容易发生绝经综合征。

【知识链接】

绝经过渡期

绝经过渡期(menopausal transitional period)是从绝经前的生育期走向绝经的一段过渡时期,是从临床特征,内分泌学及生物学上开始出现绝经趋势(如月经周期紊乱等)直至最后 1 次月经的时期。绝经过渡期又分为绝经过渡期早期和绝经过渡期晚期。进入绝经过渡期早期的标志是 40 岁以上的妇女在 10 个月之内发生两次相邻月经周期长度的变化≥7 天,进入绝经过渡期晚期的标志是月经周期长度超过原月经周期 2 倍。

【内分泌变化】

绝经前后最明显变化是卵巢功能衰退,随后表现为下丘脑-垂体功能退化。

1. 雌激素　卵巢功能衰退的最早征象是卵泡对 FSH 敏感性降低,FSH 水平升高。绝经过渡早期雌激素水平波动很大,由于 FSH 升高对卵泡过度刺激引起雌二醇分泌过多,甚至可高于正常卵泡期水平,因此整个绝经过渡期雌激素水平并非逐渐下降,只是在卵泡完全停止生长发育后，雌激素水平才迅速下降。绝经后卵巢极少分泌雌激素，但妇女循环中仍有低水平雌激素，主要来自肾上腺皮质和来自卵巢的雄烯二酮经周围组织中芳香化酶转化的雌酮。因此，绝经后妇女循环中雌酮高于雌二醇。

2. 孕激素　绝经过渡期卵巢尚有排卵功能，仍有孕激素分泌。但因卵泡期延长，黄体功能不良，导致孕激素分泌减少。绝经后无孕激素分泌。

3. 雄激素　绝经后雄激素来源于卵巢间质细胞及肾上腺，总体雄激素水平下降。其中雄烯二酮主要来源于肾上腺，量约为绝经前的一半。卵巢主要产生睾酮，由于升高的 LH 对卵巢间质细胞的刺激增加，使睾酮水平较绝经前增高。

4. 促性腺激素　绝经过渡期 FSH 水平升高，呈波动型，LH 仍在正常范围内，FSH/LH 仍<1。绝经后雌激素水平降低，诱导下丘脑释放促性腺激素释放激素增加，刺激垂体释放更多的 FSH 和 LH，其中 FSH 升高较 LH 更显著，FSH/LH>1。卵泡闭锁导致雌激素和抑制素水平降低以及 FSH 水平升高，是绝经的主要信号。

5. 促性腺激素释放激素　绝经后 GnRH 分泌增加，并与 LH 相平衡。

6. 抑制素　绝经后妇女血抑制素水平下降，较雌二醇下降早且明显，可能成为反映卵巢功能衰退更敏感的指标。

【护理评估】

(一)健康史

了解绝经综合征症状出现的时间、持续时间、严重程度及治疗、疗效等信息；了解月经史、生育史；了解既往健康状况，排除肝病、高血压、糖尿病、冠心病、其他内分泌腺体等器质性疾病以及精神疾病。了解既往有无切除子宫、卵巢的手术，有无接受盆腔放疗等。注意收集乳腺癌、子宫内膜癌、动静脉血栓、骨折及骨质疏松等病史和家族史。

(二)身体评估

1. 近期症状

(1)月经紊乱：月经紊乱是绝经过渡期的常见症状，由于稀发排卵或无排卵，表现为月经周期不规则、经期持续时间长及经量增多或减少。此期出现的症状取决于卵巢功能状态的波动性变化。

> 考点：绝经综合征的临床表现

(2)血管舒缩症状：主要表现为潮热，为血管舒缩功能不稳定所致，是雌激素降低的特征性症状。其特点是反复出现短暂的面部和颈部及胸部皮肤阵阵发红，伴有轰热，继之出汗。一般持续 1~3 分钟。症状轻者每日发作数次，严重者十余次或更多，夜间或应激状态易促发。该症状可持续 1~2 年，有时长达 5 年或更长。潮热严重时可影响妇女的工作、生活和睡眠，是需要性激素治疗的主要原因。

(3)自主神经失调症状：常出现如心悸、眩晕、头痛、失眠、耳鸣等症状。

(4)精神神经症状：常表现为注意力不易集中，并且情绪波动大，如激动易怒、焦虑不安或情绪低落、抑郁、不能自我控制等，记忆力减退也较常见。

2. 远期症状

(1)泌尿生殖道症状：主要表现为泌尿生殖道萎缩症状，出现阴道干燥、性交困难及反复阴道感染，排尿困难、尿痛、尿急等反复发生的尿路感染。

(2)骨质疏松：绝经后妇女缺乏雌激素使骨质吸收增加，导致骨量快速丢失而出现骨质疏松。50 岁以上妇女半数以上会发生绝经后骨质疏松，一般发生在绝经后 5~10 年内，最常发生在椎体。

（3）阿尔茨海默病：绝经后期妇女比老年男性患病风险高，可能与绝经后内源性雌激素水平降低有关。

（4）心血管病变：绝经后妇女糖脂代谢异常增加，动脉硬化、冠心病的发病风险较绝经前明显增加，可能与雌激素低下有关。

3. 体征　盆腔检查生殖器官呈萎缩性改变，合并感染时阴道分泌物增加，有异味。

（三）心理-社会状况

女性进入围绝经期，工作、家庭、社会环境变化可以加重身体和心理负担，可能诱发和加重绝经综合征的症状。要注意评估近期出现的，引起病人不愉快、忧虑、多疑、孤独的生活事件，如子女长大离家自立、父母年老或去世、丈夫工作地位的改变、自己健康与容貌的改变、工作责任的加重等。注意排除有相关症状的精神疾病。

（四）辅助检查

1. 妇科检查　内、外生殖器呈现不同程度的萎缩性改变，如外阴萎缩，大、小阴唇变薄，皱襞减少；阴道萎缩，如合并感染，阴道分泌物增多，味臭；子宫颈及子宫萎缩变小，尿道口因萎缩而呈红色等。

2. 辅助检查　需注意除外相关症状的器质性病变及精神疾病。

（1）血清 FSH 值及雌二醇（E_2）值测定：检查血清 FSH 值及 E_2 值了解卵巢功能。绝经过渡期血清 FSH>10 U/L，提示卵巢储备功能下降。闭经、FSH>40 U/L 且 E_2<10~20 pg/mL，提示卵巢功能衰竭。

（2）氯米芬兴奋试验：月经第 5 日起口服氯米芬，每日 50 mg，共 5 日，停药第 1 日测血清 FSH>12 U/L，提示卵巢储备功能降低。

（五）治疗要点

缓解近期症状，早期发现，并有效预防骨质疏松症、动脉硬化等老年性疾病。

1. 一般治疗　通过心理疏导，使绝经过渡期妇女了解该阶段变化的生理过程，并以乐观的心态适应。必要时可用适量镇静药如艾司唑仑，以助睡眠。此外，可以服用谷维素，该药有助于调节自主神经功能。鼓励绝经过渡期妇女建立健康的生活方式，如坚持身体锻炼，健康饮食，增加日晒时间，摄入足量蛋白质及含钙丰富食物，预防骨质疏松。

2. 激素替代治疗（hormone replacement therapy，HRT）　HRT 是针对绝经相关健康问题而采取的一种医疗措施，可有效缓解绝经相关症状，并会带来长期的对骨骼、心血管系统和神经系统的保护作用。HRT 应在有适应证、无禁忌证的前提下，在治疗窗口期开始启动。

（1）适应证。

1）绝经相关症状：月经紊乱、潮热出汗、睡眠障碍、疲倦、情绪障碍如易激动、烦躁、焦虑、紧张或情绪低落等。

2）泌尿生殖道萎缩相关问题：阴道干涩、疼痛、排尿困难、性交痛、反复发作的阴道炎、反复泌尿系统感染、夜尿多、尿频和尿急。

3）低骨量及骨质疏松症：有骨质疏松症的危险因素（如低骨量）及绝经后骨质疏松症。

（2）禁忌证：已知或可疑妊娠、原因不明的阴道流血、已知或可疑患有乳腺癌、已知或可疑患有性激素依赖性恶性肿瘤、最近 6 个月内患有活动性静脉或动脉血栓栓塞性疾病、严重肝及肾功能障碍、血卟啉症、耳硬化症、脑膜瘤（禁用孕激素）等。

（3）慎用情况：是指绝经期女性有 HRT 的适应证，同时又合并某些性激素影响性疾病，是否可以启动 HRT，应当根据其具体病情来判定。慎用情况不是禁忌证，目前尚无充足的循证医学证据证实可用或禁用，在进一步观察和研究后或可获得充足证据，可能转化为 HRT 的非禁忌证或禁忌证。慎用情况包括：子宫肌瘤、子宫内膜异位症、子宫内膜增生史、尚未控制的糖尿病及严重高血压、有血栓形成倾向、胆囊疾病、癫痫、偏头痛、哮喘、高催乳素血症、系统性红斑狼疮、乳腺良性疾病、乳腺癌家族史，及已完全缓解的部分妇科恶性肿瘤，如宫颈鳞癌、子宫内膜癌、卵巢上皮性癌等。

（4）制剂及剂量选择：主要药物为雌激素可辅以孕激素。剂量和用药方案应个体化，以最小剂量且有效为佳。①雌激素制剂：原则上应选择天然制剂，如戊酸雌二醇、结合雌激素、17β-雌二醇。合成雌激素如尼尔雌醇。②组织选择性雌激素活性调节剂：根据靶组织不同，替勃龙在体内的 3 种代谢物分别表现出雌激素、孕激素及弱雄激素活性。③孕激素制剂：常用醋酸甲羟孕酮。近年来倾向于选用天然孕激素制剂，如微粒化黄体酮胶丸和黄体酮胶丸，或接近天然的孕激素，如地屈孕酮。

（5）用药途径及方案。

1）口服：是 HRT 时最常规应用的给药途径，主要优点是血药浓度稳定，但对肝脏有一定损害，还可刺激产生肾素底物及凝血因子。用药方案有：①单用雌激素。适用于已切除子宫的妇女。②雌、孕激素联合。适用于有完整子宫的妇女，包括序贯用药和联合用药。两种用药又分周期性和连续性，前者每周期停用激素 5~7 日，有周期性出血，也称为预期计划性出血，适用于年龄较轻、绝经早期或愿意有月经样定期出血的妇女；后者连续性用药，避免周期性出血，适用于年龄较大或不愿意有月经样出血的绝经后期妇女。

2）胃肠道外途径：能缓解潮热，防止骨质疏松，能避免肝脏首过效应，对血脂影响较小。①经阴道给药：常用药物有雌三醇（E_3）栓和（E_2）阴道环及结合雌激素霜。主要用于治疗下泌尿生殖道局部低雌激素症状。②经皮肤给药：包括皮肤贴膜及涂胶，主要药物为17β-雌二醇。

（6）用药剂量与时间：HRT 需个体化用药，应在综合考虑绝经期具体症状、治疗目的和危险性的前提下，选择能达到治疗目的的最低有效剂量。在卵巢功能开始减退并出现相关绝经症状后即开始给予 HRT，可达到最大的治疗益处。至少每年进行 1 次个体化危险/受益评估，明确受益大于风险方可继续应用。停止雌激素治疗时，一般主张应缓慢减量或间歇用药，逐步停药，防止症状复发。

（7）不良反应及危险性：应注意观察服用性激素的不良反应，如雌激素剂量过大可引起乳房胀、白带多、头痛、水肿、色素沉着等，应酌情减量，或改用雌三醇。孕激素的不良反应包括抑郁、易怒、乳房痛和水肿，病人常不易耐受。使用雄激素有发生高血脂、动脉粥样硬化、血栓栓塞性疾病危险，大量应用出现体重增加、多毛及痤疮，口服可影响肝功能。长期 HRT 可增加病人异常子宫出血、子宫内膜癌、卵巢癌、乳腺癌的发病风险，应定期体检，予以防治。对于有血栓疾病者尽量选择经皮给药。

3. 非激素类药物　如选择性 5-羟色胺再摄取抑制药，如盐酸帕罗西汀，可有效改善血管舒缩症状及精神神经症状。钙剂，如氨基酸螯合钙胶囊，可减缓骨质丢失。维生素 D，适用于围绝经期妇女缺少户外活动者，与钙剂合用有利于钙的完全吸收。

【常见护理诊断/问题】

(1)焦虑 与绝经过渡期内分泌改变、家庭和社会环境改变、个性特点、精神因素等有关。

(2)知识缺乏：缺乏绝经期生理心理变化知识及应对技巧知识。

【护理目标】

(1)病人能够描述自己的焦虑心态和应对方法。

(2)病人能够正确描述绝经期生理心理变化。

【护理措施】

(一)一般护理

帮助病人选择既有营养又符合饮食习惯的食物，以保证足够的营养。可以多吃奶制品，补钙；多吃豆制品，因为大豆中含有类雌激素物质。鼓励病人加强体育锻炼，保持一定运动量，如散步、打太极拳、骑自行车等，增强体质，鼓励病人增加社交和脑力活动，以促进正性心态。帮助病人建立适应绝经过渡期生理、心理变化的新生活形态，使其安全度过绝经过渡期。

(二)用药指导

帮助病人了解用药目的、适应证、禁忌证、药物剂量、用药时可能出现的反应等，督促长期使用性激素者接受定期随访。开始 HRT 后，与用药后 1 个月和 3 个月复诊，主要了解 HRT 的疗效，包括用药反应、阴道出血、乳房胀痛、消化道症状，并根据情况调整用药。用药后半年、1 年，再次复诊，内容同前。如需长期 HRT，以后每年至少复诊 1 次，内容包括：①体格检查，如血压、体重、身高、乳腺及妇科检查等。②辅助检查，如盆腔 B 超、血糖、血脂及肝肾功能检查，乳腺 B 超或钼靶照相。每 3~5 年一次骨密度测定。根据病人情况，可酌情调整检查频率。

(三)心理护理

与病人建立良好的相互信任的关系，认真倾听，让病人表达自己的困惑和忧虑，帮助病人及其家属了解绝经过渡期的生理和心理变化，以减轻病人焦虑和恐惧的心理，并争取家人的理解和配合，护患双方相互配合，达到缓解病人症状的目的。

(四)健康指导

介绍绝经前后减轻症状的方法，以及预防绝经期综合征的措施。如适当地摄取钙和维生素 D，将减少因雌激素降低所致骨质疏松；规律的运动可以促进血液循环，维持肌肉良好的张力，延缓老化的速度，还可以刺激骨细胞的活动，延缓骨质疏松症的发生；正确对待性生活等。设立"妇女围绝经期门诊"，提供系统的绝经过渡期护理咨询、指导和知识教育。

【护理评价】

(1)通过治疗和护理，病人是否认识到绝经是女性正常生理过程，能以乐观、积极的态度对待自己，与家人、亲戚、朋友关系融洽，互相理解。

(2)通过治疗和护理，病人是否了解激素替代疗法的利弊。

（熊婧云）

第十六章

妊娠滋养细胞疾病病人的护理

学习目标

知识目标：

1. 掌握葡萄胎、侵蚀性葡萄胎、绒毛膜癌病人的护理诊断、护理评估和护理措施。

2. 熟悉葡萄胎、侵蚀性葡萄胎及绒毛膜癌的概念和临床表现。

3. 了解滋养细胞疾病的分类、病因病理及区别。

能力目标：

1. 能为葡萄胎术后病人介绍随访计划及内容。

2. 运用所学知识为妊娠滋养细胞肿瘤病人制订护理计划、提供护理措施并进行有效的健康宣教。

素质目标：

1. 具备关爱病人，尊重病人，有较强的责任心、同理心，善于沟通交流，能为病人进行有效的心理指导和人文关怀，树立以人为本的职业理念。

2. 操作时细心、耐心，动作轻柔，在工作中能够做到病人防护和自我防护。

妊娠滋养细胞疾病（gestational trophoblastic disease，GTD）是一组来源于胎盘滋养细胞的疾病。根据组织学特征可分为：①妊娠滋养细胞肿瘤，包括绒毛膜癌（简称绒癌）、胎盘部位滋养细胞肿瘤及上皮样滋养细胞肿瘤；②葡萄胎妊娠，包括完全性葡萄胎、部分性葡萄胎和侵蚀性葡萄胎；③非肿瘤病变，包括超常胎盘部位反应和胎盘部位结节；④异常（非葡萄胎）绒毛病变。本章主要讨论临床上较为常见的葡萄胎、侵蚀性葡萄胎和绒毛膜癌。其中侵蚀性葡萄胎和绒毛膜癌合称为滋养细胞肿瘤。

第一节　葡萄胎

案例导入与工作任务

案例

许女士，27 岁，因"停经 12 周，不规则阴道流血 1 周"入院。早孕反应较为明显，有恶心、呕吐症状。病人阴道流血量时多时少，可见水泡样分泌物排出。检查：腹软，未触及胎体，宫高近平脐。嘱立即住院。

工作任务

1. 该病人最可能的诊断是什么？
2. 该病人的主要治疗原则是什么？

葡萄胎是妊娠后胎盘绒毛滋养细胞增生、间质水肿变性，形成大小不一的水泡，水泡间借蒂相连成串，形如葡萄而得名，也称水泡状胎块，是一种滋养细胞的良性病变，可分为完全性葡萄胎和部分性葡萄胎两类。完全性葡萄胎表现为宫腔内充满水泡状组织，没有胎儿及其附属物。

【病因】

完全性葡萄胎的相关因素包括地域差异、年龄、营养状况、社会经济因素等多种因素，还包括既往葡萄胎史、流产和不孕等因素。部分性葡萄胎发病可能相关的因素有口服避孕药和不规则月经等，但与饮食因素及母亲年龄无关。

【病理】

完全性葡萄胎检查水泡状物形如成串的葡萄，大小自直径数毫米至数厘米不等，其间由纤细的纤维素相连，常混有血块及蜕膜碎片。水泡状物占满整个宫腔，无胎儿及其附属物或胎儿痕迹。镜下为弥漫性滋养细胞增生，绒毛间质水肿呈水泡样，间质血管消失或极稀少。部分性葡萄胎仅部分绒毛变为水泡，常合并胚胎或胎儿组织，胎儿多已死亡，合并足月儿极少，且常伴发育迟缓或多发性畸形。镜下见部分绒毛水肿，绒毛大小及水肿程度明显不一，绒毛呈显著的扇贝样轮廓，局限性滋养细胞增生，间质内可见滋养细胞包涵体。

【护理评估】

(一)健康史

了解病人的月经史、生育史，有无滋养细胞疾病史及家族史；询问本次早孕反应出现的时间和程度，有无阴道流血和水泡样物质流出。

(二)身体状况

1. 完全性葡萄胎　典型症状如下。

(1)停经后阴道流血：为最常见的症状。一般在停经 8～12 周开始出现不规则阴道流血，量多少不等，若母体大血管破裂可造成大量出血，导致休克甚至死亡，有时在血中可发现水泡状物。若出血时间长又未及时治疗，可导致贫血和感染。

(2)子宫异常增大、变软：半数以上病人的子宫大于停经月份，质地极软，并伴血清绒毛膜促性腺激素(hCG)水平异常升高，其原因为葡萄胎迅速增长及宫腔内积血所约1/3病人的子宫大小与停经月份相符，子宫小于停经月份的只占少数，其原因可能与水泡退行性变有关。

(3)妊娠呕吐：多发生于子宫异常增大和hCG水平异常升高者，出现时间较正常妊娠早，症状严重且持续时间长。发生严重呕吐未及时纠正者可导致水电解质紊乱。

(4)子痫前期征象：多发生于子宫异常增大者，可在妊娠24周前出现高血压、蛋白尿和水肿，而且症状严重，但子痫罕见。

(5)卵巢黄素化囊肿：大量hCG刺激卵巢卵泡内膜细胞发生黄素化而形成囊肿，常为双侧性，也可单侧，大小不等，囊壁薄，表面光滑。黄素化囊肿一般无症状，偶可发生扭转，引起腹痛。黄素化囊肿常在葡萄胎清宫后2~4个月自行消退。

> 考点：葡萄胎的临床表现

(6)腹痛：葡萄胎增长迅速和子宫过度快速扩张所致，表现为阵发性下腹痛，常发生在阴道流血前，一般不剧烈，可忍受。如黄素化囊肿扭转或破裂时则可出现急腹痛。

(7)甲状腺功能亢进征象：表现为心动过速、皮肤潮湿和震颤，但突眼少见。

2.部分性葡萄胎　也常表现为停经后阴道流血，有时与不全流产或过期流产过程相似，其他症状较少，程度也比完全性葡萄胎轻。

(三)心理-社会状况

一旦确诊，病人及家属可能会担心其安全、是否需进一步治疗、此次妊娠对今后生育的影响，并表现出对清宫手术的恐惧。对妊娠滋养细胞疾病知识的缺乏及预后的不确定性会增加病人的焦虑情绪。

(四)辅助检查

1.超声检查　B超是常用的辅助检查。完全性葡萄胎的典型超声图像表现为子宫大于相应孕周，无妊娠囊或胎心搏动，宫腔内充满不均质密集状或短条状回声，呈"落雪状"，若水泡较大形成大小不等的回声区，则呈"蜂窝状"。常可测到一侧或双侧卵巢囊肿。部分性葡萄胎宫腔内见水泡状胎块引起的超声图像改变，有时可见胎儿或羊膜腔，胎儿常合并畸形。

2.人绒毛膜促性腺激素(hCG)测定　血清hCG测定是诊断葡萄胎的另一项重要辅助检查。病人的血hCG明显高于正常孕周相应值且持续不降或超出正常妊娠水平。

3.其他检查　DNA倍体分析、母源表达印迹基因检测、胸部X线片等。

(五)治疗要点

1.清宫　葡萄胎一经确诊，应及时清宫。

2.预防性化疗　不常规推荐，仅适用于有高危因素和随访困难的完全性葡萄胎病人。

3.子宫切除　单纯子宫切除术不能预防葡萄胎发生子宫外转移，所以极少应用，除非病人合并其他需要切除子宫的指征，手术后仍需随访。

【常见护理诊断/问题】

(1)有感染的危险　与阴道流血有关。

（2）焦虑　与担心清宫手术及预后有关。

（3）知识缺乏：缺乏疾病治疗及随访的相关知识。

【护理目标】

（1）病人住院期间未发生感染。

（2）病人能掌握减轻焦虑的技能，积极配合清宫手术。

（3）病人能陈述清宫及随访的重要性和具体方法。

【护理措施】

（一）严密观察病情

观察和评估腹痛及阴道流血情况，流血过多时，密切观察血压、脉搏、呼吸等生命体征。观察每次阴道排出物，一旦发现有水泡状组织要送病理检查，并保留会阴垫，以评估出血量及流出物的性质。

（二）术前准备及术中护理

清宫前首先完成全身检查，注意有无休克、子痫前期、甲状腺功能亢进及贫血表现，遵医嘱对症处理，稳定病情。做好细菌培养，以便一旦发生感染可以选择有效抗生素。术前嘱病人排空膀胱，配血，建立有效的静脉通道，准备好催产素、抢救药品及物品，以防大出血造成的休克。术中严密观察血压、脉搏、呼吸，有无休克征象，注意观察有无羊水栓塞的表现如呼吸困难、咳嗽等。术后注意观察阴道出血及腹痛情况；由于组织学诊断是葡萄胎的最重要和最终的诊断方法，所以每次刮宫的刮出物必须送组织学检查；对合并子痫前期者做好相应的治疗配合及护理。

（三）心理护理

详细评估病人对疾病的心理承受能力，鼓励病人表达不能得到良好妊娠结局的悲伤，对疾病、治疗手段的认识，确定其主要的心理问题。向病人及家属讲解有关葡萄胎的疾病知识，说明尽快清宫手术的必要性，让病人以较平静的心理接受手术。

（四）健康教育

让病人和家属了解坚持正规的治疗和随访是根治葡萄胎的基础，懂得监测 hCG 的意义。饮食中缺乏维生素 A 和动物脂肪者发生完全性葡萄胎的概率明显增高，因此，指导病人摄取富含维生素 A、易消化饮食；适当活动，保证充足的睡眠时间和质量，以提高机体的免疫

> 考点：葡萄胎病人的随访

功能；保持外阴清洁和室内空气清新，每次刮宫手术后禁止性生活及盆浴 1 个月以防感染。

（五）随访指导

葡萄胎病人清宫后必须定期随访，可早期发现妊娠滋养细胞肿瘤并及时处理。随访内容包括：①血清 hCG 定量测定，葡萄胎清宫后，每周随访一次，直至连续 3 次阴性，以后每个月一次共 6 个月，然后再每 2 个月一次共 6 个月，自第一次阴性后共计 1 年；②询问病史，应注意月经是否规则，有无阴道异常流血，有无咳嗽、咯血及其他转移灶症状；③妇科检查，必要时行盆腔 B 超、胸部 X 线摄片或 CT 检查等。

（六）避孕指导

葡萄胎病人随访期间应避孕。由于葡萄胎后滋养细胞肿瘤极少发生在 hCG 自然下降至正常以后，故葡萄胎后 6 个月，若 hCG 已降至阴性，可以妊娠。避孕方法可选用避孕套或口服避孕药，一般不选用宫内节育器，以免发生子宫穿孔或混淆子宫出血的原因。若再次妊娠，应在早孕期间做 B 超和 hCG 测定，以明确是否正常妊娠，产后也需随访 hCG 至正常。

【护理评价】

（1）通过治疗和护理，病人是否住院期间未发生感染。

（2）通过治疗和护理，病人是否情绪稳定，焦虑减轻，治愈疾病的信心增加。

（3）通过治疗和护理，病人是否理解清宫手术及随访的重要性，配合治疗，并正确地参与随访全过程。

第二节　妊娠滋养细胞肿瘤

案例导入与工作任务

案例

孙女士，28 岁，葡萄胎刮宫术后 4 个月，出现咳嗽、咳痰、痰中带血半月，同时伴有不规则阴道流血。经查血 hCG 明显升高，影像学显示双肺片状阴影。

工作任务

1. 该病人的诊断是什么？

2. 对该女士进行护理评估，应采取哪些护理措施？

妊娠滋养细胞肿瘤 60%继发于葡萄胎，30%继发于流产，10%继发于足月妊娠或异位妊娠。其中，侵蚀性葡萄胎全部继发于葡萄胎妊娠，绒癌可继发于葡萄胎妊娠，也可继发于流产、足月妊娠、异位妊娠。侵蚀性葡萄胎恶性程度低于绒癌，预后较好。绒癌恶性程度高。

【病理】

（一）侵蚀性葡萄胎

大体检查可见子宫肌壁内有大小不等、深浅不一的水泡状组织。当侵蚀病灶接近子宫浆膜层时，子宫表面可见紫蓝色结节，侵蚀较深时可穿透子宫浆膜层或阔韧带。镜下可见侵入子宫肌层的水泡状组织的形态与葡萄胎相似，可见绒毛结构及滋养细胞增生和分化不良，绒毛结构也可退化仅见绒毛阴影。

（二）绒毛膜癌

肿瘤常位于子宫肌层内，也可突入宫腔或穿破浆膜，单个或多个，无固定形态，与周围组织分界清，质地软而脆，剖视可见癌组织呈暗红色，常伴出血、坏死及感染。镜下表现为滋养细胞不形成绒毛或水泡状结构，极度不规则增生，排列紊乱，广泛侵入子宫肌层及血管，周围大片出血、坏死。肿瘤不含间质和自身血管，瘤细胞靠侵蚀母体血管获取营养。

【护理评估】

(一)健康史

采集既往史和家族史，包括滋养细胞疾病史、药物使用史及药物过敏史；若既往曾患葡萄胎，应详细了解第一次清宫的时间、水泡大小、吸出组织物的量等；以后清宫次数及清宫后阴道流血的量、质、时间，子宫复旧情况；收集血 hCG 随访的资料、胸部 X 线检查结果。采集阴道不规则流血的病史，有无生殖道、肺部、脑等转移的相应症状，是否化疗过及化疗的时间、药物、剂量、疗效及用药后机体的反应情况。

(二)身体状况

1. **无转移滋养细胞肿瘤**　多数继发于葡萄胎妊娠后。

(1)阴道流血：葡萄胎清除后、流产或足月产后出现持续不规则阴道流血，量多少不等，也可表现为一段时间的正常月经后再停经，然后又出现阴道流血。长期流血者可致继发贫血。

(2)子宫复旧不全或不均匀增大：葡萄胎排空后 4~6 周子宫未恢复正常大小，质软，也可因子宫肌层内病灶部位和大小的影响而表现为子宫不均匀性增大。

(3)卵巢黄素化囊肿：由于 hCG 持续作用，在葡萄胎排空、流产或足月产后，卵巢黄素化囊肿可持续存在。

(4)腹痛：一般无腹痛，若肿瘤组织穿破子宫，可引起急性腹痛和腹腔内出血症状。黄素化囊肿发生扭转或破裂时也可出现急性腹痛。

(5)假孕症状：由于肿瘤分泌 hCG 及雌、孕激素的作用，表现为乳房增大，乳头、乳晕着色，甚至有初乳样分泌，外阴、阴道、宫颈着色，生殖道质地变软。

2. **转移性妊娠滋养细胞肿瘤**　更多见于非葡萄胎妊娠后，或为经组织学证实的绒毛膜癌。主要经血行播散，转移发生较早而且广泛。最常见的转移部位是肺(80%)，其次是阴道、盆腔、肝、脑等。由于滋养细胞的生长特点之一是破坏血管，所以各转移部位症状的共同特点是局部出血。转移性滋养细胞肿瘤可以同时出现原发灶和继发灶症状，但也有不少病人原发灶消失而转移灶发展，仅表现为转移灶症状，容易造成误诊。

(1)肺转移：常见症状为咳嗽、血痰或反复咯血、胸痛及呼吸困难。常急性发作，少数情况下，可因肺动脉滋养细胞瘤栓形成造成急性肺梗死，出现肺动脉高压、急性肺功能衰竭及右心衰。若转移灶较小，病人也可无任何症状。

(2)阴道转移：转移灶常位于阴道前壁及穹隆。局部表现紫蓝色结节，破溃后引起不规则阴道流血，甚至大出血。

(3)肝转移：预后不良，多同时伴有肺转移，表现为右上腹部或肝区疼痛、黄疸，若病灶穿破肝包膜可出现腹腔内出血，导致死亡。

(4)脑转移：预后凶险，为主要死亡原因。按病情进展可分为三期：①瘤栓期：表现为一过性脑缺血症状，如暂时性失语、失明、突然跌倒等；②脑瘤期：瘤组织增生侵入脑组织形成脑瘤，表现为头痛、喷射性呕吐、偏瘫、抽搐直至昏迷；③脑疝期：瘤组织增大及周围组织出血、水肿，表现为颅内压升高，脑疝形成压迫生命中枢而死亡。

(5)其他转移：包括脾、肾、膀胱、消化道、骨等，症状视转移部位而异。

(6)侵蚀性葡萄胎和绒毛膜癌的鉴别（表16-1）。

表16-1　侵蚀性葡萄胎和绒毛膜的鉴别

项目	侵蚀性葡萄胎	绒毛膜癌
病史	仅发生在葡萄胎后	可继发于葡萄胎、流产、足月妊娠或异位妊娠之后
病理检查	有绒毛结构	无绒毛结构
恶性程度	低	高

(三)心理-社会状况

由于不规则阴道流血，病人会有不适感、恐惧感，若出现转移症状，病人和家属会担心疾病的预后，害怕化疗药物的不良反应，对治疗和生活失去信心。有些病人会感到悲哀、情绪低落，不能接受现实，或因需要多次化疗而发生经济困难，表现出焦虑不安。若需要手术，生育过的病人可因为要切除子宫而担心女性特征的改变；未生育过的病人则因为生育无望而产生绝望，迫切希望得到丈夫及家人的理解、帮助。

(四)辅助检查

1. 血清 hCG 测定　对于葡萄胎后滋养细胞肿瘤，凡符合下列标准中的任何一项且排除妊娠物残留或再次妊娠即可诊断：血 hCG 测定 4 次呈平台状态(±10%)，并持续 3 周或更长时间；血 hCG 水平连续上升达(>10%)3 次，并至少持续 2 周或更长时间；血 hCG 水平持续异常达 6 个月或更长。非葡萄胎妊娠后滋养细胞肿瘤的诊断标准：足月产、流产和异位妊娠后 hCG 多在 4 周左右转为阴性，若超过 4 周血清 hCG 仍持续高水平，或一度下降后又上升，在除外妊娠物残留或再次妊娠后可做出诊断。

2. 影像学检查　B 超是诊断子宫原发病灶最常用的方法。胸部 X 线摄片是诊断肺转移的重要检查方法。肺转移的最初 X 线征象为肺纹理增粗，以后发展为片状或小结节阴影，典型表现为棉球状或团块状阴影。CT 主要用于发现肺部较小病灶和肝、脑部位转移灶。核磁共振主要用于脑和盆腔病灶诊断。

3. 组织学诊断　组织学检查对滋养细胞肿瘤的诊断不是必需的，但有组织学证据时应根据组织学做出诊断。

(五)治疗要点

处理原则是以化疗为主，手术和放疗为辅的综合治疗。治疗方案的选择根据 FIGO 分期及预后评分、年龄、对生育的要求和经济情况综合考虑，实施分层或个体化治疗。

(1)化疗：常用一线化疗药物有甲氨蝶呤(MTX)、放线菌素 D(Act-D)、环磷酰胺(CTX)、长春新碱(VCR)、依托泊苷(VP-16)等。化疗方案的选择原则为低危病人可选择单药化疗，高危病人选择药物联合化疗。

(2)手术：对控制大出血等各种并发症、切除耐药病灶、减少肿瘤负荷和缩短化疗疗程方面有一定的作用。

(3)放射治疗：应用较少，主要用于肝、脑转移和肺部耐药病灶的治疗。

【常见护理诊断/问题】

(1)自我认同角色紊乱　与较长时间住院和接受化疗有关。
(2)潜在并发症：肺转移、阴道转移、脑转移。

【护理目标】

(1)病人能适应角色改变。
(2)病人住院期未发生或及时被发现有转移征象。

【护理措施】

(一)心理护理

评估病人及家属对疾病的心理反应，让病人宣泄痛苦心理及失落感；对住院者做好环境、病友及医护人员的介绍，减轻病人的陌生感；向病人提供有关化学药物治疗及其护理的信息，以减少恐惧及无助感；帮助病人分析可利用的支持系统，纠正消极的应对方式；详细解释病人所担心的各种疑虑，减轻病人的心理压力，帮助病人和家属树立战胜疾病的信心。

(二)严密观察病情

严密观察病人腹痛及阴道流血情况，准确记录出血量，出血多时除密切观察病人的血压、脉搏、呼吸外，配合医生做好抢救工作，及时做好手术准备。动态观察并记录血 β-hCG 的变化情况，识别转移灶症状，发现异常立即通知医生并配合处理。

(三)做好治疗配合

接受化疗者按妇产科化疗病人的护理实施护理，手术治疗者按妇科手术病人的护理实施护理。

(四)有转移灶者，提供对症护理

1. 阴道转移病人的护理　禁止做不必要的阴道检查和阴道窥器检查，尽量卧床休息，密切观察阴道转移灶有无破溃出血。配血备用，准备好各种抢救器械和物品(如输血、输液用物、无菌纱条、止血药物、照明灯及氧气等)。若发生破溃大出血时，应立即通知医生并配合抢救，用无菌纱条填塞阴道压迫止血。保持外阴清洁，严密观察阴道出血情况及生命体征，同时观察有无感染及休克。填塞的纱条必须于 24~48 小时内如数取出，取出时必须做好输液、输血及抢救的准备。若出血未止，可用无菌纱条重新填塞，记录取出和再次填入纱条数量，给予输血、输液。按医嘱用抗生素预防感染。

2. 肺转移病人的护理　卧床休息，有呼吸困难者给予半卧位并吸氧。按医嘱给予镇静药及化疗药物。大量咯血时有窒息、休克甚至死亡的危险，应立即让病人取患侧卧位并保持呼吸道的通畅，轻轻叩击背部，排出积血。同时迅速通知医生，配合医生进行止血抗休克治疗。

3. 脑转移病人的护理　让病人尽量卧床休息，起床时应有人陪伴，以防瘤栓期的一过性症状发生时造成意外损伤。观察颅内压增高的症状，记录出入量，观察有无电解质紊乱的症状，一旦发现异常情况立即通知医生并配合处理。按医嘱给予静脉补液，给予止血剂、脱水剂、吸氧、化疗等，严格控制补液总量和补液速度，防止颅内压升高。采取必要的护理措施预防跌倒、咬伤、吸入性肺炎、角膜炎、压疮等发生。做好 hCG 测定、腰穿等项目的检查配合。昏迷、偏瘫者按相应的护理常规实施护理，提供舒适环境，预防并发症的发生。

(五)健康教育

鼓励病人进食，向其推荐高蛋白、高维生素、易消化的饮食，以增强机体的抵抗力。注意休息，不过分劳累，有转移灶症状出现时应卧床休息，待病情缓解后再适当活动。注意保持外阴清洁，防止感染，节制性生活，做好避孕指导。出院后严密随访，警惕复发。第一次在出院后 3 个月，然后每 6 个月 1 次至 3 年，此后每年 1 次至 5 年。随访内容同葡萄胎。随访期间需严格避孕，应于化疗停止 12 个月方可妊娠。

> 考点：妊娠滋养细胞疾病病人的随访

【护理评价】

(1)通过治疗和护理，病人是否理解并信任所采取的治疗方案和护理措施，诊治过程中表现出积极的行为。

(2)通过治疗和护理，病人是否及时被发现有肺转移、阴道转移或脑转移征象，并进行相应的诊治与护理。

（唐雯颖　曲晓玲）

第十七章
妇科其他疾病病人的护理

学习目标

知识目标：

1. 掌握子宫内膜异位症和子宫脱垂的护理评估及护理措施。
2. 熟悉不孕症、子宫内膜异位症及子宫脱垂的定义及病因。
3. 了解不孕症的检查方法。
4. 学会子宫内膜异位症、子宫脱垂的病情观察和医护配合。

能力目标：运用所学知识对不孕症病人、子宫内膜异位症病人、子宫脱垂病人进行护理评估、护理及健康教育。

素质目标：

1. 具有较强的责任心，关注妇科疾病对病人的身心影响。
2. 对待病人热情、耐心，能够与其进行良好沟通。

第一节　子宫内膜异位症

案例导入与工作任务

案例

沈女士，28岁，已婚未育，近年来常有痛经症状，并进行性加重。疼痛部位多在下腹部和腰骶部，常于月经开始时疼痛，持续至月经结束。经检查子宫后倾固定，可触及与子宫相连的不活动囊性偏实性包块。

工作任务

1. 该病人患有什么疾病？应做什么辅助检查？
2. 如何对病人进行护理和评估？

子宫膜异位性疾病包括子宫内膜异位症和子宫腺肌病，两者均为具有生长功能的子宫内膜异位所致，常可并存。当子宫内膜腺体和间质出现在子宫体以外的部位时，称为子宫内膜异位症（endometriosis，EMT），简称内异症。当子宫内膜腺体和间质侵入子宫肌层时，称子宫腺肌病（adenomyosis）。两者的发病机制和组织发生不尽相同，临床表现也有差异，可看成两种不同疾病，但在护理上差异不大。

【病因】

子宫内膜异位的病因及发病机制至今尚未完全阐明，目前主要有下列学说：

1. 种植学说　是目前较为公认的重要学说，该学说认为经血中所含的子宫内膜细胞可经血逆流：进入盆腔，种植于卵巢和邻近的盆腔腹膜，并在此处继续生长和蔓延，形成盆腔子宫内膜异位症。

2. 体腔上皮化生学说　该学说认为盆腔腹膜或卵巢表面上皮都是由具有高度化生潜能的体腔：上皮分化而来的，在炎症或卵巢激素的持续刺激下，均可被激活转化为子宫内膜样组织而形成子宫内膜异位症。

3. 诱导学说　诱导形成子宫内膜异位症的理论认为，种植的内膜释放某种未知物质，诱导未分化的间充质形成子宫内膜异位组织。虽然有关子宫内膜异位症发病机制的学说甚多，但仍无一种可以解释全部子宫内膜异位症的发病，不同部位的子宫内膜异位症可能有不同的发病机制。子宫腺肌病病人部分子宫肌层中的内膜病灶与宫腔内膜直接相连，故认为内异灶由基底层子宫内膜侵入肌层生长所致。多次妊娠和分娩、人工流产、慢性子宫内膜炎等造成子宫内膜基底层损伤，与腺肌病发病密切相关。腺肌病常合并子宫肌瘤和子宫内膜增生，提示高水平雌孕激素刺激，也可能是促进内膜向肌层生长的原因之一。

【病理】

子宫内膜异位症的基本病理变化为异位种植的子宫内膜在卵巢激素作用下发生周期性出血，病灶局部反复出血和缓慢吸收导致周围组织增生、粘连，在病变部位形成紫褐色斑点或小疱，最后发展成为大小不等的实质性瘢痕结节或形成囊肿。发生在卵巢者，形成卵巢子宫内膜异位囊肿，囊肿内含暗褐色、似巧克力的糊状陈旧性血液，故又称为卵巢巧克力囊肿。少数病灶在肌层呈局限性生长形成结节或团块，似肌壁间肌瘤，称为子宫腺肌瘤（adenomyoma）。

【护理评估】

（一）健康史

询问病人的年龄、月经史、孕产史、家族史及手术史，了解痛经开始的时间、程度和持续时间，了解有无剖宫产、流产、多次妊娠分娩史，评估是否有阴道闭锁、宫颈狭窄等引起经血潴留的因素。

（二）身体状况

1. 症状

（1）痛经和下腹痛：疼痛是内异症的主要症状，其特点为继发性痛经且进行性加重。疼痛的部位多为下腹、腰腹部，并可向会阴、肛门、大腿放射。疼痛常于月经来潮时出现并持续至整个月经期。

（2）不孕：约40%的子宫内膜异位症病人合并有不孕。

（3）月经失调：有 15%~30% 的病人有经量增多、经期延长、月经淋漓不尽或经前期点滴出血。

（4）其他：盆腔外任何部分有异位内膜种植生长时，均可在局部出现周期性疼痛、出血和肿块，并出现相应的症状。子宫腺肌病主要症状是经量过多、经期延长和逐渐加重的进行性痛经。疼痛位于下腹正中，常于经前一周开始，直至月经结束。有 35% 的病人无典型症状。

> 考点：子宫内膜异位症的症状

2. 体征　典型的盆腔子宫内膜异位症病人在进行妇科检查时，可发现子宫多后倾固定，直肠子宫陷凹或宫骶韧带等部位可扪及触痛性结节，附件处可触及与子宫相连的不活动囊性偏实性包块，有轻压痛。子宫腺肌病时子宫均匀增大或有局限性结节隆起，质硬有压痛，经期明显。

（三）心理-社会状况

由于进行性加重的痛经，常影响病人的工作、学习与生活，病人容易出现焦虑、恐惧与不安，迫切需要咨询指导。

（四）辅助检查

1. 腹腔镜检查　腹腔镜检查是目前国际公认的诊断子宫内膜异位症的最佳方法，特别是对不明原因不育或腹痛者更是首选。在腹腔镜下可直视病灶并对可疑病变进行活检予以确诊。

2. B 超检查　B 超检查是辅助检查子宫内膜异位症的有效方法。主要诊断卵巢内膜异位囊肿，可确定异位囊肿位置、大小和形状。

3. CA125 测定　中、重度子宫内膜异位症病人血清 CA125 值可能升高，但变化范围较大，其诊断的特异性和敏感性均较低。用于动态监测异位内膜病变活动情况，有助于评价疗效、追踪随访。

（五）治疗要点

1. 非手术治疗　适用于症状轻、年轻有生育要求者。

（1）随访观察：症状轻者可定期随访，必要时用镇痛剂缓解疼痛。希望生育者鼓励其尽早受孕，在妊娠期间病变异位内膜组织多坏死、萎缩，分娩后症状可能缓解或消失。

（2）药物治疗：包括对症治疗和激素疗法。对症治疗是使用非甾体抗炎药缓解疼痛。激素疗法通过抑制卵巢功能，从而使子宫内膜萎缩、减少粘连形成，一般需连续用药 6 个月。常用药物有孕三烯酮和达那唑。

2. 手术治疗

（1）适于药物治疗后症状不缓解、局部病变加剧、较大的卵巢内膜异位囊肿者。

（2）腹腔镜是首选的手术方法。

（3）有生育要求者只行病灶切除保留生育功能，无生育要求的年轻病人采用保留卵巢功能的手术，年长病人考虑根治性手术。

【常见护理诊断/问题】

（1）疼痛　与子宫内膜异位有关。

（2）焦虑　与长期疼痛影响正常生活及不能预料治疗效果有关。

【护理目标】

(1)病人能应用减轻疼痛的方法。

(2)病人能表达焦虑原因,并能有效应对。

【护理措施】

(一)一般护理

规律生活,心情舒畅,保持充足睡眠,合理饮食,经期避免生冷辛辣等刺激性食物。月经期注意休息,避免剧烈运动和过度劳累。

(二)治疗配合

向病人介绍疾病的特点、治疗方法及注意事项,取得病人对治疗方案的理解和配合;药物治疗的主要目的是缓解症状,延缓复发。指导病人正确面对药物治疗的效果,对复发有一定的心理准备;遵医嘱用药,观察药物的效果和不良反应,不可随意停药,应定期随访;对手术治疗者,做好术前、术后的护理。

(三)心理护理

耐心倾听病人对疾病的认识和理解,引导病人表达真实感受,对病人进行心理疏导,缓解病人焦虑和恐惧。除根治性手术外,其复发率较高。在治疗和随访的过程中需观察病人及其家庭的心理反应和应激状况。根据病人及其家庭的需求,个性化地制订治疗和护理方案。

(四)健康指导

1.防止经血逆流　月经期注意休息,避免吃生冷食物。及时治疗容易引发经血逆流的疾病,如先天性生殖道畸形、闭锁、狭窄和继发性宫颈粘连、阴道狭窄等。

2.生育指导　对于希望妊娠的病人,在其手术治疗后,应向其宣教尽早妊娠的益处,鼓励尽快妊娠。有高危因素者(年龄 35 岁以上,不孕年限超过 3 年,尤其原发不孕者;重度内异症;输卵管不通者),应积极行辅助生殖技术助孕。

3.防止医源性异位内膜种植　宫内节育器的放置和取出、输卵管通液、慢性宫颈炎的物理治疗或其他宫颈及阴道手术应在月经干净后 3~7 天进行。尽量避免多次宫腔手术操作。

【护理评价】

(1)通过治疗和护理,病人是否疼痛减轻或消失。

(2)通过治疗和护理,病人是否能说出减轻焦虑的措施,并能积极应对。

第二节　子宫脱垂

案例导入与工作任务

案例

严女士，62 岁，已婚。产有 6 子，近来，病人能看到或者感觉到膨大的组织器官脱出阴道口，可伴有明显下坠感，久站或劳累后症状明显，卧床休息后症状减轻；严重时不能回纳，可伴有分泌物增多、溃疡、出血等症状。

工作任务

1. 你认为该女士出现了什么问题？
2. 对该女士进行护理评估，应采取哪些护理措施？

子宫从正常位置沿阴道下降，宫颈外口达坐骨棘水平以下，甚至子宫全部脱出阴道口以外，称子宫脱垂（uterine prolapse）（图 17-1），常伴有阴道前后壁膨出。临床多表现为子宫脱垂合并其他部位膨出或脱垂。

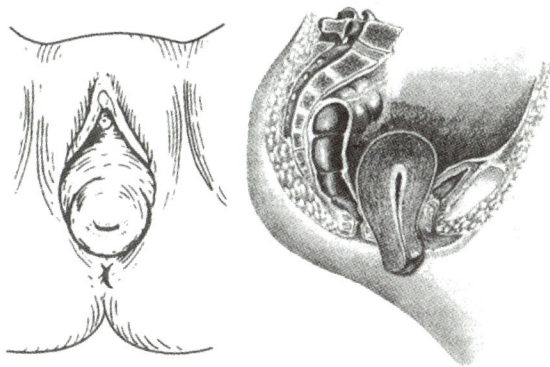

图 17-1　子宫脱垂

【病因】

（一）分娩损伤

分娩损伤是最主要的原因。在分娩过程中，特别是阴道助产或第二产程延长者，盆底肌、筋膜以及子宫韧带均过度延伸而削弱其支撑力量。若产后过早参加重体力劳动，将影响盆底组织张力的恢复，导致子宫脱垂。

（二）长期腹压增加

长期慢性咳嗽，便秘，经常举重物以及盆腹腔的巨大肿瘤、腹腔积液、腹型肥胖等，均可使腹压增加，导致脱垂。

（三）盆底组织发育不良或退行性变

先天性盆底组织发育不良或营养不良、绝经后出现盆底支持结构的萎缩退化也可导致子宫脱垂。

【护理评估】

（一）健康史

了解病人有无产程过长、阴道助产及盆底组织撕伤等病史。同时评估病人有无长期腹压增高情况，如慢性咳嗽、盆腹腔肿瘤、便秘等。

（二）身体状况

轻症病人多无自觉症状，重度脱垂时韧带筋膜有牵拉，盆腔充血，病人主要有如下表现。

1. 腰骶部酸痛及下坠感　站立过久或劳累后症状明显，卧床休息以后症状减轻。

2. 肿物自阴道脱出　常在腹压增加时，阴道口有一肿物脱出。开始时肿物在平卧休息时可变小或消失，严重者休息后亦不能回缩，需用手还纳至阴道内。若脱出物黏膜水肿，用手还纳也有困难。暴露在外的宫颈和阴道黏膜长期与衣裤摩擦可出现宫颈溃疡，甚至出血，若继发感染则有脓性分泌物。

3. 排便异常　膀胱、尿道膨出的病人易出现尿频、排尿困难、尿潴留或压力性尿失禁等症状，易并发尿路感染。直肠膨出的病人可有便秘、排便困难。

子宫脱垂的临床分度以病人平卧最大用力向下屏气时程度为准。国内沿用的传统分度将子宫脱垂分为 3 度（图 17-2）。

Ⅰ度：轻型为宫颈外口距离处女膜缘 4 cm，但未达处女膜缘；重型为宫颈外口已达处女膜缘，在阴道口可见到宫颈。

Ⅱ度：轻型为宫颈已脱出阴道口外，宫体仍在阴道内；重型为宫颈及部分宫体已脱出阴道口外。

Ⅲ度：宫颈及宫体全部脱出至阴道口外。

> 考点：子宫脱垂的分度

（三）心理-社会状况

由于长期的盆腔器官脱出使病人行动不便、不能从事体力劳动、大小便异常、性生活受到影响，病人常出现焦虑，情绪低落，不愿与他人交往。

（四）诊断要点

根据健康史及肿物自阴道脱出的表现即可确诊。

（五）治疗要点

无症状的病人不需治疗。有症状者可采用保守或手术治疗，治疗以安全简单和有效为原则。

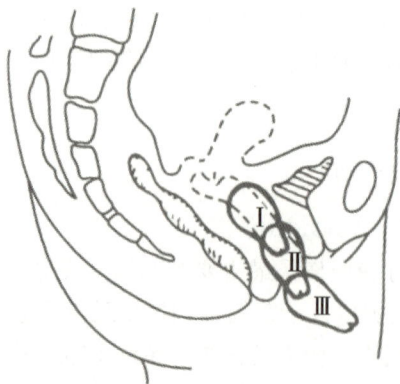

图 17-2　子宫脱垂的分度

1. 非手术治疗　包括支持疗法、盆底肌肉锻炼、中药和针灸、放置子宫托等。子宫托是一种支持子宫和阴道壁并使其维持在阴道内而不脱出的工具，尤其适用于病人全身状况不适宜手术者。手术前放置可促进膨出面溃疡的愈合。常用的子宫托有支撑型和填充型（图 17-3）。重度子宫脱垂伴盆底肌肉明显萎缩以及宫颈、阴道壁有炎症、溃疡者不宜使用。

2. 手术治疗　对脱垂超出处女膜且有症状的病人可考虑手术治疗。根据病人的年龄、全身状况及生育要求等采取个体化治疗。手术目的是缓解症状、恢复脏器正常的解剖位置和功能、有满意的性功能。

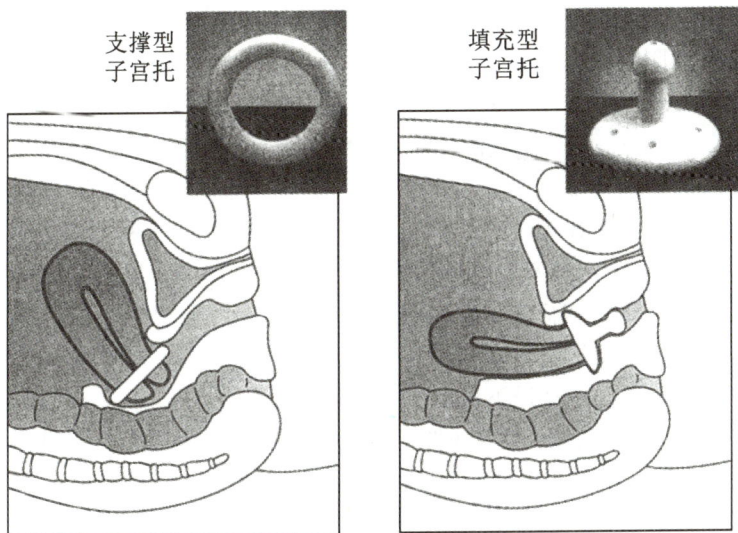

支撑型
子宫托

填充型
子宫托

图 17-3　各种子宫托示意图

【常见护理诊断/问题】

(1)焦虑　与长期的子宫脱出影响正常生活有关。
(2)疼痛　与脱垂器官牵拉韧带、宫颈，阴道壁溃疡有关。

【护理目标】

(1)病人能表达焦虑的原因，并能有效地应对，焦虑程度减轻。
(2)病人能应用减轻疼痛的方法，出院以后疼痛消失。

【护理措施】

(一)一般情况的护理

加强营养，合理安排休息和工作，避免重体力劳动；积极治疗便秘、慢性咳嗽及腹腔巨大肿瘤等增加腹压的疾病。教会病人盆底肌肉锻炼方法。盆底肌肉(肛提肌)锻炼也称为 Kegel 运动，指导病人行收缩肛门运动，用力使盆底肌肉收缩 3 秒以上后放松，每次 10~15 分钟，每日 2~3 次。

(二)术前准备

术前 5 天开始进行阴道准备，Ⅰ 度子宫脱垂病人应每日坐浴 2 次，一般采取 1:5000 的高锰酸钾液；对 Ⅱ、Ⅲ 度子宫脱垂的病人，特别是有溃疡者，行阴道冲洗后局部涂含抗生素的软膏，并勤换内裤。注意冲洗液的温度，一般在 41~43 ℃为宜，冲洗后戴无菌手套将脱垂的子宫还纳于阴道内，让病人平卧于床上半小时；用清洁的卫生带或丁字带支托下移的子宫，避免子宫与内裤摩擦；积极治疗局部炎症，按医嘱使用抗生素及局部涂含雌激素的软膏。

(三)术后护理

术后应卧床休息 7~10 天；留置尿管 10~14 天；避免增加腹压的动作；术后用缓泻剂预防便秘；每日行外阴擦洗，注意观察阴道分泌物的特点；应用抗生素预防感染。其他护理同一般会阴部手术的病人。

(四)教会病人子宫托的放取方法

放置子宫托：放置前排尽大小便，洗净双手。使用环形带支撑型子宫托时，病人仰卧床上，双腿屈膝分开，将脱出物轻轻回纳，再将子宫托对折，置入阴道后使其自行打开，用一根手指沿阴道方向向后推子宫托，至推不动时，病人向下用力屏气，子宫托不脱出，说明放置妥当；使用填充型子宫托时，病人取站位或蹲位，用手指抓住子宫托的柄部，将圆盘沿一侧斜面置入阴道，当圆盘全部进入阴道后，将圆盘推至阴道顶端，圆盘吸附于阴道顶端，轻拉子宫托的柄部，子宫托不被拉出，说明放置妥当。

取出子宫托：环形带支撑型子宫托取出时，用中指伸入阴道，触及凹口处，轻轻拉出即可。填充型子宫托取出时，用 2 至 3 根手指，捏住子宫托的柄部，上下左右轻轻晃动，解除圆盘的吸力后取出。

注意事项：①应选择大小适宜的子宫托，在使用子宫托前进行试戴。②放置前阴道应有一定水平的雌激素作用。绝经后妇女可选用阴道雌激素霜剂，一般在用子宫托前 4~6 周开始应用，并在放托的过程中长期使用。③子宫托应每日早上放入阴道，睡前取出消毒后备用，避免放置过久压迫生殖道而致糜烂、溃疡，甚至坏死。④保持阴道清洁，月经期和妊娠期停止使用。⑤上托以后，分别于第 1 个月、3 个月、6 个月时到医院检查 1 次，以后每 3~6 个月到医院检查 1 次。

(五)心理护理

子宫脱垂病程较长，病人常出现焦虑、情绪低落，护士应理解病人，告知病人及家属子宫脱垂的治疗方法和预后，做好家属的工作，多关心和体贴病人，缓解病人的焦虑。

(六)健康指导

(1)倡导科学接生，提高助产技术，避免产伤；避免产后过早体力劳动及蹲位；积极治疗慢性咳嗽、便秘。指导病人盆底肌肉收缩训练。

(2)术后休息 3 个月，出院 2 个月复查伤口愈合情况。术后 3 个月内禁止性生活及盆浴，术后 6 个月避免重体力劳动。

【护理评价】

(1)通过治疗和护理，病人是否能说出减轻焦虑的措施，并能积极应用。

(2)通过治疗和护理，病人是否疼痛减轻或消失。

第三节　不孕症

案例导入与工作任务

案例

一对就诊的不孕症夫妇，男性少精、弱精，女性患有多囊卵巢综合征。该夫妇结婚5年余，近2年打算要孩子，同房未避孕仍无法怀孕。

工作任务

1. 该对夫妇不孕的原因可能有哪些？

2. 为确诊不孕，应做什么辅助检查？

不孕症是一组由多种病因导致的生育障碍状态，是指有正常性生活、未避孕、夫妻同居1年而未受孕者，女性称为不孕症，男性则称为不育症。从未妊娠者称为原发不孕，有过妊娠而后不孕者称为继发不孕。不孕症发病率因国家、种族和地区不同存在差别，我国不孕症发病率为7%~10%。

【病因】

阻碍受孕的因素包括女方、男方和不明原因。

(一)女方不孕因素

受孕是一个复杂的生理过程，卵巢不仅要排出正常的卵子，还要精液正常，最后卵子和精子能够在输卵管内相遇并结合成为受精卵，受精卵顺利地被输送进入子宫腔，子宫内膜已充分准备适合于受精卵着床。这些环节中有任何一个不正常便能阻碍受孕。所以导致女方不孕的因素包括盆腔因素、排卵障碍及免疫因素。

1. 盆腔因素　盆腔因素是女性不孕症，特别是继发性不孕症最主要的原因，约占全部不孕因素的35%。具体原因包括以下几种。

(1)输卵管病变、盆腔粘连、盆腔炎症及其后遗症：包括盆腔炎症、盆腔手术后粘连导致的输卵管梗阻、周围粘连、积水和功能受损等。

(2)子宫体病变：主要包括子宫黏膜下肌瘤、肌壁间肌瘤、子宫腺肌症、宫腔粘连以及子宫内膜息肉等。子宫肌瘤还可造成流产。

(3)子宫颈因素：包括宫颈松弛和宫颈病变等。宫颈狭窄可以影响精子进入宫腔。宫颈感染可以改变宫颈黏液量和性状，影响精子活力和进入宫腔的数量。慢性宫颈炎时，宫颈黏液变稠，内含有大量白细胞，不利于精子的活动和穿透，影响受孕。

(4)子宫内膜异位症：典型症状为盆腔痛和不孕，与不孕的确切关系和机制目前尚不完全清楚，可能通过盆腔和子宫腔免疫机制紊乱导致对妊娠产生影响。

(5)先天发育畸形：包括米勒管畸形，如纵隔子宫、双角子宫和双子宫、先天性输卵管发育异常、先天性宫颈发育异常等。

2. 排卵障碍　占女性不孕的25%~35%。对月经周期紊乱、年龄小于35岁、卵巢窦状卵泡计数持续减少、长期不明原因不孕的夫妇，首先要考虑排卵障碍的病因。有些排卵障碍的病因持久存在，有的则发生动态变化，不能作为唯一、绝对和持久的病因进行界定。常见病因包括下丘脑病变、垂体病变、卵巢病变、其他内分泌疾病等。

3. 免疫因素

(1) 女性体液免疫异常：女性体内可产生抗透明带抗体，改变透明带的性状或阻止受精乃至植入过程，从而导致不孕。抗心磷脂抗体可引起种植部位小血管内血栓形成，导致胚胎种植失败。

(2) 子宫内膜局部细胞免疫异常：子宫内膜局部存在大量的免疫细胞，它们在胚胎种植中发挥帮助绒毛实现免疫逃逸和绒毛周围组织的溶细胞作用，有利于胚胎种植。

(二) 男方不育因素

导致男性不育的因素主要有精液异常、男性性功能障碍及免疫因素。

1. 精液异常　先天或后天原因所致的精液异常，表现为少精、弱精子症、无精子症、精子发育停滞、畸形精子症和单纯性精浆异常等。

2. 男性性功能障碍　男性性功能障碍指器质性或心理性原因引起的勃起功能障碍、不射精、逆行射精，或性唤起障碍所致的性交频率不足等。

3. 免疫因素　目前临床尚无明确的诊断标准。精子、精浆、透明带和卵巢这些生殖系统抗原均可产生自身免疫或同种免疫，产生相应的抗体，阻碍精子和卵子的结合导致不孕。精子免疫：精子有大量特异性表达的精子抗原，可以引起男性的自身免疫反应，也可以引起女性的同种免疫反应。

(三) 不明原因性不孕

不明原因性不孕是一种生育力低下的状态。指经过不孕症的详细检查，依靠现今检查方法尚未发现明确病因的不孕症，约占不孕人群的 10%。

除了以上原因，男女双方还都可能存在知识缺乏和精神因素导致不孕不育。①缺乏性生活的基本知识：男女双方都缺乏性生活的基本知识，因为不了解生殖系统的解剖和生理结构而导致不正确的性生活。②精神因素：夫妇双方过分盼望妊娠，性生活紧张而出现心理压力。此外，工作压力、经济负担、家人患病、抑郁、疲乏等都可导致不孕。

【处理原则】

女性的生育力与年龄密切相关，故在充分考虑年龄的基础上，选择合理、安全、高效的个体化治疗方案。针对肥胖、消瘦、有不良生活习惯或环境接触史的妇女，应指导其改变生活方式；性生活异常者在排除器质性疾病后进行健康教育，增加受孕机会；对于病因诊断明确者，针对具体病因选择相应的治疗方案。

【护理评估】

对不孕夫妇的检查和判定，首先应将不孕夫妇作为一个生殖整体来考虑，询问健康史、身体评估、心理评估、相关检查等步骤必不可少。

(一) 健康史

护士应从家庭、社会、性生殖等方面全面评估男女双方的既往史和现病史。

1. 评估男方　询问不育年限、性生活史、性交频率和时间，有无勃起和/或射精障碍，近期不育相关检查和治疗经过。既往发育史包括有无影响生育的疾病史及外生殖器外伤史、手术史，如有无生殖器官感染史，包括睾丸炎、腮腺炎、前列腺炎、结核病等，手术史包括疝修补术、输精管切除术等病史。了解个人生活习惯、嗜好以及个人职业、生活环境及环境暴露史。

2. 评估女方　询问年龄、职业、个人生活习惯，需仔细询问不孕相关病史。

（1）现病史：包括不孕年限、性生活频率、有无避孕及避孕方式、既往妊娠情况，询问有无盆腹腔痛、白带异常、盆腔包块、既往盆腔炎或附件炎史、盆/腹腔手术史等，近期心理、情绪、环境、进食、体重、运动量有无显著变化，有无泌乳、多毛、痤疮等改变。

（2）月经史：初潮年龄、周期规律性和频率、经期长短、经量有无变化、有无痛经，若有痛经，了解疼痛的严重程度及伴随症状等。

（3）婚育史：婚姻状况、孕产史、有无孕产期并发症等。

（4）既往史：有无结核病和性传播疾病史以及治疗情况，盆/腹腔手术史、自身免疫性疾病史、外伤史以及幼年时的特殊患病史，有无慢性疾病服药史和药物过敏史。

（5）其他：有无吸毒史、成瘾性药物、毒物接触史、家族史（特别是家族中有无不孕不育和出生缺陷史）等。

3. 男女双方　男女双方的相关资料包括结婚年龄、婚育史、是否两地分居、性生活情况（性交频率、采用过的避孕措施、有无性交困难）、烟酒嗜好等。家族史要询问家族中有无出生缺陷史。

（二）身体状况

1. 症状　不孕是病人就诊的主要原因。不同病因导致的不孕，可伴有相应疾病的临床症状。

2. 体征　夫妇双方均应进行全身检查，男方重点检查外生殖器有无畸形或病变。女方检查内外生殖器官和第二性征的发育情况，身高、体重、生长发育，注意有无多毛、溢乳等。

（三）心理-社会状况

不孕的诊断和治疗给女性带来了生理和心理上的不安。生理方面的不适包括各种检查、激素治疗等干预措施，心理方面常常在希望和失望之间反复受到波折而影响心理健康。相较于男性，女性更容易出现心理-社会方面的问题，严重者可导致自我形象紊乱和自尊紊乱。评估不孕症夫妇双方的心理-社会状况，有时需要夫妇在一起完成评估，有时要根据情况单独对不孕夫妇中的一方进行评估。同时也要注意到病程、生育压力、情绪、社会支持、婚姻调适、心理弹性等对不孕症妇女的影响。

（四）辅助检查

1. 男方检查　精液常规是不孕症夫妇首选的检查项目。初诊时，男方要进行2~3次精液检查，以获取基线数据。正常情况下精液量≥1.5 mL，精子总数≥$39×10^6$/次射精，精子存活率≥58%。

2. 女方检查

（1）超声检查：推荐使用经阴道超声，明确子宫和卵巢大小、位置、形态、有无异常结节或囊、实性包块回声，评估卵巢储备。还可监测优势卵泡发育情况及同期子宫内膜厚度和形态分型。

(2)激素测定：排卵障碍者和年龄>35 岁的女性均应行基础内分泌测定。于月经周期第 2~4 天测定卵泡刺激素(FSH)、黄体生成素(LH)、雌二醇(E2)、孕酮(P)、睾酮(T)、催乳素(PRL)的基础水平。排卵期 LH 测定有助于预测排卵时间，黄体期孕激素测定有助于提示有无排卵、评估黄体功能。

(3)输卵管通畅检查：子宫输卵管造影是评价输卵管通畅度的首选方法。应在月经干净后 3~7 天无任何禁忌证时进行。既可评估宫腔病变，又可了解输卵管的通畅度。

(4)基础体温测定：基础体温测定如双相型体温变化提示排卵可能，但不能作为独立的诊断依据；

(5)宫、腹腔镜检查：适用于体格检查、超声检查和/或输卵管通畅检查提示存在宫腔或盆腔异常的病人，可明确病变位置和程度，并进行相应治疗。宫腔镜检查可了解子宫内膜及宫腔病变。腹腔镜检查：直接观察子宫、输卵管、卵巢有无病变或粘连，结合输卵管通液术，直视下确定输卵管是否通畅。

(6)性交后精子穿透力试验：上述检查未见异常时，在预测的排卵期进行性交后精子穿透力试验。试验前 3 天禁止性交，避免阴道用药或冲洗。性交后 2~8 小时内，取阴道后穹隆液检查有无活动精子，验证性交是否成功；再取宫颈黏液观察，每高倍视野有 20 个活动精子为正常

【常见护理诊断/问题】

(1)知识缺乏：缺乏解剖知识和性生殖相关知识；缺乏助孕技巧。
(2)有长期低自尊的危险　与不孕症诊治过程中繁杂的检查、无效的治疗效果有关。

【护理目标】

(1)妇女了解与生育有关的解剖知识、性生殖知识，掌握助孕技巧。
(2)妇女能够寻找自我控制的方法，正确评价自我能力。

【护理措施】

(一)一般护理

保持心情轻松愉快，避免过度紧张和劳累，注意休息。均衡饮食，超重者控制体重，体质瘦弱者纠正营养不良。戒除烟酒等不良嗜好。

(二)检查配合

向妇女解释诊断性检查可能引起的不适，如子宫输卵管碘油造影可能引起腹部痉挛感，在术后持续 1~2 小时，随后可以在当日或第 2 天返回工作岗位而不留后遗症。腹腔镜手术后 1~2 小时可能感到一侧或双侧肩部疼痛，可遵医嘱给予多模式镇痛。子宫内膜活检后可能引起下腹部的不适感(如痉挛)及阴道流血，积极配合检查。

(三)治疗配合

1.用药指导　指导病人遵医嘱正确按时服药，说明药物的作用及不良反应，如克罗米芬类促排卵药物，较多见的不良反应包括经间期下腹一侧疼痛、卵巢囊肿、血管收缩征兆(如潮热)，少见的不良反应包括乏力、恶心、复视、多胎妊娠、自然流产、乳房不适等，提醒病人及时报告药物的不良反应，如潮热、恶心、呕吐、头痛；发生妊娠后立即停药。

2.协助选择人工辅助生殖技术　帮助不孕夫妇了解各 种辅助生殖技术的优缺点及其适应证，以便合理决策。例如，人工授精、体外受精与胚胎移植等都具有较高的妊娠率，但几乎所有的辅助生殖技术都可能引起多胎妊娠，成为高危妊娠，引起早产、胎盘功能低下等不良妊娠结局。

(四)心理护理

应对夫妇双方提供心理护理，可以单独进行，也可以夫妇双方同时进行。①帮助夫妇相互沟通交流使用一些沟通交流的技巧如倾听、鼓励等方法，帮助夫妇表达自己的心理状态，鼓励双方讨论男性和女性不同的心理感受，向男方解释妇女面对不孕可能比男性承受更多的压力，如果沟通不畅可能导致误解。②提高妇女的自我控制感，教会妇女放松方法，如练习瑜伽、调整认知、改进表达情绪的方式方法等。③降低妇女的孤独感，提高妇女的自我形象，帮助不孕妇女和她们的重要家人进行沟通，鼓励妇女维持良性的社会活动如运动、义工。治疗效果不佳时，帮助夫妇正面面对治疗结果，帮助他们选择停止治疗或选择继续治疗，不论不孕夫妇做出何种选择，护士都应给予尊重并提供支持。

(五)健康指导

教会妇女助孕技巧：①保持健康状态，如注重营养、减轻压力、增强体质、纠正营养不良和贫血、戒烟、戒毒、不酗酒；②与伴侣进行沟通自己的希望和感受；③不要将性生活看作是妊娠的唯一目的；④在性交前、中、后勿使用阴道润滑剂或进行阴道灌洗；⑤学会预测排卵，在排卵期增加性交次数，性交后卧床，并抬高臀部，持续 20~30 分钟，以有利于精子进入宫颈。

【护理评价】

(1)通过治疗和护理，不孕夫妇是否表示获得了正确的有关不孕的信息。

(2)通过治疗和护理，不孕夫妇是否能表达出自己对不孕的感受，包括正性或负性的感受。

(唐雯颖　曲晓玲)

第四篇

优生优育

第十八章

计划生育妇女的护理

学习目标

知识目标：

1. 计划生育措施的选择；宫内节育器的避孕原理、适应证、禁忌证。

2. 药物避孕的护理评估和护理措施；药物流产的用法及注意事项；手术流产的适应证、禁忌证、并发症、护理要点。

3. 其他避孕方法及输卵管绝育术。

能力目标：

1. 能够根据妇女自身状况和需求，帮助其选择合适的避孕方法。

2. 能运用所学知识对实施计划生育措施妇女进行护理及健康教育。

素质目标：

1. 注重妇女心理感受，耐心与妇女沟通交流，提供人文关怀。

2. 尊重关爱妇女，并提供优质计划生育服务的能力。

计划生育(family planning)是通过科学的方法实施生育调节，控制人口数量，加强母婴保健，提高人口素质，使人口增长与经济、资源、环境和社会发展计划相适应。计划生育政策是我国的一项基本国策，对妇女的生殖健康和出生婴儿健康水平有着直接的影响。做好避孕方法的知情选择是计划生育优质服务的主要内容。本章主要介绍避孕方法、绝育方法、避孕失败后补救措施及护理。

第一节　避孕

案例导入与工作任务

案例

王女士，30岁，G_1P_1。因"自然分娩后42天，产后健康检查随访"入院。目前母乳喂养，月经未复潮，子宫复旧正常。王女士入院随访的同时，咨询避孕的方法。

工作任务

1.帮助王女士选择适宜的避孕方法。

2.介绍避孕方法及不良反应,并指导其应对方法。

避孕(contraception)是计划生育的重要组成部分,是指采用药物、器具及利用妇女的生殖生理自然规律,在不妨碍正常性生活和身心健康的情况下,使妇女暂时不受孕。理想的避孕方法应符合安全、有效、简便、实用、经济的原则,对性生活及性生理无不良影响,男女双方均能接受且乐意持久使用。

一、激素避孕

激素避孕(hormonal contraception)是指女性应用甾体激素达到避孕效果,是一种高效避孕方法。目前国内主要为人工合成的甾体激素避孕药,由雌激素和孕激素配伍组成。激素避孕具有安全、有效、经济、方便的特点。如能规律服药,避孕成功率可达99%,是一种易被接受的避孕方法。

(一)避孕原理

甾体激素通过多个环节发挥避孕作用,主要包括抑制排卵、干扰受精和受精卵着床。

> 考点:激素避孕的原理

1.抑制排卵 避孕药中雌、孕激素通过负反馈抑制下丘脑释放GnRH,使垂体分泌 FSH 和 LH 减少;同时影响垂体对 GnRH 的反应,不出现排卵前 LH 高峰,导致排卵受到抑制。

2.干扰受精和受精卵着床 ①避孕药中孕激素使宫颈黏液量减少,高度黏稠,拉丝度减小,不利于精子穿透,阻碍受精;②输卵管上皮纤毛功能、肌肉节段运动和输卵管液体分泌均受到影响,改变受精卵在输卵管内正常运动,干扰受精卵着床;③避孕药抑制子宫内膜增殖变化,使子宫内膜与胚胎发育不同步,不利于受精卵着床。

🔊 **【护考真题链接】2018 年专业实务题**

关于避孕药的叙述,不正确的是( )

A.是人工合成的雌激素复合制剂　　B.抑制下丘脑促性腺激素释放,抑制排卵

C.出现不良反应主要是雌激素的作用　D.使子宫颈黏液黏稠,阻碍精子穿过

E.使子宫内膜萎缩,不利于孕卵着床

分析:临床试验证明避孕药能抑制子宫内膜的增生,从而不利于孕卵着床,或使内膜剥脱发生月经,但避孕药不能使子宫内膜萎缩;避孕药是人工合成的雌激素复合制剂,是一种高效的避孕方法,其应用最广,包括睾酮衍生物、孕酮衍生物和雌激素衍生物三类;避孕药物的避孕原理:抑制排卵和干扰受精和受精卵着床;其出现的不良反应主要是雌激素的作用,长期服用雌激素还会导致内分泌功能失调、白带增多、引起妇科炎症等。

(二)适应证与禁忌证

1. 适应证　健康育龄妇女均可使用。

2. 禁忌证和慎用情况　①严重心血管疾病、血栓性疾病不宜应用，如高血压、冠心病、静脉栓塞等；②急、慢性肝炎或肾炎；③部分恶性肿瘤、癌前病变；④内分泌疾病，如糖尿病、甲状腺功能亢进症；⑤哺乳期不宜使用复方口服避孕药；⑥年龄大于35岁的吸烟妇女服用避孕药增加心血管疾病发病率，不宜长期服用；⑦精神病病人；⑧有严重偏头痛，反复发作者；⑨可疑妊娠。

> **考点：药物避孕的禁忌证**

【护考真题链接】2012 年实践能力题

护士在为社区人群进行健康宣教，在下列人群中，可以指导其应用口服避孕药进行避孕的是（　　）

A. 患有严重心血管疾病者　　B. 乳房有乳块者　　C. 甲状腺功能亢进者
D. 患有慢性肝炎者　　E. 子宫畸形者

分析：有下列疾病病人应禁服避孕药：患有急性肝炎、肾炎、心脏病、高血压、恶性肿瘤、良性乳房肿块、子宫肌瘤；舒张压在 12 kPa 以上，严重头痛；糖尿病、癫痫、精神病及血栓栓塞性疾病，禁忌服用避孕药；有糖尿病家族史，哺乳期、大手术前后、腿和肺部有血管阻塞，怀疑已经怀孕或者以前怀孕时患过黄疸病者，不宜服用避孕药；40岁以上的妇女，生育后孩子不满两周岁及有吸烟、饮酒嗜好的妇女，应慎重服用口服避孕药。

(三)甾体激素避孕药种类

甾体激素避孕药包括口服避孕药、长效避孕针、缓释系统避孕药和避孕贴剂。

【护理评估】

评估时了解拟用药者的年龄、月经史、婚育史及既往病史，进行全身体格检查，盆腔检查，肝肾功能检查。

【常见护理诊断/问题】

(1)知识缺乏：缺乏药物避孕使用方法的相关知识。

(2)焦虑　与服药后不适、担心药物不良反应有关。

【护理措施】

(一)用药指导

告知病人避孕药物的避孕效果、用法、不良反应及对策。

1. 口服避孕药(oral contraceptive，OC)　主要包括复方短效口服避孕药、复方长效口服避孕药。

(1)复方短效口服避孕药(combination oral contraception，COC)：是由雌、孕激素组成的复合制剂。其中不同程度的孕激素构成不同配方及制剂。

使用方法：①单相片在整个周期中雌、孕激素含量是固定的。复方炔诺酮片、复方甲地孕酮片，于月经第5日开始服用第1片，连服药22日，停药7日后服用第2周期药物。复方去氧孕烯片、屈螺酮炔雌醇片和炔雌醇环丙孕酮片，于月经第1日服药，连服21日，停药 7 日后服用第 2 周期。若漏服 1 片,应在 12 小时内补服;若漏服 2 片,补服后要同时加用其他避孕措施。漏服 3 片应停药,待出血后开始服用下一周期药物。②三相片中每一相雌、孕激素含量,是根据妇女生理周期而制定不同剂量,药盒内的每一相药物颜色不同,每片药旁标有星期几,提醒服药者按箭头所示顺序服药。左炔诺孕酮/炔雌醇三相片的服用方法是于月经周期第 3 日开始服药,每日 1 片,连服 21 日。复方短效口服避孕药的主要作用为抑制排卵,正确使用避孕药的有效率接近 100%。

🔊 【护考真题链接】2021 年专业实务题

短效口服避孕药含有(　　)
A. 雌激素　　B. 孕激素　　C. 雌激素+雄性激素　　D. 孕激素+雄性激素
E. 雌激素+孕激素
分析:短效口服避孕药属于激素避孕药物,主要由雌激素和孕激素配伍组成。

(2)复方长效口服避孕药:由长效雌激素和人工合成孕激素配伍制成,服药 1 次可避孕 1 个月。避孕有效率为 96%～98%。复方长效口服避孕药激素含量大,不良反应较多,如类早孕反应、月经失调等,很少应用。

2.探亲避孕药(vacation pill)　适用于短期探亲夫妇,又称为速效避孕药。有抑制排卵、改变子宫内膜形态与功能、宫颈黏液变稠等作用。由于探亲避孕药的剂量大,现在已经很少使用。

3.长效避孕针(injectable hormonal contraceptives)　有单孕激素制剂和雌、孕激素复合制剂两种,有效率在 98% 以上。尤其适用于对口服避孕药有明显胃肠道反应者。

使用方法及注意事项:①雌、孕激素复合制剂肌内注射 1 次,可避孕 1 个月。首次应于月经周期第 5 日和第 12 日各肌内注射 1 支,第 2 个月起于每次月经周期第 10～12 日肌内注射 1 支。一般于注射后 12～16 日月经来潮。由于激素剂量大,不良反应大,很少用。②单孕激素制剂:醋酸甲羟孕酮避孕针,每隔 3 个月注射 1 针,避孕效果好;庚炔诺酮避孕针,每隔 2 个月肌内注射 1 次。应用长效避孕针有月经紊乱、点滴出血或闭经等不良反应。由于单孕激素制剂对乳汁的质和量影响小,较适用于哺乳期妇女。

🔊 【护考真题链接】2019 年专业实务题

黄女士,29 岁,去外地探望丈夫 10 天,下列避孕药最适宜携带的是(　　)
A. 妈富隆　　B. 复方炔酮片　　C. 复方炔雌醚片　　D. 左炔诺孕酮三相片
E. C53 号避孕片
分析:避孕药分为长效口服避孕药、短效口服避孕药和速效口服避孕药,其中速效口服避孕药主要适用于分居两地的夫妇临时短期探亲时避孕所用,故又称探亲避孕药,目前常用 C53 号避孕片,为题干该女士此次最适宜携带的避孕药物;妈富隆、复方炔酮片和左炔诺孕酮三相片属于短效口服避孕药;复方炔雌醚片属于长效口服避孕药。

4.缓释避孕药　又称缓释避孕系统,是以具备缓释性能的高分子化合物为载体,一次给药在体内持续、恒定、缓慢释放甾体激素,主要是孕激素,达到长效避孕效果。

(1)皮下埋植剂(subdermal implants):是一种缓释系统的避孕剂,内含孕激素,有效率在 99% 以上。含左炔诺孕酮皮下埋植剂分为左炔诺孕酮硅胶棒 Ⅰ 型和 Ⅱ 型,Ⅰ 型每根硅胶棒含左炔诺孕酮 36 mg, 总量 216 mg, 使用年限 5~7 年；Ⅱ型每根硅胶棒含左炔诺孕酮 75 mg, 总量 150 mg, 使用年限 3~5 年。含依托孕烯单根埋植剂内含依托孕烯 68 mg, 其放置简单, 不良反应小, 埋植 1 次放置 3 年。

用法及注意事项：月经周期开始的 7 日内均可放置, 用套管针将硅胶棒埋入左上臂内侧作皮下扇形插入。放置 24 小时后即可发挥避孕作用。不良反应主要有不规则少量阴道流血或点滴出血, 少数闭经, 一般 3~6 个月后能够逐渐减轻或消失。若流血时间过长或不能耐受者, 可给予雌激素治疗。

(2)缓释阴道避孕环(contraceptive vaginal ring)：以硅胶或柔韧塑料为载体, 内含激素的阴道环, 每日释放小剂量的激素, 通过阴道壁吸收入血液循环而达到避孕作用。甲地孕酮硅胶环内含甲地孕酮 200 mg 或 250 mg, 每日释放 100 μg, 一次放置, 避孕 1 年, 经期不需取出。其不良反应与其他单孕激素制剂基本相同。用法：月经干净后将甲硅环放入阴道后穹隆或套在宫颈上, 具有取放方便的优点。

(3)避孕贴片：避孕药放在特殊贴片内, 粘贴在皮肤上, 每日释放一定剂量避孕药, 通过皮肤吸收达到避孕目的。用法：如美国批准上市的 Ortho Evra 贴片, 月经周期第 1 日使用, 黏附于皮肤, 每周 1 贴, 连用 3 周, 停药 1 周。

(二)药物不良反应及护理

(1)类早孕反应：服药后约 10% 的妇女有食欲减退、恶心、呕吐、困倦、头晕、乳房胀痛、白带增多等类似早孕反应, 轻者不需处理, 坚持服药数个周期后不良反应可自然消失。症状严重者考虑更换制剂或停药改用其他措施。

(2)不规则阴道流血：又称突破性出血。多数发生在漏服避孕药后, 少数未漏服避孕药也会发生。轻者点滴出血, 不需处理, 随着服药时间延长而逐渐减少直至停药。若流血量偏多者, 可每晚在服用避孕药同时加服雌激素直至停药。流血似月经量或流血时间接近月经期者, 则停止用药, 作为一次月经来潮。于下一周期再开始服用药物, 或更换避孕药。

(3)闭经：1%~2% 的妇女发生闭经, 常发生于月经不规则妇女。对原有月经不规则妇女, 使用避孕药应谨慎。停药后月经不来潮, 需排除妊娠, 停药 7 日后可继续服药, 若连续停经 3 个月, 需停药观察。

(4)色素沉着：极少数妇女颜面皮肤出现蝶形淡褐色色素沉着, 停药后多数可自行消退或减轻。

(5)体重增加：少数妇女较长时间服用避孕药而出现体重增加, 与避孕药可能促进体内合成代谢及水钠潴留有关。随着口服避孕药不断发展, 雄激素活性降低, 孕激素活性增强, 用药量小, 不良反应明显降低。新一代口服避孕药屈螺酮炔雌醇片有抗皮质激素的作用, 可减少雌激素引起的水钠潴留。

(6)其他：个别妇女服药后出现头痛、复视、乳房胀痛等, 可对症处理, 必要时停药做进一步检查。

(三)健康指导

(1)妥善保管药物, 防止儿童误服；存放于阴凉干燥处, 药物受潮后糖衣脱落可影响避孕效果。

(2)按时服药, 漏服后 12 小时内及时补服；注射避孕针剂时, 应注意将药液抽吸干净, 行深部肌内注射；停用长效避孕药者, 停药后改用短效口服避孕药 3 个月, 防止月经紊乱。

（3）要求生育者在停用避孕药6个月后再计划怀孕。

李女士正在服用口服避孕药进行避孕，服药期间出现哪种情况应该停药？（　　）

A. 体重增加　　B. 闭经　　C. 色素沉着　　D. 头晕乏力　　E. 经量减轻

分析：避孕药物的不良反应有类早孕反应（恶心、呕吐、头晕等）、不规则阴道流血、月经过少或停经、色素沉着和体重增加等。若连续2个月停经者，应考虑更换避孕药种类，更换药物后仍无月经来潮或连续3个月停经者，应停止服用避孕药；其他情况均可在停药后自行缓解。

二、工具避孕

（一）阴茎套（condom）

阴茎套也称避孕套，为男性避孕工具。作为屏障阻止精子进入阴道从而达到避孕的目的。使用前选择合适型号的阴茎套，应先行吹气检查其无漏孔，同时排去小囊内空气，射精后在阴茎尚未软缩时即捏住套口与阴茎一起取出。事后必须检查阴茎套有无破裂，若有破裂或使用过程中发生阴茎套脱落，需采取紧急避孕措施。每次性交均应全程使用，不能反复使用。正确使用避孕成功率为93%～95%。使用阴茎套还具有防止性传播疾病的作用，故应用广泛。

（二）阴道套（vaginal pouch）

阴道套也称女用避孕套（female condom），是一种由聚氨酯（或乳胶）制成长15～17 cm的宽松、柔软袋状物。开口处连接直径为7 cm的柔韧"外环"，套内有一直径6.5 cm的游离"内环"，置于女性阴道中，阻止精子和卵子接触。女用避孕套既能避孕，又能预防性传播疾病和艾滋病。除阴道过紧、生殖道畸形、子宫Ⅱ度脱垂、生殖道急性炎症及对女用避孕套过敏外，均可使用（图18-1）。

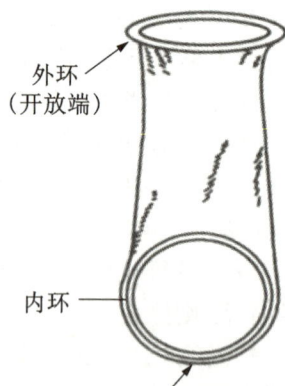

外环
（开放端）

内环

图18-1　女用避孕套

新婚夫妇欲半年后受孕，应选用的最佳避孕措施是（　　）

A. 阴茎套　　B. 安全期避孕　　C. 口服避孕药　　D. 宫内节育器

E. 皮下埋植法避孕

分析：新婚夫妇因为半年后有生育的需求，需选择方便且不影响生育的避孕方法。首选阴茎套，成功率高且无不良反应，偶有脱落或破损时，可用紧急避孕法。若无法使用阴茎套，可依次选择口服短效避孕药、女性外用避孕药，暂不选用宫内节育器、长效避孕药和皮下埋植法等，以免影响生育计划。安全期避孕法并不十分可靠，失败率达20%，不做首选。

（三）宫内节育器

宫内节育器（intrauterine device，IUD）避孕是将避孕器具放置于子宫腔内，通过局部组织对它的各种反应而达到避孕效果,是一种安全、有效、简便、经济、可逆的避孕方法,是目前我国育龄妇女的主要避孕措施。

1.种类　IUD 大致分为两大类(图 18-2)。

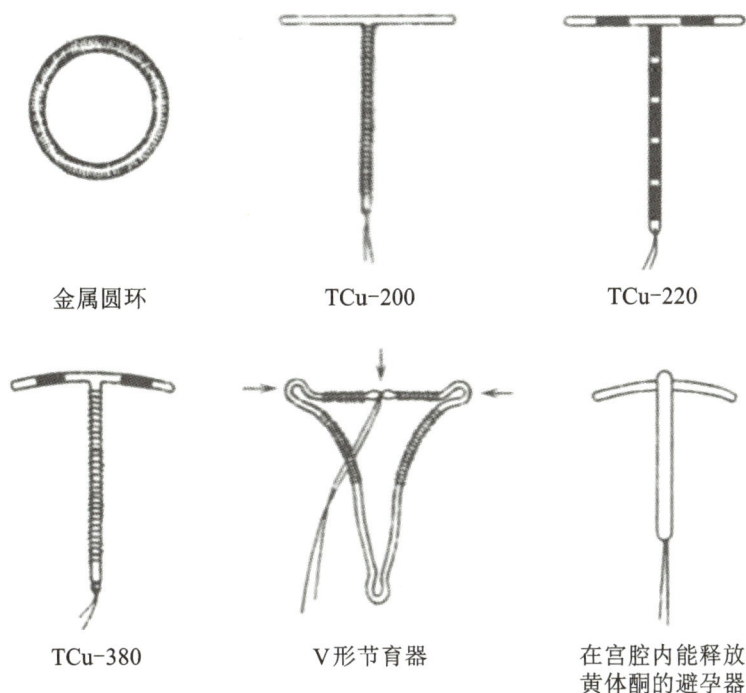

金属圆环　　　　TCu-200　　　　TCu-220

TCu-380　　　　V 形节育器　　　在宫腔内能释放
　　　　　　　　　　　　　　　　黄体酮的避孕器

图 18-2　常用的宫内节育器

(1)惰性 IUD(第一代 IUD):由金属、硅胶、塑料或尼龙等惰性材料制成。由于金属单环带器妊娠和脱落率较高,已基本停止生产使用。

(2)活性 IUD(第二代 IUD):内含活性物质,如铜离子(Cu^{2+})、激素、药物或磁性物质等,可以提高避孕效果,减少不良反应。

1)带铜 IUD:是目前我国临床常用的 IUD。在宫内持续释放具有生物活性、有较强抗生育能力的铜离子。带铜 IUD 从形态上分为 T 形、V 形、宫形等多种。不同形态带铜 IUD 又根据含铜表面积分为不同类型,例如 TCu-220(T 形,含铜表面积 220 mm^2)、TCu-380A 等,避孕效果随铜的表面积增大而增强。临床主要不良反应为点滴出血,避孕效果可在 90% 以上。

2)药物缓释 IUD:将药物储存于节育器内,通过每日微量释放提高避孕效果,降低不良反应。目前我国临床主要应用含孕激素 IUD 和含吲哚美辛 IUD。

2.避孕原理　避孕原理复杂,至今尚未完全明了。目前认为 IUD 的抗生育作用体现在多个方面,主要是局部组织对异物的组织反应所致。

(1)对精子和胚胎的毒性作用:①IUD 引起宫腔内局部炎性反应,主要是机械性压迫、子宫收缩时摩擦和放置 IUD 时损伤子宫内膜所致。宫内炎性细胞增多,巨噬细胞、淋巴细胞和浆细胞分泌

> **考点:宫内节育器的避孕原理**

物、中性粒细胞溶解产物和损伤内膜细胞溶解释放物使宫腔液有细胞毒性作用。宫腔液逆流至输卵管，影响输卵管内的精子活动度、胚泡运送速度并毒杀胚泡。②含铜IUD释放的铜离子具有使精子头尾分离的毒性作用，使精子不能获能。

（2）干扰受精卵着床：①长期异物刺激导致子宫内膜损伤及慢性炎症反应，产生前列腺素，改变输卵管蠕动，使受精卵运行速度与子宫内膜发育不同步，受精卵着床受阻。②铜离子进入细胞，影响锌酶系统如碱性磷酸酶和碳酸酐酶，阻碍受精卵着床及胚胎发育；并影响糖原代谢、雌激素摄入及DNA合成，使内膜细胞代谢受到干扰，使受精卵着床及囊胚发育受到影响。

【护理评估】

1. 健康史　了解受术者的月经史、生育史及既往健康状况，取器者的IUD类型、放置时间及取器原因，了解术前3天有无性生活史。

2. 身体状况　询问有无自觉不适；术前体温<37.5 ℃；妇科检查生殖器官有无炎症、肿瘤等异常。

3. 心理-社会状况　担心手术影响健康、性生活及再生育而表现出紧张、焦虑。

4. 辅助检查　B超或X线检查确定IUD位置及类型；必要时选择心电图、肝肾功能检查等。

【常见护理诊断/问题】

（1）焦虑　与担心手术疼痛有关。
（2）知识缺乏：缺乏IUD放置与取出的禁忌证与不良反应等相关知识。
（3）潜在并发症：子宫穿孔、感染及IUD异位。

【护理措施】

(一)心理护理
做好耐心细致的解释工作，鼓励受术者表达内心感受消除顾虑。

(二)手术配合及护理
1. IUD放置术
（1）适应证：①育龄期妇女无禁忌证、自愿要求放置IUD者；②无禁忌证要求紧急避孕或继续以IUD避孕者。

（2）禁忌证：①妊娠或可疑妊娠；②生殖道急性炎症；③人工流产出血多，怀疑有妊娠组织残留或感染可能；中期妊娠引产、分娩或剖宫产胎盘娩出后，子宫收缩不良有出血或潜在感染可能；④生殖器肿瘤；⑤生殖器官畸形如纵隔子宫、双子宫等；⑥宫颈内口过松、重度陈旧性宫颈裂伤或子宫脱垂；⑦严重的全身性疾病；⑧宫腔<5.5 cm或>9.0 cm者；⑨各种性病未治愈；⑩盆腔结核；⑪3个月内有月经失调、阴道不规则流血；⑫有铜过敏史者。

> 考点：宫内节育器放置的禁忌证

（3）常规放置时间：①月经干净后3~7日内且无性交为宜；②产后42日恶露已净，会阴伤口愈合，子宫恢复正常；③剖宫产术

> 考点：宫内节育器的放置时间

后半年；④人工流产后，中期妊娠引产术后 24 小时内或清宫术后(子宫收缩不良、出血过多或有感染可能者除外)；⑤含孕激素 IUD 在月经第 4~7 日放置；⑥自然流产于月经复潮后放置，药物流产 2 次正常月经后放置；⑦哺乳期放置应先排除早孕；⑧紧急避孕应在性交后 5 日内。

【护考真题链接】2022 年实践能力题

病人，女，32 岁，足月分娩 2 次。月经周期正常。查阴道前后壁明显膨出，重度颗粒型宫颈糜烂，宫口松，子宫后倾，正常大，附件未见异常。病人要求避孕，最合适的避孕方法是(　　)

A. 安全期避孕　　　　B. 阴茎套避孕　　　　C. 外用避孕药　　　　D. 宫内节育器

E. 复方短效口服避孕药

分析：病人阴道前后壁明显膨出，宫口松，不适宜用宫内节育器；有重度颗粒型宫颈糜烂，不适宜用阴茎套，以免刺激加重宫颈糜烂；安全期避孕法并不十分可靠，不宜推广；外用避孕药使用失误时，失败率高，不作为避孕首选；故该病人最合适的避孕方法为复方短效口服避孕药。

(4)操作方法：受术者排尿后取膀胱截石位，双合诊检查子宫位置、大小及附件情况。0.5%聚维酮碘溶液消毒外阴，铺无菌洞巾，阴道窥器暴露宫颈后消毒宫颈及宫颈管，以宫颈钳钳夹宫颈前唇，用子宫探针顺子宫位置探测宫腔深度。宫颈管较紧者用宫口扩张器逐步扩张。用放置器将节育器推送入宫腔，宫内节育器上缘必须抵达宫底部，若放置带有尾丝的节育器，应在距宫颈外口 2 cm 处将尾丝剪断。观察无出血后即可取出宫颈钳和阴道窥器。

【护考真题链接】2014 年实践能力题

放置宫内节育器的时间是在月经干净后(　　)

A. 11 天　　　B. 10 天　　　C. 9 天　　　D. 8 天　　　E. 7 天

分析：宫内节育器的放置时间月经干净后 3~7 天无性交。

(5)护理要点。

1)术前向受术者介绍 IUD 的避孕原理、放置术的目的和过程，舒缓紧张情绪，使其理解并主动配合。

2)协助医生做好物品准备，包括阴道窥器 1 个，宫颈钳 1 把，子宫探针 1 个，卵圆钳 2 把，放环器 1 个，剪刀 1 把，弯盘 1 个，洞巾 1 块，无菌手套 1 副，棉球若干，宫内节育器 1 个，0.5%聚维酮碘溶液。

3)IUD 大小的选择：协助医生根据宫腔深度为育龄妇女选择合适的 IUD。T 形 IUD 按其横臂宽度(mm)分为 26、28、30 号 3 种。通常宫腔深度≤7 cm 者用 26 号，>7 cm 者用 28 号。

4)术后健康指导：①术后观察室观察 2 小时，无异常方可离开；②术后休息 3 日，避免重体力劳动 1 周；③术后 2 周内禁止性生活及盆浴，保持外阴清洁；④术后 3 个月每次行经或排便时

考考点：宫内节育器放置术后护理

注意有无 IUD 脱落；⑤IUD 放置后 1、3、6、12 个月各复查 1 次，以后每年复查 1 次，直至取出停用；⑥术后可能有少量阴道出血及下腹不适，若发热、下腹痛及阴道流血量多时，应随时就诊。

2. IUD 取出术

(1)适应证：①计划再生育者或无性生活不再需避孕者；②放置期限已满需更换者；③绝经过渡期停经 1 年内；④拟改用其他避孕措施或绝育者；⑤有 IUD 不良反应及并发症，经治疗无效；⑥带器妊娠，包括宫内和宫外妊娠。

(2)禁忌证：①患生殖器官急性、亚急性炎症；②严重全身性疾病。

考点：宫内节育器取器时间

(3)取器时间：①以月经干净 3~7 日为宜；②带器早期妊娠于人工流产时取出；③带器异位妊娠于术前行诊断性刮宫时或术后出院前取出 IUD；④子宫不规则出血或出血多者随时可取。

(4)操作方法：取器前应通过查看尾丝、B 超、X 线检查，确定宫腔内有无 IUD 及其类型。常规外阴、阴道及宫颈消毒，有尾丝者，用血管钳夹住后轻轻牵引取出；无尾丝者，用子宫探针查清节育器的位置后，用取环钩或取环钳将 IUD 取出。若遇取器困难，可在超声下进行操作，必要时在宫腔镜下取出。

(5)护理要点。

1)术前向受术者介绍 IUD 取出术的目的和过程，舒缓紧张情绪，使其理解并主动配合。

2)协助医生做好物品准备，基本同 IUD 放置术，将放环器换为取环钩，外加血管钳 1 把。

3)术后健康指导：①术后休息 1 日，术后 2 周内禁止性生活和盆浴，保持外阴清洁；②协助妇女落实其他合适的避孕措施。

考点：宫内节育器取出术后护理

3. IUD 的不良反应及其护理

(1)不规则阴道流血：常发生于放置 IUD 最初 3 个月内。主要表现为经量过多、经期延长和少量点滴出血，一般不需处理，3~6 个月后逐渐恢复。若需药物治疗，可遵医嘱给予止血剂。出血时间长者应补充铁剂，并予以抗生素。若经上述处理无效，应考虑取出 IUD，改用其他避孕方法。

(2)腰腹酸胀感：IUD 与宫腔大小形态不符时，可引起子宫频繁收缩而出现腰腹酸胀感。轻者无须处理，重者应考虑更换合适的节育器。

4. IUD 的并发症及其护理

(1)感染：放置 IUD 时未严格执行无菌操作、IUD 尾丝过长及生殖器官本身存在感染灶等，均可导致上行性感染，引起宫腔炎症。有明确宫腔感染者，应在选用广谱抗生素治疗的同时取出 IUD。

考点：宫内节育器的并发症

(2)IUD 异位：多由于术前没有查清子宫位置和大小、术中操作不当而造成子宫穿孔，将 IUD 放于子宫外。节育器过大、过硬或子宫壁薄且软，子宫收缩造成节育器逐渐移至宫腔外。确诊 IUD 异位后，应经腹或腹腔镜将 IUD 取出。

(3)IUD 嵌顿或断裂：由于放置 IUD 时损伤子宫壁、放置时间过长及绝经后取出 IUD 过晚，致部分器体嵌入子宫肌壁或发生断裂。一经确诊，需尽早取出。若取出困难时，应在超声监视下或借助宫腔镜取出。

(4)IUD下移或脱落：主要是由于操作不规范，IUD放置未达宫底部；IUD与宫腔大小、形态不符；月经过多；宫颈内口松弛及子宫过度敏感等原因造成。容易发生在放置IUD后第1年，常发生在月经期，与经血一起排出，不易被察觉。

(5)带器妊娠：多见于IUD下移、脱落及异位。一旦确诊，行人工流产同时取出IUD。为减少并发症的发生，应定期随访。一旦发生IUD并发症，护士需向妇女及其家属解释病情，告知正确处理方法，取得配合；严格按医嘱用药，做好手术前准备工作。

三、其他避孕

(一)紧急避孕

紧急避孕又称房事后避孕，是指在无保护性生活或避孕失败后的几小时或几日内，妇女为防止非意愿妊娠而采取的避孕方法，包括放置含铜宫内节育器和口服紧急避孕药。该方法只针对一次无防护性生活起保护作用，一个月经周期也只能用一次，不能代替常规避孕而作为常用避孕方法。护士应加强对育龄期妇女有关紧急避孕知识的宣传和指导工作。

1. 适应证

(1)避孕失败者(如阴茎套破裂或滑脱、未能做到体外排精、错误计算安全期、IUD脱落或移位、漏服避孕药等)。

(2)性生活未采取任何避孕措施者。

(3)遭遇性强暴者。

2. 方法

(1)宫内节育器：采用含铜IUD，在无保护性生活后5日(120小时)之内放置，避孕有效率达95%以上。适合希望长期避孕且符合放置IUD者及对激素应用有禁忌证者。

(2)紧急避孕药：①雌、孕激素复方制剂。现有复方左炔诺孕酮片，含炔雌醇30 μg、左炔诺孕酮150 μg。在无保护性生活后3日(72小时)内即服4片，12小时后再服4片。②单孕激素制剂。现有左炔诺孕酮片，含左炔诺孕酮0.75 mg。在无保护性生活后3日(72小时)内即服1片，12小时后再服1片。③抗孕激素制剂。如米非司酮片，在无保护性生活后120小时内服用10 mg即可。

3. 不良反应　服药后可能出现恶心、呕吐、不规则阴道流血及月经紊乱，一般不需处理。若月经延迟1周以上，需排除妊娠。米非司酮片不良反应小而轻。

(二)安全期避孕

安全期避孕又称自然避孕，是根据妇女的自然生理规律，不用任何避孕药物或器具，选择在月经周期中的易受孕期进行禁欲而达到避孕目的。包括日历表法、基础体温法、宫颈黏液观察法。日历表法适用于周期规则妇女，排卵多在下次月经前14日左右，据此推算排卵前后4~5日内为易受孕期，其余时间不易受孕为安全期。基础体温法和宫颈黏液观察法是根据基础体温测量和宫颈黏液判断排卵日期。需注意的是妇女排卵过程受情绪、健康状况、性生活以及外界环境等多种因素影响，可提前或推迟排卵，也可发生额外排卵，因此，自然避孕法并不可靠，失败率高，不宜推广。

【知识链接】

妇科常见疾病状态下避孕方法的指导

女性避孕方法临床应用所含的内容广泛，涉及较多的领域。若针对合并妇科常见疾病且有避孕需求的妇女，应充分考虑自身疾病与避孕方法之间的相互影响及禁忌，还应考虑到避孕方法对妇科疾病的预防甚至治疗的功效，不同妇科疾病应选用适宜的避孕方法。子宫肌瘤、子宫内膜异位症和子宫腺肌病、子宫内膜增生、子宫内膜息肉、排卵障碍相关的异常子宫出血（AUB-O）、原发性痛经、盆腔炎症性疾病（PID）等常见妇科疾病以及经过手术治疗后的妇女需要在兼顾避孕需求与疾病治疗的同时，平衡获益与风险，然后推荐个体化的避孕方法。

（三）外用避孕

外用杀精剂是性交前置入阴道，具有灭活精子而起到避孕作用的一类化学避孕制剂。目前临床常用的有避孕栓剂、片剂、胶冻剂、凝胶剂及避孕薄膜等，由壬苯醇醚（主药）和惰性基质制成，具有快速高效杀精能力。片剂、栓剂和薄膜置入阴道后需等待 5~10 分钟，溶解后才能起效，然后开始性生活。若置入 30 分钟尚未发生性生活，必须再次放置。使用失误，失败率在 20% 以上，不作为避孕首选药。

第二节　绝育

女性通过手术或药物达到永远不生育的目的，为女性绝育（sterilization）。输卵管绝育术（tubal sterilization operation）是最普遍采用的方法，是指通过手术将输卵管结扎或用药物使输卵管管腔粘连堵塞，阻断精子与卵子相遇而达到绝育目的，是一种安全、永久性节育措施，不影响受术者机体生理功能。若受术者要求生育时，可行输卵管吻合术，可逆性高。输卵管绝育术主要有经腹输卵管结扎术、经腹腔镜输卵管结扎术。

【护理评估】

1. 健康史　了解受术者的年龄、月经史、婚育史及既往病史，进行全身体格检查、盆腔检查、血尿常规及肝肾功能检查等。

2. 适应证　①要求接受绝育手术且无禁忌证者；②患严重全身疾病不宜生育者。

3. 禁忌证

（1）24 小时内两次体温为 37.5 ℃ 或以上。

（2）全身状况不佳，不能胜任手术者，如心力衰竭、血液病等。

考点：输卵管绝育术的禁忌证

（3）患严重的神经官能症。

（4）各种疾病的急性期。

（5）腹部皮肤有感染灶或患有急、慢性盆腔炎。

（6）经腹腔镜输卵管结扎术禁忌证还包括患有腹腔粘连、心肺功能不全、膈疝等。

🔊【护考真题链接】2011 年实践能力题

病人，女，35 岁，入院行经腹腔镜输卵管绝育术，术前护士发现以下哪种情况需及时告知医生考虑更改手术时间(　　)

A. 体温 38.5 ℃　　　　　　B. 脉搏 64 次/min　　　　　C. 呼吸 22 次/min

D. 血压 130/88 mmHg　　　　　　　　　　　　E. 血红蛋白 120 g/L

分析：经腹输卵管结扎术的禁忌证为 24 小时内两次体温达 37.5 ℃或以上者，题干中病人体温 38.5 ℃，说明可能存在感染，应告知医生，应暂缓手术；脉搏、呼吸、血压与血红蛋白均不是手术的影响因素。

【常见护理诊断/问题】

(1)恐惧　与缺乏手术相关知识及疼痛有关。

(2)知识缺乏：缺乏输卵管结扎术有关麻醉及手术方法的相关知识。

(3)潜在并发症：感染、脏器损伤。

【护理措施】

(一)心理护理

耐心细致地向受术者介绍手术过程及注意事项，消除其恐惧心理，使其主动配合手术。

(二)手术配合及护理

1. 手术时间　一般选择月经干净后 3~7 天内，人工流产术后或分娩后 48 小时内，哺乳期或闭经者排除早孕后。

2. 麻醉方法　采用局部浸润麻醉或硬膜外麻醉。

3. 手术步骤

(1)受术者排空膀胱，取仰卧位，留置导尿管。

(2)常规消毒手术野，铺无菌巾。

(3)手术经过。

1)经腹输卵管结扎术：①受术者排空膀胱，取仰卧臀高位，消毒铺巾；②麻醉后取下腹正中耻骨联合上方 3~4 cm 处，做约 2 cm 长纵切口，逐层进入腹腔；③结扎输卵管主要有抽芯包埋法、输卵管银夹法和输卵管折叠结扎切除法。抽芯包埋法成功率高、血管损伤少、并发症少，是目前我国常用的方法。寻找提取输卵管峡部，采取抽心近端包埋法结扎输卵管；④检查无出血，清点纱布、器械无误后，按层缝合腹壁关腹，结束手术，送受术者回病房休息。

2)经腹腔镜输卵管绝育术：①受术者排空膀胱，仰卧臀高位，消毒铺巾；②麻醉后脐孔下缘作 1 cm 的横弧形小切口，插入气腹针，充入二氧化碳气体 2~3 L，然后插入套管针，放置腹腔镜；③在腹腔镜直视下用弹簧夹钳夹或硅胶环套于输卵管峡部，使输卵管通道中断，也可采用双极电凝烧灼输卵管峡部 1~2 cm。

(三)术后并发症及防治措施

1. 出血或血肿　过度牵拉损伤输卵管或其系膜血管而引起。因此手术时操作忌粗暴，避免损伤血管，关闭腹腔前仔细检查有无出血。一旦发生出血或血肿，要协助医生采取相应措施。

2. 感染　包括局部感染和全身感染。感染原因为体内原有感染尚未控制，消毒不严或手术操作无菌观念不强。因此，术前要严格掌握手术适应证和禁忌证，术中严格执行无菌操作规程。

3. 脏器损伤　多为手术者操作不熟练、术前未排空膀胱或解剖关系辨认不清所致。一旦发生脏器损伤应立即修补，并注意术后观察。

4. 输卵管再通　绝育有 1%～2% 再通率。主要是由于绝育方法本身缺陷或技术误差。操作时手术者思想应高度集中，严防误扎、漏扎输卵管。

(四)护理要点

1. 手术时间　协助医生选择好手术时间。

(1)非孕妇女在月经干净后 3~4 日为宜。

(2)人工流产或分娩后宜在 48 小时内施术。

(3)中期妊娠终止或宫内节育器取出术后可立即施行。

(4)自然流产待月经复潮后。

(5)剖宫产同时可做绝育术。

(6)哺乳期妇女或闭经妇女排除早孕后。

2. 术前准备

(1)做好受术者的思想工作，耐心回答其所提出的各种疑问，解除其顾虑与恐惧。

(2)术前详细询问病史，并做全身体格检查与妇科检查，实验室检测阴道分泌物常规、血尿常规、凝血功能、肝肾功能等，全面评估受术者。

(3)按妇科腹部手术常规准备。

3. 术后护理

(1)术后密切观察受术者生命体征，评估有无腹痛、内出血或脏器损伤等情况。

(2)除行硬膜外麻醉外，受术者不需禁食，应及早下床活动。

(3)保持伤口敷料干燥、清洁，并注意观察伤口的恢复情况。

(4)鼓励受术者及早排尿。

(5)告知受术者术后休息 3~4 周，2 周内禁止性生活。

(6)经腹腔镜输卵管结扎术术后静卧 4~6 小时后可下床活动。严密观察受术者生命体征，观察有无腹痛、内出血或脏器损伤等情况。

第三节　人工终止妊娠

✦ **案例导入与工作任务**

案例

李女士，35 岁，G_1P_1，月经规律。因"停经 50 天，自觉乏力、食欲缺乏"入院，经检查确诊早孕。6 年前，女儿 1 岁时，李女士放置宫内节育器避孕，未随访复查。经协商，李女士夫妇决定手术终止妊娠并取出宫内节育器。

工作任务

1. 帮助李女士分析避孕失败的原因，消除疑虑及紧张心理。

2. 对李女士进行术后健康指导。

一、早期妊娠终止方法

人工流产（artificial abortion）指因意外妊娠、疾病等原因而采用人工方法终止妊娠，是避孕失败的补救方法。终止早期妊娠的人工流产方法包括药物流产和手术流产。人工流产对妇女的生殖健康有一定的影响，任何单位或个人均不可实施非医学需要的胎儿性别鉴定和选择性别人工终止妊娠。做好避孕工作，避免和减少意外妊娠是计划生育工作的真正目的。

（一）药物流产

药物流产是指应用药物终止早期妊娠的一种避孕失败的补救措施。目前临床常用药物为米非司酮与米索前列醇。米非司酮是一种类固醇类的抗孕激素制剂，具有抗孕激素及抗糖皮质激素作用。米索前列醇是前列腺素类似物，具有兴奋子宫和软化宫颈的作用。两者配伍应用终止早孕完全流产率在90%以上。

1. 适应证

（1）早期妊娠≤49日可行门诊药物流产；>49日应酌情考虑药物流产，必要时住院流产。

> 考点：药物流产时间和使用的药物

（2）本人自愿要求，血或尿hCG阳性，超声确诊为宫内妊娠。

（3）手术流产的高危对象，如瘢痕子宫、哺乳期、宫颈发育不良或严重骨盆畸形等。

（4）多次手术流产史，对手术流产有疑虑或恐惧心理者。

2. 禁忌证

（1）有使用米非司酮禁忌证，如肾上腺疾病、与甾体激素相关的肿瘤及其他内分泌疾病、妊娠期皮肤瘙痒史、血液病、血管栓塞等病史。

（2）有使用前列腺素药物禁忌证，如心血管疾病、青光眼、哮喘、癫痫、结肠炎等。

（3）带器妊娠、异位妊娠。

（4）其他：过敏体质、妊娠剧吐、长期服用抗结核、抗癫痫、抗抑郁、抗前列腺素药等。

3. 用药方法

（1）顿服法：用药第1日顿服米非司酮200 mg，第3日早上口服米索前列醇0.6 mg。

（2）分服法：米非司酮150 mg分次口服，第1日晨服50 mg，8~12小时后再服25 mg，第2日早、晚各服25 mg，第3日上午7时再服25 mg。于第3日服用米非司酮1小时后服米索前列醇0.6 mg。每次服药前后至少空腹1小时。

4. 护理要点

（1）术前应详细询问停经时间、生育史、既往病史及药物过敏史，根据双合诊检查、尿hCG检查和B超检查明确早期宫内妊娠诊断，并进行血常规、出凝血时间以及阴道分泌物常规等检查。协助医生严格核对孕妇药物流产的适应证和禁忌证，签署知情同意书。

（2）关注妇女心理变化，介绍药物流产相关知识，陪伴妇女，减轻思想顾虑。

（3）耐心详细地讲解米非司酮、米索前列醇的使用剂量、次数、用药方法及不良反应等，告知妇女遵医嘱服用药物，切记不可出现漏服、少服或者多服现象，不可提前或推迟服药。

（4）向妇女说明服药后排出胎囊的可能时间，大多数妇女在服药6小时内会出现阴道少量流血，胎囊随之排出。个别需要更长时间，需密切观察，耐心等待，告知妇女可能会出现阴道流血、小腹下坠感、腹痛等症状。

（5）协助妇女如厕，指导妇女使用专用便器或一次性杯收集妊娠排出物。协助医生根据排出物鉴定妊娠囊大小、是否完整。

（6）密切观察阴道流血、腹痛等情况，若流产不全或流产失败，协助医生做好清宫准备。

（7）嘱妇女药物流产后注意休息，保持外阴清洁，1个月内禁止性生活及盆浴，预防感染。

（8）积极提供系统、规范的"流产后关爱"服务项目，帮助流产后女性选择合适的避孕方法，避免重复流产。

5. 不良反应及处理

（1）胃肠道反应：服药过程中部分妇女可出现恶心、呕吐或腹泻等胃肠道症状，这是米非司酮和米索前列醇抑制胃酸分泌和胃肠道平滑肌收缩所致。症状轻者无须特殊处理，给予心理安慰。症状较重者，可按医嘱口服维生素 B_6 20 mg 或甲氧氯普胺 10 mg，必要时给予补液治疗，可缓解症状。

（2）阴道流血：出血时间长、出血多是药物流产的主要不良反应。用药后应严密随访，若疑为不全流产时应及时行刮宫术，应用抗生素预防感染。值得注意的是实施药物流产前应排除异位妊娠，否则异位妊娠者误行药物流产可导致失血性休克。药物流产必须在正规有抢救条件的医疗机构开展。

（二）手术流产

手术流产是采用手术方法终止妊娠，包括负压吸引术和钳刮术。

1. 负压吸引术

（1）适应证：①妊娠10周以内自愿要求终止妊娠而无禁忌证者；②患有严重疾病不宜继续妊娠者。

（2）禁忌证：①生殖器官急性炎症；②各种疾病的急性期或严重的全身性疾病；③术前相隔4小时两次体温均在37.5 ℃以上。

（3）术前准备：①详细询问病史，进行全身检查、妇科检查；②进行相关实验室检查包括阴道分泌物常规、血常规及凝血方面检测；③根据血或尿 hCG 测定、超声检查确诊早孕；④测量体温、脉搏、血压；⑤加强沟通，帮助解除手术者思想顾虑；⑥排空膀胱。

> 考点：人工流产术的禁忌证

（4）镇痛与麻醉：一般不需要麻醉，但为了减轻受术者疼痛，也可在麻醉下进行。常用的麻醉方法有静脉全麻、宫旁神经阻滞麻醉、宫颈或宫腔表面麻醉。

（5）手术步骤：①体位及消毒。受术者取膀胱截石位，常规消毒外阴和阴道，铺无菌巾。行双合诊复查子宫位置、大小及附件等情况。用阴道窥器扩张阴道，消毒阴道及宫颈。②探测宫腔及扩张宫颈。用宫颈钳夹持宫颈前唇，顺子宫屈度位置的方向，用子宫探针探测宫腔方向及深度，根据宫腔大小选择吸管。用宫口扩张器顺探明的子宫方向扩张宫颈管，由小号到大号，循序渐进。扩张到比选用吸头大半号或 1 号。③吸管负压吸引。将吸管连接到负压吸引器上，缓慢送入宫底部，遇到阻力略向后退。按孕周及宫腔大小给予负压，一般控制在 400~500 mmHg，按顺时针方向吸宫腔 1~2 圈。当感觉子宫壁有粗糙感，提示组织已被吸净，此时将橡皮管折叠，取出吸管。再用小刮匙轻轻搔刮宫底及两侧宫角，检查宫腔是否吸净。必要时重新放入吸管，再次用低负压吸宫腔 1 圈。取下宫颈钳，用棉球拭净宫颈及阴道血迹，结束手术。④检查吸出物。将吸出物过滤，测量血液及组织容量，仔细检查有无绒毛。若肉眼未发现绒毛，须送病理检查。

2. 钳刮术

(1) 适应证：①适用于妊娠 10~14 周以内自愿要求终止妊娠而无禁忌证者；②其余同负压吸引术。

(2) 禁忌证、术前准备、镇痛与麻醉：同负压吸引术。

(3) 手术步骤：①体位及消毒。同负压吸引术。②扩张宫颈。由于胎儿较大，为保证钳刮术顺利进行，必须充分扩张宫颈管。可用橡皮导尿管于术前 12 小时插入宫颈管内，手术前取出；也可术前口服、肌内注射或阴道放置扩张宫颈的药物，如前列腺素制剂，能使宫口扩张、软化；术中用宫口扩张器扩张宫颈管。③取出妊娠组织。用卵圆钳钳夹妊娠组织，必要时用小刮匙轻刮宫腔一周。

3. 护理要点

(1) 协助医生严格核对手术适应证和禁忌证；受术者签署知情同意书；做好术前准备。

(2) 术中陪伴受术者为其提供心理支持，指导其运用呼吸技巧减轻不适；严密观察，出现异常及时报告医生；配合医生检查吸出物，必要时送病理检查。

(3) 术后受术者应在观察室卧床休息 1 小时，注意观察腹痛及阴道流血情况；遵医嘱给予药物治疗；嘱受术者保持外阴清洁，1 个月内禁止性生活及盆浴，预防感染；吸宫术后休息 2 周，钳刮术后休息 4 周，若有腹痛及阴道流血增多，随时就诊。

> 考点：人工流产术后护理措施

(4) 积极实施"流产后关爱"服务，向女性和家属宣传避孕相关知识，帮助流产后女性及时落实科学的避孕方法，避免重复流产。

4. 并发症及防治

(1) 术中出血：多发生在妊娠月份较大、吸管过小时，妊娠产物不能迅速排出而影响子宫收缩所致。可在扩张宫颈管后注射催产素，并尽快钳取或吸出妊娠产物。

(2) 子宫穿孔：是手术流产的严重并发症。发生率与术者操作技术及子宫本身情况有关，如哺乳期子宫、瘢痕子宫、子宫过度倾屈、子宫畸形等。手术时突然感到无宫底感觉，或进入宫腔深度明显超过原来测量宫腔深度，提示子宫穿孔，应立即停止手术。穿孔小、无脏器损伤或内出血，手术已完成，可注射子宫收缩剂保守治疗，并给予抗生素预防感染，同时密切观察血压、脉搏等生命体征，有无腹痛、阴道流血及腹腔内出血征象。若确认胚胎组织尚未吸净，应由有经验的医生避开穿孔部位，也可在 B 超或腹腔镜监护下完成手术。穿孔大、有内出血或怀疑脏器损伤，应立即剖腹探查或腹腔镜检查，根据情况做相应处理。

(3) 人工流产综合反应：是指手术时疼痛或局部刺激，使受术者在术中或术毕出现恶心呕吐、心动过缓、心律不齐、面色苍白、头昏、胸闷、大汗淋漓,严重者甚至出现血压下降、昏厥、抽搐等迷走神经兴奋症状。这与受术者的情绪、身体状况及手术操作有关。发现症状应立即停止手术,给予吸氧,一般能自行恢复。严重者可加用阿托品 0.5~1 mg 静脉注射。术前重视精神安慰,术中动作轻柔,吸宫时掌握适当负压,减少不必要的反复吸刮,均能降低人工流产综合反应的发生率。

(4)漏吸或空吸:施行人工流产术未吸出胚胎及绒毛而导致继续妊娠或胚胎停止发育,称为漏吸。常见于子宫畸形、位置异常或操作不熟练引起。一旦发现漏吸,应再次行负压吸引术。误诊宫内妊娠而行人工流产负压吸引术,称为空吸。术毕吸刮出物肉眼未见绒毛,要重复妊娠试验及超声检查,宫内未见妊娠囊。诊断为空吸必须将吸刮的组织全部送病理检查,警惕异位妊娠。

(5)吸宫不全:是指手术流产后宫腔内有部分妊娠产物残留,是手术流产常见并发症,与术者技术不熟练或子宫位置异常有关。术后阴道流血超过 10 日,血量过多,或流血停止后再现多量流血,均应考虑为吸宫不全,B 超有助于诊断。若无明显感染征象,应尽早行刮宫术,刮出物送病理检查,术后用抗生素预防感染。若同时伴有感染,应在控制感染后再行刮宫术。

(6)术后感染:多为吸宫不全、术后过早性交、敷料和器械消毒不严以及术中无菌观念不强所致。初起为急性子宫内膜炎,若治疗不及时,可扩散至子宫肌层、附件及盆腔腹膜,严重时可导致败血症。主要表现为发热、下腹痛、白带混浊和不规则阴道流血。妇科检查时子宫或附件区有压痛。治疗为半卧位休息,全身支持疗法,应用广谱抗生素。宫腔内有妊娠产物残留者,应按感染性流产处理。

(7)羊水栓塞:少见,偶发于钳刮术,往往由于宫颈损伤和胎盘剥离使血窦开放,此时应用催产素促使羊水进入母体血液循环而发生羊水栓塞。妊娠早、中期时羊水中有形成分极少,即使发生羊水栓塞,其症状和严重性也不如晚期妊娠发病凶猛。治疗措施详见“羊水栓塞”章节。

(8)远期并发症:有宫颈粘连、宫腔粘连、月经失调、慢性盆腔炎、继发性不孕等。

二、中期妊娠终止方法

孕妇患有严重疾病不宜继续妊娠或防止先天性畸形儿出生需要终止中期妊娠,可以采取依沙吖啶(利凡诺)引产和水囊引产。

(一)适应证

(1)妊娠≥14 周至<28 周,患有严重疾病不宜继续妊娠者。

(2)妊娠早期接触导致胎儿畸形因素,检查发现胚胎异常者。

(二)禁忌证

(1)患有各种急性感染性疾病、慢性疾病急性发作期、生殖器官急性炎症。

(2)术前相隔 4 小时两次体温均超过 37.5 ℃。

(3)前置胎盘或腹部皮肤感染者。

(三)操作方法

1.依沙吖啶(利凡诺)引产　包括羊膜腔内注入法和羊膜腔外注入法。依沙吖啶是一种强力杀菌剂,将其注入羊膜腔内或羊膜外宫腔内,可使子宫内蜕膜组织坏死而产生内源性前列腺素，引起子宫收缩。依沙吖啶直接对子宫肌肉也有兴奋作用。药物被胎儿吸收后，可致胎儿中毒死亡。临床常用依沙吖啶羊膜腔内注入法，引产成功率达90%~100%。

（1）羊膜腔内注入法：孕妇排尿后取仰卧位，常规消毒腹部皮肤，铺无菌巾。穿刺点用0.5%利多卡因行局部浸润麻醉，用腰椎穿刺针垂直刺入腹壁，穿刺阻力第一次消失表示进入腹腔，继续进针又有阻力表示进入子宫壁，阻力再次消失表示进入羊膜腔。腰椎穿刺针进入羊膜腔内后，拔出针芯，见羊水溢出，接上注射器抽出少量羊水，注入0.2%依沙吖啶（利凡诺）液。拔出穿刺针，局部消毒，纱布压迫数分钟后，胶布固定。

（2）羊膜腔外注入法：孕妇排尿后取膀胱截石位，常规消毒外阴阴道，铺无菌巾。阴道窥器暴露宫颈及阴道，再次消毒，用宫颈钳钳夹宫颈前唇，用敷料镊将无菌导尿管送入子宫壁与胎囊间，将依沙吖啶（利凡诺）液由导尿管注入宫腔（图18-3）。折叠并结扎外露的导尿管，放入阴道穹隆部，填塞纱布。24小时后取出纱布及导尿管。

2. 水囊引产　将消毒水囊放置在子宫壁和胎膜之间，根据妊娠月份大小，囊内注入300~500 mL的0.9%氯化钠溶液，以增加宫腔压力和使胎膜剥离，局部前列腺素释放，引起子宫收缩，促使妊娠产物排出（图18-4）。一般水囊放置后12~24小时可引起宫缩。

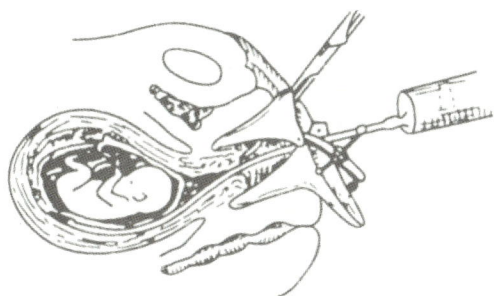

图 18-3　宫腔内羊膜腔外注入法

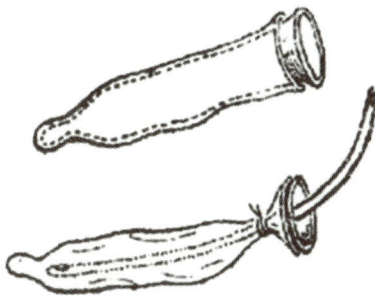

图 18-4　水囊引产

（四）注意事项

1. 依沙吖啶（利凡诺）引产

（1）依沙吖啶通常应用剂量为50~100 mg，不超过100 mg。

（2）羊膜腔外注药时，避免导尿管接触阴道壁，防止感染。

2. 水囊引产

（1）水囊注水量不超过500 mL。

（2）放置水囊后出现规律宫缩时应取出水囊。若出现宫缩乏力，或取出水囊无宫缩，或有较多阴道流血，应静脉点滴催产素。

（3）放置水囊不得超过2次。再次放置，应在前次取出水囊72小时之后且无感染征象。

（4）放置水囊时间不应超过24小时。若宫缩过强、出血较多或体温超过38 ℃，应提前取出水囊。

（5）放置水囊后定时测量体温，特别注意观察有无寒战、发热等感染征象。

（五）并发症

1. 全身反应　偶见体温升高，一般不超过38 ℃，多发生在应用依沙吖啶后24~48小时，胎儿排出后体温很快下降。

2. 阴道流血　约有80%的受术者出现阴道流血，一般不超过100 mL。

3. 产道损伤　少数受术者可有不同程度的软产道裂伤。

4. 感染　是水囊引产最常见的并发症，术中应注意无菌操作，术后给予抗生素预防感染。

5. 胎盘胎膜残留　发生率低。为避免妊娠组织残留，多主张胎盘排出后立即行刮宫术。

(六)护理要点

1. 术前护理　护士要认真做好受术者身心状况评估，协助医生严格掌握适应证与禁忌证。告知受术者手术过程及可能出现的情况，取得其积极配合，签署知情同意书。指导受术者术前3日禁止性生活，依沙吖啶引产者需行B超以定位胎盘及穿刺点，做好穿刺部位皮肤准备。术前每日冲洗阴道1次。

2. 术中护理　为受术者提供安静舒适的环境。给予受术者支持和鼓励。注意严密观察受术者生命体征，识别有无呼吸困难、发绀等羊水栓塞症状，做好抢救准备。

3. 术后护理　让受术者尽量卧床休息，防止突然破水。注意监测受术者生命体征，严密观察并记录宫缩出现的时间和强度、胎心与胎动消失的时间及阴道流血等情况。产后仔细检查胎盘胎膜是否完整，有无软产道裂伤，若发现裂伤，及时缝合。胎盘胎膜排出后常规行清宫术。注意观察产后宫缩、阴道流血及排尿情况，若妊娠月份大的产妇引产后出现泌乳，需指导其及时采取回奶措施，保持外阴清洁，预防感染。

4. 健康指导　引产后妇女应注意休息，加强营养。鼓励其表达内心焦虑、恐惧和孤独等情感，给予同情、宽慰、鼓励和帮助。术后6周禁止性生活及盆浴，为其提供避孕指导。若出院后出现发热、腹痛及阴道流血量多等异常情况，应及时就诊。

第四节　计划生育措施选择的指导

1. 新婚期

(1)原则：应选择使用方便、不影响生育的避孕方法。

(2)选用方法：复方短效口服避孕药使用方便，列为首选。

男用阴茎套也是较理想的避孕方法，还可选用外用避孕栓、避孕薄膜等。尚未生育或未曾有人工流产手术者，宫内节育器不作为首选。

2. 哺乳期

(1)原则：选用不影响乳汁质量及婴儿健康的避孕方法。

(2)选用方法：阴茎套是哺乳期选用的最佳避孕措施。也可选用单孕激素制剂长效避孕针或皮下埋植剂。哺乳期阴道较干燥，不宜使用避孕药膜和雌、孕激素复合避孕药或避孕针以及安全期避孕。

3. 生育后期

(1)原则：应选择长效、安全、可靠的避孕方法，预防意外受孕。

(2)选用方法：根据个人身体状况选择合适的避孕方法，注意禁忌证。

4.绝经过渡期

(1)原则：因仍有排卵可能，应坚持避孕。

(2)选用方法：推荐使用阴茎套避孕。已使用宫内节育器避孕者可继续使用，至绝经后半年取出。此期阴道分泌物较少，不宜选择避孕药膜；可考虑选用避孕栓、凝胶剂等外用避孕药具。不宜选用复方避孕药及安全期避孕。

（熊婧云）

第十九章
妇女保健

妇女的健康水平能够反映社会的进步和文明程度。妇女保健（women's health care）是通过先进的医学科学技术、有效的预防和治疗措施以及科学的管理方法，我们可以对妇女在各个生命阶段进行健康管理。妇女健康护理是国家卫生保健事业中重要的一部分，对提升整个社会的健康水平具有重要意义。

第一节　概述

◆ 案例导入与工作任务

案例

周女士，孩子刚满 6 个月，母乳喂养。该女士特别热爱所从事的工作，但最近单位经常需要加班，无法按时回家照顾孩子，进而导致夫妻关系紧张，跟领导提出不加班，遭到单位领导拒绝。

工作任务

向领导解释妇女劳动保护法。

妇女保健工作是一项重要的社会系统工程，必须充分发挥各级妇幼保健专业机构及三级妇幼保健网络的作用，以保障妇女的合法权益，促进男女平等，落实国家相关政策和法律法规，充分发挥妇女在社会主义现代化建设中的积极作用。

近年来，我国妇女保健工作取得了显著成绩，特别是在降低孕产妇病死率方面，已提前实现联合国千年发展目标。然而，仍需进一步完善工作机制。《中国妇女发展纲要（2021—2030年)》明确提出，要将孕产妇病死率降低到12/10万以下，并使适龄妇女宫颈癌筛查率在70%以上，这为妇女保健提出了新的挑战。

一、妇女保健工作的意义

妇女保健工作应树立"全生命周期健康"和"三级预防"理念，与临床医学、疾病预防控制构成我国医学卫生防病的基本体系，各级妇幼健康服务机构应坚持"以保健为中心，以保障生殖健康为目的，保健与临床相结合"。"面向群体、面向基层和预防为主"的工作方针，妇女保健工作的意义在于维护和促进妇女身心健康，提高人口综合素质，增进家庭幸福，是国富民强的基础工程。

二、妇女保健工作的目的

妇女保健工作以维持和促进妇女健康为基础，以保障生殖健康为目的，为妇女提供连续的生理、心理服务与管理，通过积极的普查、预防保健、监护和治疗措施，开展贯穿女性各期的保健工作，降低孕产妇及围生儿病死率，减少患病率和伤残率，消灭和控制某些疾病及遗传病的发生，控制性传播疾病的传播，满足妇女的实际健康需求，提高其生活质量。

三、妇女保健工作的方法

妇女保健工作应坚持政府领导，充分发挥各级妇幼保健专业机构及基层三级妇幼保健网的作用。2015年《国家卫生计生委关于妇幼健康服务机构标准化建设与规范化管理指导意见》（简称《指导意见》）明确提出：妇幼健康服务机构应按照保健与临床相结合原则，根据服务人群来优化服务流程，整合服务内容，做到群体保健与临床保健相结合，防与治相结合。优化创新服务模式，有计划地组织培训和继续教育，不断提高专业队伍的业务技能水平，加强孕产保健，妇幼保健及计划生育技术服务间的功能衔接与合作，增强群众自我保健意识，为女性提供安全、便捷、温馨的服务，同时健全有关法律和法规，提高卫生服务绩效，保障妇女的合法权利。

> 🔊 【护考真题链接】2020年专业实务题
> 妇女保健工作内容包括(　　　)
> A. 妇女各期保健　　　　B. 计划生育指导　　　C. 实行孕产妇系统管理
> D. 贯彻落实妇女劳动保健制度　E. 以上均正确
> 分析：妇女保健工作内容包括①妇女各期保健；②实行孕产妇系统管理，提高围生期保健质量；③计划生育指导；④常见妇女病及恶性肿瘤的普查、普治；⑤贯彻落实妇女劳动保健制度。

第二节　妇女保健工作的内容

案例

某学生，14 岁，经历了青春期的身体变化，但她对此感到困惑和焦虑。学校医务室的护士注意到她的情绪波动和注意力不集中，于是与她进行了私下交谈。

工作任务

向该学生解释青春期的正常生理变化。

妇女各期保健是妇女保健工作任务之一，开展贯穿女性各期的保健工作有利于维护女性安全，降低孕产妇及围生儿病死率，减少患病率、伤残率、某些遗传性疾病或出生缺陷的风险，控制性传播疾病的传播，促进妇女身心健康，提高生育质量。

一、妇女各期保健

【青春期保健】

青春期保健(adolescence health care)应根据青春期女性的生理、心理、社会行为特点，重视其身心健康与行为方面的问题，有利于促进女性成长发育，提高其心理素质和社会适应能力。

(一)女性性卫生与性健康教育

1. 性卫生　性卫生指通过性卫生保健实现性健康，达到提高生活质量的目的，包括性心理卫生和性生理卫生。性生活是人类正常的生理和心理需求和表现，女性性唤起、性高潮、主观和客观性反应与男性存在差异。应根据青春期女性的生理、心理和社会行为特点，开展心理卫生、生理卫生方面的健康教育，纠正其不良的生活习惯和行为方式，使女性知晓自我保健的重要性并掌握自我保健常识，包括合理营养、培养良好的生活习惯、劳逸结合、注意经期和性生活卫生、避免非意愿妊娠、预防性传播疾病等。

2. 性健康　性健康从知识和道德层面要求女性树立科学的性观念，具有较系统的性知识和健康的性行为，主动预防性传播疾病和消除性犯罪。性健康关系到女性一生，因此，不同年龄段的女性，均应接受有针对性的性健康教育。青少年是性健康教育的关键阶段，应向其传授科学的性知识，纠正与性有关的认识和行为偏差，正确认识月经初潮、性欲和性冲动等。对进入青春期和育龄期的女性，应加强宣传避孕和性传播性疾病预防的知识，帮助女性认识和适应青春期及孕产期的急剧身心变化，能够正确处理两性或夫妻关系，用道德约束自身性行为。对老年妇女的性健康教育也十分重要，应指导老年人正确看待性欲和性反应能力，建立良好的性生活习惯和性行为方式，提高老年人的晚年生活质量。

(二)健康生活行为方式指导

1. 健康的生活方式和体检　加强健康教育，使青少年了解自己生理和心理特点，懂得自尊、自爱，学会保护自己，培养良好的个人生活习惯，合理安排生活和学习，注意劳逸结合；合理营养，注意营养成分的搭配，提供足够的热量，定时定量，三餐有度；体育锻炼对身体健康成长十分重要，要有适当的运动与娱乐。早期发现疾病和行为偏差问题，减少危险因素，定期体格检查有助于及早筛查出健康和行为问题。若已患病，应及时开展疾病治疗和康复，减少并发症的发生，提高生活质量。

2.心理调适　青春期女性的判断力和想象力增强，心理变化也十分明显，对异性有好奇心，关注自我形象，情绪易出现波动，根据青春期心理变化的基本特点，培养其健康的心理素质，循序渐进地耐心引导，谨慎施策，帮助她们克服不良思维与行为，树立正确的行为观念。

【护考真题链接】2015 年专业实务题

病人，女，13 岁，因月经初潮来门诊咨询。该女生自述对月经初潮来临很紧张，害怕身体出现疾病，近期情绪难控制，心神不宁，烦躁不安，常与他人争吵。护士针对其进行保健指导，以下不正确的是(　　)

A.告知其月经是女性的正常生理现象　　B.嘱其月经期以卧床休息为主
C.讲授有关青春期生理知识、性教育　　D 鼓励其多与他人交流，多参加文娱活动
E.月经期注意保暖，最好不游泳

分析：月经期间可以适当活动。

【围产期保健】

围产期保健(perinatal health care)包括孕前期保健、孕期保健、分娩期保健、产褥期保健、哺乳期保健。

(一)孕前期保健

孕前期保健是指为准备妊娠的夫妇提供以健康教育与咨询、孕前医学检查、健康评估和健康指导为主要内容的保健服务。2021 年国家卫生健康委发布《关于统筹推进婚前孕前保健工作的通知》(以下简称《通知》)提出：促进孕前优生健康检查，对于促进生殖健康、预防出生缺陷、提高婚育质量和出生人口素质具有重要作用。遵循普遍性指导和个体化指导相结合的原则，对计划妊娠的夫妇进行孕前健康教育及指导，指导夫妇双方选择最佳的受孕时机，降低或消除导致出生缺陷等不良妊娠结局的危险因素，减少高危妊娠的发生，有利于生育健康和提高人口素质。年龄过小(<18 岁)或年龄过大(>35 岁)的女性易发生难产、产科并发症及胎儿染色体病，是高危妊娠的危险因素。重视对年龄较大拟再生育的妇女提供咨询；长时间使用药物避孕者应停药改为工具避孕，半年后再妊娠。患有慢性疾病者应积极治疗对妊娠有影响的疾病，如病毒性肝炎、糖尿病、心脏病及甲亢等；若有不良孕产史，家族遗传病史、传染病史者，应接受产前咨询。评估孕前期女性的心理和社会环境因素十分重要，生活中的不良事件与妊娠期高血压疾病及产后抑郁症有关；为减少出生缺陷，《通知》中指出孕妇在孕前 3 个月补充叶酸或含叶酸的复合维生素，既往生育过神经管缺陷儿的孕妇，应加强遗传学咨询；夫妇应戒烟酒，避免接触有毒有害物质和放射线，以免影响胎儿正常发育。

(二)孕期保健

孕期保健是指从确定妊娠之日开始至临产前为孕妇及胎儿提供的系列保健服务。目的是加强母儿监护，预防和减少孕产期并发症，开展出生缺陷产前筛查和产前诊断，及早干预，确保母儿安全。

1.孕早期保健　孕早期是胚胎与胎儿发育的重要阶段，受有害因素影响，易导致胎儿畸形或流产。主要保健内容包括：加强孕妇孕期卫生、性生活、旅行、工作、饮食营养、休息与活动、心理适应等方面的健康教育，识别和预防流产的发生。首先应确诊早孕并登记建立保健卡，确定基础体重和血压，定期测量体重，监测体重增长情况。营养和膳食指导，孕期保证多样化的平衡膳食，保证孕期合理营养对母体下一代的正常身心发育具有重要意义。继续补充叶酸0.4~0.8 mg/d至孕3个月，有条件者可继续服用含叶酸的复合维生素，可降低早产、胎膜早破的发生率。进行高危妊娠和遗传性疾病的初筛，特别是我国《人口与计划生育法》修正案实施后，对于再生育的高龄孕妇，开展妊娠风险评估，筛查危险因素，识别高危孕妇和新生儿。指导孕妇避免接触有毒、有害物质和宠物，慎用药物；避免高强度工作、高噪声环境和家庭暴力。改变不良生活习惯及生活方式，戒烟、酒，禁吸毒；避免精神刺激，保持心理健康，预防孕期及产后心理问题的发生。

2.孕中期保健　孕中期是胎儿生长发育较快的时期，主要的保健内容包括：进行妊娠生理知识、预防贫血和早产的健康教育。加强营养，补充铁、钙等矿物质；监测胎动、宫缩。保证充足的睡眠，每日应有8小时睡眠，午休1~2小时。对于没有运动禁忌证的孕妇，建议根据自身情况，每天进行20~30分钟中等强度、适宜的有氧运动，如散步、快走、孕妇瑜伽等。开展唐氏综合征的遗传筛查(适宜孕周为12~22^{+6}周)、神经管畸形血清学筛查(妊娠15~20周)、妊娠期糖尿病筛查(建议妊娠24~28周)和胎儿结构畸形筛查(妊娠20~24周)。检查孕早期各种影响因素对胎儿是否有损伤，必要时进一步做产前诊断。监测胎儿生长发育的各项指标，预防和及早发现胎儿发育异常，并预防和治疗生殖道感染，可以减少妊娠晚期、产时、产后的并发症。

3.孕晚期保健　孕晚期胎儿生长发育最快的时期。此期应开展分娩期、产褥期相关知识的教育以及新生儿免疫接种指导；加强胎儿宫内生长发育的监护及孕妇胎盘功能的监测，防治妊娠并发症。定期产前检查，检测胎儿生长发育的各项指标；及早发现并纠正胎儿宫内缺氧；指导孕妇注意补充营养；做好分娩前身体、心理和物质方面的准备，选择适合的母儿分娩方式。尽早做好乳房准备，提供母乳喂养等方面知识，有利于产后哺乳。有高危因素的孕妇应遵医嘱提前住院待产。

(三)分娩期保健

分娩期提倡住院自然分娩。分娩期保健应做到"五防、一加强"，即防滞产、防感染、防产伤、防出血、防新生儿窒息，加强对高危妊娠的产时监护和产程处理，保证母儿平安。

(四)产褥期保健

产褥期是产妇全身器官恢复正常的时期，也是产妇角色适应与心理调适的重要时期。目的是预防产后出血、感染等并发症的发生，促进产妇产后生理功能恢复。产后访视共3次，分别于产妇出院后3天内、产后14天和28天进行，若有必要，可酌情增加访视次数；产后42天母婴应到医院进行产后健康检查。

(五)哺乳期保健

哺乳期是指母乳喂养婴儿的时期，WHO建议，婴儿在出生后的最初6个月内应该接受纯母乳喂养，6 个月以后逐渐添加辅食至 2 岁或者更长时间。保护母婴健康，降低婴幼儿病死率，保护、促进和支持母乳喂养是哺乳期保健的中心任务。WHO 提出"促进成功母乳喂养的十项措施"（2018 年更新版）：①完全遵守《国际母乳代用品销售守则》和世界卫生大会相关决议；制定书面的婴儿喂养政策，并定期与员工及家长沟通；建立持续的监控和数据管理系统；②确保工作人员有足够的知识、能力和技能以支持母乳喂养；③与孕妇及其家属讨论母乳喂养的重要性和实现方法；④分娩后即刻开始不间断的肌肤接触，帮助母亲尽快开始母乳喂养；⑤支持母亲开始并维持母乳喂养及处理常见的困难；⑥除非有医学上的指征，否则不要为母乳喂养的新生儿提供母乳以外的任何食物或液体；⑦让母婴共处并实践 24 小时母婴同室；⑧帮助母亲识别和回应婴儿需要进食的迹象；⑨告知母亲使用奶瓶、人工奶嘴和安抚奶嘴的风险；⑩出院协调，以便父母与婴儿及时获得持续的支持和照护。哺乳期宜采取工具避孕。

【绝经过渡期保健】

绝经过渡期是指从卵巢功能衰退到最后一次月经的时期，卵巢功能衰退可从 40 岁开始，历时可长可短，短则 1～2 年，长则 10 余年。中国妇女平均绝经年龄在 50 岁左右。绝经过渡期女性出现的一系列躯体和精神心理症状，均与卵巢功能下降导致体内性激素的减少或波动有关。此期保健的主要内容包括：①合理安排生活起居，注意锻炼身体与休息；②加强营养，重视蛋白质、维生素、钙剂、微量元素及复合维生素的补充；③注意卫生及心理方面的指导；④防治绝经过渡期月经失调，重视绝经后阴道流血及肿瘤筛查，防治子宫颈癌和子宫内膜癌。

每年进行 1 次妇科常见疾病及肿瘤的筛查；若妇女出现月经失调或停经超过半年，应进行避孕指导直至月经停止 12 个月，首选男用避孕套避孕，年龄超过 45 岁的妇女一般不用口服避孕药或注射避孕针，原来采用宫内节育器避孕无不良反应者可继续使用，绝经后半年取出。必要时遵医嘱进行性激素补充治疗，以利身心健康，提高生命质量。

【老年期保健】

国际老年学会规定 65 岁以上为老年期。老年期妇女卵巢功能衰竭，体内性激素水平很低，极易患各种身心疾病，如萎缩性阴道炎、子宫脱垂和膀胱膨出、直肠膨出、生殖器官肿瘤、脂代谢紊乱、老年性痴呆等。此期应指导老年人定期体检，保持生活规律和合理膳食，注意劳逸结合，适度参加社会活动和从事力所能及的工作，及时防治老年期常见病和多发病，提高生命质量。

> 🔊 **【护考真题链接】2020 年专业实务题**
> 围绝经期是指（ ）
> A. 需定时评估身心康复情况　　B. 围绝经期保健以预防为重点
> C. 绝经后 1 年内的时期　　D. 指导宫内节育器绝经 2 年后取出
> E. 需定时评估家庭支持系统
> 分析：围绝经期是指妇女从接近绝经时出现的与绝经有关的内分泌、生物学和临床特征至绝经后 1 年内的时期。由于在围绝经期内性激素的减少可引发一系列躯体和精神心理症状，故围绝经期保健的主要目的是，提高围绝经期妇女的自我保健意识和生活质量。

二、妇女病及恶性肿瘤的普查普治

《中国妇女发展纲要(2021—2030年)》中强调"妇女平等享有全方位全生命周期健康服务",提出加强乳腺癌、宫颈癌综合防治能力,普及健康知识,提高妇女健康素养水平,减少艾滋病、梅毒和乙肝母婴传播,预防和减少孕产妇贫血。对35岁以上的妇女,应每1~2年普查1次,普查内容包括妇科检查、阴道分泌物检查、宫颈细胞学检查和/或高危型人乳头状瘤病毒(HPV)DNA检测、超声检查,推进适龄妇女接种HPV疫苗试点工作,预防宫颈癌。若发现异常,应进一步检查确诊,以做到早发现、早诊断、早治疗,以降低发病率,提高治愈率。

妇女常见病普查普治统计指标如下。

(1)妇女病检查率=期内实际进行妇女病普查人数/期内(20~64岁)妇女数×100%。

(2)某种妇女病患病率=期内查出某种妇女病患病人数/期内实查人数×100%。

(3)某种妇女病治疗率=接受某种妇女病治疗人数/查出同种妇女病病人×100%。

三、妇女劳动保护

妇女劳动保护是妇女保健相关法律中的重要内容。通过采用法律手段,贯彻预防为主的方针,确保妇女在劳动工作中的安全与健康。2018年修订的《中华人民共和国妇女权益保障法》规定妇女在经期、孕期、分娩期、产褥期、哺乳期享受特殊保护,国家推行生育保险制度,用人单位不得在女职工妊娠期、分娩期、哺乳期降低其工资、予以辞退、解除其劳动或聘用合同。

有关妇女劳动保护规定如下。

1. 月经期　月经期妇女的劳动分配遵循调干不调湿(不下水田等)调轻不调重(不从事重体力劳动)的原则。

2. 妊娠期　用人单位应根据医疗机构证明,对于不能适应原劳动岗位的妊娠期女职工,予以减轻劳动量或者安排其他能够适应的劳动;对妊娠7个月以上的女职工,用人单位不得延长其劳动时间或者安排夜班;在劳动时间内产前检查,并将所需时间计入劳动工时;对有两次以上自然流产史,现无子女的女职工,应暂时调离有可能导致流产的工作岗位。

3. 围产期　女职工生育享受98天产假,其中产前可以休假15天;难产增加产假15天;若生育多胞胎,每多生育1个婴儿,增加产假15天。若妊娠未满4个月流产者,享受15天产假;妊娠满4个月流产者,享受42天产假。

4. 哺乳期　哺乳时间为1年,有未满1周岁婴儿的女职工,用人单位不得延长其劳动时间或安排夜班;在劳动时间内,每天为哺乳期女职工安排2次哺乳时间,30 min/次;若生育多胞胎,则每增加1个婴儿,每天增加1小时哺乳时间。

第五篇

护理技能

第二十章
妇产科护理评估

✦ **学习目标**

知识目标：

1. 掌握健康史采集内容和方法。
2. 熟悉妇产科检查的内容和方法。

能力目标：

1. 能运用沟通技巧采集准确、完整的健康史。
2. 能采用适宜的专科检查技术对妇产科护理对象进行健康评估。

素质目标： 具有良好的职业素养，尊重关心护理对象，保护护理对象隐私。

　　健康史采集、身体状况评估是妇产科护理实践的一部分，具有较明显的专科特点，更关注女性生殖系统、生育状况和月经的变化。妇产科护士通过健康史采集、身体检查、心理-社会评估等方法获得护理对象生理、心理、社会等各方面资料，运用所学知识和临床评判性思维，分析判断护理对象现存和潜在的健康问题或需求，有针对性地制订护理计划并实施，积极配合医生的诊治，并将上述内容按照有关规定记录。护士不仅要熟练掌握健康史采集内容，具有良好的沟通交流技巧，全面准确地采集到健康史；同样，护士还要熟练掌握妇产科专科检查技术，并具有人文关怀能力，取得护理对象的配合并获得满意的检查结果。

第一节　健康史采集方法及内容

✦ **案例导入与工作任务**

案例

杨女士，28岁，G_1P_1。因"停经50天，阴道不规则流血7天"就诊于妇产科。

工作任务

该女士的健康史采集内容包括哪几个方面？

健康史采集是护理评估的第一步，也是护患沟通、建立良好护患关系的重要时机，要重视沟通技巧的培养。

健康史采集应在病人入院后即开展，可通过观察、交谈、倾听等方法获得相关的健康信息资料。妇产科护理对象资料常常涉及其个人隐私、性生活有关的内容，收集资料时可能会使护理对象感到害羞和不适，甚至不愿说出实情。通过有效的交流与沟通，增加护理对象的安全感和信任度，使采集的健康史完整、准确。在健康史采集过程中，护士要态度和、语言亲切并通俗易懂，关心体贴和尊重护理对象，细致地询问和耐心倾听，并给予保守秘密的承诺。询问健康史应有目的性，切勿遗漏关键性的内容。可采用启发式提问，但应避免暗示和主观臆测。对急危重病人，应快速采集可能威胁其生命安全的、重要疾病病史，重点关注其生命体征和支持临床诊断的阳性体征，立即配合医生抢救，避免因采集健康史而贻误治疗。对不能口述的病人，可询问最了解其病情的家属或亲友，记录时备注健康史提供者与病人的关系。对外院转诊者，可查阅病情介绍，作为重要参考资料。

考点：健康史采集的内容

健康史采集内容包括一般项目、主诉、现病史、月经史、婚育史、既往史、个人史和家族史 8 个方面。

1. 一般项目　包括姓名、年龄、婚姻、籍贯、职业、民族、教育程度、宗教信仰、住址、入院日期、入院方式等。年龄、婚姻、信仰、职业等可能影响护理对象的健康或疾病发展，询问时应准确、具体。如年龄可影响孕妇的妊娠结局，35 岁以上高龄孕妇在妊娠期间容易发生并发症，年龄要写具体数字，不应描述为未成年人或成年人。

2. 主诉　了解护理对象就诊的主要问题、主要症状（或体征）、出现的时间、持续时间和应对方式。主诉应简明扼要，通常不超过 20 个字。主诉不是护理对象描述的一句话，需要妇产科护士归纳总结和提炼。产科常见的就诊问题有停经、停经后阴道流血和/或下腹疼痛、胎动异常、胎心异常、羊水量异常、产后恶露异常等。如一位已婚的年轻女性，突发左下腹疼痛 1 小时前来就诊于妇产科。护士仔细询问月经史，了解既往月经规律，月经周期为 25～30 天，此次月经推迟，与上次月经间隔时间为 39 天，阴道出血 5 天，量少，1 小时前出现左下腹剧痛。护士按其症状及发生时间的顺序，可将主诉归纳总结和提炼为"停经 39 天，阴道少量出血 5 天，左下腹剧痛 1 小时"。妇科常见的症状有外阴瘙痒、阴道流血、白带异常、下腹痛、下腹部包块等。如一位老年女性，因阴道出血就诊，仔细询问健康情况，自述绝经 2 年，近一年来阴道出血 3 次，量不多，可归纳主诉为"绝经 2 年，不规则阴道出血 3 次"。也有部分妇科病人无任何不适，通过妇科常见病普查或健康体检而发现疾病者，主诉可写为"体检发现子宫多发性肌瘤×日"。

3. 现病史　围绕主诉了解本次疾病发病的时间、发病的原因或可能的诱因、病情发展经过、诊疗经过、采取的护理措施及效果。可按时间先后顺序进行询问。此外，还应了解病人的一般情况变化及心理反应，询问发病以来的食欲、大小便、体重、活动能力、睡眠、自我感觉、应激能力的变化，以及对疾病有鉴别意义的阳性或阴性症状。了解与本次发病有关的既往发病情况及其治疗经过，及与本次疾病虽无紧密关系，但仍需治疗的其他疾病和用药情况，可在现病史后另起一段记录。

若为孕产妇，了解从停经开始的本次妊娠过程，包括妊娠过程早孕出现的时间、早孕症状、胎动情况、胎心情况及其他产检情况等。如疑似异位妊娠的病人，应注意询问阴道流血的颜色、量，腹痛的部位、性质，病情演变过程及其伴随症状，有无出现头晕、出冷汗、肛门坠胀感等症状。

妇科常见症状的询问：①阴道流血是最常见的一种症状，注意出血日期、出血量、持续时间、颜色、性状，有无血块或组织物，出血与年龄、月经、性生活的关系，有无诱因及伴随症状。②白带异常：注意评估白带量、颜色、性状、气味，发病时间，与年龄、月经周期的关系，有无伴随症状。③腹痛：注意腹痛起病缓急，发生时间、部位、性质及程度，诱因及伴随症状。④外阴瘙痒：评估瘙痒部位、持续时间、瘙痒程度及局部皮损等。⑤下腹包块：发现时间、部位、大小、活动度、硬度、增大情况、疼痛及伴随症状。

4. 月经史　包括初潮年龄、月经周期、经期持续时间、经量及经期伴随症状，可简写为初潮年龄经期、月经周期，如 13 岁初潮，月经周期 28～30 天，经期持续 4 天，可简写为 $13\dfrac{4}{28\sim30}$。常规询问末次月经、经量和持续时间。可通过询问每日更换卫生巾次数及有无血块来评估经量；若末次月经出血量不同于以往时，还应询问再前次月经（previous menstrual period，PMP）情况。此外，还要了解有无经前期不适（如乳房胀痛、水肿、精神抑郁或易激动等）及痛经，若有月经期腹痛，应询问疼痛部位、性质、程度、起始时间和消失时间。绝经后病人应询问绝经年龄、绝经后有无阴道出血、分泌物或其他不适。

5. 婚育史　了解结婚年龄、婚次、男方健康情况、是否近亲结婚（直系及三代旁系血亲）、同居情况、双方性功能、性病史。生育情况包括足月产、早产、流产次数以及现存子女数，以 4 个阿拉伯数字顺序表示，可简写为：足-早-流-存，如足月产 1 次，无早产，流产 1 次，现存子女 1 人，可记录为 1-0-1-1。也可用孕 m 产 n（G_mP_n）方式表示，可记录为孕 2 产 1（G_2P_1）。同时，了解分娩方式、有无难产史、死胎、死产史、新生儿出生情况、有无产后大出血或产褥感染史、末次分娩或流产的时间，采用的计划生育措施及效果。

6. 既往史　指既往健康和疾病情况。包括既往健康状况、疾病史、传染病史、手术外伤史、输血史、预防接种史、药物过敏史，特别询问是否有女性生殖器官畸形、损伤、炎症、肿瘤等妇产科疾病史。为防止遗漏，可按全身各系统依次询问。若病人曾患有某种疾病，应记录疾病名称、患病时间及诊疗转归。若有明确的药物或食物过敏史，应加以记录。

7. 个人史　询问生活和居住情况、出生地和曾居住地区、个人自理程度、饮食、营养、睡眠、生活方式、卫生习惯等。了解与家人、他人的关系，有无烟酒嗜好及吸毒史。

8. 家族史　了解家庭成员包括父母、兄弟、姊妹及子女的健康状况，询问家族成员有无遗传性疾病（如血友病、白化病等）、可能与遗传有关的疾病（如糖尿病、高血压、肿瘤等）、传染性疾病（如结核、乙型肝炎等）及多胎或胎儿畸形分娩史。

第二节　身体状况评估

✦ 案例导入与工作任务

案例

赵女士，42 岁，已婚已育。因"月经周期紊乱半年，阴道不规则流血 2 个月余"就诊于妇产科。

工作任务

1. 该女士的身体状况评估包括哪几个方面？
2. 若进行盆腔检查，有哪些基本要求？

每一次接诊护理对象，护士都要认真进行身体状况评估，作为确定护理诊断、制订护理目标和护理措施的重要依据，随着疾病的进展或病情好转，护士还要继续评估，以及时掌握病人的病情变化。身体状况评估常在采集健康史后进行，包括身体评估、心理-社会支持评估及辅助检查，本节重点介绍与妇产科护理相关的评估内容。

身体评估包括一般检查、头颈、胸、腹部、脊柱四肢、肛门和盆腔检查等。孕产妇的身体评估还应包括骨盆测量、宫高腹围测量、腹部四步触诊、胎心听诊、阴道检查等产科专科检查。除病情危急外，检查内容应按下列先后顺序进行。

(一)一般检查

一般检查是身体评估的第一步，对了解病人的全身状况、评估病情及其严重程度具有重要意义。一般检查的内容包括：测量体温、脉搏、呼吸、血压、身高、体重；观察意识状态、面容与表情、体位、步态、全身发育、毛发分布、皮肤黏膜、淋巴结(特别是腹股沟淋巴结)等；比如检查孕妇身材矮小对进一步评估骨盆是否狭窄、是否可以经阴道分娩具有意义；毛发多少及分布对于评估妇科内分泌疾病具有辅助意义。

(二)头颈及胸部检查

头颈及胸部检查发现头颈及胸部某些阳性体征，对于评估妇产科某些疾病病情及其严重程度具有意义。如妊娠疑似合并甲状腺疾病，注意检查是否出现突眼、伸舌震颤、甲状腺肿大；若妊娠高血压疾病病人，应注意检查视力、视网膜小动脉痉挛情况；对于疑似早期妊娠的妇女，应注意观察乳晕是否加深、有无蒙氏结节；妊娠妇女，注意观察双侧乳房是否对称、发育情况、有无肿块、乳头有无凹陷，评估是否可能影响母乳喂养；心脏病妇女妊娠后，注意肺部是否闻及啰音，心脏听诊心率、心律、有无心脏杂音等；闭经的女性应注意是否有泌乳；妇科恶性肿瘤病人，注意检查是否出现内转移、肺部转移阳性体征等。

(三)腹部检查

应在盆腔检查前进行。视诊观察腹部形状和大小，有无隆起、蛙腹或悬垂腹，腹壁有无瘢痕、静脉曲张、妊娠纹、腹壁疝、腹直肌分离等。扪诊腹壁厚度，肝、脾、肾有无增大及压痛，腹部其他部位有无压痛、反跳痛及肌紧张，腹部能否扪到肿块，若扪及包块，应描述包块的部位、大小、形状、质地、活动度、表面光滑或高低不平隆起以及有无压痛。叩诊时注意鼓音和浊音分布区，疑似腹腔内出血或卵巢癌腹腔积液病人，应明确有无移动性浊音存在。妇产科腹部手术后的病人，注意听诊了解肠鸣音情况。若妊娠中晚期孕妇，还应进行四步触诊和胎心率听诊检查(见本书第三章正常妊娠期妇女的护理)。

(四)骨盆测量

骨盆测量分内测量和外测量两种(见本书第三章正常妊娠期妇女的护理)，主要评估骨盆大小、形状及其对分娩的可能影响。

(五)脊柱四肢检查

检查脊柱及四肢有无异常弯曲、运动功能有无受限。若为孕妇，评估是否影响分娩。

产褥期妇女或妇科术后病人，注意下肢静脉血栓的观察，检查下肢有无静脉压痛、条索状或肿胀等。

(六)肛门指诊

肛门指诊是指直肠指诊，可辅助检查直肠肿瘤、直肠损伤、生殖道直肠瘘、盆腔直肠脓肿、妇科恶性肿瘤盆腔转移情况；对于不宜进行妇科阴道检查的女性，也可借助肛门指诊了解宫颈、盆腔情况；分娩过程中也可以借助肛门指诊了解宫颈消退及宫口扩张、胎先露部及其下降程度、胎方位、骶骨前面弯曲度、坐骨棘间径、坐骨切迹宽度以及骶尾关节活动度，并测量后矢状径(见本书第三章正常妊娠期妇女的护理)，目前临床在第一产程观察时已较少采用。

(七)盆腔检查

盆腔检查(pelvic examination)为妇科特有的检查，又称为妇科检查，包括检查外阴、阴道、宫颈、子宫体及双侧附件。检查用物包括无菌手套、阴道窥器、长镊、宫颈刮板、玻片、棉拭子、消毒液、液状石蜡或肥皂水、生理盐水等。

> 考点：盆腔、阴道检查的要点

1.基本要求　妇科检查女性生殖器官，涉及个人隐私，护士应严肃、认真，并符合以下基本要求。

(1)检查者关心体贴病人，语言亲切，检查前向病人做好解释工作，检查时仔细认真，动作轻柔；检查室温度适中，环境干净整洁；若有其他病人在场，应注意遮挡，保护隐私；男性护士对病人进行妇科检查时，应有一名女性医护人员在场，以减轻病人紧张心理，并可避免发生误会和纠纷。

(2)除尿失禁病人外，检查前嘱咐病人排空膀胱，必要时导尿。大便充盈者应在排便或灌肠后进行。

(3)为避免交叉感染，置于臀部下面的垫单、无菌手套和检查器械，应一人一换，一次性使用。

(4)检查一般取膀胱截石位，但尿瘘病人需根据瘘管口位置，有时取膝胸卧位检查；对于不宜搬动的危重病人不能上检查台，可在病床上检查。

(5)应避免于月经期做妇科检查。若为阴道异常出血必须检查者，检查前应先消毒外阴，以防发生感染。

(6)无性生活病人禁做阴道窥器检查、双合诊及三合诊检查，一般行直肠-腹部诊。若确有检查必要时，应先征得病人及其家属同意后，方可行阴道窥器或双合诊检查。

(7)疑有盆腔内病变而腹壁肥厚、高度紧张不合作病人，若妇科检查不满意，可行B超，或其他辅助检查如CT、磁共振等，以做出正确的判断。

2.检查方法及步骤　协助妇科检查病人取合适体位，臀部置于检查台上，头部略抬高，两手平放于身旁，以使腹肌松弛。检查者一般面向病人，立在病人两腿间。妇科检查一般按下列步骤进行。

(1)外阴部检查：观察外阴发育、阴毛多少和分布情况(女性型或男性型)，有无畸形、水肿、炎症、溃疡、赘生物或肿块，注意皮肤和黏膜色泽或色素减退及质地变化，有无增生、变薄或萎缩。分开小阴唇，暴露阴道前庭、尿道口和阴道口，观察尿道口周围黏膜色泽及有无赘生物。无性生活的病人处女膜一般完整未破，其阴道口勉强可容示指；有性生活的病人阴道口能容两指通过；经产妇的处女膜仅余残痕或可见会阴后-侧切瘢痕。检查时还应让病人用力向下屏气，观察有无阴道前壁或后壁膨出、子宫脱垂或尿失禁等情况。

（2）阴道窥器检查：临床阴道窥器有不锈钢和塑料（一次性）两种类型，并有宽窄、长短之分。根据病人的年龄、阴道大小和阴道壁松弛情况选用合适阴道窥器。无性生活者未经本人或监护人的同意，禁用阴道窥器检查。妇科手术常用不锈钢鸭嘴形阴道窥器，可以固定，便于阴道内检查和治疗操作。使用阴道窥器检查阴道和宫颈时，应注意阴道窥器的结构特点，注意旋转窥器观察阴道全部，以免漏诊。放置阴道窥器前，将阴道窥器前后两叶合拢，表面涂润滑剂，以利放入阴道，避免损伤外阴阴道。冬天气温较低，可将阴道窥器前端置于40~45℃肥皂液中预先加温，防止因阴道窥器的温度过低而影响检查效果。拟做宫颈细胞学检查或取阴道分泌物涂片时，不宜用肥皂液或液状石蜡润滑剂，可改用生理盐水，以免影响涂片质量和检查结果。放置阴道窥器时，检查者一手拇指和示指将两侧小阴唇分开，暴露阴道口，另一手持阴道窥器避开敏感的尿道周围区，斜行沿阴道侧后壁缓慢插入阴道内（图20-1），边推进边旋转，将阴道窥器沿阴道两侧后壁放置。

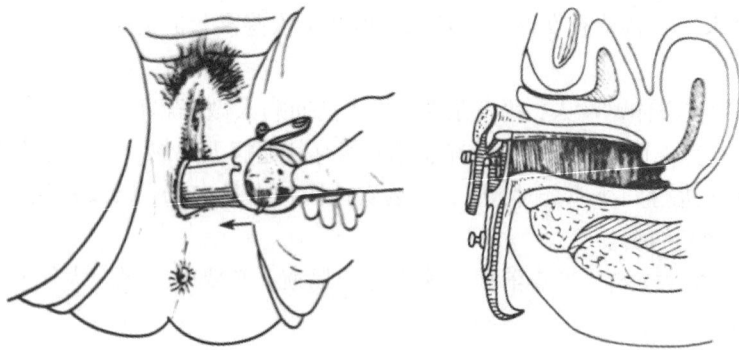

阴道窥器放置时的正面观及放置后的侧面观。

图20-1　阴道窥器检查

视诊：①检查阴道。观察阴道前后壁和侧壁及穹隆黏膜颜色、皱襞多少，是否有阴道隔或双阴道等先天畸形，有无溃疡、赘生物或囊肿等。注意阴道内分泌物量、性质、色泽，有无臭味。阴道分泌物异常者应做滴虫、假丝酵母菌、淋病奈瑟菌及线索细胞等检查。②检查宫颈。暴露宫颈后，观察宫颈大小、颜色、外口形状，有无出血、肥大、糜烂样改变、撕裂、外翻、腺囊肿、息肉、赘生物，宫颈管内有无出血或分泌物。同时可采集宫颈外口鳞-柱交接部脱落细胞作宫颈细胞学检查和HPV检测。

（3）双合诊（bimanual examination）：是妇科检查中最重要的项目。检查者一手的两指或一指放入阴道，另一手在腹部配合检查，称为双合诊。目的在于检查阴道、宫颈、宫体、输卵管、卵巢、宫旁结缔组织以及骨盆腔内壁有无异常。检查方法：检查者戴无菌手套，一手示、中两指蘸润滑剂，顺阴道后壁轻轻插入，检查阴道通畅度、深度、弹性，有无畸形、瘢痕、肿块及阴道穹隆情况。再扪触宫颈大小、形状、硬度及外口情况，有无接触性出血。随后检查子宫体，将阴道内两指放在宫颈后方，另一手掌心朝下手指平放在病人腹部平脐处，当阴道内手指向上向前方抬举宫颈时，腹部手指往下往后按压腹壁，并逐渐向耻骨联合部位移动，通过内、外手指同时分别抬举和按压，相互协调，即能扪清子宫位置、大小、形状、软硬度、活动度及有无压痛(图 20-2)。子宫位置一般是前倾略前屈。"倾"指宫体纵轴与身体纵轴的关系。若宫体朝向耻骨，称为前倾(anteversion)；当宫体朝向骶骨，称为后倾(retroversion)。"屈"指宫体与宫颈间的关系。若两者间的纵轴形成的角度朝向前方，称为前屈(anteflexion)，形成的角度朝向后方，称为后屈(retroflexion)。扪清子宫后，将阴道内两指由宫颈后方移至一侧穹隆部，尽可能往上向盆腔深部扪触；与此同时，另一手从同侧下腹壁髂嵴水平开始，由上往下按压腹壁，与阴道内手指相互对合，以触摸该侧附件区有无肿块、增厚或压痛(图 20-3)。若扪及肿块，应查清其位置、大小、形状、软硬度、活动度、与子宫的关系以及有无压痛等。正常卵巢偶可扪及，触后稍有酸胀感，正常输卵管不能扪及。

(4)三合诊(rectovaginal examination)：经直肠、阴道、腹部联合检查，称为三合诊。方法是双合诊结束后，一手示指放入阴道，中指插入直肠，其余检查步骤与双合诊时相同(图 20-4)，是对双合诊检查不足的重要补充。通过三合诊能扪清后倾或后屈子宫大小，发现子宫后壁、宫颈旁、直肠子宫陷凹、宫底韧带和盆腔后部病变，估计盆腔内病变范围，及其与子宫或直肠的关系，特别是癌肿与盆壁间的关系，以及扪诊阴道直肠隔、骶骨前方或直肠内有无病变。所以三合诊在生殖器肿瘤、结核、子宫内膜异位症、炎症的检查时尤显重要。

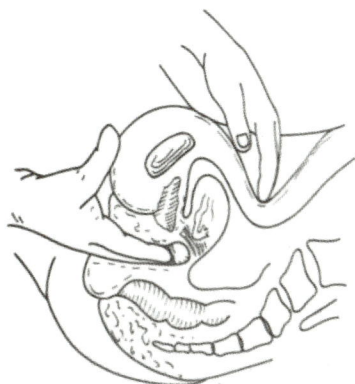

图 20-2　双合诊(检查子宫)　　　图 20-3　双合诊(检查附件)　　　图 20-4　三合诊

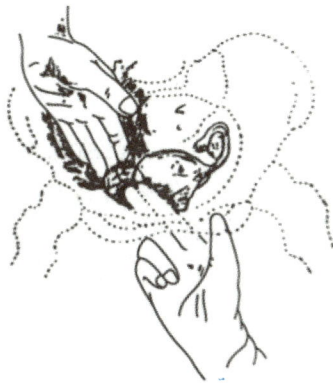

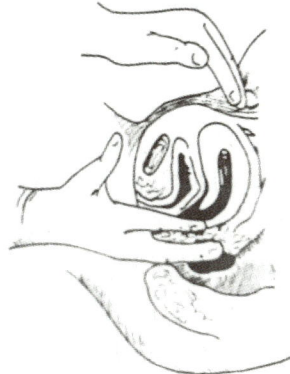

(5)直肠-腹部诊：检查者一手示指伸入直肠，另一手在腹部配合检查，称为直肠-腹部诊。适用于无性生活史、阴道闭锁或有其他原因不宜行双合诊的病人。

行双合诊、三合诊或直肠-腹部诊时，除应按常规操作外，掌握下述各点有利于检查的顺利进行：①当两手指放入阴道后，病人感疼痛不适时，可单用示指替代双指进行检查；②三合诊时，在将中指伸入肛门时，嘱病人像解大便一样用力向下屏气，使肛门括约肌自动放松，可减轻病人疼痛和不适感；③若病人腹肌紧张，可边检查边与病人交谈，使其张口呼吸而使腹肌放松；④当检查者无法查明盆腔内解剖关系时，继续强行扪诊，不但病人难以耐受，且往往徒劳无益，此时应停止检查。待下次检查时，多能获得满意结果。

3.记录　妇科检查结束后，应将检查结果按解剖部位先后顺序记录。

(1)外阴：发育情况及婚产史(未婚、已婚未产或经产)。有异常发现时，应详加描述。

（2）阴道：是否通畅，黏膜情况，分泌物量、色、性状及有无气味。

（3）宫颈：大小、硬度，有无糜烂样改变、撕裂、息肉、腺囊肿，有无接触性出血、举痛及摇摆痛等。

（4）宫体：位置、大小、硬度、活动度，表面是否平整、有无突起，有无压痛等。

（5）附件：有无块物、增厚或压痛。若扪及块物，记录其位置、大小、硬度，表面光滑与否，活动度，有无压痛以及与子宫及盆壁关系。左右两侧情况分别记录。

（八）实验室检查和特殊检查

实验室检查和特殊检查包括血、尿、粪三大常规检查，相关的实验室检查项目及相应的物理学诊断，如超声检查、X线检查、内镜检查、CT检查、磁共振检查等。摘录已有的实验室检查和特殊检查结果，外院检查结果应注明医院名称和检查日期。

第三节　心理-社会状况评估

✦ 案例导入与工作任务

案例

张女士，35岁，已婚，G_2P_2。因"产后1个月情绪低落"就诊于妇产科。

工作任务

评估该女士的心理-社会状况时应注意哪些？

护士应了解病人对健康问题的感受，对自己所患疾病的认识和态度，对住院、治疗和护理的期望和感受，对病人角色的接受。如有的病人担心住院检查发现更严重的疾病（如癌症），不知道如何面对未来的压力，所以不愿就医。也可能因为经济问题、工作忙碌或知识不足等延误就医。

护士应用量化评估量表评估护理对象面对应激事件前后的反应、应对压力时的解决方式、处理问题过程中遭遇到的困难，明确影响健康问题的社会心理原因，以便采取心理护理措施，帮助其预防、减轻或消除心理方面对健康的影响。常用的量化评估量表为拉斯如斯（Lazarus）与弗克曼（Folkman）于1984年编制的应对量表。

评估护理对象的定向力、意识水平、注意力、仪表、举止、情绪、沟通交流能力、思维、记忆和判断能力有无改变，有无焦虑、恐惧、否认、绝望、自责、沮丧、愤怒、悲哀等情绪变化。如产妇由于各种神经递质变化、神经功能活动异常、分娩过程不愉快的经历等原因，可能出现心情压抑、情绪淡漠、睡眠障碍等，严重者出现绝望、自杀或杀婴倾向等不良精神心理状态。目前常用爱丁堡产后抑郁量表评估产后妇女的精神心理健康状况。如由于长时间疾病住院、治疗效果不理想等原因，病人可能产生不良情绪，也可用Zigmond as与Snaith RP于1983年研制的医院焦虑抑郁量表评估判断其精神心理状态。

第四节　妇产科常用特殊检查及护理配合

案例导入与工作任务

案例

陈女士，49岁，已婚已育。因"月经周期紊乱半年，阴道不规则流血2个月余"就诊于妇产科。

工作任务

该女士进行妇科检查，有哪些基本要求？

(一)检查方法

1. 阴道分泌物悬滴检查(湿片法)　检查阴道分泌物内有无滴虫或假丝酵母菌。①在载玻片上滴1滴温的0.9%氯化钠溶液，用棉签自阴道侧壁取典型分泌物与之混匀，用低倍镜检查滴虫，敏感性为60%~70%。检查前24~48小时避免性交、阴道灌洗及局部用药；取分泌物时阴道窥器不涂润滑剂肥皂水；分泌物取出后及时检查并注意保暖，以免影响检查效果。②检查假丝酵母菌时采用10%氢氧化钾溶液，可溶解其他细胞成分，提高假丝酵母菌的检出率。

2. 生殖道脱落细胞学检查

(1)阴道涂片：可用于了解卵巢或胎盘功能。有性生活史的妇女在阴道侧壁上1/3处轻轻刮取黏液及细胞，薄而均匀地涂在载玻片上，置95%乙醇溶液中固定，然后染色、镜检。也可检测下生殖道感染的病原体。

(2)子宫颈细胞学检查：是筛查子宫颈癌的重要方法。①子宫颈刮片：取材部位于子宫颈外口鳞-柱状上皮交接处，以子宫颈外口为圆心，将木质刮板轻轻刮取一周，避免损伤组织引起的出血而影响检查结果。白带过多时需用无菌干棉球轻轻拭净黏液，再刮取标本，然后均匀涂布于载玻片上。检查报告采用巴氏5级分类法(分级诊断)：Ⅰ级正常，Ⅱ级炎症，Ⅲ级可疑癌，Ⅳ级高度可疑癌，Ⅴ级癌。标本的用具必须无菌干燥，取材时动作轻柔。涂片应薄而均匀，禁止来回涂抹损伤细胞。该方法获取细胞数目不全面，已被子宫颈刷片所取代。②子宫颈刷片：目前临床上多采用液基薄层细胞学检查(thin-prep cytology test，TCT)，先将宫颈表面分泌物拭净，将"细胞刷"置于宫颈管内，达宫颈外口上方1 cm左右，在子宫颈管内旋转数周后取出，旋转"细胞刷"将附着于小刷子上的标本均匀地涂于载玻片上或洗脱于保存液中。该方法一次取样可多次重复制片并可用于HPV检测，涂片效果清晰。检查报告采用TBS(the bethesda system)分类法(描述性诊断)，详见本书第十四章女性生殖系统肿瘤病人的护理。

> 考点：确诊宫颈癌的"金标准"及取材部位

(3)宫腔吸片：采用特制的宫腔吸管抽吸宫腔，吸出物涂片；或用宫腔灌洗法收集洗涤液，离心后取沉渣涂片，固定染色后进行细胞学检查。用于筛查宫腔内恶性病变，较诊断性刮宫阳性率高。

3.宫颈或颈管活组织检查　宫颈或颈管活组织检查是确诊宫颈癌的可靠方法。①取材方法：选择宫颈外口鳞-柱状上皮交接处 3、6、9、12 点处或特殊病变处钳取病变组织送检。②碘试验：在宫颈阴道涂以碘溶液，选择不着色区取材活检，可提高诊断率。③阴道镜：子宫颈细胞学筛查有异常者，在阴道镜下选择可疑病变部位进行活检，以提高诊断正确率。有生殖器官炎症者应治疗后再取活检。月经来潮前不宜做活检，以免与活检部位出血混淆，且月经来潮时创口不易愈合，有增加内膜在切口种植的机会。

4.诊断性刮宫　目的是刮取子宫内膜和内膜病灶行活组织检查，做出病理诊断。一般诊断性刮宫：主要用于子宫内膜癌、异常子宫出血类型或不孕症有无排卵的诊断。不孕症或异常子宫出血者，选择月经前 1~2 天或月经来潮 6 小时内刮宫，判断有无排卵或黄体功能不良，疑子宫内膜不规则脱落者，应在月经来潮第 5~7 天刮宫。分段诊断性刮宫：简称分段诊刮，可区分子宫颈管或子宫内膜癌，是确诊子宫内膜癌的重要方法。将小刮匙自子宫颈内口至外口顺序刮子宫颈管一周，将所刮取的组织置于纱布上；然后将刮匙送入宫腔，刮取子宫内膜，自上而下沿宫壁刮取组织（避免来回刮取），将刮取的组织及时分别送检。

5.输卵管通畅检查　月经干净后 3~7 天进行。

（1）输卵管通液术：检查输卵管是否通畅，并兼有一定治疗作用。通过导管向宫腔内注入液体（由庆大霉素 8 万 U、地塞米松 5 mg、注射用 α-糜蛋白酶 4000 U 和 0.9%氯化钠注射液配成的 20 mL 溶液），根据注液阻力大小、有无回流和注入的液体量及病人有无腹痛等感觉，判断输卵管是否通畅。适用于继发性不孕，输卵管复通术后或输卵管轻度粘连者的检查、诊断和治疗。

（2）子宫输卵管造影：通过导管向宫腔及输卵管注入造影剂，行 X 线透视及摄片。根据造影剂在输卵管及盆腔内的显影情况了解输卵管是否通畅、阻塞部位及宫腔形态。该检查能对输卵管阻塞作出较正确的判断，准确率可达 80%。

6.经阴道后穹隆穿刺术　通过阴道后穹隆穿刺抽取直肠子宫陷凹处积血、积液、积脓进行肉眼观察、化验和病理检查。适应证：①疑腹腔内出血（如异位妊娠诊断）；②盆腔积液、积脓的穿刺引流及治疗；③超声引导下经阴道后穹隆穿刺取卵，可用于各种助孕技术。

7.超声检查　目前临床常用的是 B 超检查，产科主要用于判断胎儿生长发育、胎盘、脐带及羊水情况等；探查宫腔内节育器等。阴道超声检查对于妇科用于检查子宫发育、附件、盆腔肿瘤或包块、监测卵泡、异位妊娠、子宫内膜异位病灶诊断具有非常重要的价值。阴道超声引导下对成熟卵泡进行取卵，对盆腔肿块进行穿刺，确定肿块性质，并可注入药物进行治疗。三维或四维超声成像有助于诊断胎儿面部异常、神经管缺陷、胎儿肿瘤和骨骼畸形，但不能替代二维超声检查。心脏彩色多普勒检查是胎儿先天性心脏病的首选检查。

8.内窥镜检查　内窥镜检查是利用连接于摄像系统和冷光源的内窥镜，窥探人体体腔和脏器内部情况。①阴道镜检查：利用阴道镜将充分暴露的阴道和子宫颈光学放大 5~40 倍，直接观察这些部位的血管形态和上皮结构，以发现与癌相关的病变，对可疑部位行定点活检，可提高宫颈癌确诊率。②宫腔镜检查：应用膨宫介质扩张宫腔，通过插入的光导玻璃纤维窥镜直视观察子宫颈管、子宫颈内口、子宫腔及输卵管开口的生理和病理变化，以便针对病变组织准确取材并送病理检查，同时也可直接在宫腔镜下手术治疗。以月经干净后 1 周内检查为宜。③腹腔镜检查：在密闭的盆腔及腹腔内进行检查或治疗的内镜手术操作。通过注入 CO_2 气体使盆腔及腹腔形成操作空间，经脐部切开置入穿刺器，将接有冷光源照明的腹腔镜置入腹腔，连接摄像系统，将盆腔及腹腔内脏器显示于监视屏幕上，通常在腹腔镜探查后进行手术治疗。

(二)护理配合

1. 检查时间选择　输卵管通畅检查、宫颈活检及宫腔镜检查宜选择月经干净后 3~7 天进行。

2. 检查前准备　阴道镜与生殖道细胞学检查前 2 天，禁止性生活、阴道检查及阴道内放药。输卵管通畅检查术前 3 天，诊断性刮宫前 5 天禁止性生活。卵巢功能检查前至少 1 个月停用激素，以免得出错误结果。

3. 检查配合　严格消毒检查器具，备齐检查用物。术中陪伴病人并给予心理支持。配合医生传递检查及手术用品。密切观察病人生命体征，发现异常及时告知医生并协助处理，术后整理，消毒所用物品，安置病人休息。观察有无脏器损伤及内出血等异常情况，钳取宫颈组织后的创面用带尾线棉球压迫止血，嘱病人 24 小时后自行取出。

4. 检查标本处理　①将吸取物、钳取或刮取组织分别装瓶标记，用 95% 乙醇溶液或 10% 甲醛溶液固定，贴上写有病人姓名和取材部位的标签及时送检，并收集结果。②生殖道细胞涂片时必须均匀向一个方向涂抹，避免来回涂抹，以免破坏细胞。③湿片法检查滴虫时，宜用不低于 35 ℃ 的温生理盐水稀释，以免影响滴虫活动。

5. 健康指导　嘱病人按时复诊。术后 2 周内(宫颈活组织检查者要求 1 个月)禁止性生活及盆浴，保持外阴清洁，预防感染。有腹痛或流血多时及时就诊。

(施华芳)

第二十一章

产科手术妇女的护理

学习目标

知识目标：

1. 掌握会阴切开缝合术的适应证、注意事项及护理措施。

2. 熟悉胎头吸引术、产钳术、剖宫产术的适应证、注意事项和护理措施。

3. 了解胎头吸引术、产钳术、剖宫产术的操作步骤。

能力目标：常用产科手术的术前准备及护理配合。

素质目标：

1. 具有爱心，对产妇语言亲切，能取得产妇信任和合作。

2. 操作时应动作轻柔，指导孕妇心理调适时具备同理心，树立以人为本的职业理念。

产科手术是集手术常规理论、护理管理、手术操作及手术流程为一体的操作，因此护理效果和母婴预后具有显著关联。近年来，随着妊娠合并症及高龄初产妇的日趋增多，剖宫产和器械助产率也不断上升。手术护理成为产科手术的主要构成内容，提升护理质量，对调节产妇心理和生理应激状态，对手术顺利实施、手术后病人恢复有十分显著的价值。

第一节 会阴切开术

会阴切开术（episiotomy，EP），具体是指在分娩期第二产程的最后阶段，将产妇的会阴部软组织切开，以减少盆底阻力、扩大外阴出口直径、加速胎儿分娩的一种助产技术。是产科分娩过程中常用的手术方式，根据切开角度的不同，具体分为会阴侧切和会阴正中切，临床上以左侧斜切开居多。

【目的】

缓解盆底软组织对胎儿头部的压迫、帮助胎儿顺利娩出、缩短第二产程时长、预防胎儿缺氧窒息，有助于阴道手术操作，利于胎儿娩出。

【适应证】

(1)阴道助产术，如产钳术、胎头吸引术、臀位助产术。

(2)需缩短第二产程，如妊娠期高血压疾病、妊娠合并心脏病、胎儿宫内窘迫、预防早产儿颅内出血等。

(3)第二产程延长需结束分娩，如宫缩乏力或持续性枕横位等。

(4)估计可能引起会阴严重裂伤，如会阴坚韧、水肿或瘢痕等。

【操作前准备】

1.环境准备　根据季节调节产房室温。调节并保持产房温度在 25～28 ℃，操作台光线明亮。

2.用物准备　接生用产包 1 个、会阴切开包 1 个、1 号丝线若干、0 号铬制肠线 1 根或 2/0 带针、可吸收缝线 1 根、纱布数块，2%利多卡因 20 mL。

3.操作者准备　换洗手衣裤，戴帽子、口罩，外科洗手消毒，穿无菌衣，戴无菌手套。

4.产妇准备　让产妇了解会阴侧切的目的、意义及配合的方式。消毒外阴，铺无菌巾。协助产妇取屈膝仰卧位或膀胱截石位。

【操作方法】

(1)常规消毒外阴，铺无菌孔巾。

(2)局部麻醉：2%利多卡因行阴部神经阻滞麻醉或皮下浸润麻醉(图 21-1)。

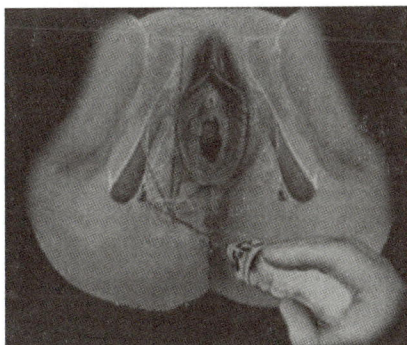

阴部神经阻滞　　　　　　　　局部浸润麻醉

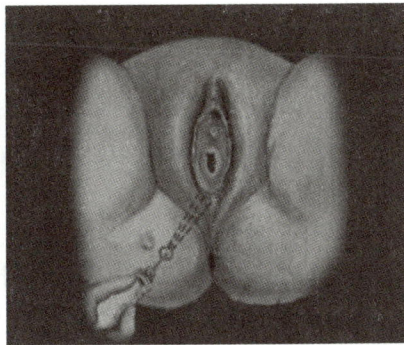

图 21-1　局部麻醉

(3)会阴侧切：阴道分娩产妇存在肛门括约肌受损与直肠瘘风险，因此应充分评估产妇与胎儿状况，严格把握会阴切开术指征，正确选取会阴切开方式、程度及时间。在宫缩间歇期，一手示、中指进入阴道，放置于胎头与会阴体之间，撑起阴道壁并推开胎头，避免损伤胎儿；另一手持会阴切开剪，一侧置于阴道内、一侧置于阴道外，待胎头拨露后、着冠前、会阴高度扩张变薄且宫缩开始时，若沿会阴后联合正中垂

会阴侧切及缝合技术
(视频)

直切开，则为会阴正中切开；自会阴后联合正中偏左 0.5 cm 处，向左下方与正中线成 45°，（图 21-2）当会阴高度膨隆时剪开角度可大于 60°。

（4）会阴缝合：从切口顶端上方 0.5~1 cm 处开始，用可吸收线逐层缝合阴道黏膜、肌层及皮下组织，皮内缝合法缝合皮肤。缝合前需行指诊等详细检查评估损伤程度，评估会阴体长度，组织弹性，会阴部发生炎症、水肿或瘢痕等皮肤异常现象。缝合时应逐层缝合，松紧适宜，不留死腔。缝合后常规肛门指诊，检查软产道时，应充分暴露损伤部位，尽量在直视下操作，避免因盲目操作致缝线穿透直肠壁。指检时若发现阴道壁血肿或缝线穿透直肠黏膜，应拆除缝线重新缝合。会阴轻微擦伤若无解剖结构变化、出血等，可不予以缝合；Ⅰ度裂伤可实施逐层修复阴道黏膜、处女膜环法进行会阴切开缝合；Ⅱ度裂伤应辨清解剖关系后再逐层修复，建议连续缝合替代间断缝合，减轻疼痛。

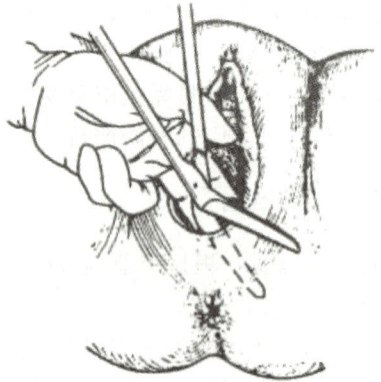

图 21-2　会阴左后-侧切开

【护理要点】

1. 术前准备

（1）向产妇解释会阴切开术目的、方法。

（2）协助产妇取屈膝仰卧位或膀胱截石位，帮助接生人员穿手术衣、戴手套。

2. 术中配合

（1）陪伴产妇，及时与产妇沟通，取得产妇配合。

（2）密切监测胎心、观察宫缩，安慰并指导产妇正确运用腹压。

（3）协助术者娩出胎儿、缝合切口。

3. 术后护理

（1）指导产妇保持外阴清洁、干燥，及时更换会阴垫，便后清洁会阴；一般不可坐浴，术后取健侧卧位，以免牵拉、污染伤口，影响愈合。

（2）外阴擦洗每日两次，注意伤口有无红肿，观察伤口情况，水肿严重者可于分娩 24 小时后局部用 50% 硫酸镁湿热敷，每日 2~3 次，每次 20 分钟，或用红外线照射局部伤口，每次照射时间 20~30 分钟，照射时间过长，可能会灼伤皮肤，当皮肤出现紫红色，应立即停止照射。

考点：会阴伤口的护理

（3）若发生阴道壁血肿者，根据血肿大小，采取局部冷敷、切开清除积血、缝合止血及填塞压迫等不同方法进行处理。若有硬结者，行局部理疗、热敷、封闭治疗，每日 1 次。发生感染征象者，予以清创缝合，应用抗生素。

（4）一般术后 3~5 天拆线，可吸收缝线无须拆线。

（5）应关注并记录初产妇产后首次排尿时间与尿量；出现可疑排尿不尽，及时测量残余尿；排便异常时，按摩产妇腹部，促进肠道蠕动。

（6）应使产妇了解会阴损伤类型、程度，需采取的疗护对策、后续随访安排等，并解释说明 60%~80% 肛门括约肌损伤缝合可 12 个月后痊愈，加深会阴裂伤认知。

（7）产后随访发现初产妇大便失禁或剧烈疼痛，应立即前往妇产科或肛肠外科就诊。

🔊 【护考真题链接】2022 年专业实务题

初产妇，32 岁。行会阴侧切术，产后第 4 天，会阴伤口水肿，无分泌物和压痛。护士为其制订的护理措施中，错误的是（　　　）

A.1∶5000 高锰酸钾溶液坐浴　　　B.会阴擦洗 2 次/d　　　C.50% 硫酸镁湿敷

D.局部红外线照射　　　　　　　E.保持外阴清洁、干燥

分析：产妇行会阴侧切术后，为了避免交叉感染，一般不可坐浴，可淋浴或进行会阴擦洗对于会阴侧切的病人要做好外阴的清洁卫生，预防感染，保持外阴的清洁干燥，使伤口尽早愈合，增加产妇舒适感。每日用 0.02% 聚维酮碘溶液冲洗外阴 2 次，保持会阴清洁。冲洗外阴时，观察伤口情况，水肿严重者局部可用 50% 硫酸镁湿热敷，每日 2~3 次，每次 20 分钟，或用红外线照射局部伤口，嘱病人采取健侧卧位，勤换会阴垫。

第二节　助产术

女性的分娩过程是多种因素共同作用后形成的一个自然生理过程，胎儿，产道等多种因素之中任意一个出现异常均可能会导致发生分娩过程意外，其中又以难产的比例较高且危害较为严重。头位难产在女性难产案例中占据一定比例，头位难产是指胎儿头先露的难产，一般因为胎头的朝向位置异常或者俯屈不佳，致使胎头降低过程阻力过大而出现分娩过程困难。如果对头位难产的产妇不及时采用措施干预，则母婴的危险程度极高，容易出现多种不良妊娠结局，甚至不排除发生产妇和新生儿死亡的案例。阴道手术助产为目前临床工作中处置头位难产的手段之一，该方法可以较为有效地缩短第二产程，协助产妇快速完成分娩，保证母婴的安全。在实际操作过程中，可采取胎头吸引器和产钳两种设备进行辅助。

【目的】

（1）尽快结束产程。

（2）解除胎儿宫内窘迫，保证母婴平安。

【方法】

1.胎头吸引术　胎头吸引术是采用胎头吸引器置于胎头顶部，形成一定负压后吸住胎头，按照分娩机制牵引协助胎头娩出的手术，常用的胎头吸引器有四种：金属锥形、金属牛角形、金属扁圆形和硅胶喇叭形胎头吸引器（图 21-3）。

2.产钳术　产钳术是应用产钳牵引胎头，协助胎儿娩出的手术（图 21-4）。

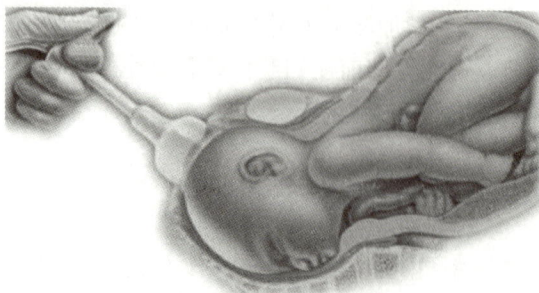

图 21-3　胎头吸引术

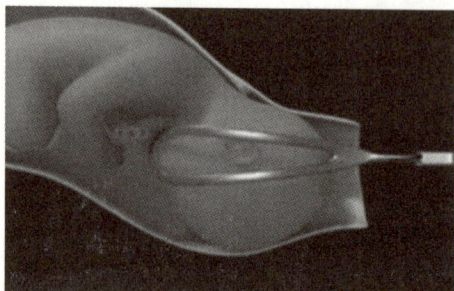

图 21-4　产钳术

【适应证】

(1)需缩短第二产程,如妊娠合并心脏病、妊娠期高血压疾病及子宫瘢痕等,不宜在分娩时屏气加压者。

(2)持续性枕横位或枕后位及宫缩乏力等原因,导致第二产程延长。

(3)胎儿窘迫需结束分娩者。

(4)行胎头吸引术失败或臀先露娩出胎头困难者,可考虑产钳术。

【禁忌证】

(1)不能或不宜经阴道分娩者,如骨盆狭窄或头盆不称、阴道畸形及尿瘘修补术后。

(2)胎位不正,如面先露、额先露或其他异常胎位者。

(3)宫口未开全、胎膜未破。

【用物准备】

1. 胎头吸引术　产包、会阴切开包、胎头吸引器、50 mL 注射器 1 个,止血钳 1 把,治疗巾 2 块无菌纱布数块;新生儿窒息复苏设备及药物等。

2. 产钳术　产包、会阴切开包、导尿包、产钳 1 副、吸痰管 1 根、麻醉药物、缝合针线。新生儿窒息复苏设备及药物等(图 21-5)。

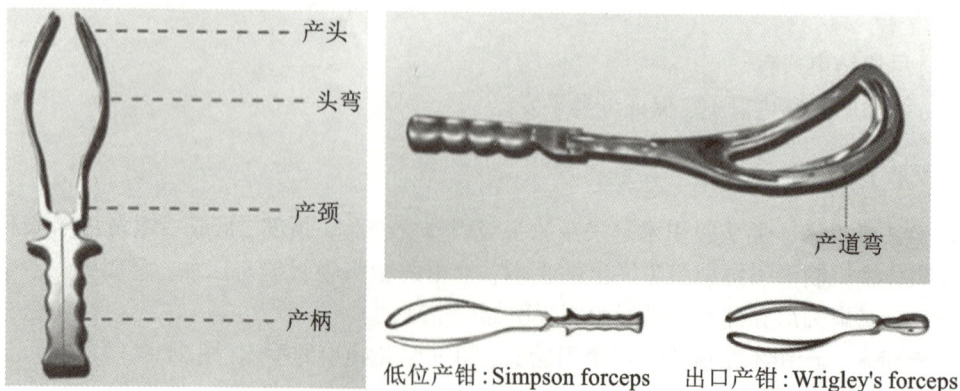

产头

头弯

产颈

产柄

产道弯

低位产钳：Simpson forceps　　出口产钳：Wrigley's forceps

图 21-5　产钳术用物

【操作步骤】

（1）外阴消毒，铺巾，导尿，阴道检查确认胎位。

（2）会阴切开（详见本书第二十一章第一节会阴切开术）。

（3）胎头吸引术（图21-6）。

1）放置胎头吸引器：将吸引杯外侧涂润滑剂。左手分开两侧小阴唇，中示指掌侧向下，撑开阴道后壁，右手持吸引器将杯下缘向下压，随着左手中示指伸入阴道后壁，左手示指和中指掌面朝上，使吸杯滑入阴道内，接着向上提拉前阴道壁，将吸杯上缘滑入阴道。最后，以右手示指拉开左侧阴道壁使吸杯完全滑入阴道内并紧贴胎头。

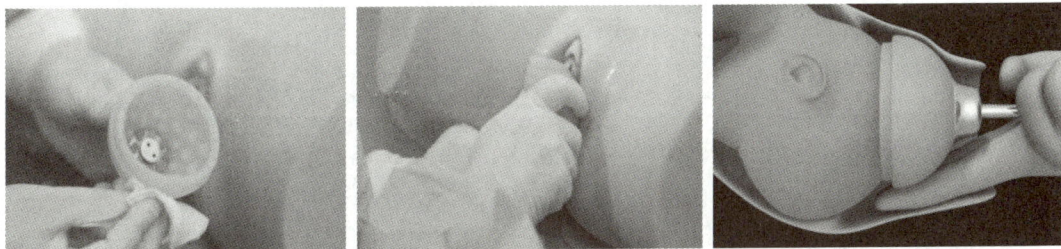

图21-6　放置胎头吸引器

2）吸附胎头：抽吸空气形成负压，速度应缓慢，一般为1~2分钟。抽气完成后用钳夹住抽气口的橡皮管（图21-7）。

3）牵引（图21-8）：在宫缩时手持吸引器，根据分娩机转，沿产轴先向外，稍下方牵引，待胎头着冠后逐渐向外上方牵引，使胎头仰伸，以最小径线娩出。胎头矢状缝若未与骨盆前后径一致，在牵引过程中可助内旋转使胎头矢状缝转向中线。牵引时

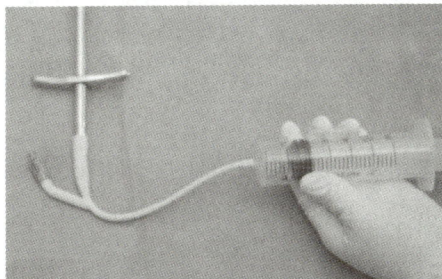

图21-7　抽吸空气，形成负压

应鼓励产妇向下屏气。牵引时间一般不超过10分钟。滑脱不超过2次，用力要适当，切忌用力过猛，避免用手扭转吸引器杯而导致新生儿头皮血肿或头皮撕裂。术后仔细检查软产道，有撕裂伤时，应立即缝合。

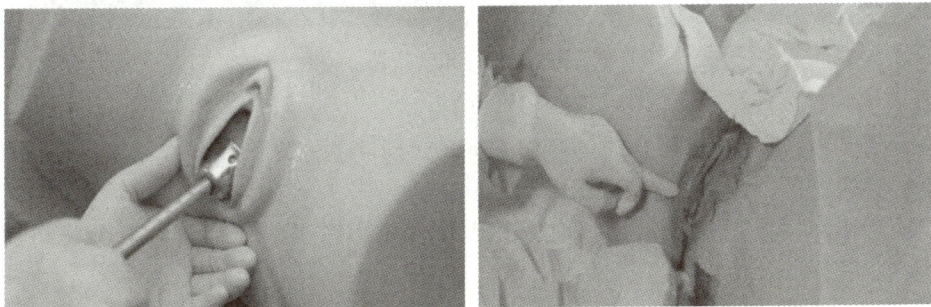

牵引　　　　　　　　　　　　　　会阴裂伤检查

图21-8　牵引及会阴裂伤检查

(4)产钳助产。

1)放置产钳：将左叶产钳置于胎头左侧；右叶产钳置于胎头右侧，与左叶产钳相对应的位置，LOA时胎头矢状缝在两个钳叶正中。注意检查钳叶与胎头间无软组织，胎头矢状缝在两钳叶正中(图21-9)。

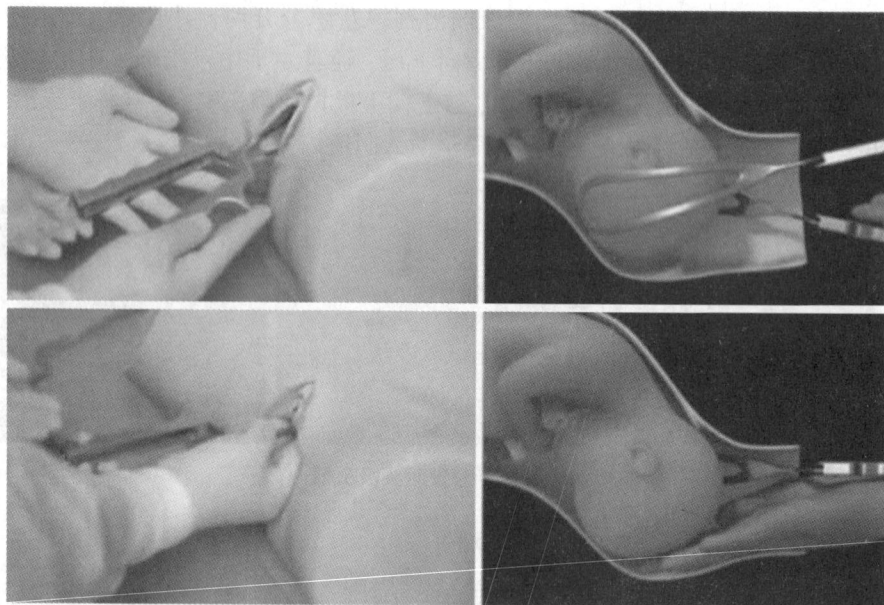

图21-9　放置产钳

2)扣合钳锁：右叶在上、左叶在下，扣合钳锁，钳柄对合完好(图21-10)。

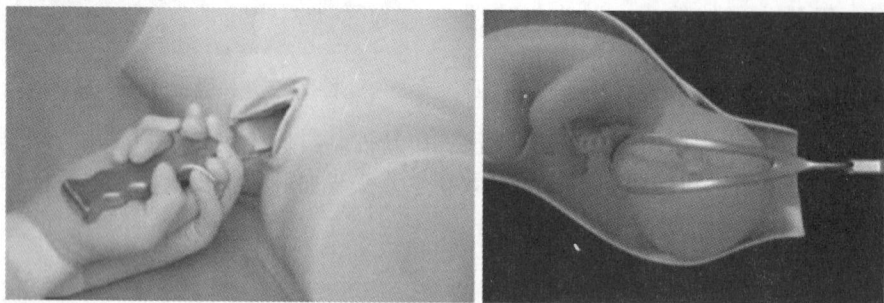

图21-10　扣合钳锁

3)牵引产钳：宫缩时，将合拢的产钳先向外，稍向下，然后再平行牵拉；当胎头着冠时逐渐将钳柄上提，使胎头仰伸娩出(图21-11)。

4)当胎头双顶径越过骨盆出口时，松开并取下产钳(图21-12)，按分娩机转娩出胎体。

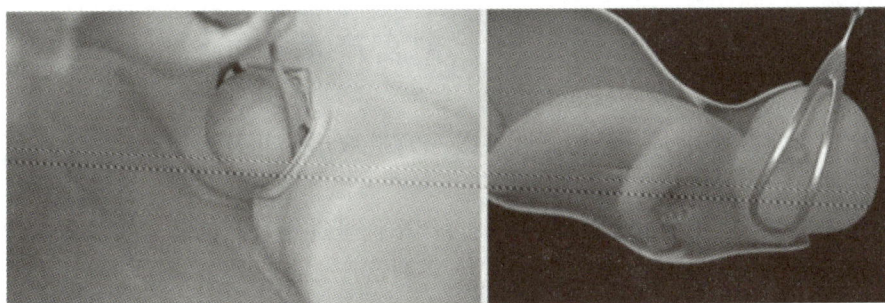

图 21-11　牵引产钳

【护理要点】

1. 术前准备

(1)向产妇讲解胎头吸引助产的目的与方法。

(2)协助产妇取屈膝仰卧位或膀胱截石位,帮助接生人员穿手术衣、戴手套。

2. 术中配合

(1)及时与产妇沟通,取得产妇配合。

(2)密切监测胎心、观察宫缩,安慰并指导产妇正确运用腹压。

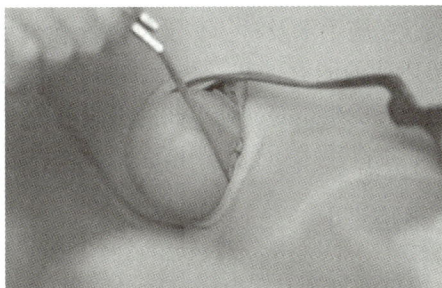

图 21-12　取下产钳

(3)胎头吸引术:①协助手术娩出胎儿。牵引应与宫缩同步,牵引时间控制在 10 分钟内最佳,不宜超过 20 分钟;②吸引器压力要适当,负压过大,可致胎儿头皮损伤;负压不足易发生吸引器滑脱,放置次数一般不宜超过 2 次。

(4)产钳术:①放置及取出产钳时,指导产妇全身放松,张口呼气;②产钳扣合时,立即听胎心,及时发现有无脐带受压。牵引前检查钳叶与胎头间有无软组织或脐带,避免损伤;③其余护理措施同胎头吸引术。

3. 术后护理

(1)注意会阴切口观察与护理。

(2)新生儿护理:①做好新生儿抢救准备,观察新生儿有无头皮血肿、头皮受损及颅内出血;②新生儿宜静卧 24 小时,避免搬动,3 天内禁止洗头;③遵医嘱给予维生素 K_1 肌内注射,预防颅内出血。

【护考真题链接】2022 年专业实务题

心功能 2 级的产妇,宫口开全后最合适的分娩方式为(　　)

A.钳产术阴道分娩　　B.无痛分娩　　C.阴道分娩　　D.阴道助产　　E.剖宫产术

分析:阴道助产是适应证包括需要缩短第二产程,如妊娠合并心脏病、妊娠期高血压疾病及子宫瘢痕等。

第三节　剖宫产术

剖宫产是指妊娠≥28 周，经切开腹壁及子宫壁取出胎儿及附属物的手术。剖宫产术是临床上一个重要的手术助产方法，也是目前最常见的腹腔内手术，且在全世界范围内，剖宫产率仍呈逐年升高的趋势。手术方式包括子宫下段剖宫产、子宫体部剖宫产、腹膜外剖宫产、新式剖宫产。子宫下段剖宫产术是目前临床上最常用的剖宫产术。切口在子宫下段，术时出血少，伤口愈合较好，瘢痕组织少，大网膜、肠管粘连较少见，再次分娩时发生子宫破裂率低。若手术指征把握得当、实施手术及时，不仅可以挽救母婴生命，还能使母亲保持继续繁殖后代的能力。另一方面，也可能造成严重并发症，如产后出血、肠梗阻、产后感染等，对产妇的健康和安全造成威胁，因此，产科工作者应严格掌握手术适应证，提高手术质量，严格无菌操作，做好围生期的护理保健工作。

> 考点：剖宫产术的常见方式

剖宫产术(视频)

【适应证】

(1)产力异常：如不协调性宫缩处理无效者。
(2)产道异常或胎儿异常：如骨盆狭窄、头盆不称、巨大儿、横位、臀位等。
(3)妊娠并发症或妊娠合并症不宜阴道分娩者。
(4)胎儿窘迫、脐带脱垂等。
(5)严重的生殖道感染性疾病。

【禁忌证】

胎儿严重畸形，孕妇合并严重内、外科疾病，暂不能耐受手术者，应治疗好转后再行手术。

【操作步骤】

1.*麻醉方式*　以连续硬膜外阻滞麻醉为主，特殊情况也可采用局部麻醉或全身麻醉。
2.*手术方法*　以子宫下段剖宫产为例。
(1)消毒手术野、铺巾。
(2)取下腹正中切口或下腹横切口，逐层切开腹壁，打开腹腔，弧形切开子宫下段的膀胱腹膜反折，暴露子宫下段。
(3)在子宫下段前壁正中做一小横切口，用两示指向左右两侧钝性撕开延长切口约10 cm，刺破胎膜，吸取羊水，取出胎儿及胎盘胎膜。缝合子宫切口及膀胱腹膜反折，清理腹腔，清点敷料及器械无误。
(4)缝合子宫切口及膀胱腹膜反折，清理腹腔，清点敷料及器械无误，关腹。

【护理要点】

(一) 术前准备

1. 物品准备　剖宫产手术包 1 个，其内包括：25 cm 不锈钢盆 1 个，弯盘 1 个，卵圆钳 6 把，1、7 号刀柄各 1 把，解剖镊 2 把，小无齿镊 2 把，大无齿镊 1 把，18 cm 弯血管钳 6 把，10 cm、12 cm、14 cm 直血管钳各 4 把，组织钳 4 把，持针器 3 把，吸引器头 1 个，阑尾拉钩 2 个，腹腔双头拉钩 2 个，产钳 1 把，刀片 3 个。还需要准备双层剖腹单 1 块，手术衣 6 件，治疗巾 10 块，纱布垫 4 块，纱布 20 块，无菌手套 6 副，1、4、7 号丝线各 1 包，可吸收缝线若干。

2. 术前评估及准备

(1) 解释剖宫产术的指征、必要性及监护措施等，增强产妇信心。

(2) 评估并记录产妇生命体征及胎心率的变化。

(3) 评估产妇的孕产史、手术史、药物过敏史等。

(4) 评估产妇的宫缩情况、胎先露下降程度等。

(5) 签署知情同意书。

(6) 备皮、禁饮食，术前 6 小时禁食固体食物，术前 2 小时禁食液体。做药物过敏试验、交叉配血试验、备血、留置导尿管等。

(7) 术前 4 小时禁用呼吸抑制药，如哌替啶，以防新生儿窒息。

(8) 做好新生儿保暖和复苏抢救工作，如气管插管、氧气、急救药品等。

新生儿足底血采集技术(视频)

(二) 术中配合

(1) 协助产妇仰卧位，必要时取左侧 10°～15° 倾斜体位，以预防仰卧位低血压综合征。

(2) 密切观察并记录产妇生命体征及胎心音的变化。

> 考点：剖宫产手术的卧位

(3) 麻醉后留置导尿管，观察并记录尿液颜色、性状及量。

(4) 建立静脉通道，协助麻醉、手术，配合新生儿抢救与护理。

(5) 术中破膜时观察产妇有无咳嗽、呼吸困难症状，警惕羊水栓塞的发生。

(6) 配合进行新生儿抢救与护理。

(7) 为防止剖宫产术中病人体温过低，建议加强保温、静脉液体加热等。

(三) 术后护理

(1) 做好床旁交接，了解术中产妇及新生儿情况。密切观察并记录产妇生命体征变化。

(2) 评估产妇子宫收缩及阴道流血状况，密切监测。

(3) 观察手术切口部位敷料是否干燥，切口有无红肿、渗液。

(4) 根据情况留置导尿管，拔管后指导产妇自行排尿。由于麻醉、切口疼痛引起膀胱和后尿道括约肌反射性痉挛可能导致尿潴留的发生，尿潴留可引起病人不适反应及尿路感染，应及时处理。

1) 增强自行排尿的信心。

2) 病情允许时，可协助病人坐于床沿或下床排尿。

3) 按摩下腹部或听流水声以诱导排尿。

> 考点：尿潴留的处理

4) 采用以上措施无效时，应告诉医生，医生会酌情行导尿术。

（5）鼓励产妇勤翻身并尽早下床活动；产妇术后早活动可以减少肠粘连、肌萎缩、胰岛素抵抗和深静脉血栓的发生风险。根据产妇有无深静脉血栓形成的高危因素，个体化选择穿戴弹力袜、应用间歇性充气压缩泵或注射低分子肝素等；根据麻醉方式等情况指导产妇进食进水。

（6）指导产妇进行母乳喂养。早期辅助进行母婴的皮肤早接触，早吸吮，早开奶。

（四）健康教育

（1）进行产褥期相关知识宣教，指导产妇保持外阴部清洁。

（2）鼓励符合母乳喂养条件的产妇坚持母乳喂养，坚持纯母乳喂养至 6 个月。

（3）做产后保健操，促进盆底肌及腹肌张力恢复。

（4）若出现发热、腹痛或阴道流血过多等，及时就医；产后 42 天去医院做常规检查。

（5）指导血栓相关症状的识别与处理。

（6）落实避孕措施，剖宫产术后至少 2 年再孕。产后 42 天行产后健康检查，若有不适随诊。

🔊 **【护考真题链接】2022 年专业实务题**

某产妇，28 岁。剖宫产术后 42 天。今天返院复查，自述产后纯母乳喂养，现经查体，产后恢复良好。护士应指导其产后坚持纯母乳喂养的时间是（　　）

A. 2 个月　　　B. 4 个月　　　C. 6 个月　　　D. 8 个月　　　E. 10 个月

分析：纯母乳喂养是指除母乳外不给婴儿其他食品及饮料，包括水。此种喂养方式可持续至生后 6 个月；过程中无须为婴儿添加水、果汁等液体和固体食物，以免减少婴儿的母乳摄入，影响母亲乳汁分泌，母乳喂养可持续 1~2 年。

🔊 **【知识链接】**

剖宫产是最常见的腹腔内手术，但至今仍未达成统一的临床技术标准。随着术后加速康复外科（ERAS）的广泛应用，其在剖宫产中的价值逐渐凸显。在一系列循证证据的支持下，国际 ERAS 协会于 2018 年底发布了《剖宫产加速康复外科护理指南》。该指南着重在于指导计划内或计划外剖宫产的围手术期管理（从皮肤切开前 30~60 分钟至产妇出院），其分为产前及术前护理、术中及新生儿护理、术后护理 3 部分，共有 42 项具体建议。ERAS 不仅可减少住院时间、并发症及再住院次数等，而且有利于降低医疗及护理成本。指南建议产妇术后进入恢复室 1 小时内可以饮水。在产妇耐受的情况下，术后 2~4 小时内可以规律饮食。术后鼓励尽早下床活动，早拔除尿管，术后留置尿管 6~12 小时，拔尿管后协助产妇自行排尿，利于产妇术后的行走活动，减少尿路感染的风险。

（覃愈琳）

第二十二章
妇产科常用护理技术

知识目标：

1. 掌握妇产科常用护理技术操作的目的、适应证、操作方法及护理要点。
2. 熟悉妇产科常用护理技术的物品准备及注意事项。

能力目标： 能运用所学的知识对妇女正确实施护理操作及健康宣教。

素质目标： 操作过程中动作轻柔，尊重、保护妇女/新生儿隐私。

妇产科常用护理技术属于专科技术，本章主要介绍妇产科常用护理技术的目的、适应证、物品准备、操作方法及护理要点。在临床实际工作中，护士应根据情况进行正确的护理操作，以达到预防感染、控制和治疗炎症、促进伤口愈合、进行新生儿复苏及沐浴等目的。

第一节　会阴擦洗

✦ **案例导入与工作任务**

案例

黄女士，26 岁，G_2P_1，孕 38 周，入院当日阴道分娩一 3750 g 活女婴，产程顺利，检查胎盘、胎膜完整，会阴 I 度裂伤行皮内缝合术。现为产后第 1 天，查体：腹软，子宫底位于脐下两指，恶露色红、量少，会阴缝合处略红伴轻度肿胀，产妇自述会阴缝合处疼痛。

工作任务

责任护士宜为产妇实施何种妇产科常见护理技术？

会阴擦洗/冲洗常用于局部清洁，是妇产科临床护理工作中最常用的护理技术，可保持病人会阴及肛门部清洁，促进病人的舒适和会阴伤口的愈合，防止生殖系统、泌尿系统的逆行感染。

一、适应证

(1)妇科或产科手术后，留置导尿管。

(2)会阴部手术术后。

(3)产后会阴裂伤或会阴切开行缝合术后。

(4)长期卧床，生活不能自理。

(5)急性外阴炎。

二、用物准备

(1)橡胶中单或一次性会阴垫 1 块、治疗巾 1 块、一次性手套 1 副。

(2)会阴擦洗盘(盘内放置消毒弯盘 2 个、无菌镊子或无菌卵圆钳 2 把、无菌棉球 2~3 个、无菌纱布 2 块)、冲洗或擦洗液(0.1%苯扎溴铵溶液、0.02%聚维酮碘溶液、1∶5000 高锰酸钾溶液)、冲洗壶 1 个、卧式便盆 1 个、温度计 1 个(冲洗温度 40 ℃左右)。

三、操作方法

(1)携带用物至病人床旁，核对病人的床号、姓名。

(2)评估病人会阴情况，并解释操作过程及注意事项，以取得病人的配合。

(3)用屏风或床帘遮挡，保护病人隐私。

(4)嘱病人排空膀胱，脱去一侧或双侧大腿，暴露外阴，协助病人臀下垫橡胶中单或一次性会阴垫，屈仰卧，双腿略外展，暴露外阴。

(5)一手持一把无菌卵圆钳或无菌镊子夹取没有擦洗液的棉球，另一手持一把无菌卵圆钳或无菌镊子夹持该棉球进行擦洗，一般擦洗 3 遍。第 1 遍擦洗时自耻骨联合一直向下擦至臀部，顺序为自上而下、由外向内，先擦净一侧后换棉球同样擦净对侧，再用另一棉球自阴阜向下擦净中间，初步擦净会阴部的污垢、血迹和分泌物。第 2 遍顺序为由内向外，或以伤口为中心向外擦洗，每擦洗一个部位更换一个棉球，最后擦洗肛门，并将棉球丢弃，以避免伤口、阴道口、尿道口被污染。第 3 遍顺序同第 2 遍。也可根据病人情况增加擦洗次数，直至擦净，最后用无菌干纱布擦干。

(6)擦洗结束，协助病人整理衣裤及床单位。

(7)若行会阴部擦洗，先将卧式便盆放于橡胶单或一次性会阴垫上，先用无菌棉球堵住阴道口，勿使冲洗液流入阴道。一手持无菌卵圆钳夹住无菌棉球进行擦洗，冲洗的顺序同会阴擦洗，另一手提冲洗壶配合进行冲洗。冲洗结束后，撤掉卧式便盆，更换干净的橡胶单或一次性会阴垫。

四、护理要点

(1)若会阴有伤口时，应以伤口为中心擦洗。操作时，观察伤口有无红肿及分泌物，发现异常，及时记录并向医生汇报。

(2)擦洗完毕后，伤口用无菌干纱布覆盖，并用胶布固定。

(3)擦洗中更换无菌棉球时，避免直接取用，注意用物传递。

(4)会阴擦洗时须动作轻柔，避免引起护理对象局部不适或疼痛。

会阴湿热敷(视频)

（5）对留置导尿管者，注意导尿管是否通畅，避免脱落或打结。

（6）冲洗液温度在 40 ℃左右，以病人舒适为宜。

第二节　会阴湿热敷

✦ 案例导入与工作任务

案例

谭女士，31 岁，G_1P_0，孕 38 周，入院分娩一活女婴，重 4100 g，产程顺利，检查胎盘、胎膜完整，会阴Ⅱ度裂伤行皮内缝合术，现产后 1 天，产妇自觉会阴缝合处疼痛，检查发现会阴水肿明显，未见阴道壁血肿、硬结及感染征象。

工作任务

护士向该女士实施何种护理技术可减轻水肿。

会阴湿热敷是应用热原理和药物化学反应直接接触患区，促进血液循环，增强局部白细胞的吞噬作用，有利于炎症局限或消散，加速组织修复和再生的一种护理技术。

一、适应证

（1）会阴部水肿及血肿的消散期。

（2）会阴部伤口硬结及早期感染。

二、用物准备

（1）会阴擦洗盘 1 个，内有消毒弯盘 2 个，消毒镊子或止血钳 2 把，医用凡士林，无菌纱布数块、热水袋或红外线灯、水温计 1 个。

（2）橡胶中单或一次性会阴垫 1 块、棉垫 1 块，一次性手套 1 副。3.50% 硫酸镁、95% 乙醇溶液，会阴湿热敷时温度一般为 41~46 ℃。

三、操作方法

（1）携带用物到床旁，核对病人的床号、姓名，并向其说明会阴湿热敷的目的、方法，取得病人的理解和配合。

（2）病人排空膀胱后，臀下垫橡胶中单或一次性中单，行会阴擦洗，清洁外阴局部污垢。

（3）病变部位先用棉签涂上一层医用凡士林，盖上无菌纱布，再轻轻敷上有 50% 硫酸镁或 95% 乙醇溶液的纱布垫，外面再盖上棉垫保温。

（4）每 35 分钟更换热敷垫 1 次，热敷时间 15~30 分钟，也可直接采用红外线灯照射。

（5）会阴湿热敷结束，更换清洁一次性会阴垫，整理床单位。

四、护理要点

(1)会阴湿热敷应该在会阴擦洗、清洁外阴局部伤口后进行。

(2)湿热敷的面积应是病变范围的 2 倍。

(3)湿热敷温度一般为 41~48 ℃，但应以病人可接受为宜，休克、昏迷及局部感觉不灵敏的病人应特别注意防止烫伤。

(4)在会阴湿热敷过程中，应随时评价效果，并为病人提供生活护理。

阴道灌洗/冲洗(视频)

第三节　阴道冲洗/擦洗

案例导入与工作任务

案例

施女士，48 岁，近半年月经过多，经期每次约 16 天。近日出现小腹疼痛，尿频，偶见便秘。妇科检查：发现子宫不规则增大。诊断：子宫多发肌瘤。术前医嘱：阴道冲洗。

工作任务

请向该女士解释阴道冲洗的目的并行阴道冲洗。

阴道冲洗/擦洗是用消毒液对阴道部位进行清洗的技术，通过阴道灌洗可使宫颈和阴道保持清洁，避免当子宫切除过程中阴道与盆腔相通时，细菌或病原体进入盆腔引起感染，减少术后阴道残端炎症而引起感染等并发症。该技术操作技巧要求较高，同时需要病人的良好配合，操作时应注意动作轻柔。

一、物品准备

(1)一次性医用护理垫 2 块，一次性手套 1 副。

(2)一次性妇科阴道冲洗器 1 个(带有控制冲洗压力和流量的调节开关)，输液架 1 个，弯盘 1 个，便盆 1 个，阴道窥器 1 个，水温计 1 个，无菌干纱布若干。

(3)冲洗溶液常用的有 0.02%聚维酮碘溶液、1∶5000 高锰酸钾溶液、2%~4%碳酸氢钠溶液、1%乳酸溶液、0.5%醋酸溶液等。

二、操作步骤

(1)核对病人的床号和姓名，向其解释阴道冲洗的操作方法和目的，取得病人的理解和配合，引导病人到治疗室或检查室。

(2)用屏风遮挡病人，嘱病人排空膀胱，取膀胱截石位，暴露外阴，臀下垫一次性医用护理垫，放好便盆。挂于床旁输液架上，其高度距床沿 60~70 cm，排出管内空气，试水温(41~43 ℃)适宜后。

(3)根据病人病情配制冲洗液 500~1000 mL，将装有冲洗液的一次性妇科阴道冲洗器备用。

（4）操作者戴一次性手套，用一手持冲洗器，打开开关，先用冲洗液冲洗外阴部，然后用另一手分开小阴唇，将冲洗头沿阴道侧壁缓缓插入至阴道后穹隆，边冲洗边将冲洗头围绕宫颈轻轻上下左右移动，或用阴道窥器暴露宫颈后再冲洗，边冲洗边转动阴道窥器，将整个阴道穹隆及阴道侧壁冲洗干净。

（5）当冲洗液约剩 100 mL 时，关上开关，用阴道窥器者可将阴道窥器向下按，以便阴道内的液体流出。拔出冲洗头和阴道窥器，再冲洗一次外阴部，然后扶病人坐于便盆上，使阴道内残留的液体流出。

（6）用纱布擦干外阴，撤去便盆，更换清洁医用护理垫。协助病人整理衣裤、离开妇科检查床。

三、护理要点

（1）冲洗筒与床沿距离≤70 cm，以免压力过大、水流过速，使冲洗液或污物进入宫腔或冲洗液与局部作用的时间不足。

（2）冲洗液温度以 41~43 ℃为宜。温度过低，病人会不舒服；温度过高，则可能烫伤病人的阴道黏膜。

（3）冲洗头插入不宜过深，冲洗的弯头应向上，避免过度刺激阴道后穹隆引起病人不适，甚至损伤局部阴道黏膜组织；用阴道窥器冲洗时，要轻轻转动阴道窥器，使冲洗液能冲洗到阴道的各个部位。

（4）注意冲洗动作轻柔，避免损伤阴道和宫颈组织。

（5）产后 10 天或妇产科手术 2 周后的病人，若合并阴道分泌物浑浊、有臭味、阴道伤口愈合不良、黏膜感染坏死等，可行低位冲洗，冲洗筒与床沿距离≤30 cm，以免污物进入宫腔或损伤阴道伤口。

（6）未婚女子可用导尿管冲洗阴道，不能使用阴道窥器；月经期、产后 10 天内或人工流产术后宫颈内口未关闭、阴道出血者，不宜行阴道冲洗，以防逆行感染；宫颈癌有活动性出血者，禁止阴道冲洗，可行会阴擦洗。

第四节　阴道或宫颈上药

✦ 案例导入与工作任务

案例

唐女士，53 岁，因"白带增多伴色黄 2 年"行妇科检查，提示宫颈Ⅱ度糜烂。诊断：慢性宫颈炎。医嘱：行阴道后穹隆上药甲硝唑片剂。

工作任务

请指导该病人自行阴道上药。

阴道或宫颈上药是将治疗性药物涂抹或喷洒到阴道壁或宫颈黏膜上，或将药物放置在阴道后穹隆，达到局部治疗的目的，既可在医院由护士操作，也可教会病人在家自行上药。

阴道或宫颈上药(视频)

一、适应证

各种阴道炎、子宫颈炎或术后阴道残端炎。

二、物品准备

(1)橡胶单、中单各 1 块或一次性垫巾 1 块，一次性手套 1 副。

(2)阴道灌洗用物 1 套、阴道窥器 1 个、长镊子、消毒干棉球，消毒长棉棍，带尾线的大棉球或纱布若干。

(3)药品。

1)阴道后穹隆上药：常用甲硝唑、制霉菌素等药片、丸剂或栓剂。

2)非腐蚀性药物上药：常用 1%甲紫、新霉素或氯霉素等。

3)腐蚀性药物上药：常用 20%~50%硝酸银溶液、20%或 100%铬酸溶液。

4)宫颈棉球上药：止血药、抗生素等。

5)喷雾器上药：常用药物有青霉素、磺胺嘧啶、呋喃西林、己烯雌酚等。

三、操作方法

(1)核对病人床号、姓名，评估病人情况并向其说明阴道或宫颈上药的目的、方法、效果及预后，取得病人的理解和配合。

(2)嘱病人排空膀胱，协助其上妇科检查床，取膀胱截石位，臀下垫橡胶单、中单或一次性垫巾。

(3)使用阴道窥器暴露阴道、宫颈，一手持长镊子夹持干棉球擦拭宫颈及阴道后穹隆及阴道壁，以便药物能直接接触炎性部位而提高疗效。

(4)根据病情和药物的不同性状分别选用以下方法。

1)阴道后穹隆上药：护士一手持长镊子夹持药物，将其放至阴道后穹隆处。若病人自行用药，则护士应指导其临睡前洗净双手或戴指套，用一手示、中指夹持药品放入阴道，并用示指或中指将药片或栓剂沿阴道后壁推进至手指完全伸入阴道后穹隆为止。睡前用药是为了避免药物脱落及保证局部作用的时间。

2)非腐蚀性药物：常用 1%甲紫治疗阴道假丝酵母菌病病人，每日 1 次，7~10 天为一个疗程；常用新霉素、氯霉素治疗急性或亚急性子宫颈炎或阴道炎病人。用棉球或长棉棍蘸药液直接涂擦于阴道壁或子宫颈。

3)腐蚀性药物：用于治疗宫颈糜烂样改变。阴道窥器充分暴露宫颈，用长棉棍蘸少许 20%硝酸银药液或铬酸溶液涂于宫颈的糜烂面，并插入宫颈管内约 0.5 cm，再用生理盐水棉球擦去宫颈表面残余药液，最后用干棉球吸干。硝酸银溶液每周用药 1 次，2~4 次为一疗程，铬酸溶液每 20~30 天上药 1 次，直至烂面完全光滑为止。

4)宫颈棉球上药：适用于宫颈亚急性或急性炎症伴有出血者。阴道窥器充分暴露宫颈，用长镊子夹持带有尾线的宫颈棉球浸蘸药液后塞压至宫颈处，同时将阴道窥器轻轻退出阴道，然后取出镊子，防止退出窥器时将棉球带出或移动位置，将棉球线尾露于阴道口外，并用胶布固定于阴阜侧上方。嘱病人于放药 12~24 小时后牵引棉球尾线自行取出。

5)喷雾器上药：适用于非特异性阴道炎及萎缩性阴道炎病人。各种阴道用药的粉剂如土霉素、呋喃西林、己烯雌酚等药均可用喷雾器喷射，使药物粉末均匀散布于炎性组织表面上。

四、护理要点

(1)未婚妇女禁用阴道窥器，可用消毒长棉棒药涂抹。

(2)用药期间禁止性生活，经期或子宫出血者不宜上药，用药期间可使用卫生巾，保持衣物清洁。

(3)若上药时留有棉球或纱布，叮嘱病人务必按时取出，避免感染。

(4)阴道上药时应转动阴道窥器，使阴道四壁的炎性组织都能涂上药物。

(5)使用腐蚀性药物前将纱布或小棉球垫于阴道后壁，防止药液灼伤阴道正常组织。

(6)使用长棉棒上药时，确认棉棒上的棉花已捻紧，涂药时向同一方向转动，防止棉花脱落，损伤阴道。

> **【护考真题链接】2016 年实践能力题**
>
> 老年性阴道炎的治疗措施不妥的是(　　　)
> A.用 0.5%醋酸阴道灌洗　　　B.灌洗后局部用抗生素　　　C.口服尼尔雌醇
> D.阴道涂抹雌激素软膏　　　E.乳腺癌病人增加雌激素用量以改善症状
> 分析：乳腺癌病人避免使用大量的雌激素。

第五节　坐浴

✦ 案例导入与工作任务

案例

李女士，31 岁。因"外阴分泌物增多伴瘙痒 3 天"前来就诊。妇科检查：外阴、阴道黏膜充血，分泌物清洁度为Ⅲ度。诊断为非特异性外阴炎。医嘱：高锰酸钾坐浴。

工作任务

请向该女士宣教坐浴注意事项。

坐浴可借助水温与药液的作用，促进局部组织的血液循环，增强抵抗力，减轻外阴局部炎症及疼痛，使创面清洁，利于组织恢复。

坐浴(视频)

一、适应证

(1)外阴、阴道手术或经阴道行子宫切除术术前准备。

(2)用于外阴及阴道炎症、子宫脱垂、会阴伤口愈合不良的治疗。

(3)膀胱及阴道松弛者。

(4)慢性盆腔炎。

二、用物准备

(1)坐浴盆 1 个,坐浴溶液(按水温分为热浴、温浴和冷浴),坐浴架 1 个,无菌纱布或消毒小毛巾 1 块。

(2)溶液的配制。

1)滴虫阴道炎:常用 0.5%醋酸溶液、1%乳酸溶液或 1∶5000 高锰酸钾溶液。

> **考点:坐浴溶液的选择**

2)外阴阴道假丝酵母菌病:常用 2%~4%碳酸氢钠溶液。

3)萎缩性阴道炎:0.5%~1%乳酸溶液。

4)外阴炎及其他非特异性阴道炎、外阴阴道手术前准备:常用 1∶5000 高锰酸钾溶液、1∶2000 苯扎溴铵溶液、0.02%聚维酮碘溶液、中成药药液。

三、操作方法

(1)核对病人的床号、姓名,评估病人情况并解释坐浴的目的、方法、效果及预后,以取得病人的理解与配合。

(2)嘱病人排空膀胱后,进行大腿、会阴及臀部清洗。

(3)按比例配制好上述溶液,将坐浴盆置于坐浴架上,嘱病人将全臀和外阴浸泡于溶液中,持续 20 分钟左右,坐浴结束后用无菌纱布擦干外阴部。

根据水温不同,坐浴分为 3 种。

1)热浴:水温为 39~41 ℃,适用于渗出性病变及急性炎性浸润,可先熏后坐。

2)温浴:水温为 35~37 ℃,适用于慢性盆腔炎、手术前准备。

3)冷浴:水温为 14~15 ℃,刺激肌肉神经,使其张力增加,适用于膀胱阴道松弛等。一般持续 2~5 分钟即可。

四、护理要点

(1)坐浴溶液应严格按比例配制,浓度过高容易造成黏膜烧伤,浓度太低影响治疗效果。

(2)水温适中,不能过高以免烫伤;坐浴过程中还应注意保暖,防止受凉。

(3)坐浴时需将臀部及全部外阴浸入药液中。

(4)月经期或阴道流血者、孕妇及产后 7 天内的产妇禁止坐浴。

【护考真题链接】2012 年实践能力题

35 岁产妇,因胎儿宫内窘迫行低位产钳助产术娩出一活婴。产后 3 天诉会阴部疼痛难忍。查体:会阴部肿胀,左侧切口红肿,有触痛。以下处理正确的是(   )

A. 红外线照射   B. 50%硫酸镁湿敷切口   C. 每日冲洗外阴

D. 取健侧卧位   E. 1∶5000 高锰酸钾溶液坐浴

分析:会阴伤口于产后 3~5 日拆线,若伤口感染,应进行清洁,并行 1∶5000 高锰酸钾溶液坐浴。

(李澳雪　曲晓玲)

自测题

【第二章】

1. 女性外生殖器不包括(　　)

A. 阴蒂 　　　　　　 B. 阴道 　　　　　　 C. 阴阜 　　　　　　 D. 大阴唇

E. 前庭大腺

2. 成年女性子宫体与子宫颈的比例为(　　)

A. 1 : 1 　　　　　 B. 1 : 2 　　　　　 C. 2 : 1 　　　　　 D. 3 : 1

E. 2 : 3

3. 子宫最狭窄的部位是(　　)

A. 子宫峡部 　　　 B. 子宫颈管 　　　 C. 解剖学内口 　　　 D. 组织学内口

E. 子宫外口

4. 维持子宫呈前倾的韧带是(　　)

A. 圆韧带 　　　　 B. 阔韧带 　　　　 C. 主韧带 　　　　 D. 骶结节韧带

E. 子宫骶骨韧带

5. 正常宫颈阴道部上皮为(　　)

A. 单层立方上皮 　　　　　　　　　　 B. 单层柱状上皮里面

C. 复层柱状上皮 　　 D. 复层鳞状上皮 　　 E. 单层鳞状上皮

6. 下列关于女性内生殖器的描述,错误的是(　　)

A. 环绕子宫颈周围的部分称为阴道穹隆,与腹腔的最低部分毗邻

B. 子宫颈癌的好发部位是子宫颈外口鳞状上皮与柱状上皮交界处

C. 非孕子宫峡部正常情况下长为 2 cm

D. 输卵管是精子与卵子相遇结合成为受精卵的部位

E. 卵巢为性腺器官,具有生殖和内分泌功能

7. 能够发生周期性变化并产生月经的部位是(　　)

A. 阴蒂 　　　　　　 B. 阴道 　　　　　　 C. 卵巢 　　　　　　 D. 子宫

E. 输卵管

8. 能够产生性激素的内生殖器是(　　)

A. 阴蒂 　　　　　　 B. 阴道 　　　　　　 C. 卵巢 　　　　　　 D. 子宫

E. 输卵管

9. 卵巢动静脉通过的韧带是(　　)

A. 卵巢固有动脉　　　B. 子宫圆韧带　　　C. 宫骶韧带　　　D. 卵巢悬韧带

E. 主韧带

10. 人体正常的受精部位是(　　)

A. 输卵管间质部　　　B. 输卵管壶腹部　　　C. 输卵管伞部　　　D. 子宫底

E. 子宫颈

11. 骨盆的组成包括(　　)

A. 骶骨、尾骨及坐骨　　　　　　　　　　　B. 髂骨、坐骨及尾骨

C. 髂骨、骶骨及尾骨　　　　　　　　　　　D. 骶骨、尾骨及 2 块髋骨

E. 髂骨、坐骨及耻骨

12. 女性骨盆正常入口平面前后径平均长为(　　)

A. 8 cm　　　　　　　B. 9 cm　　　　　　C. 10 cm　　　　　　D. 11 cm

E. 13 cm

(13~15 题共用题干)

病人，女性，28 岁。孕 20 周后进行全面体检，检查结果提示其骨盆形态及各径线均正常。

13. 其骨盆入口平面横径值约为(　　)

A. 8 cm　　　　　　　B. 9 cm　　　　　　C. 10 cm　　　　　　D. 11 cm

E. 13 cm

14. 该孕妇中骨盆平面横径值约为(　　)

A. 8 cm　　　　　　　B. 9 cm　　　　　　C. 10 cm　　　　　　D. 11 cm

E. 13 cm

15. 其出口平面横径值约为(　　)

A. 8 cm　　　　　　　B. 9 cm　　　　　　C. 10 cm　　　　　　D. 11 cm

E. 13 cm

16. 关于女性各阶段生理特点的描述，错误的是(　　)

A. 8 岁以前儿童生殖器官处于幼稚型

B. 青春期女性特征开始出现

C. 出现月经是性成熟期的标志

D. 自然绝经是女性生命中的最后一次月经

E. 绝经前期常表现为无排卵性月经

17. 从月经初潮至生殖器官发育成熟的时期为(　　)

A. 幼年期　　　　　　B. 青春期　　　　　　C. 性成熟期　　　　　　D. 围绝经期

E. 绝经后期

18. 女性青春期开始的重要标志是(　　)

A. 音调变高　　　　　B. 乳房丰满　　　　　C. 月经来潮　　　　　D. 骨盆变宽

E. 阴毛出现

19. 一般排卵发生在月经来潮前的(　　)

A.7 天左右　　　　　B.14 天左右　　　　　C.16 天左右　　　　　D.18 天左右

E.20 天左右

20.黄体开始萎缩，大约在排卵后的(　　　)

A.第 7~8 天　　　　B.第 9~10 天　　　　C.第 11~12 天　　　　D.第 13~14 天

E.第 15~16 天

21.一女性的月经周期为 30 天，其排卵日期应在月经来潮的(　　　)

A.第 7 天左右　　　　B.第 14 天左右　　　　C.第 16 天左右　　　　D.第 18 天左右

E.第 24 天左右

22.卵巢的功能是(　　　)

A.胎儿娩出的通道　　B.孕育胎儿　　　　C.产生月经　　　　　D.精卵结合的部位

E.生殖和内分泌

23.下列属于雌激素生理功能的是(　　　)

A.使子宫肌肉松弛　　　　　　　　　　B.减低输卵管的收缩

C.使乳腺腺泡和乳腺小叶增生　　　　　D.促进水纳的排泄

E.使宫颈黏液分泌增多并变稀薄

24.能够使排卵后基础体温升高的激素是(　　　)

A.催乳素　　　　　B.雌激素　　　　　C.雄激素　　　　　D.催产素

E.孕激素

25.使子宫内膜由增生期转化为分泌期的激素是(　　　)

A.催乳素　　　　　B.雌激素　　　　　C.促黄体素　　　　D.促性腺激素

E.孕激素

26.病人，女性，26 岁。平素月经规律，月经周期为 28 天。该病人的排卵一般在月经周期的(　　　)

A.第 5 天　　　　　B.第 12 天　　　　　C.第 14 天　　　　　D.第 16 天

E.第 20 天

27.子宫内膜分泌期出现在月经周期的(　　　)

A.1~4 天　　　　　B.5~14 天　　　　　C.15~24 天　　　　　D.15~28 天

E.24~28 天

28.病人，女性，29 岁。平素月经规律，周期为 28 天，持续时间为 4 天，末次月经是 5 月 7 日。今天是 5 月 14 日，其子宫内膜变化处于(　　　)

A.月经期　　　　　B.增生期　　　　　C.分泌期　　　　　D.月经前期

E.初潮期

29.下列有关月经的描述，错误的是(　　　)

A.月经第一次来潮称为初潮

B.月经量为 20~60 mL

C.月经血特征为暗红色、呈碱性、黏稠、易凝固

D.初潮年龄多在 13~14 岁

E.两次月经第 1 日间隔的天数为月经周期

✦ 【第三章】

1.孕妇，29岁，妊娠20周，进行产前检查时腹部触及多个小肢体，考虑多胎妊娠。以下检查方法中最有助于明确诊断的是(　　)

A.腹部B超　　　　B.胎心监护　　　　C.腹部X线检查　　　　D.腹部MRI检查

E.腹部CT

2.孕妇，29岁，尿hCG阳性，超声检查提示宫内妊娠6周，对其孕期健康指导正确的是(　　)

A.妊娠初期8周内谨慎用药　　　　　　B.28周后每天数胎动1次

C.妊娠12~28周避免性生活　　　　　　D.胎心率在160~180次/min

E.妊娠30周后进行乳房护理

3.孕妇，28岁，妊娠30周。为了胎儿的健康安全，产前检查时护士教会孕妇做胎动计数，并嘱咐12小时胎动计数少于多少次时应及时就诊(　　)

A.10次　　　　　B.20次　　　　　C.30次　　　　　D.40次

E.50次

4.孕妇，25岁，妊娠6周。医生建议其口服叶酸。孕妇向门诊护士询问服用该药的目的时，正确的回答是(　　)

A.促进胎盘的形成　　　　　　　　　　B.预防缺铁性贫血

C.防止发生胎盘早剥　　　　　　　　　D.预防脑神经管畸形

E.防止胎儿宫内发育迟缓

5.孕妇，28岁，平素月经规律，末次月经为2012年1月6日，其预产期是(　　)

A.2012年9月6日　　　　　　　　　　B.2012年9月13日

C.2012年10月6日　　　　　　　　　　D.2012年10月13日

E.2013年1月6日

6.孕妇，38岁，G_2P_0，孕40周临产，该产妇为(　　)

A.高龄初产妇　　B.低龄初产妇　　C.高龄经产妇　　D.低龄经产妇

E.正常初产妇

7.组成胎膜的是(　　)

A.真蜕膜和羊膜　　B.底蜕膜和羊膜　　C.绒毛膜和羊膜　　D.包蜕膜和羊膜

E.绒毛膜和底蜕膜

8.产检项目中能够反映胎儿生长发育状况最重要的指标是(　　)

A.孕妇体重　　B.胎方位　　C.宫高与腹围　　D.胎动

E.胎心率

9.孕妇自我监测胎儿安危最简单有效的方法是(　　)

A.胎动计数　　　B.计算孕龄　　　C.测量体重　　　D.睡眠情况

E.情绪波动

10.某社区妇幼保健院机构进行孕期检查，护士应指导孕妇正确进行产前检查的孕期是(　　)

A.妊娠13~19周，每个月检查一次　　　　B.妊娠20~36周，每周检查一次

C. 妊娠 7~12 周，每周检查一次　　　　D. 妊娠 32~37 周，每个月检查一次

E. 妊娠 32~40 周，每个月检查一次

11. 下列骨盆径线测量值正常的是(　　)

A. 髂棘间径 22 cm　　B. 髂嵴间径 24 cm　　C. 骶耻外径 17 cm　　D. 骶耻内径 14 cm

E. 坐骨结节间径 9 cm

12. 下列不属于臀先露的表现是(　　)

A. 宫底部触及圆而硬的胎头　　　　　　B. 若未衔接，耻骨联合上方可触到胎臀

C. 胎心听诊脐上最清楚　　　　　　　　D. 肛查可触及胎臀、足、膝盖

E. 自觉肋下圆硬的胎头

13. 孕妇，27 岁，妊娠 37 周，近日诉左下肢酸胀、疼痛，小腿内侧出现团块状隆起，晨起时消失，该病人出现了(　　)

A. 血栓闭塞性脉管炎　　　　　　　　　B. 深静脉血栓

C. 下肢静脉曲张　　　　　　　　　　　D. 妊娠所致的钙缺乏

E. 下肢软组织感染

14. 左枕前位表示胎儿的枕骨在母体骨盆的方位是(　　)

A. 左前方　　　　　B. 右前方　　　　　C. 中部　　　　　D. 右后方

E. 左后方

15. 孕妇，25 岁，月经 6~7 天/40~44 天，末次月经是 2010-10-09。超声检查胎儿较孕龄小 2 周左右，护士推算其预产期为(　　)

A. 2011-6-12　　　　B. 2011-7-16　　　　C. 2011-7-20

D. 2011-07-06 至 2011-07-10　　　　　　E. 2011-07-16 至 2011-07-30

16. 孕妇，25 岁。妊娠 23 周，妊娠早孕反应较重，现子宫明显大于孕周，体重剧增，胎动频繁且部位不固定，B 超显示两个胎头光环，对评估该孕妇最有价值的资料是(　　)

A. 早孕反应情况　　B. B 超结果　　　　C. 子宫大小　　　　D. 体重

E. 胎动

17. 孕妇，29 岁，末次月经日期为 2018 年 6 月 10 日，其预产期可能为(　　)

A. 2019 年 1 月 17 日　　　　　　　　　B. 2019 年 2 月 17 日

C. 2019 年 3 月 17 日　　　　　　　　　D. 2019 年 1 月 13 日

E. 2019 年 2 月 13 日

18. 孕妇，25 岁，妊娠 30 周，骶左前位，胎心音的听诊部位应位于(　　)

A. 脐下左侧　　　　B. 脐下右侧　　　　C. 脐上右侧　　　　D. 脐上左侧

E. 脐周

✦ 【第四章】

1. 初产妇，顺产后阴道出现大量流血，呈暗红色，检查发现子宫体软。此时护士应采取的首要措施为(　　)

A. 检查胎盘是否完整　　　　　　　　　B. 检查软产道有无损伤

C. 抽血检查凝血功能　　　　　　　　　D. 按摩子宫

E. 做好检查

2. 新生儿, 心率为 96 次/min, 呼吸佳, 四肢能活动, 弹足底时有皱眉, 吸引口腔分泌物时刺激喉部有动作反应, 全身皮肤红润。该小儿按 Apgar 评分法可评为( )

A. 10 分 　　　　　B. 9 分 　　　　　C. 8 分 　　　　　D. 7 分

E. 6 分

3. 该图片展示的为子宫的( )

A. 对称性和极性

B. 节律性和对称性

C. 对称性和缩复作用

D. 节律性和缩复作用

E. 节律性和极性

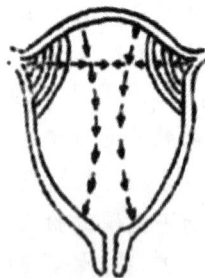

4. 初产妇, 入院分娩待产。检查: 先露头已入盆, 胎心正常, 胎膜未破, 宫颈口开 1 cm。护士为其采取的护理措施不包括( )

A. 每隔 0.5~1 小时听 1 次胎心 　　　　B. 应在宫缩时测血压

C. 鼓励适当进食 　　　　　　　　　　D. 用温肥皂水灌肠

E. 定时排尿

5. 进入第二产程的标志是( )

A. 宫口开全 　　　　　　　　　　　　B. 胎头拔露

C. 产妇屏气, 肛门放松 　　　　　　　D. 宫缩时会阴膨出, 肛门放松

E. 胎先露降至坐骨棘水平

6. 胎膜破裂在正常分娩中发生的时间是( )

A. 第一产程潜伏期 　　B. 第二产程初期 　　C. 第一产程活跃期 　　D. 第三产程

E. 第二产程

7. 下列骨盆径线测量值正常的是( )

A. 髂棘间径 22 cm 　　B. 髂嵴间径 24 cm 　　C. 骶耻外径 17 cm 　　D. 骶耻内径 14 cm

E. 坐骨结节间径 9 cm

8. 左枕前位表示胎儿的枕骨在母体骨盆的方位是( )

A. 左前方 　　　　　　B. 右前方 　　　　　　C. 中部 　　　　　　　D. 右后方

E. 左后方

9. 过期妊娠是指平时月经规则, 妊娠达到或超过( )周尚未临产

A. 39 周 　　　　　　　B. 38 周 　　　　　　C. 41 周 　　　　　　D. 42 周

E. 40 周

10. 新生儿 Apgar 评分的内容除心率、呼吸、肌张力、喉反射以外, 还包括( )

A. 膝反射 　　　　　　B. 脉搏 　　　　　　C. 皮肤颜色 　　　　　D. 皮肤弹性

E. 皮肤温度

11. 子宫下段是子宫的( )形成的

A. 子宫底 　　　　　　B. 子宫角 　　　　　　C. 子宫体 　　　　　D. 子宫峡部

E. 子宫颈外口

12. 在分娩过程中, 判断胎先露下降的标志是( )

A.入口平面　　　　　B.坐骨棘水平　　　　C.坐骨结节水平　　　D.子宫颈外口

E.阴道外口

13.子宫颈口开全、宫口直径是(　　)

A.4 cm　　　　　　　B.6 cm　　　　　　　C.8 cm　　　　　　　D.10 cm

E.12 cm

14.胎盘剥离征象,下列错误的选项是(　　)

A.阴道少量流血　　　　　　　　　　B.宫底下降,呈球形

C.阴道口外露脐带自行向下延长　　　D.宫底升高,偏于一侧

E.用手掌尺侧按压耻骨联合上方,宫体上升脐带不再回缩

15.第二产程初产妇不能超过(　　)

A.1 小时　　　　　　B.2 小时　　　　　　C.3 小时　　　　　　D.4 小时

E.5 小时

16.下列哪项标志着胎先露下降至坐骨棘水平下 2 cm(　　)

A."0"　　　　　　　B."0"-1　　　　　　　C."0"-2　　　　　　　D."0"+1

E"0"+2

17.下列哪项诊断临产最可靠(　　)

A.假阵缩　　　　　　B.胎先露下降　　　　C.见红　　　　　　　D.规律宫缩

E.胎膜破裂

18.初产妇,妊娠 39 周,阵发性腹痛 8 小时,宫缩持续的时间 40 秒,间歇 3 分钟,宫口开大 5 cm,前羊水囊膨出,你认为目前最恰当的处理是(　　)

A.立即注射镇静药抑制宫缩　　　　　B.立即收住院待产

C.立即行清洁灌肠后收住院　　　　　D.立即用电子监护仪监测胎心

E.立即行人工破膜

【第五章】

1.关于产褥期女性心理调适的叙述,正确的是(　　)

A.依赖期为产后前 3 天　　　　　　　B.依赖期为产后前 5 天

C.依赖—独立期为产后 3~10 天　　　D.依赖—独立期为产后 15~20 天

E.独立期为产后 20~42 天

2.产褥期女性变化最大的器官是(　　)

A.阴道　　　　　　　B.外阴　　　　　　　C.子宫　　　　　　　D.乳房

E.卵巢

3.产后第 1 天子宫底的位置是在(　　)

A.脐上一指　　　　　B.脐上两指　　　　　C.平脐　　　　　　　D.脐下一指

E.脐下两指

4.产后胎盘附着处子宫内膜完全修复的时间为(　　)

A.产后 4 周　　　　　B.产后 6 周　　　　　C.产后 8 周　　　　　D.产后 10 周

E.产后 12 周

5.关于产褥期女性生理变化的描述,错误的是(　　)

A.胎盘附着处的子宫内膜修复需3周　　　B.产后1周尿量明显增加

C.产褥早期血液仍处于高凝状态　　　　D.不哺乳产妇一般于6~10周恢复月经

E.容易发生尿潴留

6.关于产褥期产妇内分泌系统变化的描述,错误的是(　　)

A.不哺乳产妇一般于6~10周恢复月经　　B.哺乳产妇因催乳素的分泌可抑制排卵

C.哺乳产妇平均在产后4~6个月恢复排卵　D.哺乳产妇在月经恢复前不会受孕

E.哺乳产妇月经复潮延迟

7.产妇,30岁,自然分娩1男婴。腹部检查:耻骨联合上方扪不到子宫底。此产妇大约在产后的(　　)

A.第1天　　　　　B.第2~3天　　　　　C.第4~6天　　　　D.第8~9天

E.第10~14天

8.初产妇,27岁。自然分娩后第2天,行身体评估,下列指标正常的是(　　)

A.呼吸24次/min　　B.出汗量多　　　　C.体温39.2℃

D.尿量400 mL/24 h　　　　　　　　　E.宫底脐上3指

9.产后血性恶露持续的时间一般是(　　)

A.1~2天　　　　　B.3~4天　　　　　C.8~10天　　　　D.10~15天

E.15~20天

10.初产妇,26岁,正常分娩后,子宫复旧符合正常规律的是(　　)

A.产后2周在腹部扪及宫底　　　　　　B.产后6周子宫如孕50天大小

C.产后6周子宫内膜全部修复　　　　　D.产后6周时宫颈恢复正常形态

E.产后第2周为血性恶露

11.初产妇,27岁。顺产后第14天,护士评估其子宫复旧情况。下列情况说明子宫复旧不良的是(　　)

A.宫颈内口关闭　　　　　　　　　　　B.宫颈外口呈"—"形

C.子宫内膜尚未充分修复　　　　　　　D.耻骨联合上方可触及宫底

E.产妇有白色恶露

12.未母乳喂养或未做到及时有效的母乳喂养的产妇,通常可于产后3~4天因乳房血管、淋巴管极度充盈可有发热,称为(　　)

A.产褥热　　　　　B.产后热　　　　　C.泌乳热　　　　　D.急性乳腺炎

E.产褥感染

13.产后宫缩痛一般持续(　　)

A.1~2天　　　　　B.2~3天　　　　　C.3~5天　　　　　D.5~7天

E.8~10天

14.产后4~6小时应积极处理产妇出现的(　　)

A.便秘　　　　　　B.恶露　　　　　　C.褥汗　　　　　　D.尿潴留

E.疲乏

15.产后可以恢复性生活的时间是(　　)

A.产后4周　　　　B.产后5周　　　　　C.产后6周　　　　D.产后7周

E.产后8周

16.经产妇，2天前经阴道分娩1健康男婴。当产妇出现下列哪种情况时护士应及时通知医生（　　）

 A.体温高至38.5 ℃   B.夜间睡眠时出汗多

 C.下腹部阵发性疼痛   D.脉率为109次/min

 E.排尿次数频繁

17.产妇会阴伤口水肿严重者可用（　　）

 A.75%乙醇溶液湿敷   B.95%乙醇溶液湿敷 C.冰袋冷敷

 D.50%硫酸镁湿热敷   E.热水袋热敷

18.产后血性恶露一般持续（　　）

 A.1~2天   B.3~4天   C.5~6天   D.7~10天

 E.10~12天

19.某产妇自然分娩后即将出院，护士对其进行产褥期健康教育，正确的是（　　）

 A.多食辛辣食品   B.保证足够睡眠   C.居室门窗关闭   D.禁止洗澡洗头

 E.严格卧床休息

20.经产妇，35岁，因胎儿宫内窘迫性低位产钳术娩出一活婴。产后3天诉会阴部疼痛难忍。查体：会阴部肿胀，左侧切口红肿、有触痛。以下处理不正确的是（　　）

 A.红外线照射   B.50%硫酸镁湿敷切口

 C.每日冲洗外阴   D.取健侧卧位

 E.1∶5000高锰酸钾溶液坐浴

21.初产妇，顺产后第4天，新生儿采用母乳喂养，产妇诉乳房胀，乳汁排出不畅。首先应采取的措施是（　　）

 A.冷敷乳房   B.生麦芽煎服   C.新生儿多吸吮   D.芒硝外敷乳房

 E.口服己烯雌酚

22.初产妇，35岁。自然分娩。产程延长，手取胎盘。出院时，责任护士告知其预防产褥感染的措施，错误的内容是（　　）

 A.加强营养   B.不能外出   C.注意卫生   D.禁止盆浴

 E.防止感冒

23.初产妇，29岁。自然分娩后第2天。诉下腹部阵痛。检查：子宫硬，宫底脐下2横指，血性恶露，最少。护士对产妇指导时，介绍产后引起腹部疼痛原因正确的是（　　）

 A.产时应用催产素所致   B.产后宫缩痛

 C.不可应用止痛药物   D.减少新生儿吸吮，以缓解疼痛

 E.通常一周后消失

24.产妇，26岁。于今晨2∶00出现规律宫缩，阴道流液入院就诊。11∶00查宫口开全。于当日12∶50行会阴侧切分娩一3600 g活男婴。产后对会阴伤口的护理措施，错误的是（　　）

 A.用0.05%聚维酮碘溶液擦洗   B.若会阴水肿，用50%硫酸镁湿热敷

 C.嘱产妇健侧卧位   D.产后2小时红外线照射

 E.若伤口有硬结，可用芒硝外敷

25.产妇，28岁。足月妊娠，阴道分娩后第3天，于出院前接受产褥期保健知识宣教

后，向护士复述的内容，错误的是(   )

A. 饮食营养丰富、易消化

B. 经常擦浴，勤换衣裤

C. 每4小时喂哺一次婴儿

D. 卧室清洁，注意通风

E. 常进行缩肛锻炼

26. 关于乳腺炎的护理，错误的是(   )

A. 热敷并按摩乳房   B. 喂奶时先喂患侧   C. 按摩患侧乳房，充分吸空乳汁

D. 喂奶后，给予清淡饮食   E. 体温高时应多喝水

27. 产妇，28岁，2天前经阴道分娩一女婴。今日查房发现其乳头皲裂。为减轻母乳喂养时的不适，正确的护理措施是(   )

A. 先在损伤较重的一侧乳房哺乳

B. 为减轻疼痛应减少喂哺的次数

C. 哺乳前用毛巾和肥皂水清洁乳头和乳晕

D. 喂哺后挤出少许乳汁涂在乳头和乳晕上

E. 哺乳时让婴儿含吮乳头即可

28. 初产妇，22岁。足月儿自然分娩后3天，乳头凹陷，婴儿吸吮困难。护士给予护理健康教育时，不正确的是(   )

A. 可佩戴乳头罩

B. 乳头伸展练习时，应将两食指平放在乳头两侧，逐渐将乳头向两侧外方平行延伸

C. 乳头牵拉练习，应用一只手托起乳房，另一只手的拇指和中、示指抓住乳头向外牵拉

D. 指导产妇牵拉乳头练习，每日3次，每次反复牵拉重复10~20次

E. 指导产妇做乳头伸展练习，每日2次，每次15分钟

【第六章】

1. 下列属于晚期胎儿窘迫的临床表现的是(   )

A. 胎心率大于120次/min

B. 胎心率小于160次/min

C. 胎心率大于140次/min

D. 胎心率小于110次/min

E. 胎心率小于80次/min

2. 下列属于晚期胎儿窘迫的临床表现的是(   )

A. 胎心率大于120次/min

B. 胎心率小于160次/min

C. 胎心率大于140次/min

D. 胎心率小于110次/min

E. 胎心率小于80次/min

3. 胎儿缺氧的初期表现为(   )

A. 胎心率>160次/min，尤其是>180次/min

B. 胎心率<120次/min，尤其是<100次/min

C. 胎心率<90次/min

D. 胎心率>200次/min

E. 羊水Ⅲ度胎粪污染

4. 下列不是胎儿窘迫指征的是(   )

A.羊水轻度污染,胎心监护异常过频　　　　B.胎心率<100 次/min

C.出现频繁的晚期减速　　　　　　　　　　D.重度可变减速伴有晚期减速

E.胎儿窘迫的血气指标有 pH<7.3

5.初产妇,33 岁,妊娠 37 周,胎儿生长受限入院,胎心率 160 次/min,B 超示胎盘功能减退,护士根据该产妇的情况而采取的护理措施不包括(　　　)

A.做好抢救新生儿窒息的准备　　　　　　　B.取左侧卧位

C.定时做阴道检查　　　　　　　　　　　　D.严密监测胎心变化

E.协助做好分娩准备

6.轻度新生儿窒息错误的抢救方法是(　　　)

A.保暖　　　　　B.清理呼吸道　　　　C.进行气管插管　　　　D.吸氧

E.刺激呼吸

7.关于胎儿电子检测,提示胎儿缺氧的是(　　　)

A.加速　　　　　B.早期减速　　　　C.晚期减速　　　　D.变异减速

8.胎盘功能检查不包括(　　　)

A.胎动　　　　　　　　　　　　　　　　　B.NST 试验

C.B 超胎儿生物物理评分　　　　　　　　　D.孕妇尿 E3 值

9.胎儿成熟度监测不包括(　　　)

A.胎龄　　　　　B.B 超检查　　　　C.各种生化检查　　　　D.体重

10. 12 小时胎动数少于(　　　)次,说明有胎儿缺氧

A.20 次　　　　　B.15 次　　　　C.10 次　　　　D.5 次

【第七章】

1.输卵管妊娠病人前来就诊时,最常见的主诉是(　　　)

A.腹痛　　　　　B.胸痛　　　　C.咳嗽　　　　D.咯血

E.呼吸急促

2.病人,女,30 岁,妊娠 35 周,阴道出血,诊断前置胎盘,拟急行剖宫产,首先要做的是(　　　)

A.灌肠　　　　B.交叉配血、备血　　　　C.检查阴道出血　　　　D.皮肤准备

E.做好家属心理工作

3.病人,女,29 岁。孕 32^{+3} 周,晨起醒来发现阴道流血,量较多,入院后查体:宫高 26 cm,腹围 83 cm,胎心 154 次/min,未入盆。在进行身体评估时,错误的是(　　　)

A.监测血压、脉搏、呼吸　　　　　　　　　B.腹部检查时注意胎位有无异常

C.做输血输液的准备时做阴道检查　　　　　D.做肛门检查

E.超声检查

4.某孕妇,28 岁,孕 34 周。因"头晕、头痛"就诊。查体:血压 160/115 mmHg,实验室检查,水肿(+),尿蛋白定量 5.5 g/24 h,临床诊断为重度子痫前期。首选的解痉药物是(　　　)

A.安定　　　　　B.阿托品　　　　C.硫酸镁　　　　D.冬眠合剂

E.卡托普利

5. 妊娠期高血压疾病的基本病理变化是(　　)

A. 脑血管痉挛　　　　B. 胎盘血管痉挛　　　C. 肾小血管痉挛　　　D. 冠状动脉痉挛

E. 全身小动脉痉挛

6. 岁孕妇,孕32周,阴道不自主流液3小时住院。指导孕妇预防感染的正确措施是
(　　)

A. 坐浴　　　　　　　B. 外阴热敷　　　　　C. 外阴湿敷　　　　　D. 保持外阴清洁

E. 外阴远红外线照射

7. 易导致早产的高危因素是(　　)

A. 妊娠晚期性交　　　B. 脐带绕颈一周　　　C. 慢性输卵管炎　　　D. 骨盆狭窄

E. 瘢痕子宫

8. 下列因素中最易引发早产的是(　　)

A. 轻度贫血　　　　　B. 骨盆狭窄　　　　　C. 子宫畸形　　　　　D. 胎膜早破

E. 慢性乙肝

9. 某产妇,妊娠29周。因出现无诱因、无痛性阴道流血来院检查,此时一般不主张进
行的检查是(　　)

A. 测量血压　　　　　B. 胎心监护　　　　　C. 超声检查　　　　　D. 腹部检查

E. 阴道检查

10. 初孕妇,24岁。孕36周,近1周来水肿加重,并有头痛。查体:BP 160/120 mmHg。
实验室检查:水肿(++),尿蛋白(+++)。护理该孕妇时,应特别注意的是(　　)

A. 严格限制食盐摄入　　　　　　　　　B. 平卧休息　　　　　　C. 服用镇静药

D. 不能服用降压药物　　　　　　　　　E. 使用硫酸镁时有无中毒现象

11. 某孕妇,G_2P_0。妊娠30周,规律下腹疼痛伴阴道血性分泌物6小时。查体:胎
位LOA,胎心率146次/min,宫缩20 s/7~8 min,宫缩力弱,肛查胎先露S-3,宫颈管缩
短,宫口可容一指尖。目前最恰当的处理措施是(　　)

A. 严密观察等待自然分娩　　　　　　　B. 滴注催产素加强宫缩

C. 抑制宫缩保胎治疗　　　　　　　　　D. 立即行剖宫产终止妊娠

E. 阴道检查后确定分娩方式

12. 26岁孕妇妊娠足月,入院待产。夜间呼唤护士,自述感觉胎动过频。此时最不恰
当的处理是(　　)

A. 立即听胎心音　　　B. 通知值班医生　　　C. 吸氧　　　　　　　D. 左侧卧位

E. 立即做剖宫产准备

13. 羊水过多的孕妇需要放羊水时,一次放羊水量不要超过(　　)

A. 2000 mL　　　　　B. >2000 mL　　　　　C. ≤1500 mL　　　　　D. 500 mL

E. 小于300 mL

14. 异位妊娠最应该询问的病史是(　　)

A. 停经史　　　　　　B. 生育史　　　　　　C. 家族史　　　　　　D. 用药史

E. 遗传史

15. 某孕妇,30岁,停经28^{+5}周,G_2P_0,行产前检查时,B超提示羊水最大暗区垂直深
度8.5 cm,被诊断为"羊水过多",给予该孕妇的护理中,错误的是(　　)

A. 减少增加腹压的活动　　　　　　　B. 一次放羊水量不超过 1500 mL

C. 密切观察胎心及胎动　　　　　　　D. 休息时取平卧位

E. 定期测量宫高及腹围

16. 双胎妊娠时, 给予催产素的正确时间为(　　　)

A. 宫口开全时　　　B. 第一胎娩出时　　　C. 第二胎娩出时　　　D. 胎盘娩出时

E. 分娩后 24 小时内

17. 下列不属于妊娠期高血压疾病好发因素的是(　　　)

A. 羊水过多　　　　　B. 多胎妊娠　　　　C. 母儿血型不合　　　D. 高龄初产

E. 慢性血管性疾病

18. 孕妇, 30 岁。妊娠 37[+5] 周, 因突发持续性腹痛, 伴阴道流血就诊。腹部检查: 子宫硬如板状, 有压痛。该孕妇最可能(　　　)

A. 胎盘早剥　　　　　B. 羊水栓塞　　　　C. 前置胎盘　　　　D. 先兆流产

E. 流产

【第八章】

1. 哪项不是心脏病孕妇发生心力衰竭的诱因(　　　)

A. 妊娠 32~34 周心排血量明显增加　　　B. 妊娠末期血容量增加达高峰

C. 妊娠 6 周始心率平均增加 10 次/min　　　D. 妊娠早期以心排血量增加为主

E. 妊娠后期子宫增大, 心脏机械性负担增加

2. 心脏病妊娠后应及时终止妊娠的指征是(　　　)

A. 扩张型心脏病　　　B. 房间隔缺损　　　C. 单纯性心瓣膜关闭不全

D. 风湿性心脏病　　　E. 心力衰竭

3. 糖尿病新生儿的处理, 下列哪项是正确的(　　　)

A. 以 4 g 糖加 1 U 胰岛素静脉滴注　　　B. 常规补充钙剂

C. 出生后 6 小时开奶　　　　　　　　　D. 出生后开始葡萄糖滴服

E. 常规给予广谱抗生素

4. 关于风湿性心脏病孕妇的分娩期处理, 正确的是(　　　)

A. 忌用吗啡　　　　　B. 应行剖宫产术　　　C. 应缩短第二产程

D. 无感染者不需使用抗生素　　　　　E. 为预防产后出血, 应肌内注射麦角新碱

5. 早期妊娠即出现急性心力衰竭时, 正确的处理是(　　　)

A. 立即终止妊娠　　　　　　　　　　　B. 控制心衰后继续妊娠

C. 控制心力衰竭后行人工流产　　　　　D. 控制心力衰竭后行药物流产

E. 边控制心力衰竭, 边终止妊娠

6. 25 岁, 因停经 50 天感心慌、胸闷诊为先天性心脏病合并早孕, 来院咨询是否可继续妊娠。查体: 口唇、甲床轻度发绀, 血压正常, 心率 80 次/min, 律整, 胸骨左缘第 3~4 肋间可闻及级收缩期杂音, 肺动脉瓣第二心音亢进, 双肺呼吸音粗。超声诊断: 室间隔缺损伴肺动脉高压。下列医生的解答中正确的是(　　　)

A. 维持妊娠至足月

B. 等待至孕中期行引产

C. 不宜继续妊娠，入院行人工流产术

D. 严密监护心功能，出现心力衰竭立即终止妊娠

E. 入院先行心脏手术，如心功能改善则继续妊娠

7. 28 岁，初产妇，37 周妊娠，患风湿性心脏病 10 年，现病情稳定、心功能Ⅱ级。产妇临产入产房后，下列哪项应不列入考虑之列(　　)

A. 可适当应用哌替啶

B. 产程中放宽剖宫产指征

C. 产后出血较多时尽量避免输血

D. 无心力衰竭表现者不常规使用洋地黄预防心力衰竭

E. 产程开始即用抗生素，至少维持至产后 1 周

8. 关于妊娠合并心脏病，正确的是(　　)

A. 心功能Ⅲ级可继续妊娠

B. 听诊闻及舒张期杂音，不应立即确诊为心脏病

C. 对阵发性室上性心动过速的孕妇，可确诊为器质性心脏病

D. 心脏病孕妇的主要死亡原因是产后出血

E. 心脏病孕妇的胎儿预后比正常孕妇的胎儿差

9. 初产妇，妊娠 30 周，体重 90 kg，血压正常，宫高 39 cm，胎心 138 次/min，其首选的检查是(　　)

A. 尿常规　　　　B. 肾功能检查　　　　C. 心电图　　　　D. 糖筛查试验

E. B 超

10. 初产妇，26 岁，妊娠 38 周，日常体力劳动时自觉疲劳，心悸、气短。查体：BP 120/80 mmHg，P 90 次/min，R 18 次/min。叩诊心浊音界稍向左扩大，心尖部闻及Ⅰ级柔和吹风样收缩期杂音，右肺部听及湿啰音，咳嗽后消失，踝部轻度水肿。本例最可能的诊断是(　　)

A. 正常妊娠改变　　　　　　　　B. 风湿性心脏病合并妊娠

C. 心脏病合并妊娠，性质待查　　D. 妊娠期高血压心脏病

E. 围生期心肌病

11. G_1P_0，妊娠 37 周，自觉乏力，食欲差伴恶心、呕吐，小便深黄色 4~5 天。体检：体温 37.5 ℃，神志清，全身皮肤黄染，躯干及四肢皮肤可见散在出血点，肝肋下及边，有触痛，胎头浅入，胎心 140 次/min。初步印象是妊娠合并病毒性肝炎。应与下列疾病鉴别，错误的是(　　)

A. 妊娠高血压综合征　　　　　B. 妊娠剧吐

C. 药物性肝脏损害　　　　　　D. 急性脂肪肝

E. 肝内胆汁淤积

12. 35 岁，G_2P_0，妊娠 35 周，1 年前因妊娠 5 个月死胎行引产术。产前检查：血压 130/80 mmHg，宫高 36 cm，胎心率 140 次/min，空腹血糖 7 mmol/L，尿糖(+)。对此孕妇，不必要的处理是(　　)

A. B 超　　　　B. OGTT　　　　C. 腹部 X 线片检查胎儿有无畸形

D. 尿常规　　　　E. 自数胎动计数

13. 26 岁初产妇，停经 9 个月，胎动 5 个月，规律腹痛 3 小时。既往患先心病室间隔缺损。日常体力劳动时心悸、气短，休息时好转，夜间能平卧。检查：血压 120/89 mmHg，脉搏 90 次/min，呼吸 18 次/min，心尖部闻及 Ⅲ 级收编期杂音。B 超：胎儿 BPD 9.2 cm，FL 7.0 cm，羊水段 4.2 cm。胎心 142 次/min。不合适的检查或处理是（   ）

A. 测量宫高及腹围，估计胎儿大小

B. 立即行术前准备，急诊行剖宫产

C. 进行胎儿超声测量，估计胎儿大小、胎儿位置、羊水量

D. 进行骨盆测量，估计头盆关系

E. 超声波心脏结构与功能检查

【第九章】

1. 关于急产，描述正确的是（   ）

A. 总产程不足 4 小时　　　　　　　　B. 多见于有宫腔内操作史的初产妇

C. 常发生胎盘早剥　　　　　　　　　D. 易发生软产道裂伤

E. 不易发生新生儿产伤

2. 出现宫缩乏力，行人工破膜加速产程进展适用于（   ）

A. 臀位，宫口开大 5 cm 以上　　　　B. 横位，宫口开大 4 cm 以上

C. 头先露，胎头 S+1，宫口开大 4 cm　　D. 头盆不称

E. 以上都不是

3. 关于协调性子宫收缩乏力，正确的是（   ）

A. 子宫收缩极性倒置　　　　　　　　B. 容易发生胎儿窘迫

C. 不宜静脉滴注催产素　　　　　　　D. 不易发生胎盘滞留

E. 产程常延长

4. 关于痉挛性狭窄环，描述正确的是（   ）

A. 处于子宫上、下段交界处，不协调性子宫收缩过强

B. 环常围绕胎儿较大部位　　　　　　C. 此环随子宫收缩而上升

D. 一般不会导致产程停滞　　　　　　E. 是子宫破裂先兆

5. 可疑头盆不称试产时间为（   ）

A. 1~2 小时　　　　B. 2~4 小时　　　　C. 4~6 小时　　　　D. 6~8 小时

E. 8~10 小时

6. 产前检查发现巨大儿，最需考虑的病理情况是（   ）

A. 孕妇并发糖尿病　　B. 营养过剩　　　C. 母体身材高大　　　D. 经产妇

E. 过期妊娠

7. 有关不协调性子宫收缩乏力正确的是（   ）

A. 不妨碍胎头下降　　　　　　　　　B. 子宫收缩弱而无力

C. 产妇多无不适感　　　　　　　　　D. 较少发生胎儿窘迫

E. 镇静药疗效显著

8. 处理不协调性子宫收缩乏力的首选措施是（   ）

A. 肌内注射哌替啶 100 mg　　　　　　B. 温肥皂水灌肠

C. 进行人工破膜   D. 静脉滴注催产素加强宫缩

E. 静脉补充能量

9. 臀位阴道分娩，胎儿脐部娩出后结束分娩的时间不得超过(　　)

A. 8 分钟   B. 9 分钟   C. 10 分钟   D. 12 分钟

E. 15 分钟

10. 初产妇活跃期延长是指活跃期超过(　　)

A. 4 小时   B. 6 小时   C. 8 小时   D. 10 小时

E. 12 小时

11. 初产妇活跃期停滞是指进入活跃期后宫口不再扩张超过(　　)

A. 1 小时   B. 1.5 小时   C. 2 小时   D. 2.5 小时

E. 3 小时

12. 臀位阴道分娩时，在产程处理中正确的是(　　)

A. 鼓励产妇离床活动加速产程

B. 宫口开大 1~2 cm 时给予肥皂水灌肠

C. 一旦破膜应立即听胎心

D. 为避免脐带脱垂，活跃期应充分堵阴道口

E. 宫缩时阴道口见胎足，提示已进入第二产程

13. 下列可以试产的情况是(　　)

A. 头位，骨盆出口平面狭窄   B. 臀位，骨盆出口平面狭窄

C. 臀位，骨盆入口平面狭窄   D. 头位，骨盆入口平面狭窄

E. 头位，中骨盆平面狭窄

14. 有关协调性子宫收缩乏力，下列描述正确的是(　　)

A. 子宫收缩节律性、对称性和极性均正常，仅收缩力弱

B. 容易发生胎儿宫内窘迫   C. 不宜静脉点滴催产素

D. 潜伏期不宜应用杜冷丁   E. 多数产妇自觉持续性腹痛，且产程延长

15. 关于不协调性子宫收缩乏力，正确的是(　　)

A. 子宫肌肉不协调性收缩，致使宫腔内压力过低

B. 为无效宫缩   C. 产妇于宫缩间歇期时安静，腹痛消失

D. 一般不会出现胎儿宫内窘迫   E. 子宫收缩极性倒置，但不影响宫口扩张

16. 下列哪种情况下可应用催产素处理(　　)

A. 子宫痉挛性狭窄环   B. 协调性宫缩乏力

C. 不协调性宫缩乏力   D. 胎心 110 次/min

E. 头盆不称

17. 不协调性子宫收缩乏力，正确地处理(　　)

A. 第一产程中可使用哌替啶   B. 静脉滴注催产素

C. 人工破膜   D. 助产前使用哌替啶

E. 立即剖宫产

18. 协调性子宫收缩乏力，宫口开大 5 cm，未破膜，无头盆不称，最佳处理首先为

(　　)

A. 人工破膜后视情况酌情静脉滴注催产素　　B. 等待产程自然进展

C. 催产素加速宫缩　　　　　　　　　　　D. 剖宫产

E. 应用地西泮

19. 漏斗骨盆常易发生(　　)

A. 胎头不易衔接　　B. 潜伏期延长　　C. 活跃期延长　　D. 第二产程延长

E. 面先露

20. 关于臀位，错误的是(　　)

A. 是最常见的异常胎位　　　　　　　B. 胎心在母腹脐下方听最清楚

C. 易发生产后出血　　　　　　　　　D. 纠正胎位应在妊娠 30 周后进行

E. 少做肛查，不灌肠

【第十章】

1. 病人，女，31 岁。妊娠 38 周，因阴道持续流液 2 小时入院。医生诊断为胎膜早破，护士协助其采用的卧位应为(　　)

A. 平卧位　　　　B. 头低足高位　　　C. 头高足低位　　　D. 截石位

E. 膝胸卧位

2. 初产妇，孕 35 周，因有液体从阴道流出而入院，无腹痛。行肛查：触不到前羊膜囊，上推胎先露部可见到流液量增多。胎心音正常。最可能的诊断是(　　)

A. 先兆流产　　　　B. 先兆早产　　　C. 临产　　　D. 胎膜早破

E. 胎盘早剥

3. 一产妇，G_3P_1，因怀疑前置胎盘行剖宫产，胎儿娩出后行人工剥离胎盘很困难，发现胎盘部分绒毛植入子宫肌层，出血不止。下面哪项处理是恰当的(　　)

A. 立即用力将胎盘拉出　　　　　　　B. 刮宫术

C. 按摩子宫　　　　　　　　　　　　D. 立即给予催产素

E. 子宫全切

4. 某产妇双胎妊娠，产前合并有轻度妊娠期高血压疾病，产后阴道持续出血，胎儿娩出后 24 小时出血量达 600 mL，检查子宫软，按摩后子宫变硬，阴道流血减少，该产妇诊断为产后出血，造成该产妇产后出血的最可能原因是(　　)

A. 子宫收缩乏力　　B. 胎盘残留　　　C. 软产道裂伤　　　D. 凝血功能障碍

E. 胎膜残留

5. 某孕妇，妊娠 32 周，因"胎膜早破"14 小时入院，检查发现胎心正常，无腹痛。错误的处理措施是(　　)

A. 给予抗生素　　　　　　　　　　　B. 严密观察孕妇生命体征

C. 监测白细胞计数　　　　　　　　　D. 监测胎儿宫内安危

E. 无须使用抗生素

6. 下述哪项不是抢救羊水栓塞的措施(　　)

A. 抗循环衰竭　　B. 抗呼吸衰竭　　　C. 纠正 DIC 及继发纤溶

D. 在第一产程者应加强催产素应用，促使其尽早分娩

E. 在第二产程发生者可根据情况经阴道助产

7.初孕妇，24岁，妊娠38周。在临产过程中，出现烦躁不安，疼痛难忍，下腹部拒按，排尿困难。考虑的诊断是(　　)

    A.妊娠合并急性阑尾炎　　　　　　　　B.先兆子宫破裂

    C.前置胎盘　　　　D.胎盘早剥　　　　E.先兆早产

8.初产妇，宫缩过强，胎儿娩出迅速，新生儿体重4000 g，产后阴道流血较多，为持续性，色鲜红，能凝固，出血原因最可能是(　　)

    A.胎盘剥离不全　　　B.胎盘植入　　　　C.软产道裂伤　　　　D.产后宫缩乏力

    E.凝血功能障碍

9.下述哪项不支持胎膜早破诊断(　　)

    A.阴道持续性流液　　　　　　　　　　B.宫缩时肛查触不到前羊膜囊

    C.羊水涂片镜检可见羊齿状结晶　　　　D.石蕊试纸测定阴道排液呈弱酸性

    E.羊水涂片染色可见毳毛

10.羊水栓塞最早出现的症状是(　　)

    A.弥散性血管内凝血　　　　　　　　　B.急性肾衰竭

    C.急性呼吸衰竭　　　　　　　　　　　D.急性心力衰竭

    E.消化道出血

11.某产妇，29岁，G_1P_0，孕39周。因胎儿畸形分娩时子宫破裂行子宫修补术。该病人术后再次妊娠至少需要(　　)

    A.3个月　　　　　　B.6个月　　　　　　C.1年　　　　　　D.2年

    E.3年

12.病人，女，30岁，剖宫产后35天，以晚期产后出血入院，采取保守治疗。护理措施不正确的是(　　)

    A.密切观察生命体征　　　　　　　　　B.密切观察阴道出血情况

    C.保持外阴清洁　　　　　　　　　　　D.协助做相关检查

    E.取半坐卧位

13.关于预防子宫破裂措施的叙述，错误的是(　　)

    A.瘢痕子宫者提前入院待产　　　　　　B.应用催产素时应有专人监护

    C.有剖宫产史者应按高危妊娠管理　　　D.避免多次人工流产

    E.羊水过多破膜时，应使羊水迅速流出

14.初产妇，孕38周，临产10小时，产妇突感腹部撕裂样剧烈疼痛，随即出现面色苍白，出冷汗，呼吸急促。查体：全腹有压痛和反跳痛，腹壁可扪及胎体，胎动和胎心消失。应首选哪项处理(　　)

    A.肥皂水灌肠　　　　　　　　　　　　B.人工破膜

    C.静脉滴注小剂量催产素　　　　　　　D.肌内注射哌替啶

    E.立即行剖宫产

15.晚期产后出血最常见的原因是(　　)

    A.胎盘、胎膜残留　　　　　　　　　　B.蜕膜残留

    C.剖宫产术后子宫伤口裂开　　　　　　D.感染

    E.子宫胎盘附着部位复旧不全

【第十一章】

1. 引起产褥感染最常见的病原菌是(　　)

A. 产气荚膜杆菌　　　B. 厌氧菌　　　　　C. 金黄色葡萄球菌　　D. 阴道杆菌

E. 大肠埃希菌

2. 产褥感染的诱因不包括(　　)

A. 生殖系统的自然防御能力降低　　　　　B. 产程延长　　　　　C. 器械助产

D. 使用催产素　　　　　　　　　　　　　E. 产道损伤

3. 病人,女,26岁,分娩后第2天起,连续3天体温持续在38℃左右。查体:子宫硬、无压痛,会阴侧切口红肿、疼痛,恶露呈淡红色,无臭味,双乳软,无红肿。该产妇发热的原因可能是(　　)

A. 产褥感染　　　B. 急性乳腺炎　　　C. 上呼吸道感染　　　D. 急性子宫内膜炎

E. 会阴侧切口感染

4. 产妇,31岁,产后3天出现低热,下腹痛,恶露增多伴臭味。查体:子宫体软,子宫底脐上1指。应考虑为(　　)

A. 子宫内膜炎　　　　　　　　　　B. 下肢血栓性静脉炎

C. 急性盆腔结缔组织炎　　　　　　D. 急性盆腔腹膜炎

E. 急性宫颈炎

5. 产妇,21岁,产后1周出现寒战、弛张热,下肢持续性疼痛、水肿,皮肤发白。最可能的诊断是(　　)

A. 子宫内膜炎　　　　　　　　　　B. 下肢血栓性静脉炎

C. 急性盆腔结缔组织炎　　　　　　D. 急性盆腔腹膜炎

E. 急性宫颈炎

6. 产妇,24岁,产后第3天出现畏寒、高热,体温高达40℃,伴有恶心、呕吐,下腹部压痛、反跳痛。最可能的诊断是(　　)

A. 子宫内膜炎　　　　　　　　　　B. 下肢血栓性静脉炎

C. 急性盆腔结缔组织炎　　　　　　D. 急性盆腔腹膜炎

E. 急性宫颈炎

7. 关于产褥感染的治疗原则,错误的是(　　)

A. 加强营养和休息

B. 根据细菌培养和药物敏感试验选择抗生素

C. 感染严重者,不宜加用肾上腺糖皮质激素

D. 清除子宫残留物

E. 血栓性静脉炎病人可服用肝素

8. 某产妇,37岁。行胎盘剥离术后第6天,出现下腹部疼痛,恶露增多,浑浊有臭味,体温37.8℃,宫底脐下两指。宫体软,边界不清且有明显压痛,最可能的诊断是(　　)

A. 急性盆腔炎　　　　　　　　　　B. 急性外阴、阴道炎

C. 急性宫颈炎　　　　　　　　　　D. 急性子宫内膜炎

E. 盆腔血栓性静脉炎

9.产后患子宫内膜炎的产妇宜取(　　　)

A.平卧位 　　　　B.半卧位 　　　　C.左侧卧位 　　　　D.右侧卧位

E.中凹卧位

10.下列关于产褥感染的护理措施,错误的是(　　　)

A.取平卧位 　　　　　　　　　　B.保证充分休息和睡眠

C.给予高蛋白、高热量、高维生素饮食 　　　D.及时更换会阴垫

E.出现高热时给予物理降温

(11~12题共用题干)

产妇,28岁,产后第3天出现高热,体温达39.0 ℃,下腹压痛,恶露增多,有臭味。查体:子宫体软,子宫底脐上1指,余无明显异常。

11.应考虑该产妇为(　　　)

A.子宫内膜炎 　　　　　　　　B.下肢血栓性静脉炎

C.急性盆腔结缔组织炎 　　　　D.急性盆腔腹膜炎

E.急性宫颈炎

12.针对该产妇的护理措施,错误的是(　　　)

A.及时更换会阴垫,保持会阴部清洁 　　　B.给予物理降温

C.遵医嘱给予抗生素 　　　　D.盆浴 　　　　E.取半卧位

13.初产妇,35岁。自然分娩。产程延长,手取胎盘。出院时,责任护士告知其预防产褥感染的措施,错误的内容是(　　　)

A.加强营养 　　　B.不能外出 　　　C.注意卫生 　　　D.禁止盆浴

E.防止感冒

14.关于产褥感染的护理措施,错误的叙述是(　　　)

A.保证足够液体摄入 　　　　　　B.每4小时测体温1次

C.给予高蛋白饮食 　　　　　　　D.产妇取平卧臀部抬高位

E.遵医嘱使用广谱抗生素

15.晚期产后出血多发生在产后(　　　)

A.24小时 　　　　B.48小时 　　　　C.1~2周 　　　　D.2~3周

E.3~4周

16.晚期产后出血最常见的原因是(　　　)

A.胎盘、胎膜残留 　　　　　　　B.蜕膜残留

C.剖宫产术后子宫伤口裂开 　　　D.感染

E.子宫胎盘附着部位复旧不全

17.病人,女,30岁。分娩后两周发生阴道大量出血入院。护士对病人进行健康评估时,与病情最不相关的是(　　　)

A.了解病人的分娩史

B.评估病人的血压、脉搏、呼吸、神志情况

C.观察病人阴道出血量

D.了解宫底的大小及有无压痛

E.母乳喂养情况

18.某产妇,30岁。3周前剖宫产分娩一男婴,3小时前开始阴道出血,量多。最可能的诊断是(　　)

　　A.功能失调性子宫出血　　　　　　　B.产褥感染

　　C.晚期产后出血　　　　　　　　　　D.产后出血

　　E.葡萄胎

(19~20题共用题干)

　　某产妇,30岁。G_2P_1,自然分娩后7天,出现阴道流血,量约360 mL。妇科检查:子宫复旧不全,宫口松弛。B超检查可见宫内残留胎盘及胎膜组织,诊断为晚期产后出血。

19.晚期产后出血多发生于产后(　　)

　　A.1~2周　　　　　B.48小时内　　　　　C.3~4周　　　　　D.5~6周

　　E.24小时内

20.病人进行了清宫术,准备出院。针对该产妇的出院健康指导。不正确的是(　　)

　　A.产褥期完全卧床休息

　　B.产褥期增加营养

　　C.产褥期禁止盆浴和性生活

　　D.教会产妇继续观察子宫复旧和阴道恶露情况

　　E.告知产妇产后复查的时间、目的和意义

21.某产妇,34岁。孕足月顺产。3周后血性恶露持续不断,B超提示部分胎膜残留。首先应采取的治疗措施为(　　)

　　A.给予抗生素　　　B.继续观察　　　　C.刮宫治疗　　　　D.剖腹探查

　　E.给予催产素

(22~23题共用题干)

　　初产妇,31岁。G_1P_1,孕39周时顺产一女婴。现产后2周,血性恶露仍未净,阴道流血量较多,同时有血凝块排出。检查发现子宫复旧不全,宫口松弛,可触及胎盘内膜残留组织。

22.应考虑病人的情况为(　　)

　　A.慢性盆腔炎　　　B.晚期产后出血　　　C.早期产后出血　　　D.凝血功能障碍

　　E.产褥感染

23.最佳的治疗方案是(　　)

　　A.给予广谱抗生素　　B.行清宫术　　　　C.支持疗法　　　　D.口服酚磺乙胺

　　E.结扎子宫动脉

【第十二章】

1.治疗外阴炎,医嘱高锰酸钾坐浴,高锰酸钾的作用是(　　)

　　A.杀菌　　　　　B.减轻疼痛　　　　C.消除肿胀　　　　D.缓解瘙痒

　　E.清洁外阴

2.病人,女,52岁。外阴瘙痒5年。双侧大、小阴唇及其外周皮肤充血肿胀,局部呈点片状湿疹样变,阴道分泌物无异常。医嘱高锰酸钾溶液坐浴,其浓度应是(　　)

　　A.1:20　　　　　B.1:100　　　　　C.1:500　　　　　D.1:1000

E. 1：5000

3. 病人，女，35 岁，已婚。主诉近日白带增多，外阴瘙痒伴灼痛 1 周。妇科检查：阴道内多量灰白泡沫状分泌物，阴道壁散在红斑点。有助于诊断的检查是(　　)

A. 阴道分泌物涂片检查　　　　　　　　B. 宫颈刮片

C. 盆腔 B 超　　　　　　　　　　　　　D. 诊断性刮宫

E. 阴道镜检查

4. 林女士，足月顺产后 4 天，出现下腹痛，体温正常，查体：恶露多，有臭味，子宫底脐上 1 指，子宫体软。应考虑为(　　)

A. 子宫肌炎　　　　B. 盆腔结缔组织炎　　　C. 子宫内膜炎　　　D. 急性输卵管炎

E. 腹膜炎

5. 某慢性宫颈炎病人，拟行手术治疗，则其术后禁止性生活的时间为(　　)

A. 1 个月　　　　　B. 半个月　　　　　C. 2 个月　　　　　D. 3 个月

E. 3 周

6. 某 12 岁住校女生，未有月经初潮，常去公共卫浴，近日来感外阴瘙痒不适来医院就医，诊断为滴虫性阴道炎，其患病的主要原因为(　　)

A. 不洁性生活　　　　　　　　　　　　B. 经公共浴池间接传播

C. 医院交叉感染　　　　　　　　　　　D. 不洁饮食

E. 阴道环境改变

7. 慢性宫颈炎的主要病理表现为(　　)

A. 宫颈糜烂　　　　B. 疼痛　　　　　　C. 白带增多　　　　D. 膀胱炎

E. 盆腔沉重感

8. 病人，女，主诉外阴部瘙痒，入院后诊断为外阴炎，医生建议其坐浴。应选用下列哪种坐浴液(　　)

A. 1：5000 高锰酸钾溶液　　　　　　　B. 0.02% 呋喃西林溶液

C. 2% 碳酸氢钠溶液　　　　　　　　　D. 温水

E. 盐水

9. 下列关于滴虫性阴道炎治疗原则说法正确的是(　　)

A. 复发病例应检查血糖尿糖

B. 积极治疗糖尿病，合理使用抗生素和雌激素

C. 性伴侣需治疗

D. 阴道给药前先用 5% 醋酸溶液冲洗阴道

E. 甲硝唑应餐前服用

(10~11 题共用题干)

病人，女，60 岁。糖尿病病史 5 年，近日来外阴奇痒，白带多。查体：阴道可见豆腐渣样白带。

10. 初步诊断为(　　)

A. 滴虫性阴道炎　　　　　　　　　　　B. 假丝酵母菌性阴道炎

C. 老年性阴道炎　　　　　　　　　　　D. 宫颈炎

E. 外阴炎

11. 可采用的辅助检查为( )

A. 宫颈细胞学检查   B. 后穹隆涂片

C. 阴道脱落细胞检查   D. 阴道分泌物悬滴检查

E. 宫颈活组织检查

【第十三章】

1. 妇科腹部手术前一日准备,下列哪项不正确( )

A. 清洁皮肤、备皮   B. 经腹子宫全切术者需进行阴道冲洗

C. 晚餐禁食   D. 睡前予以肥皂水灌肠

E. 按医嘱给予镇静、安眠药

2. 妇科病人术后护理正确的是( )

A. 硬膜外麻醉者,去枕平卧12小时

B. 妇科阴部手术后48小时取出阴道内纱布块

C. 会阴Ⅲ度裂伤修补术后5天内进少渣半流饮食

D. 一般手术48小时后拔除尿管

E. 广泛子宫全切术后留置尿管7~8天

3. 妇科腹部手术后生活护理,错误的为( )

A. 手术当日进半流质饮食   B. 术后24~48小时拔尿管

C. 4天后未解大便者,给予开塞露   D. 鼓励病人卧床时多翻身

E. 拔尿管后早期下床活动

4. 病人,女,47岁。患子宫颈癌,入院行根治手术治疗。病人术中阴道内填塞的纱布取出时间是术后( )

A. 12~24小时   B. 24~30小时   C. 32~48小时   D. 1天

E. 3天

5. 病人,女,44岁。因月经紊乱,腹围增大,胃肠胀气伴腹痛,来院就诊。医生诊断为:卵巢癌。因肿瘤过大或伴有腹腔积液,病人出现压迫症状,如心悸、气促。护士指导病人应采取的体位是( )

A. 左侧卧位   B. 仰卧位   C. 右侧卧位   D. 坐位

E. 截石位

【第十四章】

1. 黏膜下肌瘤最常见的临床表现是( )

A. 下腹包块   B. 痛经   C. 月经量增多或经期延长

D. 白带过多   E. 腰酸,下腹坠胀

2. 子宫肌瘤巨大可压迫输卵管导致( )

A. 不孕   B. 腹痛   C. 腰痛   D. 白带增多

E. 继发性贫血

3. 子宫肌瘤发生急性疼痛的原因是( )

A. 肌瘤发生感染   B. 肌瘤发生癌变   C. 肌瘤生长速度过快

D. 肌瘤蒂扭转　　　　　　　　　　　　E. 肌瘤对周围组织的压迫

4. 病人，女，55 岁。查体时发现子宫肌瘤，无月经周期的改变及其他不适主诉。妇科检查：子宫<2 个月妊娠大小。最佳的处理方法是(　　　)

A. 服用抗贫血药物　　B. 定期随访　　　　C. 子宫肌瘤切除术　　D. 次子宫全切术

E. 激素治疗

5. 病人，女，38 岁。查体：子宫处可扪及有蒂与子宫相连球状物，质地较硬。该病人的子宫肌瘤最可能是(　　　)

A. 宫体肌瘤　　　　　B. 黏膜下肌瘤　　　　C. 浆膜下肌瘤　　　　D. 子宫颈肌瘤

E. 子宫肌瘤钙化

6. 我国女性生殖系统最常见的恶性肿瘤是(　　　)

A. 绒癌　　　　　　　B. 宫颈癌　　　　　　C. 卵巢癌　　　　　　D. 子宫内膜癌

E. 子宫肌瘤

7. 子宫颈癌的好发部位是(　　　)

A. 柱状上皮处　　　　B. 子宫颈管内　　　　C. 宫颈阴道部　　　　D. 子宫颈阴道上部

E. 子宫颈鳞-柱上皮交界处

8. 工会每年组织单位员工体检，针对女员工宫颈癌筛查可选择的经济且无创的检查方法是(　　　)

A. 诊断性刮宫　　　　B. 宫颈 TCT 检查　　　C. 宫颈黏液检查

D. 宫颈管活组织检查　　　　　　　　　　　E. 宫颈刮片细胞学检查

9. 宫颈癌常见的早期症状是(　　　)

A. 阴道大出血　　　　B. 接触性出血　　　　C. 绝经后出血　　　　D. 血性白带

E. 阴道水样排液

10. 早期宫颈癌最有价值的检查是(　　　)

A. 阴道镜　　　　　　　　　　　　　　　　B. 宫颈脱落细胞检查

C. 宫颈或宫颈管活组织检查　　　　　　　　D. 诊断性刮宫

E. 腹腔镜

11. 子宫内膜癌的可靠确诊方法为(　　　)

A. 宫颈及宫颈管活组织检查　　　　　　　　B. B 超检查　　　　　　C. 宫腔镜检查

D. 分段诊断性刮宫　　　　　　　　　　　　E. 宫颈刮片

12. 子宫切除病人手术前，置留置导尿管的目的是(　　　)

A. 测定残余尿　　　　　　　　　　　　　　B. 避免术后泌尿系感染

C. 保持会阴部清洁干燥　　　　　　　　　　D. 避免术中误伤膀胱

E. 收集无菌尿标本作细菌培养

13. 下列子宫切除病人的护理措施中，错误的是(　　　)

A. 保持外阴清洁　　　　　　　　　　　　　B. 高热可行物理降温

C. 疼痛即给予止痛药　　　　　　　　　　　D. 补充营养增强机体抵抗力

E. 鼓励病人树立战胜疾病的信心

14. 经腹子宫全切术前准备中，不必要的是(　　　)

A. 做好心理护理　　　B. 观察生命体征　　　C. 术前 3 天进无渣饮食

D. 术前 3 天，每日阴道冲洗一次　　　　　E. 手术日按时给术前用药

15. 病人，女，54 岁。近一段时间出现不规则阴道出血，经量增多，并感到阴道排液也增多，有恶臭。建议做的检查是(　　)

A. 内诊检查　　　　　B. 阴道侧壁涂片　　　C. 分段诊断性刮宫

D. 子宫颈活体组织检查　　　　　　　E. 阴道分泌物悬滴检查

16. 卵巢肿瘤术后随访的时间，正确的是(　　)

A. 术后 1 年内每半个月 1 次　　　　　B. 术后 1 年内每个月 1 次

C. 术后 1 年内每 3 个月 1 次　　　　　D. 术后第 2 年后每 3 个月 1 次

E. 术后第 3 年每年 1 次

17. 女性生殖器肿瘤病死率最高的是(　　)

A. 子宫颈癌　　　　B. 子宫肌瘤　　　　C. 子宫内膜癌　　　　D. 成熟畸胎瘤

E. 卵巢癌

18. 卵巢恶性肿瘤的治疗原则是(　　)

A. 以化疗为主，手术、放疗为辅　　　　B. 以放疗为主，化疗、手术为辅

C. 以手术为主，化疗、放疗为辅　　　　D. 以手术、放疗为主，化疗为辅

E. 以化疗、放疗为主，手术为辅

【第十五章】

1. 了解卵巢有无排卵最简单的方法是(　　)

A. 诊断性刮宫　　　B. 阴道侧壁涂片　　　C. 宫颈黏液检查　　　D. 激素水平测定

E. 基础体温测定

2. 如果疑为子宫内膜不规则脱落者，理想的刮宫的时间是(　　)

A. 月经第 1~2 日　　　B. 月经第 5~6 日　　　C. 月经干净后 3 日　　　D. 月经周期中间

E. 月经来潮前 12 小时内

3. 为鉴别病人是排卵性或无排卵性功血，下述检查无意义的项目是(　　)

A. 基础体温测定　　　　　　　B. 周期性孕激素测定

C. 周期性阴道脱落细胞涂片检查　　　D. 妇科检查

E. 经前作宫颈黏液结晶检查

4. 黄体功能不足的女性，基础体温为(　　)

A. 单相　　　　　　　　　B. 双相，体温上升日有少量阴道出血

C. 双相，高温相时间 9 天　　　D. 双相，高温相下降缓慢

E. 双相，高温相时间 13 天

5. 子宫内膜不规则脱落的主要发病机制是(　　)

A. 无排卵，孕激素分泌不足　　　　B. 子宫内膜增生过长

C. 黄体萎缩不全　　　　　　　D. 卵泡发育不良，雌激素分泌不足

6. 无排卵性异常子宫出血常见于(　　)

A. 育龄期妇女　　　B. 流产后女性　　　C. 分娩后产妇　　　D. 青春期女性

7. 青春期功能失调性子宫出血的主要发病机制是(　　)

A. 孕激素分泌不足，导致子宫内膜分泌反应不良

B. 缺乏雌激素的负反馈作用

C. 黄体功能不足

D. 垂体分泌 FSH 相对不足，无 LH 高峰，卵巢不能排卵

8. 青春期功血和围绝经期功血病人不同的治疗原则是(　　)

　A. 止血　　　　　　B. 恢复卵巢功能　　　C. 减少月经量　　　　D. 调整月经周期

9. 黄体功能不足病人的典型临床表现是(　　)

　A. 月经周期紊乱　　　　　　　　　　　B. 月经过多

　C. 月经周期正常，经期延长　　　　　　D. 月经周期规则，月经频发

10. 孙女士，48 岁，G_1P_1。半年前无明显诱因出现月经紊乱，周期 30～50 天，经期 10～12 天，量时多时少，妇科检查：子宫正常，双侧附件无异常。血常规：红细胞 $3.4\times 10^{12}/L$，血红蛋白 90 g/L。目前首选治疗方式应是(　　)

　A. 口服雌激素　　B. 口服孕激素　　　C. 诊断性刮宫　　D. 口服止血药物

11. 在绝经症状明显需要激素补充治疗时，有子宫的绝经后妇女采用方案(　　)

　A. 单纯雌激素　　　　B. 雌激素+孕激素　　　C. 孕激素+雄激素　　D. 单纯孕激素

　E. 单纯雄激素

✦【第十六章】

1. 诊断侵蚀性葡萄胎的依据，正确的是(　　)

　A. 不发生脑转移　　　　　　　　　　　B. 前次妊娠为早产

　C. 清宫后半年内发病　　　　　　　　　D. 能查到卵巢黄素囊肿

　E. 光镜下见不到绒毛结构

2. 病人，女，28 岁。葡萄胎清宫术后阴道持续少量流血 3 个月。妇科检查：子宫如妊娠 50 天大小，质软，双侧附件均可触及囊性肿物，大小约 5 cm×4 cm，活动好，尿 hCG 阳性。盆腔超声示子宫肌层有一 4 cm×3 cm 不均质回声，血流信号丰富，两侧附件区有囊性低回声包块。该病人最可能的诊断是(　　)

　A. 子宫腺肌病合并卵巢囊肿　　　　　　B. 不全流产

　C. 早孕合并卵巢囊肿　　　　　　　　　D. 绒毛膜癌

　E. 侵蚀性葡萄胎

3. 病人，女，28 岁。葡萄胎清宫术后阴道持续少量流血 3 个月。妇科检查：子宫如妊娠 50 天大小，质软，双侧附件均可触及囊性肿物，大小约 5 cm×4 cm，活动好，尿 hCG 阳性。盆腔超声示子宫肌层有一 4 cm×3 cm 不均质回声，血流信号丰富，两侧附件区有囊性低回声包块。首选的治疗是(　　)

　A. 卵巢囊肿切除术　　B. 放射治疗　　　C. 子宫病灶切除术　　D. 清宫术

　E. 化学治疗

4. 关于妊娠滋养细胞肿瘤的发生，正确的是(　　)

　A. 侵蚀性葡萄胎多继发于流产后

　B. 侵蚀性葡萄胎不会发生宫外转移

　C. 侵蚀性葡萄胎多继发于葡萄胎清宫后 1 年以上

　D. 绝经后妇女不会发生绒毛膜癌

E. 绒毛膜癌可能继发于足月妊娠或异位妊娠后

5. 病人，女，35岁。停经3个月，阴道不规则流血3天，妇科检查子宫如4个月妊娠大小，B超显示宫腔内落雪征。首先考虑(　　　)

A. 自然流产　　　　　　　　　　　　B. 双胎妊娠

C. 妊娠合并子宫肌瘤　　　　　　　　D. 葡萄胎

E. 羊水过多

6. 病人，女，28岁。平时月经规则，现停经60天，阴道流血10天。妇科检查子宫如妊娠3个月大，软，无压痛，双侧附件区均扪及5 cm囊性包块，壁薄，活动好，无压痛。血hCG增高明显。为确诊应首先进行的检查是(　　　)

A. 血清CA125测定　　B. 盆腔B超检查　　　　C. 盆腔CT　　　　　D. 盆腔MR

E. 腹部X线片

【第十七章】

1. 子宫异位内膜最有效的确诊方法(　　　)

A. B超　　　　　　　　B. 诊断性刮宫　　　　C. 宫腔镜检查

D. 腹腔镜+组织病检　　　　　　　　E. CT

2. 关于子宫内膜异位症下述哪项是错误的(　　　)

A. 多见于生育年龄妇女，以30~40岁居多

B. 发病与卵巢的周期性变化有关

C. 子宫内膜出现和生长在子宫肌层

D. 具有类似恶性肿瘤的远处转移和种植能力

E. 一般极少发生恶变

3. 与子宫内膜增生过长无关的疾病是(　　　)

A. 多囊卵巢　　　　　　B. 子宫肌瘤　　　　　C. 子宫内膜癌　　　　D. 卵巢颗粒细胞瘤

E. 卵巢子宫内膜异位囊肿

4. 子宫内膜异位症最主要的临床特点是(　　　)

A. 月经失调　　　　　　　　　　　　B. 不孕症的发生率高达40%

C. 痛经和持续性下腹痛　　　　　　　D. 咳血

E. 腹痛，腹泻或便秘

5. 宫颈及子宫体全部脱出阴道口，应诊断为(　　　)

A. Ⅰ度重型　　　　　　B. Ⅱ度轻型　　　　　C. Ⅱ度重型

D. Ⅱ度轻型合并膀胱膨出　　　　　　E. Ⅲ度

6. 下列各项，不属于引起子宫脱垂的原因的是(　　　)

A. 产后过早过重劳动　　　　　　　　B. 慢性咳嗽

C. 第二产程延长　　　　　　　　　　D. 便秘

E. 剖宫产

7. 关于预防子宫脱垂措施的叙述，错误的是(　　　)

A. 产后绝对卧床，避免劳动

B. 对头盆不对称者应及早剖宫产

C. 严密观察产程，避免滞产和第二产程延长

D. 预防加重腹压的慢性疾病

【第十八章】

1. 短效避孕药的主要作用是(　　)

A. 改变子宫内膜形态和功能　　　　　　　B. 改变宫颈黏液性状

C. 阻碍受精　　　　　　　　　　　　　　D. 抑制排卵

E. 阻碍着床

2. 口服避孕药的禁忌证不包括(　　)

A. 患严重心血管疾病病人　　　　　　　　B. 糖尿病病人

C. 甲状腺功能亢进者　　　　　　　　　　D. 精神病生活不能自理者

E. 产后 8 个月妇女

3. 葡萄胎病人术后避孕的最佳方式是(　　)

A. 针剂避孕药　　　　　　　　　　　　　B. 宫内节育器避孕

C. 口服避孕药避孕　　　　　　　　　　　D. 皮下埋植法避孕

E. 阴茎套、阴道隔膜

4. 关于阴茎套的说法，正确的是(　　)

A. 使用后高压蒸汽灭菌消毒后再用　　　　B. 可降低疾病的传播

C. 使用后洗净晾晒，涂上滑石粉后可再用　D. 用双层阴茎套可增加安全度

E. 使用后吹气检查是否漏气

5. 某产妇，28 岁。剖宫产术后 42 天。今天返院复查，自述产后纯母乳喂养，现经查体，产后恢复良好，可以开始性生活。目前最适合该女士避孕的措施是(　　)

A. 口服避孕药　　　B. 宫内节育器　　　C. 安全套　　　　　D. 紧急避孕

E. 体外排精

【第十九章】

1. 通过学校保健，定期体格检查，早期发现各种疾病和行为异常，减少或避免诱发因素，是青春期保健的哪一级(　　)

A. 一级预防　　　　B. 二级预防　　　　C. 三级预防　　　　D. 四级预防

E. 以上均错误

2.《中华人民共和国母婴保健法》是什么时间施行的(　　)

A. 1994 年 10 月 27 日　　　　　　　　　B. 1995 年 6 月 1 日

C. 2001 年 6 月 20 日　　　　　　　　　　D. 1994 年 3 月 8 日

E. 1995 年 3 月 8 日

3. 以下不属于婚前保健服务的内容(　　)

A. 婚前卫生指导　　　　　　　　　　　　B. 婚前卫生咨询

C. 关于性卫生知识的教育　　　　　　　　D. 婚前医学检查

E. 生殖保健

4. 妇女保健工作的基本内容是(　　)

A. 五期保健　　　　　B. 妇女病普查普治　　C. 劳动保护　　　　　D. 计划生育指导

E. 以上都是

5.《中国妇女发展纲要(2011—2020)》提到,(　　)是国家的基本国策。

A. 保障妇女合法权益　　　　　　　　B. 提高妇女社会地位

C. 依法行使民主权利　　　　　　　　D. 实行男女平等

E. 妇女儿童优先

6. 母婴保健工作坚持面向群体、面向基层和(　　)的方针。

A. 中西医结合　　　　B. 治疗为主　　　　　C. 母亲优先　　　　　D. 儿童安全

E. 预防为主

7. 不属于青春期保健重点的是(　　)

A. 合理营养　　　　　B. 健康教育　　　　　C. 预防意外　　　　　D. 计划免疫

E. 法制教育

8. 月经初潮后女性的一级预防保健重点是(　　)

A. 避孕指导　　　　　B. 经期卫生指导　　　C. 婚前检查指导　　　D. 孕前优生指导

E. 月经病治疗指导

【第二十章】

1. 护士书写末次月经时,可将末次月经缩写为(　　)

A. PMP　　　　　　　B. GMP　　　　　　　C. LMP　　　　　　　D. PML

E. GPT

2. 护士对病人进行常规盆腔检查时,病人应该采用的体位是(　　)

A. 平卧位　　　　　　B. 膀胱截石位　　　　C. 膝胸卧位　　　　　D. 臀高头低位

E. 自由体位

3. 下列称为三合诊的是(　　)

A. B超、阴道、腹部联合检查　　　　　B. 腹部、阴道、直肠联合检查

C. 超声、阴道镜、腹部联合检查　　　　D. 直肠、腹部、阴道镜联合检查

E. B超、阴道镜、直肠联合检查

4. 下面有关直肠-腹部诊的说法,错误的是(　　)

A. 适用于阴道闭锁者　　　　　　　　B. 适用于无性生活史的病人

C. 是盆腔检查的首选方法　　　　　　D. 适用于经期不宜做双合诊者

E. 检查者一手指伸入直肠,另一手指腹部配合触诊

5. 妇科检查时如病人有性生活史,则(　　)

A. 阴道口勉强可容示指　　　　　　　B. 阴道口能容两指通过

C. 阴道口不能通过示指　　　　　　　D. 见处女膜遗留残余瘢痕

E. 检查者只需视诊外阴

6. 护士正确采集宫颈外口鳞-柱交界部脱落细胞或宫颈分泌物标本的方法是通过
(　　)

A. 外阴部检查　　　　B. 三合诊　　　　　　C. 双合诊　　　　　　D. 阴道窥器检查

E. 直肠-腹部诊

7. 下列属于对妇产科病人心理-社会评估内容的是(   )

A. 病人对住院、治疗和护理的期望和感受

B. 若病人腹肌紧张，可边妇科检查边与病人交谈

C. 询问分娩方式、有无难产史、新生儿出生情况

D. 妇科检查时检查者关心体贴病人，语言亲切

E. 询问病人的生活和居住情况、出生地和曾居住地区

8. 某病人，护士询问其婚育史为足月产3次，无早产，流产1次，现存子女2人，护士应记录生育(   )

A. 0-1-3-2   B. 3-0-1-2   C. 1-2-0-3   D. 2-3-1-0

E. 0-1-2-3

9. 护士询问病人的婚育史，2014年孕47天时药物流产1次，2016年孕8周时人工流产1次，下列说法正确的是(   )

A. G_2P_2 B. G_2P_1 C. G_2P_0 D. G_1P_0

E. G_0P_0

10. 某30岁女性，自述有多个性伴侣，想来医院行人乳头状瘤病毒检测，向护士咨询如何收集检测病毒材料，护士的解释是做下列哪项检查时采集标本(   )

A. 双合诊检查   B. 三合诊检查   C. 阴道窥器检查   D. 直肠-腹部诊

E. 腹部检查

11. 李女士，28岁，自述有不洁性生活史，当其询问"我会不会得上艾滋病?"时，护士应考虑详细评估的心理社会资料是(   )

A. 病人的道德感   B. 病人对疾病的反应

C. 病人的精神心理状态   D. 病人丈夫对其态度的变化

E. 病人对健康问题及医院环境的感知

12. 病人，女，45岁。因"继发性痛经逐渐加重10年"就诊。双侧卵巢囊性增大，考虑为子宫内膜异位症。既能诊断又能治疗该疾病的最佳方法是(   )

A. 双合诊   B. 三合诊   C. 腹腔镜   D. CA125

E. 盆腔B超

【第二十一章】

1. 以下会导致会阴组织损伤，需要缝合伤口的是(   )

A. 会阴冲洗   B. 会阴切开术   C. 会阴按摩   D. 会阴湿敷

E. 会阴保护

2. 在处理会阴侧切术后，以下哪种处理方法是最佳的(   )

A. 术后频繁换药   B. 使用高锰酸钾坐浴

C. 术后左侧卧位   D. 鼓励病人尽早进行自主排便

E. 50%硫酸镁湿热敷，每日2~3次，每次20分钟

3. 病人，女，28岁。分娩时行会阴侧切，分娩后用50%硫酸镁湿敷，护士在操作过程中应特别注意的是(   )

A. 热敷局部皮肤涂凡士林   B. 保持合适的水温

C. 敷料拧至不滴水为止　　　　　　　D. 严格执行无菌操作

E. 操作完毕后及时更换敷料

4. 胎头吸引术主要用于(　　)

A. 引产　　　　　　　　　　　　　　B. 引产和分娩困难时的助产

C. 分娩时胎儿头部过大时的助产　　　D. 分娩时胎儿头部过小时的助产

E. 引产和难产时的保护性措施

5. 在处理产钳助产术后的并发症时，以下哪种处理方法是错误的(　　)

A. 检查胎儿是否有损伤　　　　　　　B. 检查产妇会阴部是否有血肿

C. 立即进行手术　　　　　　　　　　D. 使用抗菌药物

E. 避免剧烈运动

6. 在处理剖宫产术后伤口时，以下哪种药物是预防感染的首选药物(　　)

A. 阿司匹林　　　　B. 青霉素　　　　C. 利福平　　　　　D. 红霉素

E. 头孢菌素类抗生素

7. 在剖宫产术后，为了加速康复，以下哪种处理方法是最佳的(　　)

A. 术后早期下床活动　　　　　　　　B. 术后长时间卧床休息

C. 术后频繁更换敷料　　　　　　　　D. 术后禁食禁饮12小时

E. 术后进食高热量食物

8. 某产妇，26岁，宫口开大4 cm后产程进展缓慢，诊断为协调性子宫收缩乏力。产妇因此烦躁不安，情绪不稳定，对自然分娩失去信心。针对此孕妇最主要的护理措施是(　　)

A. 提供心理支持，减轻焦虑恶　　　　B. 促进子宫收缩，加快产程

C. 鼓励孕妇多进食，恢复体力　　　　D. 做剖宫产准备

E. 开放静脉

9. 病人，女，30岁，剖宫产后35天，以晚期产后出血入院，采取保守治疗。护理措施不正确的是(　　)

A. 密切观察生命体征　　　　　　　　B. 密切观察阴道出血情况

C. 保持外阴清洁　　　　　　　　　　D. 协助做相关检查

E. 取半坐卧位

10. 病人，女，30岁，妊娠35周，阴道出血，诊断前置胎盘，拟急行剖宫产，首先要做的是(　　)

A. 灌肠　　　　　B. 交叉配血、备血　　　C. 检查阴道出血　　　D. 皮肤准备

E. 做好家属心理工作

11. 某孕妇，36岁，产前检查漏斗骨盆，现足月妊娠，胎膜早破来诊。查体：胎头入盆。医嘱：入院行各项检查，拟次日行剖宫产术，护士对其进行健康教育，不正确的内容是(　　)

A. 讲明产道异常对母儿的影响　　　　B. 说明剖宫产的必要性

C. 解释剖宫产术前、术后注意事项　　D. 嘱其保持会阴清洁

E. 鼓励术前适当下床活动

12. 病人，女，38岁。剖宫手术后第2天，导尿管拔除后5小时，病人诉下腹部腹痛，

有尿意但排不出。护士检查发现耻骨上膨隆,应首先进行的处理措施是( )

A. 股内注射卡巴胆碱　　　　　　B. 用力按压膀胱,帮助病人排尿

C. 重新插导尿管,将尿液排出　　　D. 让病人听流水声诱导其排尿

E. 让病人尝试去厕所蹲着排尿

13. 某孕妇,G_2P_0。妊娠30周,规律下腹疼痛伴阴道血性分泌物6小时。查体:胎位LOA,胎心率146次/min,宫缩20秒/7~8 min,宫缩力弱,肛查胎先露S-3,宫颈管缩短,宫口可容一指尖。目前最恰当的处理措施是( )

A. 严密观察等待自然分娩　　　　　B. 滴注催产素加强宫缩

C. 抑制宫缩保胎治疗　　　　　　　D. 立即行剖宫产终止妊娠

E. 阴道检查后确定分娩方式

14. 某产妇,25岁,自然分娩后1小时,责任护士应在产房观察( )

A. 泌乳量　　　　B. 会阴切口　　　　C. 心理状态　　　　D. 体温

E. 宫缩情况

15. 某产妇经阴道分娩后,主诉会阴侧切切口处疼痛剧烈伴有肛门坠胀感,应考虑其发生了( )

A. 切口水肿　　　　B. 产后便秘　　　　C. 胎盘残留　　　　D. 尿潴留

E. 阴道后壁血肿

16. 某产妇足月妊娠,产后3天,出现下腹痛,体温36.8 ℃,恶露多且有臭味。查体:子宫底位于脐上一指,子宫体软。以下护理措施中错误的是( )

A. 红外线照射会阴部每日3次,每次1小时

B. 做好心理支持　　　　　　　　　C. 监测体温变化

D. 半卧位或抬高床头　　　　　　　E. 做好会阴护理

【第二十二章】

1. 病人,女,30岁,因会阴水肿行会阴湿热敷,有关会阴湿热敷的注意事项错误的是( )

A. 湿敷面积是病灶面积的2倍　　　　B. 热敷温度为41~48 ℃

C. 应每3~5分钟更换纱布垫1次　　　D. 会阴水肿者24小时内禁止热敷

E. 每次热敷时间为30~40分钟

2. 会阴擦洗应采取的卧位为( )

A. 仰卧位　　　　B. 坐位　　　　C. 半坐卧位　　　　D. 侧卧位

E. 膀胱截石位

3. 会阴擦洗时最后擦洗什么部位( )

A. 耻骨联合　　　　B. 肛门　　　　C. 伤口　　　　D. 尿道口

E. 阴道口

4. 灌洗筒挂于床旁输液架上,其高度距床沿( )

A. 40~50 cm处　　B. 50~60 cm处　　C. 60~70 cm处　　D. 70~80 cm处

E. 80~90 cm处

5. 会阴湿热敷的面积为( )

A.病损范围   B.稍大于病损范围

C.病损范围的 1 倍   D.病损范围的 1.5 倍

E.病损范围的 2 倍

6.阴道假丝酵母菌病病人行坐浴时常用的溶液为(　　)

A.0.5%醋酸溶液   B.1%乳酸溶液

C.1∶5000 高锰酸钾溶液   D.2%~4%碳酸氢钠溶液

E.0.025%聚维酮碘溶液

7.有关阴道、宫颈上药的方法,正确的是(　　)

A.可以直接将药片用手塞入阴道

B.用棉球填塞者必须嘱病人于放药后 12~24 小时取出棉球

C.指导病人用棉球涂擦宫颈表面

D.病人借用喷雾器自己将药物喷洒到病变部位

E.凡上药者必须进行会阴部准备

8.关于阴道灌洗护理,不正确的一项为(　　)

A.灌洗筒与床沿的距离为 1 米,以利水流通畅

B.灌洗液温度以 41~43 ℃为宜

C.灌洗头插入不宜太深

D.未婚妇女可用导尿管进行阴道灌洗,不能使用阴道窥器

E.宫颈癌病人有活动性出血,禁止灌洗

参考文献

［1］安力彬，陆虹.妇产科护理学［M］.7版.北京：人民卫生出版社，2023.

［2］闫瑞霞，林珊.妇产科护理［M］.4版.北京：人民卫生出版社，2022.

［3］全国护士执业资格考试用书编写专家委员会.2024全国护士执业资格考试指导.北京：人民卫生出版社，2023

［4］谢幸，孔北华，段涛.妇产科学［M］.9版.北京：人民卫生出版社，2018.

［5］余昕烊，漆洪波.美国妇产科医师学会《阴道手术助产（2020版）》指南要点解读［J］.中国实用妇科与产科杂志，2020，36（9）：840-842.

［6］白雪，杨艳，夏春玲.国际ERAS协会剖宫产术后加速康复护理指南解读［J］.护理研究，2020，34（9）：1493-1496.

［7］耿志宇，王东信，杨慧霞.《产科麻醉和围产医学会加速剖宫产术后康复共识声明和推荐》解读［J］.北京医学，2022，44（6）：547-550.

扫描获取本书自测题答案